受験生の皆さんへ

過去の問題に取り組む目的は、(1)出題傾向(2)出題方式(3)難易度(4)合格点を知り、これからの受験勉強に役立てることにあります。出題傾向などがつかめれば目的は達成したことになりますが、それを一歩深く進めるのが、受験対策の極意です。

せっかく志望校の出題と取り組むのですから、本番に即した受験対策の場に活用すべきです。どうするのか。

第一は、実際の入試と同じ制限時間を設定して問題に取り組むこと。試験時間が六十分なら六十分以内で挑戦し、時間配分を感覚的に身に付ける訓練です。

二番目は、きっちりとした正答チェック。正解出来なかった問題は、正解できるまで、徹底的に攻略する心構えが必要です。間違えた場合は、単なるケアレスミスなのか、知識不足が原因のミスなのか、考え方が根本的に間違えていたためのミスなのか、きちんと確認して、必ず正解が書けるようにしておく。

正答が手元にある過去問題にチャレンジしながら、正解できなかった問題をほったらかしにする受験生もいます。そのような受験生に限って、他の問題集をやっても、間違いを放置したまま、次の問題、次の問題と単に消化することだけに走っているのではないかと思います。過去問題であれ問題集であれ、間違えた問題は、正解できるまで必ず何度も何度も繰り返しチャレンジする。これが必勝の受験勉強法なことをお忘れなく。

入試問題検討委員会

【本書の内容】

1. 本書は過去10年間の問題と解答を収録しています。医学科の試験問題です。
2. 英語・数学・物理・化学・生物の問題と解答を収録しています。尚、大学当局より非公表の問題は掲載していません。
3. 当社の本書解説執筆陣は、現在直接受験生を教育指導している、すぐれた現場の先生方です。
4. 本書は問題の微細な誤りをなくすため、実物の入試問題を各大学より提供を受け、そのまま画像化して印刷しています。

尚、本書発行にご協力いただきました先生方に、この場を借り、感謝申し上げる次第です。

愛知医科大学

目　次

平成30年度

問　題　と　解　答

英 語

問題

30年度

I 和文の意味を表わすように英文を完成させる時，（あ）および（い）に入る最適なものの組み合わせを①～⑨よりそれぞれ選び，その番号をマークしなさい。

1 「コンピューターの調子があまり良くないんだけど，直してくれる？」
「できるかどうか分からないけど，やるだけやってみよう。」
"My computer is not in very good (あ). Can you fix it?"
"Let me (い) what I can do."

① あ job い go ② あ job い know ③ あ job い see
④ あ shape い go ⑤ あ shape い know ⑥ あ shape い see
⑦ あ term い go ⑧ あ term い know ⑨ あ term い see

2 「駅まで運転されますか。それとも私が運転しましょうか。」
「私が運転してもいいですよ。」
"Would you (あ) to drive to the station, or shall I?"
"I don't (い) driving."

① あ insist い bother ② あ insist い care ③ あ insist い mind
④ あ prefer い bother ⑤ あ prefer い care ⑥ あ prefer い mind
⑦ あ tend い bother ⑧ あ tend い care ⑨ あ tend い mind

3 「英会話学校に行っているそうだけど，成果はどうだい？」
「ようやく簡単な会話なら話せるようになったよ。」
"I hear you've been going to an English conversation school. What have you (あ) it?"
"Finally, I can (い) a simple conversation."

① あ put into い carry on ② あ put into い make for ③ あ put into い take in
④ あ gotten out of い carry on ⑤ あ gotten out of い make for ⑥ あ gotten out of い take in
⑦ あ run after い carry on ⑧ あ run after い make for ⑨ あ run after い take in

4 「お腹がすいてきたけど，お金がないよ。」
「僕は腹ペコだ。バーガー屋へ行こう。心配すんな，僕がおごるよ。」
"I'm getting hungry, but I'm (あ)."
"I'm starving. Let's go to a burger shop. Don't worry. It's (い) me."

① あ broke い by ② あ broke い on ③ あ broke い under
④ あ empty い by ⑤ あ empty い on ⑥ あ empty い under
⑦ あ nothing い by ⑧ あ nothing い on ⑨ あ nothing い under

5 「このごろの空港の検査の厳しさは信じられないね。」
「全くですよ。」
"I can't believe (あ) tight airport security is these days."
"You can (い) that again."

① あ how い do ② あ how い make ③ あ how い say
④ あ such い do ⑤ あ such い make ⑥ あ such い say
⑦ あ that い do ⑧ あ that い make ⑨ あ that い say

6 「何になさいますか。」
「チーズバーガーをピクルス抜きで下さい。」
" What can I (あ) you?"
" I'll have a cheese burger and (い) the pickles, please."

① あ have い hold	② あ have い quit	③ あ have い refrain
④ あ get い hold	⑤ あ get い quit	⑥ あ get い refrain
⑦ あ take い hold	⑧ あ take い quit	⑨ あ take い refrain

II (1) 英語による記述が指す1語となるように，破線部（破線の数は文字数を表わす）を補充する際に □ に入る2文字を①～⓪よりそれぞれ選び，その番号をマークしなさい。**各選択肢は2回以上使ってよい。**

7 polite behavior that shows respect for other people: c _[_ _]_ _ sy

8 a comfortable piece of furniture big enough for two or three people to sit on: _[_ _]ch

9 succeed in reaching a particular goal by making an effort, usually for a long time: a _ _[_ _]_ e

① ar ② au ③ ea ④ ee ⑤ ie ⑥ oa ⑦ ou ⑧ ow ⑨ ur ⓪ ut

(2) 英語による記述が指す1語となるように，破線部（破線の数は文字数を表わす）を補充する際に □ に入る2文字を①～⓪よりそれぞれ選び，その番号をマークしなさい。**各選択肢は2回以上使ってよい。**

10 fit or suitable to be eaten: _[_ _]ble

11 go and get something or someone and bring them back: _[_ _]ch

12 a situation in which a difficult choice has to be made between two or more alternatives: d _ _[_ _]ma

① at ② da ③ di ④ ea ⑤ eg ⑥ em ⑦ en ⑧ et ⑨ it ⓪ le

III 英文が和文の意味を表わすように [ ] 内の語(句)を並べ換える時, (あ) (い) (う) に入るものの組み合わせを①～⓪よりそれぞれ選び，その番号をマークしなさい。**ただし， [ ] には余分なものが１つ含まれている。**

[13] 現在のゾウの数倍という大きさの恐竜もいた。

Some ( ) ( ) (あ) ( ) (い) ( ) (う) ( ) ( ).

[dinosaurs　elephants　large　of　several　size　the　times　today's　were]

	あ	い	う		あ	い	う
①	large	size	several	②	large	the	of
③	large	times	today's	④	several	elephant	the
⑤	several	of	the	⑥	several	the	of
⑦	the	elephant	several	⑧	the	large	elephant
⑨	the	size	elephant	⓪	the	times	today's

[14] どの程度まで彼らを信じてよいのか分からない。

I have ( ) ( ) (あ) (い) ( ) ( ) (う) ( ) ( ).

[can　extent　how　I　idea　no　to　them　trust　what]

	あ	い	う		あ	い	う
①	how	can	them	②	how	extent	trust
③	how	I	them	④	how	to	I
⑤	to	how	can	⑥	to	how	I
⑦	to	what	can	⑧	what	extent	to
⑨	what	to	can	⓪	what	to	I

[15] 我々は精一杯生きる義務がある。

We ( ) (あ) ( ) (い) ( ) (う) ( ) ( ).

[it　owe　of　our lives　ourselves　responsible　the best　to　to make]

	あ	い	う		あ	い	う
①	it	our lives	the best	②	it	ourselves	the best
③	ourselves	of	our lives	④	ourselves	our lives	the best
⑤	the best	our lives	responsible	⑥	the best	ourselves	our lives
⑦	to	of	our lives	⑧	to	ourselves	responsible
⑨	to make	of	our lives	⓪	to make	of	responsible

IV 次の各文章において下線部分が入るべき最適な位置を①～⑥または①～⑧よりそれぞれ選び，その番号をマークしなさい。

16 **remained**

By the time of his death ① in 2013, Mandela had long withdrawn ② from politics, but his legacy ③ as an almost legendary icon ④ of black resistance and a fighter ⑤ for freedom and justice has ⑥ unchanged.

17 **were**

Although fully automated systems were not developed until the 20th century, many ① simple, semi-automated devices were invented hundreds of years before. Among the many ② notebooks ③ of the Italian Renaissance painter and inventor ④ Leonardo da Vinci ⑤ designs for ⑥ various devices of this sort.

18 **it**

When people get up and move ①, even a little, they tend to be happier than when they are still. A study that ② tracked the movement and moods of cellphone users ③ found ④ that people reported the most happiness if they had been moving ⑤ in the past 15 minutes than when they had been sitting or lying ⑥ down. Most of the time ⑦ wasn't heavy exercise but just gentle walking that ⑧ left them in a good mood.

19 **feed**

Japanese citizens' groups have encouraged ① people across the country to join an initiative that helps ② children living in poverty. The initiative is known as "kodomo shokudo," or "children's cafeteria." The cafeterias provide ③ food for free, or at a low cost. It's a movement that's spreading ④ nationwide. More than 500 people came to a recent seminar that taught ⑤ them how to set up their own cafeterias. The event was held in Chiba, a city east of Tokyo. In a panel discussion, representatives of groups that operate ⑥ similar services shared their experiences. "I hope many people ⑦ participate in this movement," one representative said. "And I hope that local communities become ⑧ involved."

20 **Otherwise** （この文章では Otherwise が入った結果，文頭ではなくなる語も大文字で示されている）

Vacuums do not exist naturally on Earth. ① Air surrounds everything on Earth, and it extends for miles above Earth. ② All of the air above Earth is pushing down all the time. ③ This is known as air pressure. ④ Because of the pressure, air will try to fill any space. ⑤ In outer space, however, there is no air and few particles, so all of outer space is close to being a giant total vacuum. ⑥ That is why astronauts must wear space suits. ⑦ The suits hold in air at the pressure that humans are used to on Earth. ⑧ Their bodies would not function properly.

V　次の英文を読んで，以下の設問に答えなさい。

Biologically, humans are divided into males and females. A male *Homo sapiens* is one who has one X chromosome and one Y chromosome; a female is one with two Xs. But 'man' and 'woman' name social, not biological, categories. While in the great majority of cases in most human societies men are males and women are females, the social terms carry a lot of baggage that has only a very weak, if [21], relationship to the biological terms. A man is not a Sapiens with particular biological qualities such as XY chromosomes, testicles and lots of testosterone. Rather, he fits into a particular slot in his society's imagined human order. His culture's myths assign him particular masculine roles (like engaging in politics), rights (like voting) and duties (like military service). [22], a woman is not a Sapiens with two X chromosomes, a womb and plenty of estrogen. Rather, she is a female member of an imagined human order. The myths of her society assign her [23] feminine roles (raising children), rights (protection against violence) and duties (obedience to her husband). Since myths, rather than biology, define the roles, rights and duties of men and women, the meaning of 'manhood' and 'womanhood' have varied immensely from one society to another.

To make things less [24], scholars usually distinguish between 'sex', which is a biological category, and 'gender', a cultural category. Sex is divided between males and females, and the qualities of this division are objective and have remained constant throughout history. Gender is divided between men and women (and some cultures recognize other categories). So-called 'masculine' and 'feminine' qualities are inter-subjective and undergo constant [25]. For example, there are far-reaching differences in the behavior, desires, dress and even body posture [26] from women in classical Athens and women in modern Athens.

Sex is child's play; but gender is serious [27]. To get to be a member of the male sex is the simplest thing in the world. You just need to be born with an X and a Y chromosome. To get to be a female is equally simple. A pair of X chromosomes will do it. In contrast, becoming a man or a woman is a very complicated and demanding undertaking. Since most masculine and feminine qualities are cultural rather than biological, no society automatically crowns each male a man, or every female a woman. Nor are these titles laurels that can be rested on [28] they are acquired. Males must prove their masculinity constantly, throughout their lives, from cradle to grave, in an endless [29] of rites and performances. And a woman's work is never done—she must continually convince herself and others that she is feminine enough.

Success is not guaranteed. Males, in particular, live in constant fear of losing their claim to manhood. Throughout history, males have been willing to risk and even sacrifice their lives, just so that people will say, 'He's a real man!'

(注)　testicle: 精巣　　testosterone: テストステロン(男性ホルモン)　　estrogen: エストロゲン(女性ホルモン)　　laurels: 月桂樹の冠

(出典　Yuval Noah Harari. Sapiens: A Brief History of Humankind. London: Vintage Books; 2011　一部改変)

[21] [22] [23] [24] [25] [26] [27] [28] [29] に入る最適なものを①～⑨よりそれぞれ選び，その番号をマークしなさい。**ただし，各選択肢は１回しか使えない。**(なお，文頭に来る語も小文字で示されている)

① any	② business	③ changes	④ confusing	⑤ expected
⑥ likewise	⑦ once	⑧ series	⑨ unique	

a～c の記述について，本文の内容に合うものを**正**，合わないものを**誤**とする時に得られる組み合わせを①～⑧より選び，その番号を [30] にマークしなさい。

a. What societies expect men or women to do and have has been universal since ancient times.

b. 'Male' and 'female' are generally based on biological differences, which are not influenced by history.

c. History has witnessed males who did dangerous things or even died to show their manhood.

①	a — **正**	b — **正**	c — **正**	②	a — **正**	b — **正**	c — **誤**
③	a — **正**	b — **誤**	c — **正**	④	a — **正**	b — **誤**	c — **誤**
⑤	a — **誤**	b — **正**	c — **正**	⑥	a — **誤**	b — **正**	c — **誤**
⑦	a — **誤**	b — **誤**	c — **正**	⑧	a — **誤**	b — **誤**	c — **誤**

VI 次の英文を読んで，以下の設問に答えなさい。

The small island of Igloolik, lying off the coast of the Melville Peninsula in the Nunavut territory of the Canadian North, is a bewildering place in the winter. The average temperature stays around twenty degrees below zero. Thick sheets of sea ice cover the surrounding waters. The sun is absent. Despite the brutal conditions, Inuit hunters have for some four thousand years ventured out from their homes on the island and traveled miles of ice and tundra in search of caribou and other game. The hunters' ability to navigate vast stretches of barren Arctic land, where landmarks are few, snow formations are constantly changing, and trails disappear overnight, [31] has amazed voyagers and scientists ever since 1822, when the English explorer William Edward Parry noted in his journal the "astonishing precision" of his Inuit guide's geographic knowledge. The Inuit's extraordinary wayfinding skills are born not of technological prowess—they've avoided using maps, compasses, and other instruments—but of a profound understanding of winds, snowdrift patterns, animal behavior, stars, tides, and currents. The Inuit are masters of [32].

Or at least they used to be. Something changed in Inuit culture at the turn of the millennium. In the year 2000, the U.S. government removed many of the [33] on the civilian use of the global positioning system. The accuracy of GPS devices improved even as their prices dropped. The Igloolik hunters, who had already swapped their dogsleds for snowmobiles, began to rely on computer-generated maps and directions to get around. Younger Inuit were particularly eager to use the new technology. In the past, a young hunter had to endure a long and hard apprenticeship with his elders, developing his wayfinding talents over many years. By purchasing a cheap GPS receiver, he could skip the training and offload responsibility for navigation to the device. And he could travel out in some [34], such as dense fog, that used to make hunting trips impossible. The ease, convenience, and precision of automated navigation made the Inuit's traditional techniques seem old and cumbersome by [35].

But as GPS devices proliferated on Igloolik, reports began to spread of serious accidents during hunts, some resulting in injuries and even deaths. The cause was often traced to an overreliance on satellites. When a receiver breaks or its batteries freeze, a hunter who hasn't developed strong wayfinding skills can easily become lost in the featureless waste and [36] victim to exposure. Even when the devices [37] properly, they present hazards. The routes so carefully plotted on satellite maps can give hunters a form of tunnel vision. Trusting the GPS instructions, they'll speed onto dangerously thin ice, over cliffs, or into other environmental perils that a skilled navigator would have had the sense and foresight to [38]. Some of these problems may eventually be mitigated by improvements in navigational devices or by better instruction in their use. What won't be mitigated is the loss of what one tribal elder describes as "the wisdom and knowledge of the Inuit."

The anthropologist Claudio Aporta, of Carleton University in Ottawa, has been studying Inuit hunters for years. He reports that while satellite navigation offers attractive advantages, its adoption has already brought a deterioration in wayfinding abilities and, more generally, a weakened feel for the land. As a hunter on [39] (あ) ( ) (い) ( ) ( ) ( ) ( ) (う) ( ) from the computer, he loses sight of his surroundings. He travels "blindfolded," as Aporta puts it. A singular talent that has defined and distinguished a people for thousands of years [40] may well evaporate over the course of a generation or two.

(注) prowess: 優れた技術　apprenticeship: 見習い期間　cumbersome: わずらわしい　proliferate: 激増する
mitigate: 軽減する

(出典 Nicholas Carr. The Glass Cage: How Our Computers Are Changing Us. New York, NY: W. W. Norton & Company, Inc.; 2014)

[31] has amazed voyagers and scientists ever since 1822 について，何が「1822 年以来ずっと旅行者や科学者を驚かせてきた」かを①〜⑤より選び，その番号をマークしなさい。

① vast stretches of barren Arctic land where landmarks are few
② the hunters' ability to navigate vast stretches of barren Arctic land
③ the average temperature staying around twenty degrees below zero
④ constantly changing snow formations and trails that disappear overnight
⑤ brutal conditions in which Inuit hunters have traveled miles of ice and tundra in search of caribou and other game

[32], [33], [34], [35] に入る最適なものを①～⑤よりそれぞれ選び，その番号をマークしなさい。**ただし，各選択肢は1回しか使えない。**

① comparison　② conditions　③ interaction　④ perception　⑤restrictions

[36], [37], [38] に入る最適なものを①～⑤よりそれぞれ選び，その番号をマークしなさい。**ただし，各選択肢は1回しか使えない。**

① avoid　② fall　③ inquire　④ operate　⑤ replace

[39] (あ)(　)(い)(　)(　)(　)(　)(　)(う)(　) に，意味が通るように［　　］内の語(句)を並べ換える時，(あ)(い)(う) に入るものの組み合わせを①～⓪より選び，その番号をマークしなさい。

a GPS-equipped	attention	coming	devotes	his
instructions	snowmobile	the	to	

① あ a GPS-equipped　い coming　う his
② あ a GPS-equipped　い devotes　う instructions
③ あ a GPS-equipped　い devotes　う the
④ あ his　い coming　う the
⑤ あ his　い devotes　う instructions
⑥ あ his　い to　う attention
⑦ あ the　い coming　う a GPS-equipped
⑧ あ the　い devotes　う attention
⑨ あ the　い devotes　う instructions
⓪ あ the　い to　う snowmobile

[40] may well evaporate の意味に最も近いものを①～⑤より選び，その番号をマークしなさい。

① ought to be protected
② would be less studied
③ is likely to cease to exist
④ could have remained the same
⑤ will deserve more future attention

a～c の記述について，本文の内容に合うものを**正**，合わないものを**誤**とする時に得られる組み合わせを①～⑧より選び，その番号を [41] にマークしなさい。

a. In fierce conditions, Inuit hunters get around in a land of ice and tundra to play more games with caribou.

b. The younger generation of Inuit became interested in using GPS devices and giving the devices responsibility for navigation.

c. Serious accidents occur because the new devices used by Inuit hunters tend to get lost in severe conditions.

① a— **正**　b— **正**　c— **正**
② a— **正**　b— **正**　c— **誤**
③ a— **正**　b— **誤**　c— **正**
④ a— **正**　b— **誤**　c— **誤**
⑤ a— **誤**　b— **正**　c— **正**
⑥ a— **誤**　b— **正**　c— **誤**
⑦ a— **誤**　b— **誤**　c— **正**
⑧ a— **誤**　b— **誤**　c— **誤**

VII 次の英文を読んで，以下の設問に答えなさい。

Picture for a moment a young child that you know. Perhaps your 8-year-old sister or 10-year-old daughter, perhaps a nephew or a young boy who lives nearby. You can see their wonderful childish enthusiasm and energy for life, and you can imagine their freedom from responsibilities and obligations. It is reassuring to think that, even as the world changes, children all over the world still display those life-affirming characteristics—and, of course, they help remind you of your own childhood.

Yet you can also see how their childhood will differ from your own as [42] they take for granted, and seem to intuitively accept, many of the technological innovations that astound you. But it is not just their childhood that will differ from your own—it is also their adulthood. One of the parameters of their adult life is illustrated in Figure 1. These are the calculations demographers have made of their probable length of life. If the child you are thinking about was born in the US, Canada, Italy or France, there is a 50 percent chance that they will live until at least 104. If the child you have in mind was born in Japan, then they can reasonably be expected to live a surprising 107 years.

You probably found it fairly easy to think of an 8-year-old. But let us ask you to identify another age group. How many [43] centenarians do you know? Perhaps you don't know any, or perhaps you can think with considerable pride of a grandmother who reached 100. But [44] (　)(あ)(い) that (　)(　)(う)(　), and feel such understandable pride about those you do, reveals how exceptional it is. To understand this difference between 8-year-olds and centenarians, let's contrast the future-orientated data in Figure 1 [45] past data. Looking back to 1914, the probability that someone born that year would live to 100 was 1 percent—and that's precisely why you found it so hard to identify centenarians alive today. The odds were simply stacked against them. But look again at Figure 1—in the year 2107, being a centenarian will no longer be a rarity. In fact it will be the norm, and considerably more than half of those 8-year-olds you know will still be alive.

What is [46] the extraordinary shift in longevity is neither one single simple causal factor nor indeed a sudden change. In fact, for most of the last two hundred years there has been a steady increase in life expectancy. More precisely, the best data currently available suggests that since 1840 there has been an increase in life expectancy of three months for every year. That's two to three years of life added for every decade. Figure 2 documents this surprising impact from the 1850s onwards. What is really extraordinary is the constancy of the gains in life expectancy [47] this period of time. If we focus on the highest average life expectancy around the world in any one year (what demographers refer [48] as *best practice* life expectancy,) it really is well characterized by a straight line. And perhaps more importantly, there is no sign that the trend is [49] leveling off, suggesting that this phenomenon will continue into the near future. So a child born in Japan in 2007 has a 50 percent chance of living to 107. By 2014, that chance has already improved, and the new-born babies joyously received in Japanese maternity wards that year have a 50 percent chance of living to 109 rather than 107.

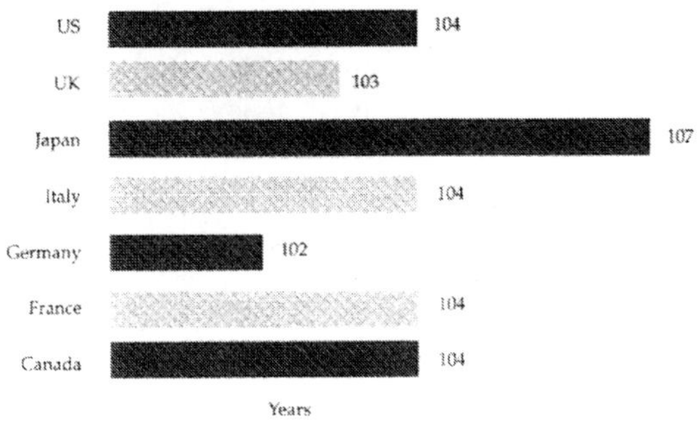

Figure 1 (え)

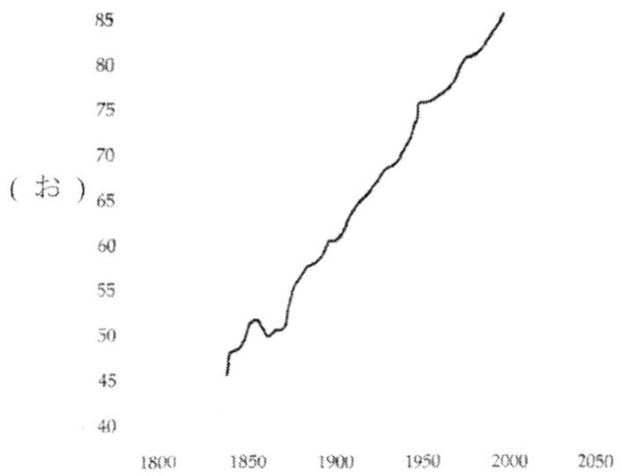

Figure 2 Best Practice Life Expectancy

(注) demographer: 人口統計学者　　maternity ward: 産科病棟

(出典 Lynda Gratton & Andrew Scott. The 100-year Life: Living and Working in an Age of Longevity. London: Bloomsbury; 2017 一部改変)

42 they take for granted について,「彼らが当然だと思っている」対象を①〜⑤より選び,その番号をマークしなさい。

① how their childhood will differ from your own
② that they help remind you of your own childhood
③ those life-affirming characteristics they still display
④ their wonderful childish enthusiasm and energy for life
⑤ many of the technological innovations that astound you

43 centenarians の意味に最も近いものを①〜⑤より選び,その番号をマークしなさい。

① people who calculate demographic parameters
② people who are one hundred or more years old
③ people who engage in medical care for older people
④ people who have long experience in a particular field
⑤ people who continue to live in spite of coming close to death

44 (　)(あ)(い) that (　)(　)(う)(　) に,意味が通るように [　] 内の語を並べ換える時,(あ)(い)(う) に入るものの組み合わせを①〜⓪より選び,その番号をマークしなさい。

fact　few　know　so　the　very　you

①	あ few	い fact	う very	②	あ few	い know	う so
③	あ few	い know	う very	④	あ know	い few	う fact
⑤	あ know	い few	う the	⑥	あ the	い fact	う so
⑦	あ very	い fact	う so	⑧	あ very	い few	う the
⑨	あ you	い know	う fact	⓪	あ you	い know	う very

[45], [46], [47], [48] に入る最適なものを①〜⑤よりそれぞれ選び,その番号をマークしなさい。
ただし,各選択肢は1回しか使えない。

① after　② behind　③ over　④ to　⑤ with

49 leveling off の意味に最も近いものを①〜⑤より選び,その番号をマークしなさい。

① following in order to catch up
② taking a desirable course of action
③ slowing down its pace of increase
④ going further in the same direction
⑤ becoming more powerful and secure

Figure 1 のグラフのタイトル（ え ）および Figure 2 の縦軸のラベル（ お ）として最適なものの組み合わせを①～⑨より選び，その番号を [50] にマークしなさい。

（ え ）

a. Oldest age at which 50% of babies born in 2007 are predicted to still be alive
b. Predicted number, in millions, of babies born in 2007 who will live 100 years or more
c. Increase in life expectancy of babies born in 2007 when the current life expectancy is 100

（ お ）

d. Age in years
e. Increased days by year
f. Percentage of people over 50

① え—a お—d	② え—a お—e	③ え—a お—f
④ え—b お—d	⑤ え—b お—e	⑥ え—b お—f
⑦ え—c お—d	⑧ え—c お—e	⑨ え—c お—f

数 学

問題

30年度

I. 次の 1) ～ 3) の設問に対して, 答えのみを下の解答欄に記入せよ。

1) 2 次方程式 $x^2+(2m+3)x+m+3=0$ が整数の解をもつときの整数 m の値をすべて求めよ。

2) 当たりくじ 1 本を含む n 本のくじの中から 1 本ずつくじを引く試行について, 次の問いに答えよ。ただし, 引いたくじはもとに戻すものとする。

(a) n 回引いてすべて外れである確率 $p(n)$ を求めよ。

(b) $\displaystyle\lim_{n\to\infty} p(n)$ を求めよ。

3) $0<t<1$ のとき, 関数 $f(x)=\dfrac{\log x}{x}-\dfrac{t}{x}$ $(1 \leqq x \leqq e)$ について, 次の問いに答えよ。

(a) $f(x) \geqq 0$ となる x の値の範囲を求めよ。

(b) 不定積分 $\displaystyle\int f(x)\,dx$ を求めよ。

(c) 定積分 $\displaystyle\int_1^e \left|\frac{\log x}{x}-\frac{t}{x}\right| dx$ の値を I とするとき, I の最小値とそのときの t の値を求めよ。

解答欄

1)

2)

(a)		(b)	

3)

(a)		(b)	

(c)	

II. 関数 $f(x) = \dfrac{1}{\sqrt{x}}$ $(x > 0)$ について, 次の問いに答えよ。

1) $f(x)$ の導関数を求めよ。

2) k を自然数とするとき, 不等式 $\dfrac{1}{\sqrt{k+1}} < \displaystyle\int_k^{k+1} f(x)\,dx < \dfrac{1}{\sqrt{k}}$ が成り立つことを示せ。

3) $\displaystyle\sum_{k=1}^{100} \frac{1}{\sqrt{k}}$ を超えない最大の整数を求めよ。

III. 球面 $C: x^2+(y-2)^2+(z-1)^2=3$ 上の点 A$(1,3,2)$ で球面 C に接する平面を S とする。点 P は平面 S 上の点であり，点 Q は線分 OP 上の点であって $\mathrm{OP}\cdot\mathrm{OQ}=6$ をみたしているとき，次の問いに答えよ。

1) 原点 O から平面 S に下ろした垂線を OH とするとき，OH の長さを求めよ。

2) P が H と異なる点であるとき，線分 HP の長さを t とする。線分の長さの比 $\dfrac{\mathrm{OQ}}{\mathrm{OP}}$ を t を用いて表せ。

3) $\mathrm{OM}\cdot\mathrm{OH}=6$ をみたす線分 OH 上の点を M とするとき，内積 $\overrightarrow{\mathrm{OQ}}\cdot\overrightarrow{\mathrm{MQ}}$ を計算せよ。

4) 点 P が平面 S 上を動くときに点 Q はある球面上を動くことを示し，その球面の方程式を求めよ。

物　理

問題

30年度

物理　問題　I

図1のように，水平面となす角度が$30°$の十分に長くなめらかな斜面Sの上に，質量Mの三角柱の台Aを置くと，台Aの上面S′は，傾斜が斜面Sと同じ方向を向いた長さLのなめらかな斜面となり，水平面となす角度は$60°$となった。この上面S′の上端に質量mの小物体Bを置き，静かに手をはなしたときの運動を考察する。重力加速度の大きさをgとして，次の問いに答えよ。

まず，台Aを斜面Sに固定した場合を考える。この場合，手をはなすと小物体Bは上面S′をすべりおりていった。

問1．小物体Bが上面S′の下端に達した瞬間の，小物体Bの運動エネルギーを求めよ。

問2．小物体Bが上面S′の下端に達した瞬間の，小物体Bの運動量の大きさをpとする。小物体Bが上面S′の上端から下端まで距離Lをすべりおりるのにかかる時間を，m，g，pを用いて表せ。

次に，台Aの固定を外し，台Aが斜面Sに沿って動ける場合を考える。この場合，台Aの質量Mと小物体Bの質量mの関係によっては，小物体Bが上面S′をすべりおりるときに台Aは斜面Sに沿って上向きに動くこともありうる。以下では，その条件を求めてみよう。図2には，向きの選択肢として$30°$間隔で①から⑫までの12個の向きが示されており，③と⑨は水平方向である。

台Aは斜面Sに沿って上向きに動くと仮定し，その加速度の向きを図2の②（斜面Sに沿って上向き），大きさをa（$< g$）とする。このとき，上面S′に固定した座標系で小物体Bの運動を考えると，小物体Bには慣性力がはたらいているように見える。この座標系において，上面S′と垂直な方向の小物体Bのつり合いの条件を用いると，小物体Bにはたらく垂直抗力が求められ，それにより台Aにはたらく力がaを用いて表される。ここで，斜面Sに固定した座標系に移り，台Aの斜面Sに沿った方向の運動方程式を解くとaが決まる。仮定より$a > 0$であるため，台Aの質量Mと小物体Bの質量mが満たすべき関係式が求められる。

問3．小物体Bにはたらく慣性力の向きを，図2の中から1個選んで番号で答え，その大きさを，m，aを用いて表せ。

問4．小物体Bにはたらく慣性力を上面S′に平行なベクトルと垂直なベクトルに分解したとき，上面S′に垂直なベクトルの向きを，図2の中から1個選んで番号で答え，その大きさを，m，aを用いて表せ。

問5．小物体Bが台Aを押す力の向きを，図2の中から1個選んで番号で答え，その大きさを，m，g，aを用いて表せ。

問6．台Aが斜面Sに沿って上向きに動くときの，台Aの質量Mと小物体Bの質量mが満たすべき関係式を求めよ。

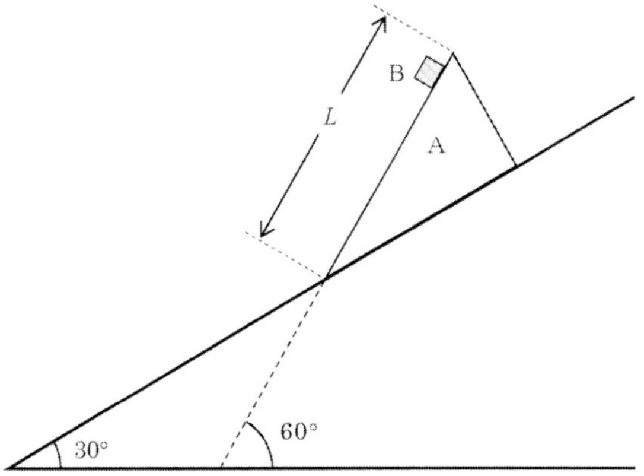

図1

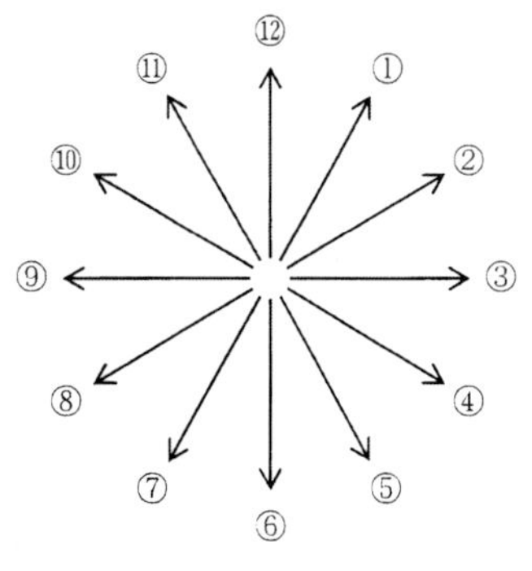

図2　向きの選択肢

物理 問題 II

次の文を読んで，問 1，問 2 に答えよ。

太陽などの恒星から届く光をプリズムに通すと，さまざまな色の光に分光される。分けられた光は連続的に分布するが，部分的に光が届かない暗線が観測される。これを，[ア]線という。光が届かないのは，太陽などの恒星の内部で作られた光が地上に届くまでに，途中の物質に吸収されるためであり，暗線の波長を調べると，その物質の組成に関する情報が得られる。その結果，遠く離れた恒星も，水素やナトリウムといった元素から構成されることが分かった。

このように，現地まで行くことが困難な恒星の情報が得られるのは，物質には特定の波長の光を放出・吸収しやすい性質があり，そのスペクトルは物質ごとに特徴があるためである。このスペクトルは物質内の電子のエネルギー準位で決まり，異なる準位間のエネルギーの差に対応する波長の光が放出・吸収されやすい。例えば水素原子は，[イ]模型によると許される電子のエネルギーが，整数 n ($n=1,2,3,\cdots$) を用いて $E_n=-\dfrac{\boxed{\text{A}}}{n^2}$ で与えられるため，エネルギー準位 E_n と $E_{n'}$ ($n'=n+1, n+2, n+3, \cdots$) の間の遷移に対応した，$\dfrac{1}{\lambda}=R\left(\dfrac{1}{n^2}-\dfrac{1}{n'^2}\right)$ を満たす波長 λ の光を放出・吸収しやすい。ここで，R は[ウ]定数である。これらのうち，特に $n=1,2,3$ に対応する波長の組を，それぞれライマン系列，[エ]系列，パッシェン系列という。同様にして，ナトリウムなどにも電子のエネルギー準位に応じた特徴的なスペクトルが存在する。

問 1．[ア]から[エ]に入る人名を，以下の選択肢の（a）から（j）の中から 1 個ずつ選び，それぞれ記号で答えよ。

選択肢： （a）コンプトン （b）ド・ブロイ （c）バルマー （d）フラウンホーファー （e）ブラッグ
（f）ボーア （g）ミリカン （h）ラウエ （i）ラザフォード （j）リュードベリ

問 2．[A]に入る数式を，[ウ]定数 R，プランク定数 h，真空中の光速 c，電気素量 e の中から必要なものを用いて表せ。

太陽や比較的近くの恒星から届く光の暗線は上記のスペクトルにほぼ一致するが，遠くの恒星では波長の比は一致するものの，全体的に波長がずれることも観測された。これは，これらの恒星が地球に対して運動しているためにおこるドップラー効果によるものであり，この効果を考慮した観測結果の解析から宇宙が膨張していることが確認された。

このような状況を，光の代わりに音波を用いた実験で解析してみよう。

表のように，2 種類の振動数の音を同時に出す音源が①から⑥までの 6 個ある。風のない日，そのうちの 2 個を積んだ高速列車が直線の線路を等速度で走っている。線路上の離れたところに固定したマイクで音波を観測すると，その振動数は，それぞれ 250 Hz, 300 Hz, 375 Hz, 450 Hz であった。音速を V，列車はマイクから遠ざかっているとして次の問いに答えよ。

問 3．速さ v で遠ざかる列車から振動数 f の音波を出したとき，マイクで観測される音波の振動数を求めよ。
問 4．この列車に積まれている音源の番号をすべて挙げよ。
問 5．音速を $V=340$ m/s として，この列車の速さ v を有効数字 2 桁で答えよ。解答欄の括弧内に単位記号を書くこと。

表 音源①から⑥が出す 2 種類の振動数（単位：Hz）

音源	①	②	③	④	⑤	⑥
振動数 1	200	240	250	300	360	375
振動数 2	240	300	375	540	450	450

物理　問題　Ⅲ

図１のような電流と電圧の関係を示す電球と，順方向に電圧をかけたとき図２のような電流と電圧の関係を示す LED（発光ダイオード）がある。電球に流れる電流 I_1〔A〕は，電圧 V_1〔V〕が 0.30～3.00 V の範囲では，$I_1 = \dfrac{V_1 + 1.00}{40}$ と近似できる。電球は 0.10 A を超える電流が流れると壊れてしまう。一方，LED に流れる電流 I_2〔A〕は，電圧 V_2〔V〕が 1.70 V 以下では $I_2 = 0$，1.70～2.20 V では $I_2 = \dfrac{V_2 - 1.70}{10}$ と近似でき，LED は 0.050 A を超える電流が流れると壊れてしまう。次の問いに有効数字２桁で答えよ。答えに単位があるものについては，解答欄の括弧内に単位記号を書くこと。

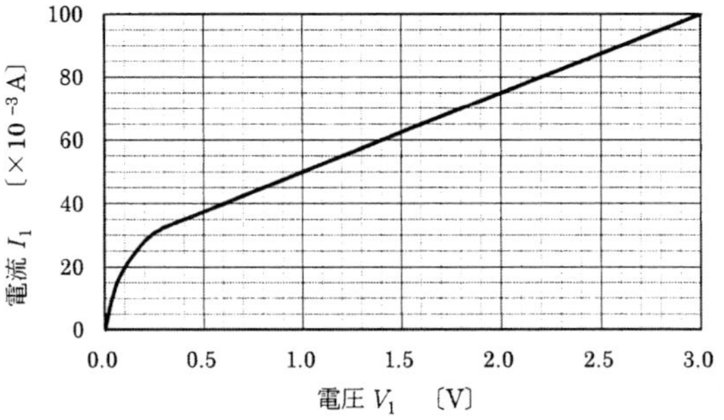

図１　電球

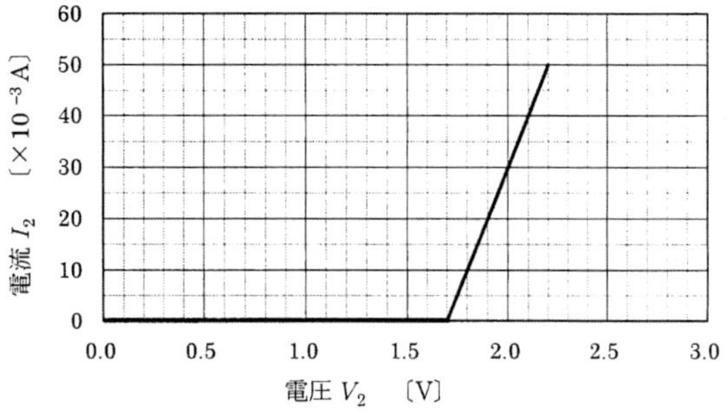

図２　LED

問１．電球の両端に 2.00 V の電圧をかけたときと，LED の順方向に 2.00 V の電圧をかけたときのそれぞれの抵抗値を求めよ。

内部抵抗が無視できて電圧を変えることができる可変直流電源に，抵抗値が 40 Ω の抵抗 R_1，抵抗値が 10 Ω の抵抗 R_2，電球，LED を図３のようにつなぎ回路を作った。可変直流電源は，LED の順方向に電圧がかかるように接続した。

問２．可変直流電源の電圧を調整して，電球に流れる電流を 0.050 A にした。

（１）LED の両端にかかる電圧を求めよ。

（２）抵抗 R_1 での消費電力を求めよ。

問３．可変直流電源の電圧を変えると，電球にかかる電圧が 2.00 V になった。抵抗 R_1 に流れる電流を求めよ。

問４．電球と LED をともに壊さずに点灯させるための，可変直流電源の電圧の最大値を求めよ。

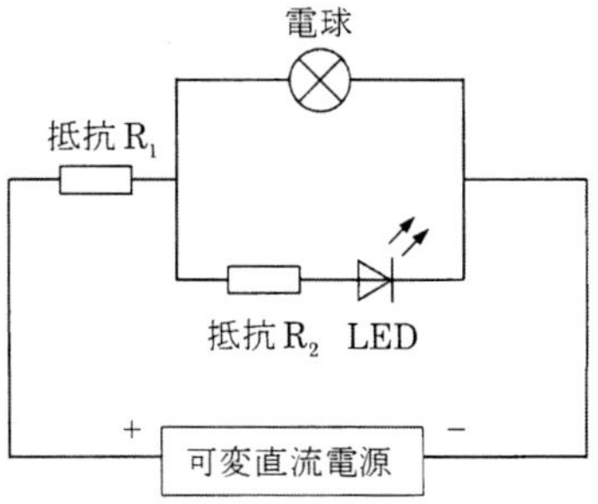

図３

化 学

問題

30年度

【注意】化学　問題　Ⅰ～Ⅲに解答するに当たって，必要があれば次の値を用いよ。
原子量：H＝1.0，C＝12.0，N=14.0，O＝16.0
気体定数：R ＝8.3×10^3〔L・Pa/(K・mol)〕
常用対数：$\log_{10}2$＝0.30，$\log_{10}3$＝0.48，$\log_{10}3.4$＝0.53，$\log_{10}7$＝0.85

化学　問題　Ⅰ

次の【１】,【２】の文章を読み，問１～問６に答えよ。

【１】周期表の 1，2 族と 12～18 族の元素を（　あ　）元素，3～11 族の元素を（　い　）元素という。同族の（　あ　）元素は，（　う　）の数が同じであり，互いによく似た化学的性質を示す。水素 H を除く 1 族元素を（　え　）元素といい，17 族元素を（　お　）元素という。（　お　）元素の（　う　）の数は（　①　）である。（　②　）族元素を希ガス元素といい，この同族元素は（　う　）を持たない。

（　う　）は原子がイオンになるときや原子どうしが結びつくときに重要な役割を果たす。イオン結合は陽イオンと陰イオンが（　か　）で引き合ってできる結合である。原子から電子 1 個を取り去って，陽イオンにするのに必要なエネルギーをイオン化エネルギーといい，イオン化エネルギーが小さい原子は陽イオンになりやすい。原子が電子 1 個を取り込んで，陰イオンになるときに放出されるエネルギーを電子親和力といい，電子親和力が大きい原子は陰イオンになりやすい。金属原子はイオン化エネルギーが小さく（　う　）を放出しやすい性質を持ち，金属全体の原子間で（　う　）が共有される。このような（　う　）を（　き　）といい，（　き　）による金属原子どうしの結合を金属結合という。共有結合は，原子どうしが（　う　）を出し合い，互いに電子を共有してつくる結合である。原子間で共有された電子を共有電子対という。異なる原子間で共有結合が形成されると共有電子対はどちらかの原子の方により強く引きつけられる。原子が共有電子対を引きつける強さを数値で表したものを（　く　）という。

問１．（　あ　）～（　く　）に入る適当な語句を記せ。

問２．（　①　），（　②　）に入る適当な数値を記せ。

問３．原子番号 1～36 の元素について，横軸に原子番号を，縦軸にイオン化エネルギー，電子親和力，（　う　），（　く　）の数値を示したとき，それぞれのグラフは次の（ア）～（カ）のどれに相当するか。相当するグラフを選び，記号で記せ。

(ア)

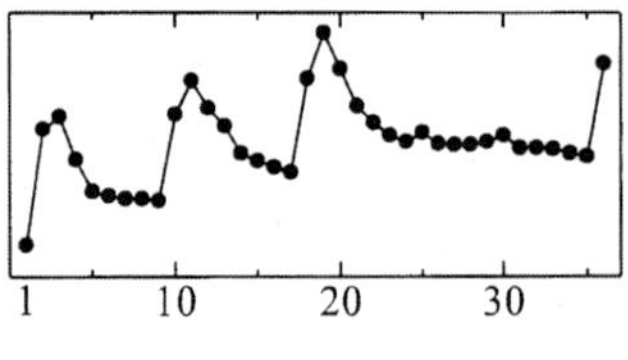

(イ)

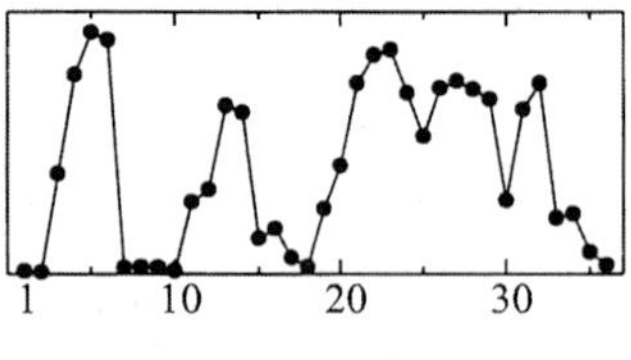

(ウ)

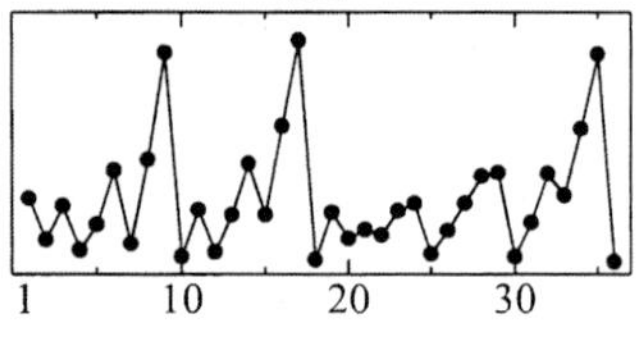

(エ)

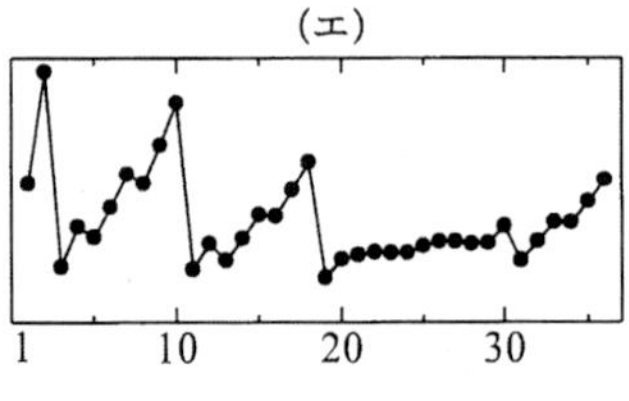

(オ)

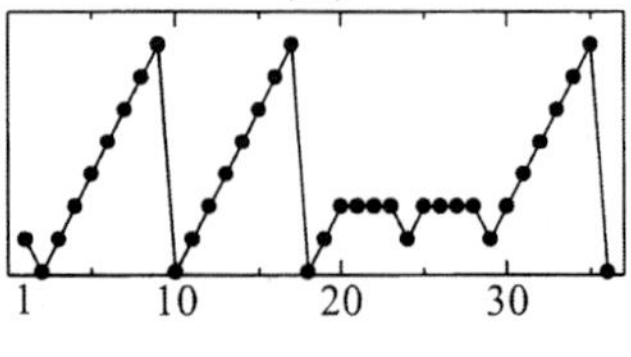

(カ)

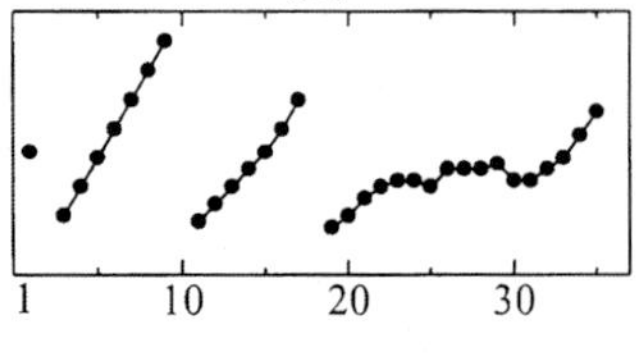

【2】塩化ナトリウム NaCl の結晶はナトリウムイオン Na^+ と塩化物イオン Cl^- がイオン結合し，イオン結晶を形成している。1 mol の NaCl の結晶を構成するイオン結合をすべて切断して，気体の Na^+ と気体の Cl^- にするのに必要なエネルギーを NaCl の格子エネルギーという。この格子エネルギーを X〔kJ/mol〕とすると，この反応の熱化学方程式は次の式（1）のように表される。

NaCl(固) ＝ Na^+(気) ＋ Cl^-(気) － X kJ　・・・・(1)

この格子エネルギーX〔kJ/mol〕を直接測定することは困難であるが，ヘスの法則を用いて間接的に求めることができる。すなわち，固体の NaCl から直接気体の Na^+ と気体の Cl^- にするのではなく，次の（i）～（v）のような経路で固体の NaCl から気体の Na^+ と気体の Cl^- が生成されることを利用するのである。

（i）(a) 1 mol の固体の NaCl をそれぞれの単体である固体のナトリウム Na と気体の塩素分子 Cl_2 に分解する。ここで，固体の Na と気体の Cl_2 から固体の NaCl を生成する反応の生成熱を A とすると，A=411〔kJ/mol〕である。

（ii）固体の Na はそのままで，(b) 気体の Cl_2 を気体の塩素原子 Cl に分解する。1 mol の塩素分子 Cl_2 の結合エネルギーを B とすると，B=244〔kJ/mol〕である。

（iii）気体の塩素原子 Cl はそのままで，固体の Na を昇華させ気体のナトリウム原子 Na にする。固体の Na から気体の Na への昇華は吸熱反応であり，この昇華熱を C とすると C=92〔kJ/mol〕である。

（iv）気体の塩素原子 Cl はそのままで，気体の Na をイオン化し，気体のナトリウムイオン Na^+ と電子 e^- にする。Na のイオン化エネルギーを D とすると，D=496〔kJ/mol〕である。

（v）気体の Na^+ はそのままで，(c) 気体の塩素原子 Cl と電子 e^- から気体の塩化物イオン Cl^- を生成する。Cl の電子親和力を E とすると，E=349〔kJ/mol〕である。

以上の（i）から（v）までの反応で得られる熱化学方程式および式（1），またヘスの法則を利用することにより，格子エネルギーXは A, B, C, D, E を用いて表すことができ，その値を計算することができる。

問4．下線部(a)～(c)をそれぞれ熱化学方程式で表せ。ただし，反応熱については A～E の記号を用いて表せ。

問5．X を A, B, C, D, E を用いて表せ。

問6．X を整数で答えよ。

化学　問題　II

次の【１】,【２】の文章を読み，問１～問７に答えよ。

【１】中和滴定に用いる指示薬であるメチルオレンジ HM は，水溶液中で異なった色を示すイオン M^- と，次の式（１）のような電離平衡の状態にある。

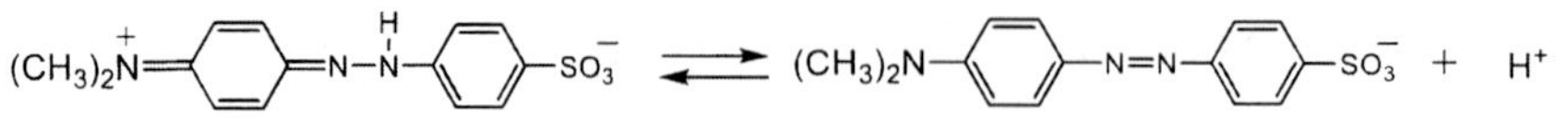
・・・・（１）

HM(赤色)　　　　M^- (黄色)

HM と M^- のモル濃度をそれぞれ [HM]，[M^-] で表し，水素イオン濃度を[H^+]で表すと，電離定数 Ka は式（２）のようになり，その値は 3.4×10^{-4} mol/L である。

$$Ka = \frac{[M^-][H^+]}{[HM]} \quad \cdots\cdots (2)$$

いま，式（２）について，両辺の常用対数 $\log_{10}$ をとり整理すると，式（３）のように表すことができる。

$$-\log_{10}[H^+] = -\log_{10}Ka \quad + \quad \boxed{\text{あ}} \quad \cdots\cdots (3)$$

さらに，$pH = -\log_{10}[H^+]$ であり，式（３）は，次の式（４）のように表される。

$$pH = -\log_{10}Ka \quad + \quad \boxed{\text{あ}} \quad \cdots\cdots (4)$$

式（４）より，[HM] と [M^-] が等しいときの水溶液の pH は（　①　）となる。この pH の前後では [HM] と [M^-] の大小関係が逆転し，それに伴って水溶液の色は著しく変化する。いま，メチルオレンジでは，[HM] が [M^-] の 2.0 倍を超えると，HM の色（赤色）だけが確認でき，一方，[M^-] が [HM] の 8.0 倍を超えると，M^-の色（黄色）だけが確認できるとする。このように仮定すると，水溶液中の[M^-]，[HM]の濃度比が　（　②　）$\leqq \dfrac{[M^-]}{[HM]} \leqq$（　③　）　の範囲で変動するとき，水溶液の色調は変化して見えることになる。つまり，この領域の pH がメチルオレンジの変色域となる。

なお，以下の問題を解く上で，水溶液の pH が変化しても，水溶液の温度は一定であるものとする。

問１．式（３）および式（４）の $\boxed{\text{あ}}$ には同じ式が入る。$\boxed{\text{あ}}$ に入る式を [HM]，[M^-] を用いて記せ。

問２．（　①　）～（　③　）に入る数値を，小数第１位まで記せ。

問３．水溶液中の [HM] が [M^-] の 2.0 倍となるときの pH を求め，小数第１位まで記せ。

問４．メチルオレンジの変色域を計算により求め，解答例にならって記せ。なお，数値は小数第１位まで記せ。

解答例:　pH 6.5~8.3

問５．次の（ア）～（キ）の化合物をそれぞれ純水に十分な量を溶かし，そこへ少量のメチルオレンジ溶液を加えた時，水溶液が赤色を呈するものはどれか。該当するものをすべて選び，記号で記せ。

（ア）　硫酸ナトリウム　　（イ）　硝酸カリウム　　（ウ）　三酸化硫黄　　（エ）　二酸化窒素

（オ）　酢酸ナトリウム　　（カ）　炭酸水素カリウム　　（キ）　酸化ナトリウム

【２】水酸化ナトリウムと炭酸ナトリウムの混合水溶液がある。この混合水溶液に含まれる水酸化ナトリウムと炭酸ナトリウムのそれぞれのモル濃度を求めるために次の実験を行った。

水酸化ナトリウムと炭酸ナトリウムの混合水溶液 20.0 mL に少量のフェノールフタレイン溶液（変色域：pH 8.0～9.8）を加え，0.100 mol/L の希塩酸で滴定したところ，赤色の消失までに 20.0 mL を要した。続いて，この水溶液に少量のメチルオレンジ溶液を加えた。その後，同じ希塩酸で滴定を続けたところ，赤色になるまでにさらに 10.0 mL を要した。

問６．下線の中和滴定の過程で起こる反応を化学反応式で表せ。

問７．最初の混合水溶液の水酸化ナトリウムおよび炭酸ナトリウムの濃度はそれぞれ何 mol/L か。有効数字 2 桁で答えよ。

化学　問題　Ⅲ

次の（1）～（3）の文章を読み，問1～問9に答えよ。

（1）化合物Aは，β－グルコースの1位ヒドロキシ基と，α－チロシンの側鎖のヒドロキシ基とが，脱水縮合で結合した化合物である。

（2）元素分析装置を用いて，25.0 mg の化合物Aを完全燃焼させたところ，塩化カルシウム管の質量は（　①　）mg 増加し，ソーダ石灰管の質量は（　②　）mg 増加した。ただし，燃焼により生成した窒素化合物は，いずれの管にも吸収されないものとする。

（3）化合物Aは，分子内にアミノ基とカルボキシ基をもつ化合物であり，水溶液中では電離平衡の状態となる。このとき分子内に正・負の両電荷をもつ（　あ　）イオンが存在する。イオンの状態は pH で変化し，正と負の電荷がつり合い，全体として電荷が0になるときの pH を化合物Aの（　い　）という。このとき電気泳動を行うと化合物Aは動かないが，（　い　）より小さい pH で電気泳動すると化合物Aは（　う　）極側に移動する。化合物Aの陽イオンから（　あ　）イオンへの電離定数 K_1 は 5.0×10^{-3} mol/L，（　あ　）イオンから陰イオンへの電離定数 K_2 は 8.0×10^{-10} mol/L であった。

問1．化合物Aを表す構造式を次の（ア）～（カ）から選び，記号で記せ。

（ア）

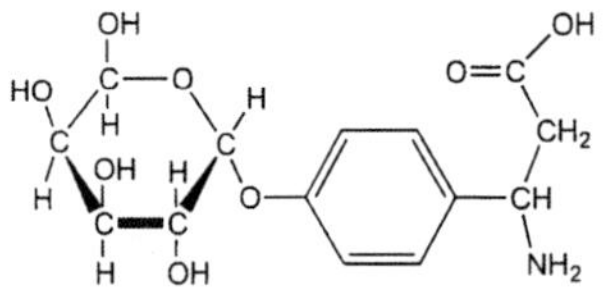

（イ）

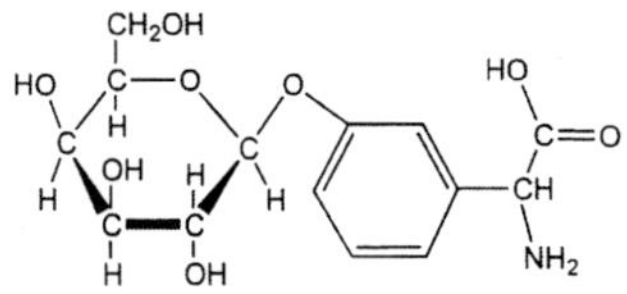

（ウ）

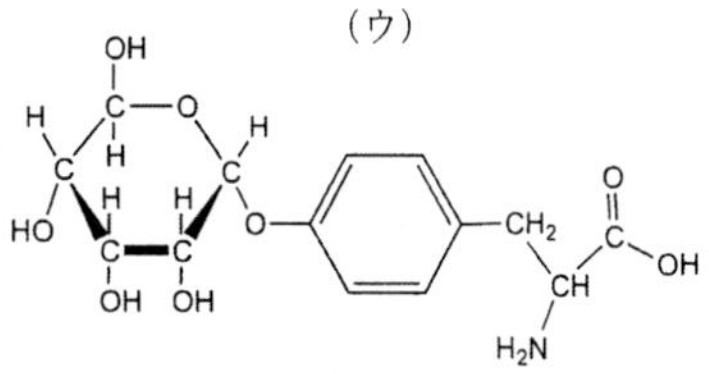

（エ）

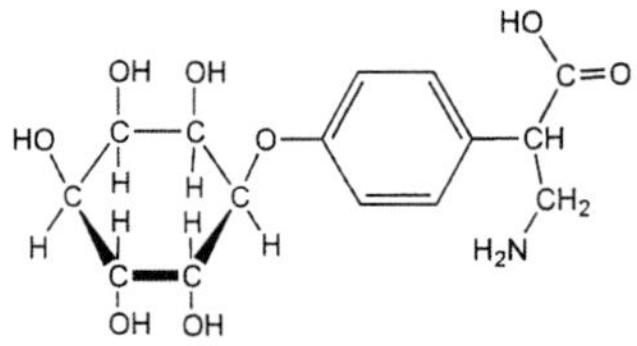

（オ）

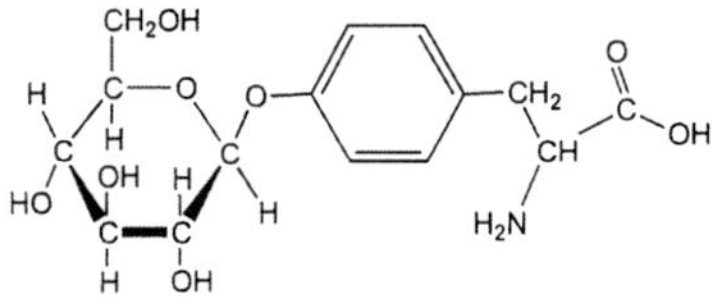

（カ）

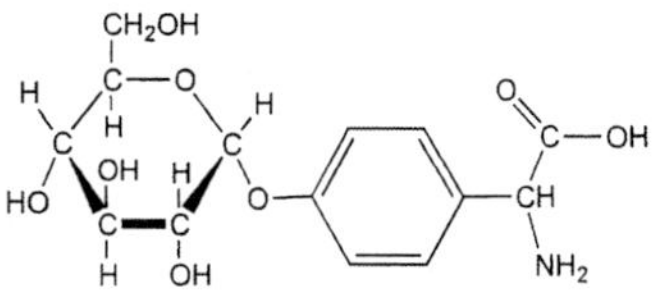

問2．化合物Aの分子式を記せ。

問3．化合物Aの分子量を求め，整数で答えよ。

問4．文中の（　①　）と（　②　）に入る数値を求め，小数第1位まで記せ。

問5．文中の（　あ　）～（　う　）に入る適当な語句を記せ。

問6．化合物Aの（　い　）を求め，有効数字2桁で答えよ。

問7．化合物Aについて，次の（ア）～（オ）から正しいものをすべて選び，記号で記せ。

（ア）化合物Aのグリコシド結合は，セルラーゼによって切断される。

（イ）化合物Aは，グルコースと同程度の還元性を示す。

（ウ）化合物Aは，ニンヒドリン反応に陽性を示す。

（エ）化合物Aに，濃硝酸と濃硫酸の混合物を加え加熱すると，ニトロ化される。

（オ）化合物Aに，塩化鉄（Ⅲ）水溶液を添加すると，特有の呈色反応を示す。

問8．化合物Aには，不斉炭素原子がいくつあるか。整数で答えよ。

問9．化合物Aに，十分な量の無水酢酸を作用させたときに生じる化合物の分子式を記せ。

生 物

問題

30年度

生物　問題　I

動物の系統に関する次の文章を読み，下の問に答えよ。

地球上での生物の進化の過程は系統と呼ばれる。系統にもとづいた生物の類縁関係によって生物を分類する方法を系統分類といい，系統を表す図は樹木状の形に描かれるため系統樹と呼ばれる。系統分類を行うためには生物の系統関係を推定する必要がある。伝統的には，外部形態や解剖学的特徴，①発生様式などの生物のもつ形質を比較し，それらの特徴の共通性に注目することによって，生物の系統関係の推定は行われてきた。これに対し，近年ではゲノムの塩基配列やタンパク質のアミノ酸配列などの分子データの比較による系統関係の推定が盛んに行われている。

分子系統学的解析によって支持される②動物の系統樹を図1に示す。動物は，多細胞で運動性のある（　あ　）栄養生物であり，単細胞生物の（　い　）と最も近縁であると推定されている。形態と発生様式の特徴にもとづいた従来の分類では，動物は胚葉の区別がないものと，外胚葉・内胚葉の二胚葉性に分化するもの，および中胚葉があってより複雑な三胚葉性のものに大別される。三胚葉性の動物は，原口がそのまま成体の口になる③旧口動物と，原口またはその付近に（　う　）が形成され，その反対側に口が形成される新口動物とに分類される。さらに，④三胚葉性の動物は真体腔をもつか，偽体腔をもつかによっても区別された。しかし，この体腔にもとづく分類体系は，分子系統学的解析の結果，系統を反映していないことが示された。

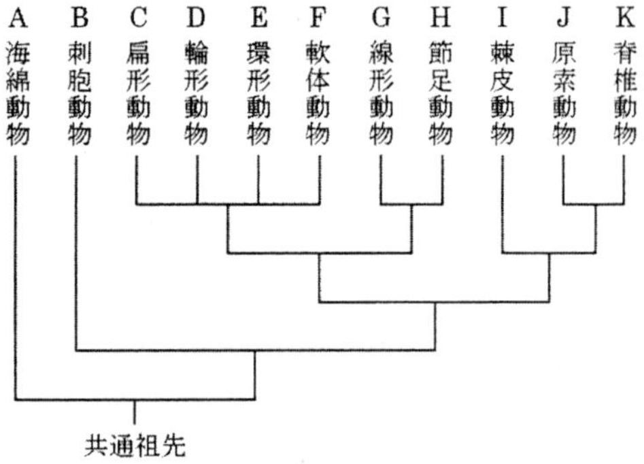

図1．動物の系統樹

問1．（　あ　）～（　う　）に入る適当な語句を（ア）～（シ）から選び，それぞれ記号で記せ。

（ア）依存　（イ）肛門　（ウ）従属　（エ）自立　（オ）神経　（カ）体腔　（キ）独立
（ク）生殖器　（ケ）繊毛虫類　（コ）渦鞭毛藻類　（サ）シャジクモ類　（シ）えり鞭毛虫類

問2．下線部①と動物の系統に関して，かつてヘッケルが提唱した反復発生説について簡潔に説明せよ。

問3．下線部②について，（ⅰ）～（ⅲ）の問に答えよ。

（ⅰ）(a) ～ (e) の動物は図1のA ～ Kのどの動物群に含まれるか，それぞれ記号で記せ。
(a) ゴカイ　(b) ナマコ　(c) バッタ　(d) プラナリア　(e) カタユウレイボヤ

（ⅱ）新口動物に分類される動物群を図1のA ～ Kからすべて選び，記号で記せ。

（ⅲ）脊索をもつ動物群を図1のA ～ Kからすべて選び，記号で記せ。

問４．下線部③について，正しいものはどれか。（ア）〜（オ）から２つ選び，記号で記せ。

（ア）軟体動物は，外とう膜をもつ。
（イ）輪形動物は，体節構造をもつ。
（ウ）扁形動物は，排泄物を口から出す。
（エ）環形動物は，成長過程で脱皮をする。
（オ）節足動物は，体節ごとに神経節のある散在神経系をもつ。

問５．下線部④について，図中の矢印（→）が真体腔あるいは偽体腔を示している断面図をそれぞれ（ア）〜（ク）から１つ選び，記号で記せ。

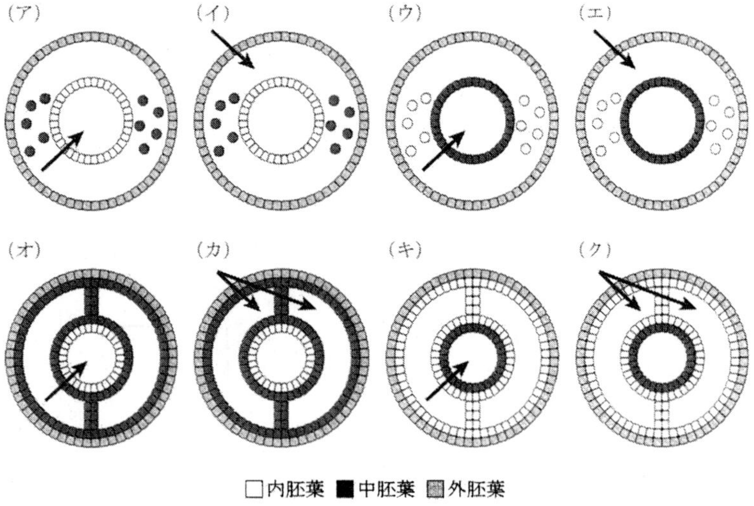

生物　問題　II

次の文章を読み，下の問に答えよ。

ヒトの免疫は，自然免疫と獲得免疫に分けられる。獲得免疫は，反応するリンパ球の種類により細胞性免疫と体液性免疫に分けられる。体液性免疫で重要な役割を果たすのが抗体とよばれる免疫グロブリンである。もともと体内に存在しない異物が体内に入ってくると，①その異物を認識し特異的に結合する抗体がつくられ，血しょう中に放出される。ウイルスや細菌など病原体に対する抗体ができると，細胞への侵入を防ぎ，マクロファージなど食作用を持つ細胞への取り込みも促進される。また，病原体を特異的に認識し結合する血清中の抗体の存在の有無を調べることにより，その病原体に感染したかどうかわかる。

病原体を認識し特異的に結合する抗体は次のような手順で検出することができる。まず，病原体抗原を小さな試験管（ウエル）の底に結合させる（図１－①）。検査対象のヒト血清をウエルに加え，その抗原と反応させると，病原体抗原を特異的に認識する抗体（病原体特異的抗体）は結合するが，認識しない抗体は結合しない（図１－②）。抗原に結合しない抗体を洗い除いた後，抗原に結合した抗体を，ヒト免疫グロブリンを認識する抗体（二次抗体）で検出する（図１－③）。この時，二次抗体に酵素 E を化学的に結合させておくと，酵素 E に対する基質 S を加えることにより，生成物 P が産出される。生成物 P を検出することにより，病原体特異的抗体がわずかな量であっても高感度に調べることができる。このような方法を ELISA 法（Enzyme-Linked Immunosorbent Assay）という。

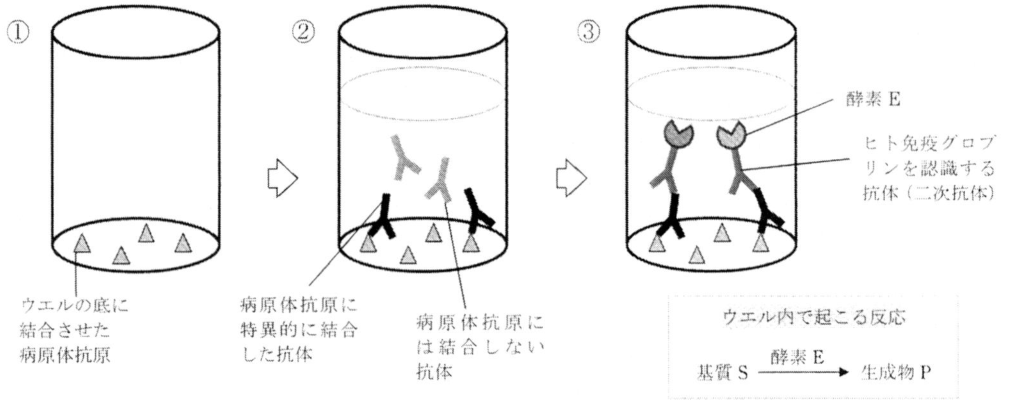

図１．ELISA 法の原理

問１．下線部①について，異物と特異的に結合する抗体がつくられるしくみを，下の４つの語句をすべて用いて説明せよ。

語句：　樹状細胞，　抗体産生細胞，　B 細胞，　ヘルパーT 細胞

問2. ELISA法において形成される複合体（病原体抗原ー病原体特異的抗体ー酵素を結合させた二次抗体）を図2に模式的に示す。図2の（ a ）～（ f ）のうち，エピトープとなっている部分はどれか。すべて選び，記号で記せ。
ただし，右の（ a ）～（ f ）の説明は，それぞれ図2の（ a ）～（ f ）に対応している。

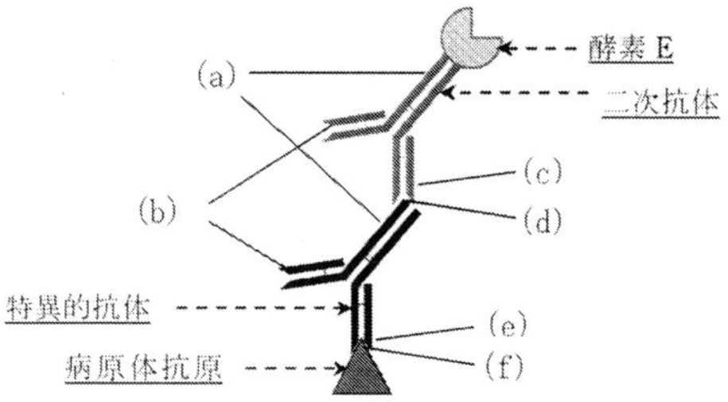

図2

(a) 抗体のうち，構造が共通する部分
(b) 抗体のうち，抗体によって構造が異なる部分
(c) 二次抗体のうち，特異的抗体に結合している部分
(d) 特異的抗体のうち，二次抗体が結合している部分
(e) 特異的抗体のうち，病原体抗原に結合している部分
(f) 病原体抗原のうち，特異的抗体が結合している部分

問3. 病原体に感染した患者Aと患者Bの血清を用い，病原体特異的抗体をELISA法にて検査した。酵素Eに対する基質Sを加え，時間ごとに生成物Pの量を測定すると図3のようになった。この結果より推測できることのうち，適当なものはどれか。次の ① ～ ④ より，1つ選び記号で記せ。
ただし，酵素Eの量と病原体抗原に結合している抗体の量は比例するものとする。

① 異なる病原体を抗原としても同じ結果が得られる。
② 患者Aの血清に含まれる病原体特異的抗体の量は患者Bの2倍である。
③ 患者Aと患者Bのウエル当たりの酵素Eの酵素反応速度は同じである。
④ 患者Aは免疫の一次応答，患者Bは二次応答により病原体に対する抗体が産生されている。

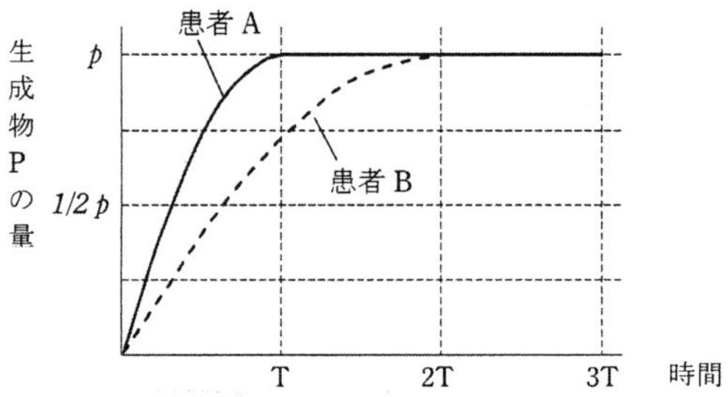

図3

問4. 問3における患者Bの血清を用い，1/2倍の濃度の基質Sを使ってELISAを行った。この時の生成物Pの量と時間の関係をグラフに記せ。

問5. 酵素活性を阻害する物質には，競争的阻害剤と非競争的阻害剤がある。一定量の阻害剤を添加し，酵素Eの反応速度と基質濃度の関係を調べた（図4）。競争的阻害剤はX, Yのいずれか。記号とその理由をそれぞれ記せ。

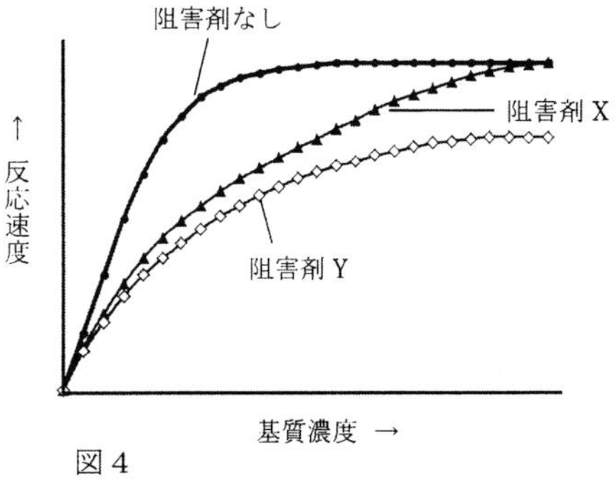

図4

生物　問題　Ⅲ

神経伝達および筋収縮に関する次の文章を読み，下の問に答えよ。

細胞では細胞膜を境に内側と外側で電位差が存在する。細胞の外側の基準電圧を 0 mV としたときの細胞内外の電位差を膜電位と呼ぶ。膜電位は通常状態では一定に保たれているが，細胞が刺激を受けると膜電位が変化する。この現象を（　あ　）という。この細胞膜の電気特性を利用して情報を伝達しているのが神経細胞である。神経細胞が他の細胞からの信号や実験的な電気刺激を受けると（　あ　）が起こり，電位差が一定の値を超えると活動状態になるが，その後，電位差はすぐに元に戻る。この神経細胞で起こる一連の電位変化を活動電位と呼び，神経細胞が活動状態になることを（　い　）という。また，神経細胞で活動電位が生じる最小の刺激の強さを（　う　）という。このような細胞内外の電位差の維持，変化には①ナトリウムポンプやイオンチャネルが重要な役割を果たしている。

図 1 はカエルの腓腹筋とそれにつながる神経を取り出した神経筋標本である。いま，②軸索の点 A，B にそれぞれ一定の強さの電気刺激を与えたところ，点 A を刺激すると 0.15 ミリ秒後，点 B を刺激すると 0.2 ミリ秒後に筋肉の収縮が起こった。この収縮反応は電気刺激によって発生する活動電位が軸索を伝わり，③神経終末に到達後，シナプスを介して刺激が筋細胞に伝達され起こったものである（図 2）。神経細胞からの刺激を受けた筋細胞では筋小胞体から（　え　）が放出され，（　お　）というタンパク質と結合すると筋収縮が起こる。筋肉は神経支配の様式によって大きく 2 種類に分類される。腓腹筋のような骨格筋は体性神経系を介して意思通りに動かせる随意筋，④心筋のように自律神経系により支配され，自分の意思では動かせない筋肉は不随意筋と呼ばれる。

筋収縮には ATP がエネルギー源として利用されている。筋肉への ATP 供給は呼吸や解糖系によって行われるが，筋肉には高エネルギーリン酸結合を持った（　か　）が多量に含まれており，これが分解される際に放出されるエネルギーによって ADP から ATP を合成することができる。これによって，筋収縮を繰り返しても筋細胞では ATP 量が一定に保たれる。しかし，長時間激しい運動が続くと，酸素の補給が間に合わなくなり，ATP 量が減少する。このような場合は，⑤乳酸発酵と同じ過程でグルコース，またはグリコーゲンを分解する解糖が主に働き，ATP が生成される。

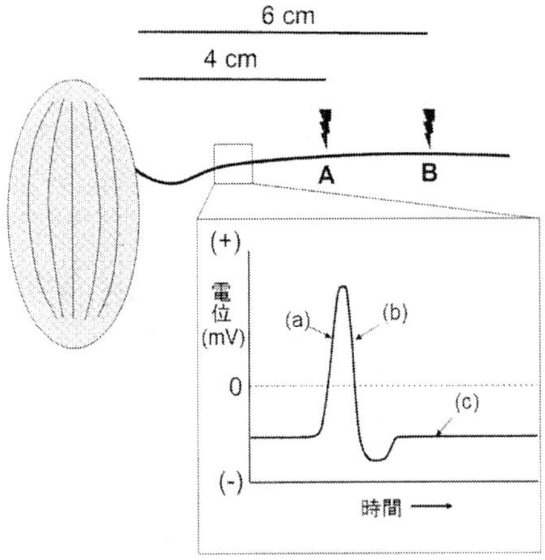

図 1．神経筋標本の電気刺激実験

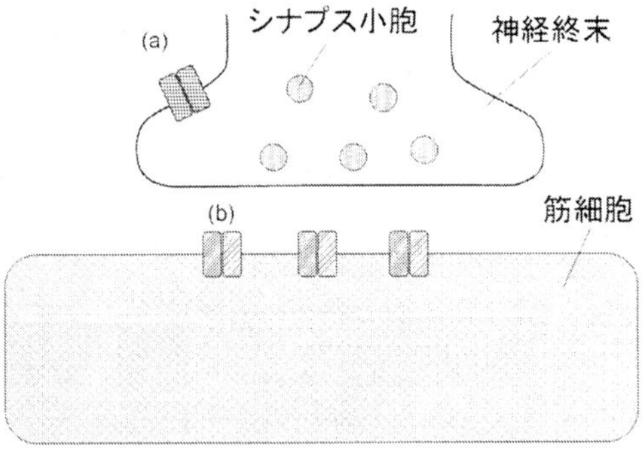

図 2．筋細胞におけるシナプス結合部位

問1. (あ)～(か) に当てはまる語句を記せ。

問2. 下線部①ナトリウムポンプについて正しいものを（ア）～（オ）から３つ選び，記号で記せ。

（ア） Na^{+}を細胞外に放出する。
（イ） K^{+}を細胞内に取り込む。
（ウ） アクアポリンとともに水分子を輸送する。
（エ） ATP のエネルギーを使って輸送する。
（オ） 濃度の高い側から低い側に，濃度勾配に従って輸送する。

問3. 下線部②について，活動電位が神経終末に到達してから，筋肉が収縮するまでの時間（ミリ秒）を求めよ。

問4. 図１のグラフは軸索に電気刺激を与えた際の細胞膜の電位変化を示している。グラフ中の(a)～(c)において神経細胞膜で起きているイオンの流入，流出について当てはまるものを（ア）～（カ）からすべて選び，記号で記せ。

（ア） Na^{+}が細胞内へ流入　（イ） Na^{+}が細胞外へ流出
（ウ） K^{+}が細胞内へ流入　（エ） K^{+}が細胞外へ流出
（オ） Ca^{2+}が細胞内へ流入　（カ） Ca^{2+}が細胞外へ流出

問5. 下線部③について，図２中の (a) はシナプス小胞中の物質を細胞外に放出させるために必要なイオンチャネルで，(b) は放出された物質を受け取って筋肉に情報を伝えるイオンチャネルである。下のイオンチャネル(a)，(b)の名称中の (あ)～(う) に当てはまる語句を記せ。

(a) (あ) 依存性 (い) チャネル
(b) (う) 依存性イオンチャネル

問6. 下線部④について，心筋の収縮運動は自律神経系によってどのように制御されているか，下の文章中の (あ)～(お) に当てはまる語句を記せ。

激しい運動によって血中の二酸化濃度が高まると，脳のうち (あ) にある心臓拍動中枢が情報を受け， (い) 神経によって心臓へと情報が伝達される。心筋は (い) 神経から分泌される (う) の作用によって収縮速度が速くなり，心拍数が増加する。一方， (え) 神経から分泌される (お) の作用によって収縮速度が遅くなり，心拍数が減少する。

問7. 下線部⑤について，下記はグルコースを基質として用いた場合の解糖の反応式である。(あ) と (え) には当てはまる数字，(い) と (う) には当てはまる化学式を記せ。

$$C_6H_{12}O_6 + (\ あ\ )ADP + 2(\ い\ ) \rightarrow 2(\ う\ ) + (\ え\ )ATP + 2H_2O$$

英語

解答

30年度

Ⅰ

〔解答〕

1 ⑥　2 ⑥　3 ④　4 ②　5 ③　6 ⑤

〔出題者が求めたポイント〕

1 be in very good shape「とても調子がよい」。

2 would prefer to V「～したい」。mind Ving「～するのを嫌がる」。

3 What have you gotten out of it?「そこから何を得たか？」が直訳。carry on ～「～を続ける」。

4 I'm broke「金欠だ」。It's on me「私のおごりです」。いずれも決まり文句。

5 You can say that again.「全くその通り」。決まり文句。

6 What can I get you?「（ご注文は）何になさいますか？」。quit ～「～は止める」。

Ⅱ

〔解答〕

7 ⑨　8 ⑦　9 ⑤　10 ③　11 ⑧
12 ⑥

〔出題者が求めたポイント〕

正解の単語

7 courtesy（礼儀正しいこと）

8 couch（長いす）

9 achieve（努力して達成する）

10 edible（食べられる）

11 fetch（行って取ってくる）

12 dilemma（ジレンマ）

Ⅲ

〔解答〕

13 ⑥　14 ⑦　15 ②

〔出題者が求めたポイント〕

正解の英文

13 Some (dinosaurs were several times the size of today's elephant).

14 I have (no idea to what extent I can trust them).

15 We (owe it to ourselves to make the best of our lives).

Ⅳ

〔解答〕

16 ⑥　17 ⑤　18 ⑦　19 ②　20 ⑧

〔出題者が求めたポイント〕

16 has remained unchanged で「変わらないままだった」という意味になる。主語は his legacy。

17 Among ～ were designs for ～. という形の第1文型倒置が起きている。主語は designs。

18 it wasn't the heavy exercise but just gentle walking that ～. という強調構文になる。

19 helps feed children living in poverty. で「貧困の中で暮らす子どもたちを養う手助けをする」の意味。help の後ろには動詞原形が来ることができる。

20 Their bodies would not function properly.「彼らの体は正しく機能しないだろう」の条件として、Otherwise「さもなければ」が必要。

〔全訳〕

16 彼の死の2013年までに、マンデラが政治から引退して長い年月が経っていたが、黒人の抵抗と、自由と正義の闘士という、ほとんど伝説的なアイコンとしての彼の遺産は変わらないままだった。

17 完全に自動化されたシステムは20世紀まで開発されなかったが、何百年も前に、多くの単純で半自動化された装置は発明されていた。イタリア・ルネサンスの画家であり、発明家でもあったレオナルド・ダ・ヴィンチの多くのノートの中には、この種のさまざまな装置のデザインがあった。

18 たとえ少しでも、人は起き上がり動くと、じっとしているよりも幸せになる傾向がある。携帯電話ユーザーの動きや気分を追跡した調査によると、座ったり、横になっていたときよりも、15分間動いた後、人は最も幸せだということが分かった。ほとんどの場合、彼らを良い気分にしたのは、激しい運動ではなく、ちょっとした穏やかな歩行だった。

19 日本の市民団体が国中の人々に、貧困の中で暮らす子どもたちを養う手助けをする運動に参加するよう促している。この運動は、「こども食堂」、「子供のカフェテリア」と呼ばれている。このカフェテリアは無料または安価で食事を提供している。これは全国に広がる運動だ。自分のカフェテリアを設立する方法を教える最近のセミナーには、500人以上の人が来た。このイベントは、東京の東にある都市、千葉で開催された。パネルディスカッションでは、同様のサービスを運営するグループの代表者がその経験を共有した。ある代表は、「多くの人々がこの動きに参加することを望む。そして、地域社会が関わることを願っている」と語った。

20 真空は地球上で自然には存在しない。空気が地球上のすべてのものを取り囲み、地球上の何マイルにも及ぶ。地球上のすべての空気は常に下に向けて押されている。これは空気圧として知られる。圧力のために、空気はあらゆる空間を満たそうとする。しかし、宇宙空間には空気はなく、粒子もほとんどないので、宇宙空間全体が巨大な完全真空に近くなる。それゆえ、宇宙飛行士は宇宙服を着用しなければならない。この服は人間が地球上で慣れた圧力で空気を保持する。さもなければ、彼らの体は正しく機能しないだろう。

V

〔解答〕

21 ①	22 ⑥	23 ⑨	24 ④	25 ③
26 ⑤	27 ②	28 ⑦	29 ⑧	30 ⑤

〔出題者が求めたポイント〕

21 if any「たとえあるにせよ」。
22 likewise「同様に」。
23 unique「独自の」。
24 to make things less confusing「事態を混乱させないために」。
25 undergo constant changes「常に変化を経験する」。
26 expected from women「女性に期待される」。後ろから前の the behavior, ～ , body posture の部分を修飾する。
27 serious business「深刻な問題」。
28 once は接続詞。「いったん～すると」。ここでは譲歩の意味が入るので、「いったん～したからといって」という意味。
29 in an endless series of ～「終わりなき一連の～」。
30 選択肢訳
 a. 社会が男女に行うようまた持つよう期待することは、古代以来万人に共通である。
 b.「男性」と「女性」は通常生物学的違いに基づき、歴史によって影響を受けない。
 c. 歴史は、自分の男らしさを示すために、危険なことをしたり、死にさえする男性を目撃してきた。

〔全訳〕

生物学的には、人間は男性と女性に分かれる。男性ホモサピエンスは、1つのX染色体と1つのY染色体を有するものであり、女性は2つのXを持つものだ。しかし、「男」と「女」は、生物学的ではなく、社会的なカテゴリーにつけられた名前だ。たいていの人間社会では多くの場合、男は男性であり女は女性であるが、生物学的用語と、たとえあるにせよごく弱い関係しか持たない多くの意味を、社会的用語は伝える。男は、XY染色体、精巣、および多量のテストステロンなど、特定の生物学的性質を有するサピエンスではない。むしろ、彼は社会における想像された人間秩序の中にある、特定の隙間に収まるのだ。彼の文化的神話は、彼に(政治に従事するような)特定の男性的役割、(投票のような)権利、(兵役のような)義務を割り当てる。同様に、女性は2つのX染色体、子宮、多くのエストロゲンを持つサピエンスではない。むしろ、彼女は想像された人間秩序中の女性メンバーなのだ。彼女の社会的神話によって、彼女は女性独自の役割(子供を育てる)、権利(暴力からの保護)、職務(夫への服従)を割り当てられる。生物学ではなく神話が、男と女の役割、権利と義務を定義しているため、「男らしさ」と「女らしさ」の意味は社会ごとに大きく異なっている。

事態を混乱させないために、学者は通常、生物学的カテゴリーである「性別」と文化的カテゴリーである「ジェンダー」とを区別する。性別は男性と女性に分かれており、この区別の性質は客観的であり、歴史を通して変わらない。ジェンダーは男と女に分かれている(文化によっては他のカテゴリーも認められる)。いわゆる「男性的」および「女性的」性質は間主観的であり、絶えず変化している。例えば、古代アテネの女性と現代アテネの女性に期待される行動、欲望、服装、そして体の姿勢には、大きな差がある。

性別はとても簡単な話だが、ジェンダーは深刻な問題だ。男性のメンバーになるのは世にも単純なことだ。X染色体とY染色体で生まれる必要があるだけだ。女性になることも同様に簡単だ。一対のX染色体がそれを行う。対照的に、男または女になることは、非常に複雑で要求の厳しい企てだ。ほとんどの男性的および女性的性質は生物学的ではなく文化的であるため、自動的に各男性を男に、あるいは全女性を女にする社会はない。これらの称号は、いったん獲得したからといって、安心できる栄冠ではない。男性は自分の人生を通して、絶え間ない儀礼やパフォーマンスによって、ゆりかごから墓場まで、常に自分の男らしさを証明しなければならない。そして女の仕事は決して終わらない — 彼女は絶えず、自分自身にも他人にも、自分が十分女らしいことを納得させねばならないのだ。

成功の保証はない。男性は特に、常に男らしさに対する自分の主張を失う恐怖の中で生きている。歴史を通して、男性は進んで自分の人生を危険にさらし、犠牲にさえした。ただ人々に、「彼は本当の男だ」と言ってもらうために。

VI

〔解答〕

31 ②	32 ④	33 ⑤	34 ②	35 ①
36 ②	37 ④	38 ①	39 ②	40 ③
41 ⑥				

〔出題者が求めたポイント〕

31 下線部の主語は、the hunters' ability to ～の部分。
32 masters of perception「知覚の達人」。
33 the restriction on ～「～に対する制約」。
34 in some conditions「ある状況で」。具体例が、such as ～に述べられている。
35 by comparison「比較すると」。
36 fall victim to ～「～の犠牲になる」。exposure は「自然にさらされること」。
37 operate properly「適切に作動する」。
38 the sense and foresight to avoid「避けるセンスと先見の明」。avoid の目的語は関係代名詞の that。このthat が指す先行詞は other environmental perils となる。
39 正解の英文は、a GPS-equipped snowmobile devotes his attention to the instruction coming となる。
40 may well evaporate の直訳は、「おおいに蒸発しそうだ」なので、「存在をやめそうだ」の③が正解。

41 選択肢訳

a. 厳しい状況でイヌイットのハンターは、カリブーとより多くのゲームをするために、氷とツンドラの土地の中を移動する。

b. イヌイットの若い世代は、GPS 装置を使用することと、航行の責任をその装置に持たせることに関心を持つようになった。

c. 深刻な事故が起こるのは、イヌイットのハンターが使用する新しい装置が、厳しい状況の中で道に迷う傾向にあるからだ。

〔全訳〕

カナダの北部のヌナブト地帯のメルヴィル半島の海岸に横たわる小さなイグルーリック島は、冬には厄介な場所だ。平均温度は氷点下約 20 度にとどまる。海の氷の厚いシートが周囲の海を覆う。太陽は出ない。厳しい状況にもかかわらず、イヌイットのハンターは約 4000 年間、島の自宅から猟に乗り出し、カリブーや他の獲物を探して何マイルもの氷とツンドラを旅した。目印になるものはほとんどなく、雪は常に形を変え、一晩で道が消える、広大で荒廃した北極地帯を航行するハンターたちの能力は、1822 年以来、航海者や科学者を驚かせてきた。その年、英国の探検家ウィリアム・エドワード・パリーは、イヌイットのガイドが持つ地理知識の「驚くべき精度」を航海日誌に書いた。イヌイットの驚異的な経路発見能力は、技術的能力からではなく — 彼らは地図、コンパス、その他の道具の使用を避けてきた — 風、雪の吹き溜まりパターン、動物の行動、星、潮流などの深い理解から生まれたものだった。イヌイットは知覚の達人なのだ。

あるいは、少なくともかつては知覚の達人だった。世紀の変わり目でイヌイットの文化が変わった。2000 年に米国政府は、全地球測位システムの民間使用に関する多くの制約を取り除いた。GPS 装置の価格は下がったが精度は向上した。すでに犬ゾリをスノーモービルと交換していたイグルーリックのハンターたちは、動きまわるためにコンピュータが生成する地図と道案内に頼り始めていた。若いイヌイットは特に、熱心に新しい技術を使った。かつて若いハンターは、長老の長くて難しい見習いに耐え、年月をかけて、経路発見能力を身につけねばならなかった。安価な GPS 受信機を購入することで、彼は訓練をスキップし、航行の責任を機器に押し付けることができる。そして彼は、かつては狩猟旅行が不可能だった、濃い霧のような状況でも出発できるだろう。自動化された航行指示の容易さ、利便性、そして精度のせいで、これと比較すると、イヌイットの伝統的な技術は古くて面倒なものに思われるのだ。

しかし、GPS 装置がイグルーリックで急増するにつれて、狩猟中に重大な事故が広がり始め、負傷者や死亡者も発生した。その原因は、しばしば衛星への過度の依存に遡る。受信機が壊れたり、バッテリーが凍ったりすると、高度の経路発見能力を身につけていないハンターは、特徴のない荒地の中で道に迷い、自然の犠牲になる。機器が適切に作動しても危険はある。衛星地図の上に慎重に描かれたルートは、ハンターをある種の視野狭窄にすることがある。GPS の指示を信頼して、彼らは危険な薄い氷の上や崖を越え、あるいは、熟練した航行者ならセンスと先見の明でもって避けただろう危険な環境の中へと突進していくだろう。これらの問題のいくつかは最終的に、航行指示装置の改良によって、またはその使い方のより良い指導によって軽減されるかも知れない。軽減されないのは、ある部族長老が「イヌイットの知恵と知識」と表現するものの喪失だ。

オタワのカールトン大学の人類学者クラウディオ・アポータは、イヌイットのハンターを長年研究してきた。彼は、衛星ナビゲーションは魅力的な利点を提供しているが、その採用により、すでに経路発見能力は低下してしまった。さらに一般的には、土地に対する感覚が弱まっていると報告している。GPS を搭載したスノーモービルのハンターは、コンピュータからの指示に注意を払うので周囲を見失う。アポータが言うように、彼は「目隠しされて」移動する。何千年もの間、ある民族を定義し区別してきた特異な能力は、1、2 世代の間に蒸発してしまうだろう。

Ⅷ

〔解答〕

42 ⑤　43 ②　44 ⑦　45 ⑤　46 ②

47 ③　48 ④　49 ③　50 ①

〔出題者が求めたポイント〕

42 they take for granted の目的語は、後ろにある many of the technological innovations that astound you の部分。ここは、seem to intuitively accept の目的語でもある。

43 centenarians(センテナリアン)は「100 歳以上の人」の意味なので、②が正解。

44 正解の英文は、the very fact that you know so few となる。

45 contrast A with B「A と B を対照する」。

46 what is behind ～「～の背後にあるもの」。

47 over this period of time「この期間の間に」。

48 refer to A as B「A を B と呼ぶ」。

49 level off「横ばいになる」という意味なので、③が正解。

50 選択肢訳

(え)

a. 2007 年に生まれた赤ん坊の 50% がまだ生きていると予想される最高年齢

b. 2007 年に生まれた赤ん坊で 100 歳以上生きるだろう数(単位百万)

c. 現在の平均寿命を 100 とした時の、2007 年に生まれた赤ん坊の寿命の増加

(お)

d. 年ごとの年齢

e. 1 年ごとの日数の増加

f. 50歳以上の人のパーセンテージ

〔全訳〕

あなたが知っている幼い子供をちょっとイメージしてみてください。たぶんあなたの8歳の妹か、または10歳の娘、もしかすると甥や近くに住む若い少年か。彼らのすてきな子供らしい熱中と生命のエネルギーを見ることができ、彼らの責任と義務からの自由を心に描くだろう。世の中が変わっても、世界中の子供たちが、今でもこうした生を肯定する特徴を示すことを考えれば元気づけられる。もちろん、彼らはあなた自身の子供時代を思い出させるのに役立つ。

しかし、あなたは彼らの幼少時代があなた自身のものといかに違うかも理解することができる。なぜなら彼らは、あなたを驚かせる技術革新の多くを当然だと思い、また直観的に受け入れているように見えるからだ。しかし、あなたと異なるのは、幼少期だけではない。成人期も異なるのだ。彼らの成人生活のパラメータのひとつが図1に示されている。これは、人口統計学者たちが予想寿命について行った計算である。もしあなたが考えている子供が米国、カナダ、イタリア、あるいはフランスで生まれた場合、彼らが少なくとも104歳まで生きる可能性は50%あるのだ。もしあなたの念頭にある子供が日本で生まれた場合、驚くべきことにおよそ107年生きることが予想される。

あなたはおそらく、8歳児を考えるのはかなり容易だと思っただろう。しかし、あなたに別の年齢層を特定してみてもらいたい。あなたは何人のセンテナリアン(100歳以上の人)を知っているか？　おそらくあなたは何も知らないかも知れないし、100歳に達した祖母のことを相当な誇りをもって考えるかも知れない。しかし、あなたがほとんど誰も知らないという事実、また、あなたが知る人にはもっともな誇りを感じるというまさにその事実が、それ(センテナリアン)がいかに例外的であるかを示している。この8歳と100歳の違いを理解するために、図1の未来指向のデータと過去のデータを対比させてみよう。1914年を振り返ってみると、その年生まれの誰かが100歳になる確率は1%だった。まさにそういう理由で、今日生きているセンテナリアンを見つけるのがこれほど難しいのだ。全く彼らの勝ち目はない。しかし、もう一度2107年の図1を見てみよう。センテナリアンになることはもはや珍しいことではない。実際にはそれが標準となり、あなたが知る8歳児の半分以上がまだ生き続けているだろう。

非常に大きな寿命の変化の背後にあるものは、ひとつの単純な要因ではなく、突然の変化でもない。事実、過去200年間の大部分において、平均寿命は着実に増加している。より正確には、現在入手可能な最良のデータによれば、1840年以降、平均寿命は毎年3カ月分増加している。それは、10年ごとに2、3年の人生が追加されることを意味する。図2は、このことの1850年代以降における驚くべき影響を示している。真に驚異的なのは、この期間、平均寿命が常に増加していることだ。私たちがある年の世界第1位の平均寿命(人口統計学者がベストプラクティス平均寿命と呼んでいるもの)に焦点を当てると、それは実際、特徴的に直線を描く。おそらくより重要なことは、この傾向が横ばいになるという兆候はなく、この現象が近い将来も続くことを示していることだ。それゆえ、2007年に日本で生まれた子どもは107歳まで生きる可能性は50%なのだ。2014年までに、その可能性はさらに高まり、その年に日本の産科病棟で喜んで迎えられた新生児は、107歳ではなく109歳まで生きる可能性が50%あるのだ。

数 学

解答

30年度

I

〔解答〕

(1) $m=-3,\ 1$

(2) (a) $\left(\dfrac{n-1}{n}\right)^n$ (b) $\dfrac{1}{e}$

(3) (a) $e^t \leqq x \leqq e$ (b) $\dfrac{1}{2}(\log x)^2 - t\log x + C$

(c) I の最小値 $\dfrac{1}{4}$ $\left(t=\dfrac{1}{2}\right)$

〔出題者が求めたポイント〕

(1) 2次関数の解と係数，整数

$x^2+px+q=0$ の解をα，βとすると，

$\alpha+\beta=-p,\ \alpha\beta=q$

2式から m を消去して，$(2\alpha+k)(2\beta+k)=l$ の形へ導き，l の約数を考える。

(2) 確率，極限値

(a) 1本引くとき外れる確率を p とすると p^n

(b) $\displaystyle\lim_{n\to\infty}\frac{1}{n}=0$

(3) 対数関数，積分法

(a) $f(x)\geqq 0$ を解く。

(b) $\displaystyle\int\frac{\log x}{x}dx$ は $y=\log x$ とおく。

(c) (a)を考慮し絶対値をはずし，積分する。でた結果を t について平方完成する。

〔解答のプロセス〕

(1) $x^2+(2m+3)x+m+3=0$ の解をα，$\beta\ (\alpha<\beta)$ とすると，$\alpha+\beta=-2m-3,\ \alpha\beta=m+3$

$m=\alpha\beta-3$ より $\alpha+\beta=-2\alpha\beta+6-3$

$2\alpha\beta+\alpha+\beta=3$ より $4\alpha\beta+2\alpha+2\beta=6$

$(2\alpha+1)(2\beta+1)=7$

7となる整数の積は，$1\times 7,\ (-7)\times(-1)$

$2\alpha+1=1,\ 2\beta+1=7$ より

$\alpha=0,\ \beta=3,\ m=0\cdot 3-3=-3$

$2\alpha+1=-7,\ 2\beta+1=-1$ より

$\alpha=-4,\ \beta=-1,\ m=(-4)\cdot(-1)-3=1$

従って，$m=-3,\ 1$

(2) (a) $p(n)=\left(\dfrac{n-1}{n}\right)^n$

(b) $\displaystyle\lim_{n\to\infty}\left(\frac{n-1}{n}\right)^n=\lim_{n\to\infty}\left(1-\frac{1}{n}\right)^n$

$\displaystyle=\lim_{n\to\infty}\left\{\left(1+\frac{-1}{n}\right)^{-n}\right\}^{-1}=\frac{1}{e}$

(3) (a) $\dfrac{\log x}{x}-\dfrac{t}{x}\geqq 0$ で $x\geqq 1$ なので，$\log x-t\geqq 0$

$\log x\geqq t$ より $x\geqq e^t$

定義域より $e^t\leqq x\leqq e$

(b) $\displaystyle\int\left(\frac{\log x}{x}-\frac{t}{x}\right)dx=\int\frac{\log x}{x}dx-\int t\frac{1}{x}dx$

$\displaystyle\int\frac{\log x}{x}dx$ は，$y=\log x$ とすると，

$\dfrac{dy}{dx}=\dfrac{1}{x}$ よって，$\dfrac{dx}{x}=dy$

$\displaystyle\int\frac{\log x}{x}dx=\int ydy=\frac{1}{2}y^2=\frac{1}{2}(\log x)^2$

$\displaystyle\int t\frac{1}{x}dx=t\log x$

$\displaystyle\int\left(\frac{\log x}{x}-\frac{t}{x}\right)dx=\frac{1}{2}(\log x)^2-t\log x+C$

(c) $1\leqq x<e^t,\ f(x)<0$

$e^t\leqq x<e$ $f(x)\geqq 0$ より

$$I=\int_1^e\left|\frac{\log x}{x}-\frac{t}{x}\right|dx$$

$$=\int_1^{e^t}\left(-\frac{\log x}{x}+\frac{t}{x}\right)dx+\int_{e^t}^e\left(\frac{\log x}{x}-\frac{t}{x}\right)dx$$

$$=\left[-\frac{1}{2}(\log x)^2+t\log x\right]_1^{e^t}+\left[\frac{1}{2}(\log x)^2-t\log x\right]_{e^t}^e$$

$$=\frac{1}{2}t^2-0+\left(\frac{1}{2}-t\right)-\left(-\frac{1}{2}t^2\right)=t^2-t+\frac{1}{2}$$

$$I=t^2-t+\frac{1}{2}=\left(t-\frac{1}{2}\right)^2+\frac{1}{4}$$

従って，$t=\dfrac{1}{2}$ のとき，I は最小値 $\dfrac{1}{4}$

II

〔解答〕

(1) $f'(x)=-\dfrac{1}{2x\sqrt{x}}$ (2) 解答のプロセス参照

(3) 18

〔出題者が求めたポイント〕

微分法，積分法

(1) $f(x)=x^p$ $f'(x)=px^{p-1}$

(2) $\displaystyle\int x^p dx=\frac{1}{p+1}x^{p+1}+C$

結果を分子の有理化させるとよい。

$$\frac{1}{\sqrt{k}}-\int_k^{k+1}f(x)dx>0,$$

$$\int_k^{k+1}f(x)dx-\frac{1}{\sqrt{k+1}}>0$$

を証明する。

(3) (2)を $k=1\sim 100$ の和をとる。

〔解答のプロセス〕

(1) $f(x)=x^{-\frac{1}{2}}$

$$f'(x)=-\frac{1}{2}x^{-\frac{3}{2}}=-\frac{1}{2x\sqrt{x}}$$

(2) $\displaystyle\int_k^{k+1}\frac{1}{\sqrt{x}}dx=\int_k^{k+1}x^{-\frac{1}{2}}dx=\left[\,2\cdot x^{\frac{1}{2}}\right]_k^{k+1}$

$$=2(\sqrt{k+1}-\sqrt{k})$$
$$=2\frac{(\sqrt{k+1}-\sqrt{k})(\sqrt{k+1}+\sqrt{k})}{\sqrt{k+1}+\sqrt{k}}$$
$$=\frac{2}{\sqrt{k+1}+\sqrt{k}}$$

$$\frac{1}{\sqrt{k}}-\int_k^{k+1}\frac{1}{\sqrt{x}}dx=\frac{1}{\sqrt{k}}-\frac{2}{\sqrt{k+1}+\sqrt{k}}$$
$$=\frac{\sqrt{k+1}-\sqrt{k}}{\sqrt{k}(\sqrt{k+1}+\sqrt{k})}>0$$

$$\int_k^{k+1}\frac{1}{\sqrt{x}}dx-\frac{1}{\sqrt{k+1}}$$
$$=\frac{2}{\sqrt{k+1}+\sqrt{k}}-\frac{1}{\sqrt{k+1}}$$
$$=\frac{\sqrt{k+1}-\sqrt{k}}{\sqrt{k+1}(\sqrt{k+1}+\sqrt{k})}>0$$

従って，$\displaystyle\frac{1}{\sqrt{k+1}}<\int_k^{k+1}\frac{1}{\sqrt{x}}dx<\frac{1}{\sqrt{k}}$

(別解)

$k<x<k+1$ より

$$\frac{1}{\sqrt{k}}>\frac{1}{\sqrt{x}}>\frac{1}{\sqrt{k+1}}$$
$$\int_k^{k+1}\frac{1}{\sqrt{k}}dx>\int_k^{k+1}\frac{1}{\sqrt{x}}dx>\int_k^{k+1}\frac{1}{\sqrt{k+1}}dx$$
$$\int_k^{k+1}\frac{1}{\sqrt{k}}dx=\left[\frac{x}{\sqrt{k}}\right]_k^{k+1}=\frac{1}{\sqrt{k}}$$
$$\int_k^{k+1}\frac{1}{\sqrt{k+1}}dx=\left[\frac{x}{\sqrt{k+1}}\right]_k^{k+1}=\frac{1}{\sqrt{k+1}}$$

よって　$\displaystyle\frac{1}{\sqrt{k+1}}<\int_k^{k+1}\frac{1}{\sqrt{x}}dx<\frac{1}{\sqrt{k}}$

(3) $\displaystyle S=\sum_{k=1}^{100}\frac{1}{\sqrt{k}}$とおく。

(2)の $\displaystyle\frac{1}{\sqrt{k+1}}<\int_k^{k+1}f(x)dx<\frac{1}{\sqrt{k}}$ に

$k=1$を代入すると　$\displaystyle\frac{1}{\sqrt{2}}<\int_1^2 f(x)dx<1$

$k=2$を代入すると　$\displaystyle\frac{1}{\sqrt{3}}<\int_2^3 f(x)dx<\frac{1}{\sqrt{2}}$

……

$k=99$を代入すると　$\displaystyle\frac{1}{\sqrt{100}}<\int_{99}^{100}f(x)dx<\frac{1}{\sqrt{99}}$

辺々を加えると，

$$S-1<\int_1^{100}\frac{1}{\sqrt{x}}dx<S-\frac{1}{\sqrt{100}}$$

$\displaystyle\int_1^{100}\frac{1}{\sqrt{x}}dx=\left[\,2\sqrt{x}\,\right]_1^{100}=2(\sqrt{100}-1)=18$ であるから，

$$S-1<18<S-\frac{1}{10}$$

よって

$$18+\frac{1}{10}<S<19$$

求める値は 18

Ⅲ

〔解答〕

(1) $2\sqrt{3}$　　(2) $\dfrac{6}{t^2+12}$

(3) 0　　(4) $\left(x-\dfrac{1}{2}\right)^2+\left(y-\dfrac{1}{2}\right)^2+\left(z-\dfrac{1}{2}\right)^2=\dfrac{3}{4}$

〔出題者が求めたポイント〕

空間図形

(1) 球面 C の中心を C_0 とする。

平面 $S\perp AC_0$，$OH /\!/ AC_0$ である。

点 $A(x_1,\ y_1,\ z_1)$を通り，$\vec{n}=(a,\ b,\ c)$に垂直な平面は，$a(x-x_1)+b(y-y_1)+c(z-z_1)=0$

点 $A(x_1,\ y_1,\ z_1)$を通り，$\vec{d}=(a,\ b,\ c)$に平行な直線は，$\dfrac{x-x_1}{a}=\dfrac{y-y_1}{b}=\dfrac{z-z_1}{c}$

(2) $PH\perp OH$　より　$OP^2=PH^2+OH^2$

(3) $\overrightarrow{OQ}\cdot\overrightarrow{MQ}=\overrightarrow{OQ}\cdot(\overrightarrow{OQ}-\overrightarrow{OM})$
$=|\overrightarrow{OQ}|^2-\overrightarrow{OQ}\cdot\overrightarrow{OM}$

$\overrightarrow{OQ}\cdot\overrightarrow{OM}$　の値を求める。$\angle QOM=\angle POH$

$$\cos\angle POH=\frac{OH}{OP}$$

(4) M の座標を求めて，$Q(x,\ y,\ z)$として，(3)の結果に代入する。

〔解答のプロセス〕

(1) 球面 C の中心を C_0 とする。　$C_0(0,\ 2,\ 1)$

$\overrightarrow{AC_0}=(0-1,\ 2-3,\ 1-2)=(-1,\ -1,\ -1)$

平面 S 上の点を$(x,\ y,\ z)$とすると，

$-1(x-1)-1(y-3)-1(z-2)=0$

よって，$x+y+z=6$

直線 OH 上の点を$(x,\ y,\ z)$とすると，

$\dfrac{x-0}{-1}=\dfrac{y-0}{-1}=\dfrac{z-0}{-1}$　より　$x=y=z$

平面 S と直線 OH の交点が点 H なので連立させて，

$x=y=z=2$　　よって，$H(2,\ 2,\ 2)$

$OH=\sqrt{(2-0)^2+(2-0)^2+(2-0)^2}=2\sqrt{3}$

(2) $OP^2=OH^2+HP^2$　より　$OP=\sqrt{t^2+12}$

$$OQ=\frac{6}{OP}=\frac{6}{\sqrt{t^2+12}}$$
$$\frac{OQ}{OP}=\frac{6}{t^2+12}$$

(3) $OM\cdot 2\sqrt{3}=6$　より　$OM=\dfrac{6}{2\sqrt{3}}=\sqrt{3}$

M は直線 OH 上の点なので，$x=y=z=s$とする。

$s^2+s^2+s^2=(\sqrt{3})^2$　よって　$s=1$

$M(1,\ 1,\ 1)$

Q は直線 OP 上，M は直線 OH 上なので，

$\angle MOQ=\angle POH=\theta$とする。

$$\cos\theta=\frac{OH}{OP}=\frac{2\sqrt{3}}{\sqrt{t^2+12}}$$

$$\overrightarrow{OQ}\cdot\overrightarrow{OM}=\frac{6}{\sqrt{t^2+12}}\sqrt{3}\frac{2\sqrt{3}}{\sqrt{t^2+12}}=\frac{36}{t^2+12}$$

従って,

$$\begin{aligned}\overrightarrow{OQ}\cdot\overrightarrow{MQ}&=\overrightarrow{OQ}\cdot(\overrightarrow{OQ}-\overrightarrow{OM})\\&=|\overrightarrow{OQ}|^2-\overrightarrow{OQ}\cdot\overrightarrow{OM}\\&=\left(\frac{6}{\sqrt{t^2+12}}\right)^2-\frac{36}{t^2+12}=0\end{aligned}$$

(4) $Q(x,\ y,\ z)$とする。

$\overrightarrow{OQ}=(x,\ y,\ z)$, $\overrightarrow{OM}(1,\ 1,\ 1)$

$\overrightarrow{MQ}=(x-1,\ y-1,\ z-1)$

$\overrightarrow{OQ}\cdot\overrightarrow{MQ}=0$ より

$x(x-1)+y(y-1)+z(z-1)=0$

$$\left(x-\frac{1}{2}\right)^2+\left(y-\frac{1}{2}\right)^2+\left(z-\frac{1}{2}\right)^2=\frac{3}{4}$$

よって, 中心$\left(\frac{1}{2},\ \frac{1}{2},\ \frac{1}{2}\right)$, 半径$\frac{\sqrt{3}}{2}$の球面である。

物 理

解答

30年度

I

〔解答〕

問1 $\dfrac{\sqrt{3}}{2}mgL$ 問2 $\dfrac{2p}{\sqrt{3}\,mg}$ 問3 ⑧，ma

問4 ⑩，$\dfrac{1}{2}ma$ 問5 $\dfrac{1}{2}mg-\dfrac{1}{2}ma$

問6 $m>2M$

〔出題者が求めたポイント〕

慣性力

〔解答のプロセス〕

問1 力学的エネルギー保存則

$$\frac{1}{2}mv^2=mgL\sin 60^\circ$$
$$=\frac{\sqrt{3}}{2}mgL \quad \cdots(答)$$

問2 運動量 $p=mv$ より $v=\dfrac{p}{m}$ ……①

また，B は S′ 上を加速度 $g\sin 60^\circ$ ですべり降りているよって

$$v=g\sin 60^\circ\cdot t$$
$$\frac{p}{m}=\frac{\sqrt{3}}{2}gt \quad (①より)$$
$$t=\frac{2p}{\sqrt{3}\,mg} \quad \cdots(答)$$

問3

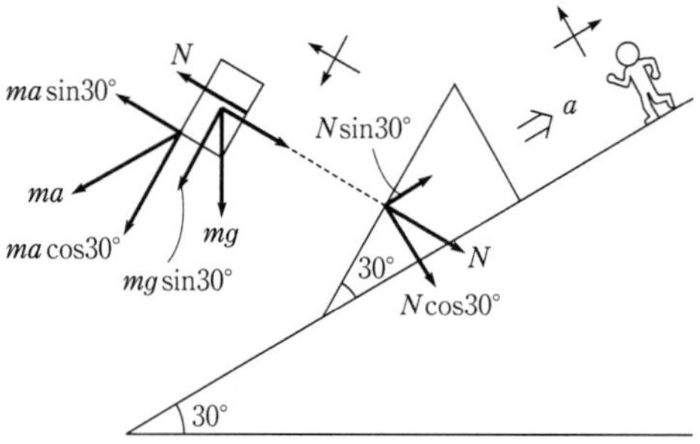

図を参照して，慣性力の向き⑧，大きさ ma …(答)

問4 上図を参照して，慣性力の斜面 S′ に垂直な向きは⑩，大きさ $\dfrac{1}{2}ma$ …(答)

問5 斜面 S′ に垂直方向の小物体 B の力のつり合いの式

$$N+ma\sin 30^\circ=mg\cos 60^\circ$$
$$\therefore\ N=\frac{1}{2}mg-\frac{1}{2}ma \quad \cdots(答) \quad \cdots\cdots②$$

(N：台 A と物体 B との間の抗力)

問6 斜面 S 上で見た台 A の運動方程式

$$Ma=N\sin 30^\circ-Mg\sin 30^\circ$$
$$=\left(\frac{1}{2}mg-\frac{1}{2}ma\right)\cdot\frac{1}{2}-\frac{1}{2}Mg \quad (②より)$$
$$\left(M+\frac{1}{4}m\right)a=\frac{1}{4}mg-\frac{1}{2}Mg$$

$a>0$ となればよい

$$\therefore\ \frac{1}{4}mg-\frac{1}{2}Mg>0$$
$$m>2M \quad \cdots(答)$$

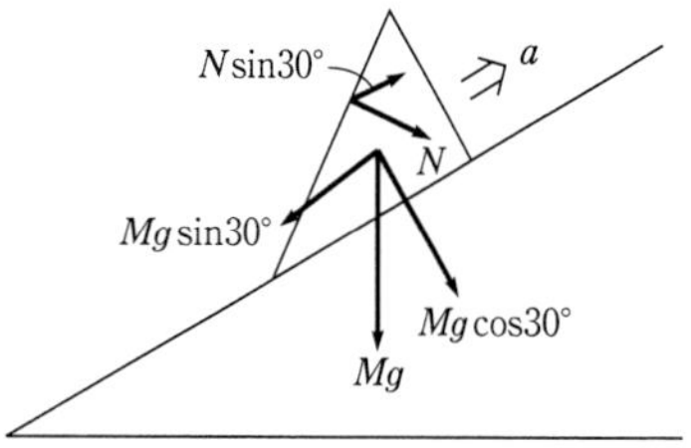

II

〔解答〕

問1 ア d イ f ウ j エ c 問2 A Rhc

問3 $\dfrac{V}{V+v}f$ 問4 ④，⑤ 問5 6.8×10 m/s

〔出題者が求めたポイント〕

問1，問2 水素原子スペクトル 問3，問4，問5 ドップラー効果

〔解答のプロセス〕

問2
$$\begin{cases} E_{n'}-E_n=h\nu \quad (n'>n) \\ \qquad\qquad =\dfrac{hc}{\lambda}\ (c=\nu\lambda) \quad \cdots\cdots① \\ \dfrac{1}{\lambda}=R\left(\dfrac{1}{n^2}-\dfrac{1}{n'^2}\right) \quad (R：リュードベリ定数) \end{cases}$$
……②

①，②より λ を消去して

$$E_{n'}-E_n=Rhc\left(\frac{1}{n^2}-\frac{1}{n'^2}\right)$$

これより

$$E_n=-\frac{Rhc}{n^2} \quad \cdots(答)$$

問3 ドップラー効果の公式より

$$f'=\frac{V}{V+v}f \quad \cdots(答) \quad \cdots\cdots③$$

問4 ドップラー効果により，観測される振動数は小さくなる。したがって，音源④，⑤の振動数は次のように観測されたと考えられる。

音源④ $\begin{cases} 振動数1：300 \longrightarrow 250 \\ 振動数2：540 \longrightarrow 450 \end{cases}$

音源⑤ $\begin{cases} 振動数1：360 \longrightarrow 300 \\ 振動数2：450 \longrightarrow 375 \end{cases}$

問5 音源④の振動数1を用いて計算すると③式より

$$\frac{340}{340+v}\times 300=250$$
$6\cdot 340=5(340+v)$
$5v=340$
$v=68$
$\quad =6.8\times 10$ [m/s] …(答)
(残りの3つの振動数を用いても同様の結果を得る)

Ⅲ

〔解答〕

問1 電球 $2.7\times 10\ \Omega$ LED $6.7\times 10\ \Omega$
問2 1) 1.0 V 2) 0.10 W
問3 9.0×10^{-2} A 問4 8.4 V

〔出題者が求めたポイント〕

キルヒホッフの法則と I-V グラフの利用

〔解答のプロセス〕

問1 電球について，図1のグラフを読みとる。
$V_1=2.00$ のとき $I_1=75\times 10^{-3}$
よって，$\dfrac{V_1}{I_1}=\dfrac{2.0}{75\times 10^{-3}}$
$=26.66$
$\fallingdotseq 2.7\times 10$ [Ω] …(答)
LED について，図2のグラフを読みとる。
$V_2=2.00$ のとき $I_2=30\times 10^{-3}$
よって $\dfrac{V_2}{I_2}=\dfrac{2.00}{30\times 10^{-3}}$
$=66.66$
$=6.7\times 10$ [Ω] …(答)

問2
1)
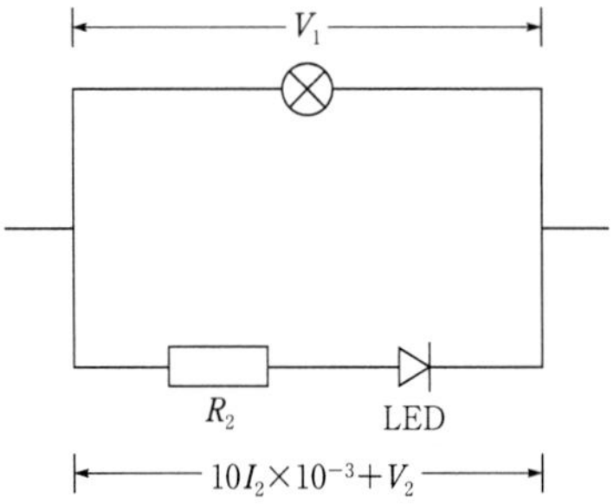

電球に 0.050 A の電流が流れるとき，図1のグラフを読みとって，$V_1=1.0$ [V]
よって
$10I_2\times 10^{-3}+V_2=V_1$
$10I_2\times 10^{-3}+V_2=1.0$ ……①
図2のグラフと直線①の交点を読みとると，
$(V_2,\ I_2)=(1.0,\ 0)$
$\therefore\ V_2=1.0$ [V] …(答)

2) 1)より，LED には電流は流れていないので，抵抗1に 0.050 A の電流が流れている。
求める電力を P_1 として
$P_1=I_1{}^2R$
$=(0.050)^2\times 40$
$=0.10$ [W] …(答)

問3
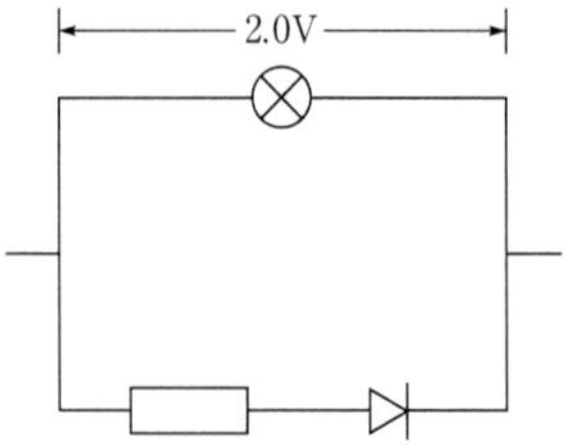

$10I_2\times 10^{-3}+V_2=2.0$ ……②
図2のグラフと直線②の交点を読みとると，
$(V_2,\ I_2)=(1.85,\ 15\times 10^{-3})$
電球を流れる電流 I_1 は，図1のグラフより，
$V=2.0$ [V]のとき $I_1=75\times 10^{-3}$ [A]
よって，抵抗 R_1 に流れる電流を i として
$i=I_1+I_2$
$=75\times 10^{-3}+15\times 10^{-3}$
$=9.0\times 10^{-2}$ [A] …(答)

問4
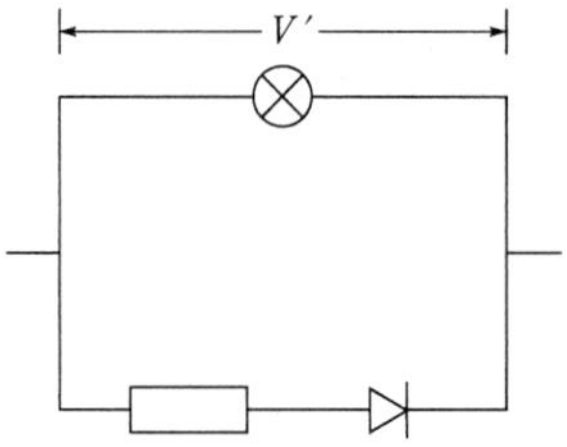

電球にかかる電圧を V' [V]とする
$10I_2\times 10^{-3}+V_2=V'$ ……③
図2のグラフと直線③の交点を考える。

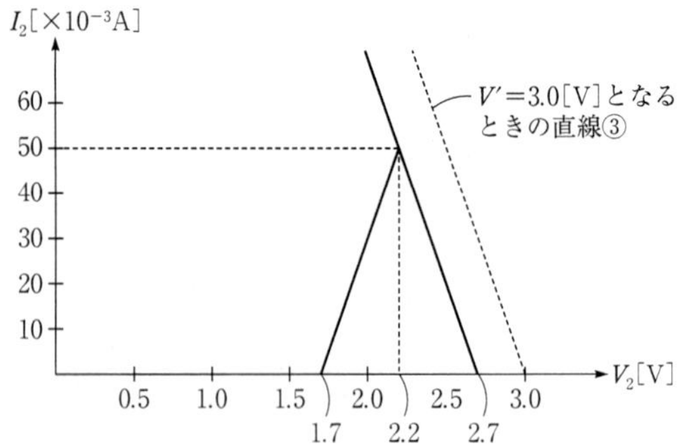

$V'=3.0$ [V]となるように直線③を図2に描き込むと，LED の I-V グラフと交点が存在しない。すなわち LED はすでに破損していることになる。
したがって，グラフのように $(V_2,\ I_2)=(2.2,\ 50\times 10^{-3})$ で交点となるようになるときの可変直流電源の電圧を求めればよい。
よって，
$V'=10\times 50\times 10^{-3}+2.2$
$=2.70$ [V]
このとき，電球に流れる電流は図1のグラフを読んで

$$I_1 = 92.5 \times 10^{-3}\,[\mathrm{A}]$$

可変直流電源を流れる電流を i として

$$i = I_1 + I_2$$
$$= 92.5 \times 10^{-3} + 50 \times 10^{-3}$$
$$= 142.5 \times 10^{-3}\,[\mathrm{A}]$$

抵抗 $\mathrm{R_1}$ にかかる電圧 $V_{\mathrm{R_1}}$ は

$$V_{\mathrm{R_1}} = 40 \times 142.5 \times 10^{-3}$$
$$= 5.7\,[\mathrm{V}]$$

よって，求める可変直流電源の電圧の最大値を E として

$$E = V_{\mathrm{R_1}} + V'$$
$$= 5.7 + 2.70$$
$$= 8.4\,[\mathrm{V}] \quad \cdots(\text{答})$$

化 学

解答

30年度

I

〔解答〕

[1]

問1 あ 典型 い 遷移 う 価電子 え アルカリ金属 お ハロゲン か クーロン力(静電気的な引力) き 自由電子 く 電気陰性度

問2 ① 7 ② 18

問3 イオン化エネルギー…(エ) 電子親和力…(ウ) 価電子(う)…オ 電気陰性度(く)…カ

[2]

問4 (a) $NaCl(固) = Na(固) + \frac{1}{2}Cl_2(気) - A$ kJ

(b) $Cl_2(気) = 2Cl(気) - B$ kJ

(c) $Cl(気) + e^- = Cl^-(気) + E$ kJ

問5 $X = A + \frac{1}{2}B + C + D - E$

問6 772 (kJ/mol)

〔出題者が求めたポイント〕

周期表，化学結合，原子番号と性質，格子エネルギー

〔解答のプロセス〕

問3 イオン化エネルギー：イオン化エネルギーは原子から1個の電子を取り去って1価の陽イオンにするのに必要なエネルギーであり，イオン化エネルギーの小さい原子ほど陽イオンになりやすい。

周期表では，右上ほど大きい。希ガスが高く(Heが最大の値をもつ)，アルカリ金属が低い。

電子親和力：電子親和力は原子の電子1個を受けとって1価の陰イオンになるときに放出されるエネルギーであり，一般に，電子親和力の大きい原子ほど陰イオンになりやすい。17族のハロゲンは大きい。(塩素原子が最大の値をもつ)

価電子：価電子とは，最も外側の電子殻に存在する1～7個の電子のことである。希ガスは価電子を持たない。同じ族の典型元素なら，価電子は同じ。遷移元素の価電子はほとんど1個または2個である。そのため，遷移元素は横に並んだ元素どうしの性質は似ている。

電気陰性度：電気陰性度は，原子が共有電子対を引きつける強さを表す尺度であり，周期表の右上の元素ほど大きく，Fが最大である。(希ガスの値はなし)

問5

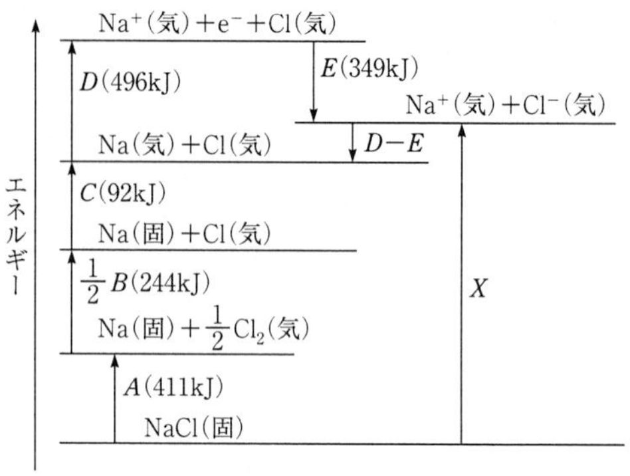

塩化ナトリウムの格子エネルギーXはエネルギー図より，

$$X = A + \frac{1}{2}B + C + D - E$$

問6 $X = 411 + 122 + 92 + 496 - 349 = 772$ (kJ/mol)

II

〔解答〕

[1]

問1 あ $\log_{10}\frac{[M^-]}{[HM]}$

問2 ① 3.5 ② 0.5 ③ 8.0

問3 3.2

問4 pH 3.2 ～ 4.4

問5 (ウ)，(エ)

[2]

問6 $NaHCO_3 + HCl \longrightarrow NaCl + H_2O + CO_2$

問7 水酸化ナトリウム…5.0×10^{-2} mol/L

炭酸ナトリウム…5.0×10^{-2} mol/L

〔出題者が求めたポイント〕

指示薬の理論，二段滴定

〔解答のプロセス〕

問1 $K_a = \frac{[M^-][H^+]}{[HM]}$

$-\log_{10}K_a = -\log_{10}\frac{[M^-][H^+]}{[HM]}$ より，

$$-\log_{10}[H^+] = -\log_{10}K_a + \log_{10}\frac{[M^-]}{[HM]} \quad \cdots\cdots(3)$$

また，$pH = -\log_{10}[H^+]$より，

$$pH = -\log_{10}K_a + \log_{10}\frac{[M^-]}{[HM]} \quad \cdots\cdots(4)$$

問2 ① $[MH] = [M^-]$のとき，(4)式より

$pH = -\log_{10}K_a = -\log_{10}(3.4 \times 10^{-4})$

$= 4 - \log_{10}3.4 = 3.47 \fallingdotseq 3.5$

②，③

(i) [MH]が[M$^-$]の 2.0 倍を超えると，赤色だけが確認できる。そのときの範囲は，

$[HM] > 2.0 \times [M^-]$ より，$\frac{[M^-]}{[HM]} < \frac{1}{2.0} = 0.5$

(ii) [M$^-$]が[MH]の 8.0 倍を超えると，黄色だけが確認できる。そのときの範囲は，

$[M^-] > 8.0 \times [HM]$ より，$\frac{[M^-]}{[HM]} > 8.0$

(i)，(ii)より，色調が変化して見える[M－]と[MH]の濃度比は，$0.5 \leqq \frac{[M^-]}{[HM]} \leqq 8.0$ である。

問 3　$[MH] = 2.0 \times [M^-]$のとき，(4)式より pH＝$-\log_{10}K_a + \log_{10}0.5 = 3.47 - \log_{10}2 = 3.17 \fallingdotseq 3.2$

問 4　$[M^-] = 8.0 \times [MH]$のとき，(4)式より pH＝$-\log_{10}K_a + \log_{10}8 = 3.47 + 3\log_{10}2 = 4.37 \fallingdotseq 4.4$

また，問 3 より$[MH] = 2.0 \times [M^-]$のときの pH＝3.2 なので，メチルオレンジの変色域は pH 3.2 ～ 4.4 である。

問 5　メチルオレンジを加えたとき，水溶液が赤色を呈するのは水溶液が酸性(pH 3.2 以下)を示すものである。

(ア) 硫酸ナトリウム Na_2SO_4 は，NaOH(強塩基)と H_2SO_4(強酸)の塩なので，液性は中性を示す。

(イ) 硝酸カリウム KNO_3 は，KOH(強塩基)と HNO_3(強酸)の塩なので，液性は中性を示す。

(ウ) 三酸化硫黄は水と激しく反応し硫酸となる。そのため水溶液は強酸性を示す。

(エ) 二酸化窒素は水に溶けやすく，水と反応して硝酸となる。そのため水溶液は強酸性を示す。

(オ) 酢酸ナトリウム CH_3COONa は，NaOH(強塩基)と CH_3COOH(弱酸)の塩なので，液性は塩基性を示す。

(カ) 炭酸水素カリウム $KHCO_3$ は強塩基と弱酸から生じる酸性塩であり，HCO_3^-が加水分解して塩基性を示す。

(キ) 酸化ナトリウム Na_2O は塩基性酸化物(金属元素の酸化物)なので，水に溶けて塩基性を示す。よって，該当するのは(ウ)，(エ)である。

問 7　混合溶液中の NaOH，Na_2CO_3 をそれぞれ x，y (mol)とおくと，

$x + y = 0.10 \times \frac{20.0}{1000}$　……①

$y = 0.10 \times \frac{10.0}{1000}$　……②

②より，$y = 1.0 \times 10^{-3}$ mol，これを①式に代入すると，$x = 1.0 \times 10^{-3}$ mol となる。

よって，水酸化ナトリウムの濃度は

$\frac{1.0 \times 10^{-3}}{20.0 \times 10^{-3}} = 5.0 \times 10^{-2}$ mol/L

炭酸ナトリウムの濃度は

$\frac{1.0 \times 10^{-3}}{20.0 \times 10^{-3}} = 5.0 \times 10^{-2}$ mol/L

III

〔解答〕

問 1　オ

問 2　$C_{15}H_{21}NO_8$

問 3　343

問 4　① 13.8 mg　② 48.1 mg

問 5　あ 双性　い 等電点　う 陰

問 6　5.70

問 7　ウ，エ

問 8　6 個

問 9　$C_{25}H_{31}NO_{13}$

〔出題者が求めたポイント〕

糖類，アミノ酸

〔解答のプロセス〕

問 1　β-グルコースの部分をもつ構造は(オ)のみである。よって，化合物 A は(オ)である。

問 4　①，②化合物 A($C_{15}H_{21}NO_8$)の分子量は 343 であるので，

$\mathrm{H}: 25.0 \times \frac{21}{343} = 1.530 \cdots$ mg

$\mathrm{C}: 25.0 \times \frac{15 \times 12}{343} = 13.11 \cdots$ mg

塩化カルシウム管は水(H_2O)を吸収しているので，塩化カルシウム管の増加した質量は

$1.530 \times \frac{18.0}{2.0} \fallingdotseq 13.8$ mg

また，ソーダ石灰は二酸化炭素(CO_2)を吸収しているので，ソーダ石灰管の増加した質量は

$13.11 \times \frac{44.0}{12.0} \fallingdotseq 48.1$ mg

問 5　う 等電点より小さい pH なので，陽イオンになり陰極側に引かれる。

問 6　化合物 A の陽イオンを A^+，双生イオンを B，陰イオンを C^-と表すと，

$K_1 = \frac{[B][H^+]}{[A^+]}$，$K_2 = \frac{[C^-][H^+]}{[B]}$

等電点では，$[A^+] = [C^-]$が成立するので，

$K_1K_2 = \frac{[B][H^+]}{[A^+]} \times \frac{[C^-][H^+]}{[B]} = [H^+]^2$

$[H^+] = \sqrt{K_1K_2} = \sqrt{5.0 \times 10^{-3} \times 8.0 \times 10^{-10}}$
$= 2.0 \times 10^{-6}$ mol/L

$\mathrm{pH} = -\log_{10}[H^+] = 6 - \log_{10}2 = 5.70$

(参考：pH の整数部分は有効数字とは無関係の数になるので，pH の有効数字は小数点以下の桁数を数える。)

問 7

(ア) セルラーゼはセルロースのグリコシド結合を加水分解する酵素である。誤り。

(イ) 化合物 A は還元性を示さない。これはβ-グルコースの還元性を示す部分が結合に使われているためである。誤り。

(ウ) ニンヒドリンを加えると，アミノ酸のアミノ基と

反応して呈色する(ニンヒドリン反応)。正しい。

(エ) 化合物 A に含まれるベンゼン環がニトロ化される。正しい。

(オ) 塩化鉄(Ⅲ)$FeCl_3$ 水溶液により，特有の呈色反応を示すのは，ベンゼン環に直接結合したヒドロキシ基(-OH)をもつ化合物である。誤り。

問 8 不斉炭素原子を C* で示すと

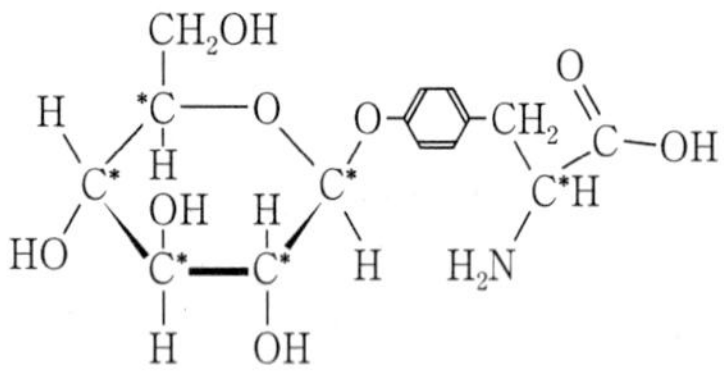

よって，化合物 A には不斉炭素原子は 6 個ある。

問 9 化合物 A に無水酢酸を反応させると OH 基 4 つと NH_2 基 1 つがアセチル化される。

$-O\underline{H} \longrightarrow -O\underline{COCH_3}$, $-N\underline{H_2} \longrightarrow -NH\underline{COCH_3}$

よって，化合物 A の分子式は

$C_{15}H_{21}NO_8 - 5H + 5(COCH_3) = C_{25}H_{31}NO_{13}$

生 物

解答

30年度

I

動物の系統

〔解答〕

問 1. (あ) (ウ)　(い) (シ)　(う) (イ)

問 2. 「個体発生は系統発生を繰り返す。」という表現によりヘッケルが提唱した，個体の発生過程で進化の過程が繰り返されるという考え方。

問 3. (i)(a) E　(b) I　(c) H　(d) C　(e) J

(ii) I J K

(iii) J K

問 4. (ア), (ウ)

問 5. 真体腔：(カ)，偽体腔：(イ)

〔解答のプロセス〕

旧来，動物の系統関係は形態や発生様式などに基づいて推定され，真体腔や偽体腔などの観察できる特徴が重視されてきた。近年行われている分子系統学的な解析では，塩基配列やアミノ酸配列の違いを用いており，それにより，より類縁関係を反映した新たな系統関係が提唱されるようになった。

動物は，細胞壁をもたない真核細胞から成る多細胞で運動性をもつ従属栄養生物と定義される。現在では，動物の共通の祖先は，現生のえり鞭毛虫類に近い生物が形成した群体のようなものであったと考えられ，胚葉の分化が見られない無胚葉動物の海綿動物が最も近いとされている。以降，それらから，刺胞動物などの外胚葉と内胚葉から成る二胚葉動物が出現し，さらに中胚葉が分化した三胚葉動物が出現したと考えられている。三胚葉動物は，原口がそのまま口になる旧口動物(先口動物)と，原口またはその周辺部に肛門が形成され，原口とは別の部分が口になる新口動物(後口動物)とに分化したと考えられている。さらに前者は，発生途中で輪形動物のワムシに似たトロコフォア幼生を経て成長する冠輪動物(扁形動物(プラナリアなど)，輪形動物(ワムシなど)，環形動物(ゴカイなど)，軟体動物(イカ，貝類など))と，脱皮をしながら成長する脱皮動物(線形動物(センチュウなど)，節足動物(昆虫類，甲殻類など))に分けられている。

一方、新口動物には棘皮動物(ウニ，ナマコなど)，原索動物(ナメクジウオ，ホヤなど)，脊椎動物がある。こちらは脊索を形成する原索動物が出現し，その後，脊椎骨を形成する脊椎動物が出現したと考えられている。

問 2. 脊椎動物の初期発生ではその形態が非常によく似ており，発生が進むにつれて，それぞれの特徴が現れてくる。また，鳥類は発生のごく初期にはアンモニアを排出するが，すぐに尿素を排出するようになり，次いで尿酸を排出するように変化する。これらの，初期発生の様子が，反復発生説の根拠とされる。

問 4. 以下，それぞれの選択肢について検討する。

(ア)正しい。(イ)体節構造をもつのは，環形動物と節足動物である。(ウ)正しい。(エ)成長過程で脱皮するのは，線形動物と節足動物である。(オ)散在神経系を持つのは刺胞動物である。

問 5. 体腔は体壁と消化管の間の隙間を指し，なかでも中胚葉由来の組織に囲まれたものを真体腔という。一方，偽体腔は原体腔とも呼ばれ，発生初期に形成された胞胚腔が，いろいろな胚葉由来の細胞に囲まれて形成される。

II

免疫，酵素反応のグラフ

〔解答〕

問 1. 体内に侵入した異物を樹状細胞やマクロファージが食作用によって取り込み，断片化して，細胞表面にもつ MHC 分子の上に抗原提示をする。そして，主に樹状細胞が MHC 分子に提示した抗原断片を，同じ異物に対して特異性のある T 細胞受容体をもつヘルパー T 細胞が認識し，活性化して増殖する。こうして増殖したヘルパー T 細胞が，同じ異物に対して特異性のある B 細胞受容体をもつ B 細胞を活性化する。こうして活性化された B 細胞が増殖して，一部は同じ異物の侵入に備える記憶細胞となり，残りは抗体産生細胞へと分化して，この異物に対して特異的に結合する抗体を大量に生産する。

問 2. (d), (f)

問 3. ②

問 4.

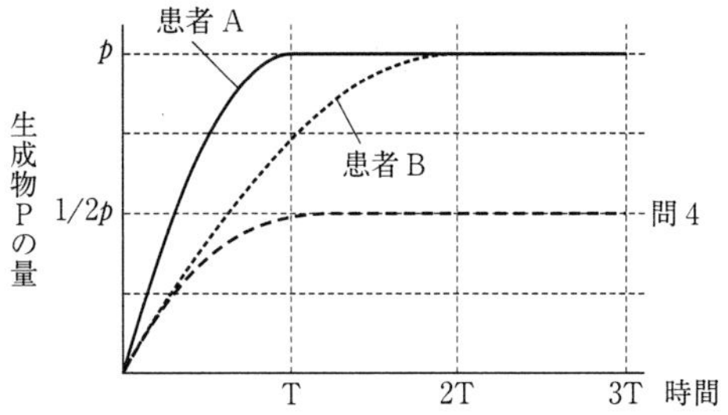

図 3

問 5. 競争的阻害剤：X

理由：非競争的阻害剤は，活性部位以外の部位(アロステリック部位など)へと結合して酵素の作用を妨げる。そのため基質濃度に関わらず，酵素は一定の確率で阻害を受けることになる。一方，競争的阻害剤は酵素の活性部位へ可逆的に結合して，酵素と基質との結合を妨げて反応速度を低下させる。そのため，基質濃度が低いときはその影響は大きくなるが，基質濃度が十分高くなると，ほとんど影響がなくなるから。

〔解答のプロセス〕

問 2. エピトープ(抗原決定基)とは，抗体の可変部によって認識される，抗原の特徴となる部位のことをいう。(一つの抗原はエピトープを一つしかもたないというものではなく，タンパク質のような大きな抗原の場合，エピトープは複数存在して，それぞれに異なる抗体が特異的に結合することになる。)

ここでは，抗体の可変部が結合する対象となる部分を考える。まず，特異的抗体の結合する病原体抗原の一部(f)がエピトープとわかり，次いで，その抗体に対して二次抗体の結合する部位である(d)もエピトープであるとわかる。

なお，(a)の「抗体のうち，構造が共通する部分」という選択肢は抗体の定常部のことを指し，ここには(d)も含まれることになるが，(a)全体がエピトープではないので，ここでは選択しない。

問 3. 各ウェルには同量の病原体抗原が結合しており，病原体特異的抗体は，血清中の濃度に応じて病原体抗原へと結合し，その結合した病原体特異的抗体の量に応じて，二次抗体が結合し，酵素 E 活性が決定するものと考える。

図 3 では，生成物の最大量に達するまでの時間が，患者 A は患者 B の 1/2 倍であることから，基質 S の濃度は一定で，ウェル当たりの酵素 E の反応速度は，患者 A は患者 B の 2 倍であることがわかる。

問 4. 基質 S の濃度が 1/2 倍になることから，生成物 P の最大量は図 3 の 1/2 となる。また，患者 B の血清を用いることから，酵素 E 濃度は患者 B と同量と考える。基質 S の濃度を 1/2 倍にしても，反応初期は酵素に対して基質が十分存在し，すべての酵素が酵素－基質複合体の状態となるため，反応速度は基質濃度に関わらず一定となる。したがって，グラフの立ち上がりは，基質 S を 1/2 倍の濃度にしても当初の濃度のものと重なるが，反応の進行につれて基質濃度が低下すると，酵素－基質複合体濃度は低下し，反応速度が低下するため，基質 S の濃度を 1/2 倍にしたときのグラフは緩やかなものとなる。

Ⅲ

神経伝達および筋収縮

〔解答〕

問 1. (あ)脱分極　(い)興奮　(う)閾値
(え)カルシウムイオン(Ca^{2+})　(お)トロポニン
(か)クレアチンリン酸

問 2. (ア)(イ)(エ)

問 3. 0.05 ミリ秒

問 4. (a) (ア)　(b) (エ)　(c) (イ)(ウ)(エ)

問 5. (あ)電位　(い)Ca^{2+}
(う)(神経)伝達物質またはリガンド

問 6. (あ)延髄　(い)交感　(う)ノルアドレナリン
(え)副交感　(お)アセチルコリン

問 7. (あ)2　(い)H_3PO_4　(う)$C_3H_6O_3$　(え)2

〔解答のプロセス〕

問 3. 軸索上の特定の点に刺激を与えてから，筋肉に収縮が起こるまでの時間は次の三つの要素に分解して考えることができる。

①特定の点に与えた刺激で発生した興奮が，神経終末まで伝導するのに要する時間
②神経細胞から筋細胞への伝達に要する時間
③筋細胞で興奮が発生してから，筋収縮を開始するまでに要する時間

このうち，③の時間は筋肉に直接刺激を与えることで測定することができ，その時間が条件として与えられている場合は②と③を区別することになる。ここでは，その条件がないので，②と③の合計時間を求めればよい。

AB 間に注目すると，2 cm を 0.05 ミリ秒で伝導することになるので，神経細胞の伝導速度は 2(cm)／0.05(ミリ秒)＝400(m/ 秒)とわかる。よって，点 A を刺激した場合を考えると，点 A から神経終末までの伝導に要する時間は 4(cm)／400(m/ 秒)＝0.1(ミリ秒)となる。したがって，活動電位が神経終末に到達してから筋肉が収縮するまでの時間は，0.15－0.1＝0.05(ミリ秒)と求められる。

問 4. 神経細胞の細胞膜では，図 1 の(a)～(c)の各部分で次の現象が起こっている。

(a)細胞膜中の電位依存性 Na^+ チャネルが開き，Na^+ が細胞内へ流入する。(脱分極)
(b)細胞膜中の電位依存性 K^+ チャネルが開き，K^+ が細胞外へ流出する。(再分極)
(c)①細胞膜中のナトリウムポンプにより，Na^+ が細胞外へ，K^+ が細胞内へ移動する。
②K^+ リークチャネルにより，K^+ が細胞外へ流出する。

問 5. シナプス(神経筋接合部)での興奮伝達の流れは以下の通りである。

①興奮が神経終末まで伝わると，電位依存性 Ca^{2+} チャネル(図 2 の(a))が開き，Ca^{2+} が流入する。
②神経終末内の Ca^{2+} 濃度が高まると，神経終末内のシナプス小胞がシナプス前膜と融合し，シナプス間隙へと神経伝達物質(アセチルコリン)が放出される。
③神経伝達物質が筋細胞膜の(神経)伝達物質依存性イオンチャネル(リガンド依存性イオンチャネル)へと結合し，Na^+ が流入して，筋細胞膜に活動電位が発生する。

問 6. 心臓の拍動は右心房上部のペースメーカーである洞房結節が起点となって起こる。拍動の調節は，血中の二酸化炭素濃度変化を延髄が感知し，その情報が交感神経と副交感神経から洞房結節ともう一つのペースメーカーである房室結節へと伝えられることにより行われる。

平成29年度

問　題　と　解　答

英 語

問題

29年度

I 和文の意味を表わすように英文を完成させる時，(あ) および (い) に入る最適なものの組み合わせを①～⑨より選び，その番号をマークしなさい。

1 「トミー！あなた，わざとやったでしょ。」
「ううん，偶然そうなっちゃったんだよ。」
"Tommy! You did that (あ), didn't you?"
"No, it was (い)."

① あ by chance い an accident　② あ by chance い my turn　③ あ by chance い the case
④ あ on purpose い an accident　⑤ あ on purpose い my turn　⑥ あ on purpose い the case
⑦ あ to intention い an accident　⑧ あ to intention い my turn　⑨ あ to intention い the case

2 「あの子がサッカーにこんなにのめり込むなんて，思いもしなかったわ。」
「あの子ったらサッカー一筋なんだから。」
"I never expected her to be so (あ) soccer like this."
"(い) she does is just play soccer."

① あ into い All　② あ into い Every　③ あ into い Once
④ あ through い All　⑤ あ through い Every　⑥ あ through い Once
⑦ あ upon い All　⑧ あ upon い Every　⑨ あ upon い Once

3 「誰かに写真を撮ってもらおう…すみません。写真撮っていただけますか。」
「キャシー，もっと近くに来なさい。写真に入りきらないわよ！」
"Let's ask someone to take our picture. Excuse me. Can you take a picture of (あ)?"
"Kathy, come closer. You won't (い) into the picture!"

① あ our い enter　② あ our い fit　③ あ our い look
④ あ ours い enter　⑤ あ ours い fit　⑥ あ ours い look
⑦ あ us い enter　⑧ あ us い fit　⑨ あ us い look

4 「新しい駅ビルは間違いなく人気がでますよ。」
「私もあなたに大賛成です。」
"No (あ), the new station building will be very popular."
"I (い) agree with you more."

① あ chance い could　② あ chance い couldn't　③ あ chance い was able to
④ あ doubt い could　⑤ あ doubt い couldn't　⑥ あ doubt い was able to
⑦ あ way い could　⑧ あ way い couldn't　⑨ あ way い was able to

5 「勉強したわりに成績は今ひとつだったよ。」
「でも上がったんならいいんじゃないか。」
"For the amount of studying I did, my grades leave (あ) to be desired."
"But isn't it enough that they (い) up?"

① あ anything い brought　② あ anything い put　③ あ anything い went
④ あ nothing い brought　⑤ あ nothing い put　⑥ あ nothing い went
⑦ あ something い brought　⑧ あ something い put　⑨ あ something い went

6 「あの人，図々しかったな。」
「ああ，みんなが並んでいたのに，平然と割り込んできたもんな。」
" That woman sure had her (あ)."
" Yeah. Even (い) everyone was standing in line, she cut right in without batting an eye."

① あ bone い if	② あ bone い though	③ あ bone い yet
④ あ nerve い if	⑤ あ nerve い though	⑥ あ nerve い yet
⑦ あ muscle い if	⑧ あ muscle い though	⑨ あ muscle い yet

II (1) 英語による記述が指す１語となるように，破線部（破線の数は文字数を表わす）を補充する際に □ に入る２文字を ⁝⁝ 内よりそれぞれ選び，その番号をマークしなさい。**各選択肢は２回以上使ってよい。**

7 the crops, or the amount of crops, cut and gathered: _ □ _ _ st

8 the scientific idea that plants and animals develop and change gradually over a long period of time: _ _ □ _ _ _ _ n

9 continue to live after an accident, war, or illness: _ □ _ _ ve

① al ② ar ③ el ④ er ⑤ il ⑥ ir ⑦ ol ⑧ or ⑨ ul ⓪ ur

(2) 英語による記述が指す１語となるように，破線部（破線の数は文字数を表わす）を補充する際に □ に入る２文字を ⁝⁝ 内よりそれぞれ選び，その番号をマークしなさい。**各選択肢は２回以上使ってよい。**

10 a plan of what someone is going to do and when they are going to do it: _ □ _ _ _ le

11 come or go down from a higher to a lower level: _ _ □ _ _ d

12 not awake especially because of an injury, drug, etc.: _ _ _ _ _ □ _ _ us

① cc ② ch ③ ck ④ cs ⑤ ke ⑥ sc ⑦ se ⑧ sh ⑨ ss ⓪ ti

III 英文が和文の意味を表わすように [　　] 内の語を並べ換える時，(あ) (い) (う) に入るものの組み合わせを①～⓪より選び，その番号をマークしなさい。**ただし，選択肢には余分な1語が含まれている。**

13 おまえが素晴らしい成績で大学課程を修了することを，私たちがどれほど誇りに思っているかを知っておいておくれ。

We want (　) (あ) (　) (　) (い) (　) (う) (　) you for successfully completing your university studies.

are	have	how	know	of	proud	to	we	you

① あ have い how う we　② あ have い proud う are
③ あ have い we う proud　④ あ know い are う of
⑤ あ know い of う we　⑥ あ know い proud う are
⑦ あ to い are う proud　⑧ あ to い how う we
⑨ あ to い proud う are　⓪ あ to い proud う we

14 大雨に続いて台風が来た。

The (　) (　) (あ) (　) (い) (　) (う).

a	after	by	followed	heavy	rain	typhoon	was

① あ a い rain う followed　② あ after い a う rain
③ あ after い typhoon う followed　④ あ by い a う rain
⑤ あ by い typhoon う followed　⑥ あ followed い a う rain
⑦ あ followed い by う rain　⑧ あ followed い was う typhoon
⑨ あ was い after う typhoon　⓪ あ was い by う typhoon

15 狼がベティを襲おうとしたその時に，ジャックはありったけの力を出して狼の頭をなぐりつけた。

The wolf was going to attack Betty, when Jack struck (あ) (　) (い) (　) (う) (　) (　) might.

all	head	his	it	on	power	the	with

① あ all い power う his　② あ all い power う it
③ あ his い on う power　④ あ his い with う power
⑤ あ it い his う with　⑥ あ it い the う with
⑦ あ on い head う all　⑧ あ on い head う it
⑨ あ the い on う power　⓪ あ the い with う power

IV 次の各文章においてそれぞれ下線部分が入るべき最適な位置を①～⑥または①～⑧より選び，その番号をマークしなさい。

16 **that of**

The giraffe is the tallest of all ① living land animals. Males may exceed ② 18 feet in height, and the tallest females are ③ about 15 feet. The giraffe's height comes ④ mostly from its legs and ⑤ neck, for its body is smaller than ⑥ the average horse.

17 **without**

Muscles allow you to move by pulling and pushing ① your skeleton along. Some ② muscles, such as your heart, are involuntary. That means they work ③ your doing anything about it. Other muscle ④ movements are voluntary, like when you move ⑤ your hand to pick up ⑥ and clench a ball.

18 **used**

Hydrogen is ① the most common element in the universe. It is everywhere, but it doesn't exist on its own ②. Instead, hydrogen atoms ③ bind with the atoms of other elements to form such compounds ④ as water, methane, and ammonia. Up-to-date technology is being ⑤ to separate hydrogen molecules and ⑥ turn the hydrogen gas ⑦ into a liquid that can be used in fuel cells. These fuel cells can power vehicles and ⑧ electrical generators.

19 **into slavery**

New US bank bills will feature an African American woman ① for the first time. The Treasury Department has announced ② that anti-slavery activist Harriet Tubman will appear ③ on the front of 20-dollar bills to be issued ④ in or after 2020. Tubman was born ⑤ in the eastern state of Maryland, and engaged in underground activities in the 1850s to lead slaves ⑥ to freedom. She worked ⑦ for the protection of the rights of women and African Americans after slavery was abolished ⑧ following the Civil War.

20 **measures**

The 1.9 million people who live in Las Vegas, Nevada, ① have to watch their water ② use. The area receives just 4 inches of rain per year. Each ③ resident uses 165 gallons of water a day, on average. City leaders have put in place tough ④ to conserve water. Users pay ⑤ a steep price for it. Homeowners who ⑥ waste water are given large fines. The measures are working. Las Vegas has grown ⑦ by more than 300,000 people since 2002, but it uses less water today than it did ⑧ seven years ago.

V 次の英文を読んで，以下の設問に答えなさい。

In 2013, the *Oxford English Dictionary* announced that its word of the year was 'selfie', which it defined as 'a photograph that one has taken of oneself, typically one taken with a smartphone or webcam and uploaded to a social media website'. Apparently, the word was used 17,000 percent more often between October 2012 and October 2013 than the previous year, due in part [21] the popularity of the mobile photo-sharing site Instagram. In 2013, 184 million pictures were tagged as selfies on Instagram [22]. The selfie is a striking example of [23] once elite pursuits have become a global visual culture. At one time, self-portraits were the preserve of a highly skilled few. Now anyone with a camera phone can make one.

The selfie resonates not because it is new, but because it expresses, develops, expands and intensifies the long history of the self-portrait. The self-portrait showed to others the status of the person [24]. In this sense, what we have come to call our own 'image' – the interface of the way we think we look and the way others see us – is the first and fundamental object of global visual culture. The selfie depicts the drama of our own daily performance of ourselves in tension with our inner emotions that may or may [25] be expressed as we wish. At each stage of the self-portrait's expansion, more and more people have been able to depict themselves. Today's young, urban, networked majority has reworked the history of the self-portrait to make the selfie into the first visual signature of the new era.

For most of the modern era, the possibility of seeing an image of oneself was limited to the wealthy and the [26]. The invention of photography in 1839 soon led to the development of cheap photographic formats that placed the portrait and the self-portrait in the [27] of most working people in industrialized nations. In 2013, these two histories converged. At the funeral of Nelson Mandela on December 10 that year, Danish prime minister Helle Thorning-Schmidt took a selfie that included President Barack Obama and Prime Minister David Cameron. While some commentators questioned the propriety of the moment, it marked a departure [28] the lifeless posed official photograph and a new investment in a popular format. The photograph of the selfie being taken was reprinted worldwide, although the selfie itself was not [29] to the media.

(注) resonate: have a special meaning or be particularly important
converge: move towards each other and meet at a point to become one thing
propriety: conformity to conventionally accepted standards of behavior or morals

(出典 Nicholas Mirzoeff. How to See the World. London: Penguin Random House UK; 2015 一部改変)

[21] [22] [23] [24] [25] [26] [27] [28] [29] に入る最も適当なものを①～⑨より選び，その番号をマークしなさい。**ただし，それぞれの選択肢は1回しか使えない。**

① alone　② depicted　③ from　④ how　⑤ not
⑥ powerful　⑦ reach　⑧ released　⑨ to

a～c の記述について，本文の内容に合うものを**正**，合わないものを**誤**とする時に得られる組み合わせを①～⑧より選び，その番号を [30] にマークしなさい。

a. The word 'selfie' was used 170 times more often in October 2013 than in October 2012.

b. Our own so-called 'image' is a combination of other people's images that we look at and images of us that they see.

c. Some commentators thought the Danish prime minister's taking a selfie at Nelson Mandela's funeral was inappropriate for the occasion.

① a—**正** b—**正** c—**正**　② a—**正** b—**正** c—**誤**
③ a—**正** b—**誤** c—**正**　④ a—**正** b—**誤** c—**誤**
⑤ a—**誤** b—**正** c—**正**　⑥ a—**誤** b—**正** c—**誤**
⑦ a—**誤** b—**誤** c—**正**　⑧ a—**誤** b—**誤** c—**誤**

VI 次の英文を読んで，以下の設問に答えなさい。

The populations of all advanced countries, as well as many developing nations, are aging rapidly. The United States is projected to have over 70 million senior citizens, making up about 19 percent of the population, by 2030. That's up from just 12.4 percent in 2000. In Japan, longevity combined with a low birth rate make the problem even more extreme; by 2025 fully a third of the population will be over sixty-five. The Japanese also have an [31] aversion to the increased immigration that might help mitigate the problem. As a result, Japan already has at least 700,000 fewer elder-care workers than it needs—and the [32] is expected to become far more severe in the coming decades.

This surging global demographic imbalance is creating one of the greatest opportunities in the field of robotics: the development of affordable machines that can assist in caring for the elderly. The 2012 movie *Robot & Frank*, a comedy that tells the story of an elderly man and his robotic caretaker, offers a very hopeful take on the kind of [33] we're likely to see. The movie opens by announcing to the viewer that it is set in the "near future." The robot then proceeds to exhibit extraordinary dexterity, carry out intelligent conversations, and generally act just like a person. At one point, a glass is knocked off a table, and the robot snatches it out of [34]. That, I'm afraid, is not a "near future" scenario.

Indeed, the main problem with elder-care robots as they exist today is that they really don't do a whole lot. Much of the initial progress has been with therapeutic pets like Paro, a robotic baby seal that provides [35] (at a cost of up to $5,000). Other robots are able to lift and move elderly people, saving a great deal of wear and tear on human caretakers. However, such machines are expensive and heavy—they may weigh ten times as much as the person they are lifting—and will, therefore, probably be deployed primarily in nursing homes or hospitals. Building a low-cost robot with sufficient dexterity to assist with personal hygiene or using the bathroom remains an extraordinary challenge. Experimental machines (あ)( )(い)( ) ( )(う). For example, researchers at Georgia Tech have built a robot with a soft touch that can give patients a gentle bed bath, but the realization of an affordable, multitasking elder-care robot that can autonomously assist people who are almost completely dependent on others probably remains far in the future.

One of the ramifications of that daunting technical hurdle is that, despite the theoretically huge market opportunity, there are relatively few start-up companies focused on designing elder-care robots and little venture [36] flowing into the field. The best hope almost certainly comes from Japan, which is on the brink of a national crisis and which, unlike the United States, has little [31] aversion to direct collaboration between industry and government. In 2013, the Japanese government initiated a program in which it will pay two-thirds of the costs associated with developing inexpensive, single-task robotic devices that can assist the elderly or their caretakers.

(注) mitigate: 軽減する demographic: 人口統計の dexterity: 器用さ

(出典 Martin Ford. Rise of the Robots: Technology and the Threat of a Jobless Future. New York, NY: Basic Books; 2015 一部改変)

文中の２ヶ所で使われている [31] aversion の意味に最も近いものを①～④より選び，その番号をマークしなさい。

① an embarrassing mistake in a social situation
② a state or condition of being dissimilar or unlike
③ a strong feeling of not liking somebody or something
④ a process of receiving or giving systematic instruction

[32], [33], [34], [35], [36] に入る最も適当なものを①～⑥より選び，その番号をマークしなさい。
ただし，それぞれの選択肢は１回しか使えない。

① capital ② companionship ③ midair ④ population
⑤ progress ⑥ shortage

(あ)(　)(い)(　)(　)(う) に，意味が通るように [ ] 内の語を並べ換える時，(あ)(い)(う) に入るものの組み合わせを①〜⓪より選び，その番号を [37] にマークしなさい。

appeared	capable	have	of	specific	tasks

① あ appeared　い of　う specific
② あ appeared　い tasks　う of
③ あ capable　い specific　う appeared
④ あ capable　い tasks　う specific
⑤ あ have　い capable　う appeared
⑥ あ have　い tasks　う of
⑦ あ of　い capable　う appeared
⑧ あ of　い tasks　う capable
⑨ あ specific　い have　う of
⓪ あ specific　い tasks　う capable

VII 次の英文を読んで，以下の設問に答えなさい。

Alfred Nobel's will of 1895 made provision for the award of five prizes in his name, to be awarded in the areas of physics, chemistry, physiology or medicine, literature and peace. What about the Nobel Prize in economics? That prize was a latecomer, endowed 'in memory of Alfred Novel' by the Sveriges Riksbank in 1968, for work in the area of 'economic science'. But merely calling something a science does not make [38] it so, as the examples of 'creation science' and 'Christian Science' remind us. Is economics a true science, or is the generosity of the Sveriges Riksbank best understood as an effort to see that some scientific sparkle rubs off from physics, chemistry and physiology on to a field that does not merit it?

The diversity of scientific practice, combined with the diversity of approaches to economics, make this a difficult question to answer in any straightforward way. Some styles of economics [39] an experimental rigour and a curiosity that allies them closely with work in experimental psychology. Some economists, for example, are interested in understanding how real people make real decisions, and they [40] people in laboratories in order to find out. Daniel Kahneman's 2002 prize in memory of Alfred Nobel was awarded for experimental work of this sort. Kahneman's research (much of it done in collaboration with Amos Tversky) has aimed to demonstrate the ways in which people think, especially the rules of thumb they [41] when making judgements about uncertain events. A few researchers have gone ( )(あ)( )(い)( )(う) ( ) decision-making differs from one culture to another. This sort of work has as good a claim as any to the status of science.

The economist Amartya Sen won the Sveriges Riksbank prize in 1998, and his work, too, can hardly be accused of paying insufficient attention to the details of how things are. One of Sen's most famous pieces of work concerns the causes of famines. [42] famines are caused by a general decline in the availability of food. Sen argues, with painstaking attention to empirical data, that this is not the best explanation: on many occasions, famines can occur with no decline in food availability. Instead, the question to ask is why, in a famine, some people are unable to get their hands on the food that is available. Sen's answer, which points to the ways in which people acquire power to amass resources, suggests a variety of practical ways to reduce the incidence of starvation. [43] we should not count this work, alongside that of Kahneman, as bona-fide science.

In contrast to these empirically rich forms of economic inquiry, much work in neoclassical economics is instead concerned with the largely theoretical analysis of how markets would work if they were populated with individuals endowed with perfect rationality. In other words, this work concerns creatures of fantasy. We might be tempted to classify these areas of economics as science fiction. [44] we might think that this brand of economics does not tell us how the world is; instead, it tells us how the world ought to be, if only people would think straight. Both reactions suggest a gulf between neoclassical economics and the typical practice of science. Both reactions are too hasty.

Economics is not alone in its use of simplification and idealization. Simple physics can show us how far a cannonball would travel, if it were subject only to the force of gravity and the force imparted by the ignition of the gunpowder. Of course, no real cannonball is like this: a real cannonball is subject to other forces, like wind-resistance. [45] our simplified analysis of the ball's trajectory is without value. First, it helps us understand something about the cannonball's basic tendencies, which may sometimes be impeded by other forces that are too complex for us to take into account. Second, if we can measure how far a real cannonball travels, and if we compare this with our analysis of how far the cannonball would travel if it were affected only by gravity and its initial accelerative force, then we have clues about the nature of the other forces that must have prevented the real cannonball travelling the distance predicted by our simplified calculation. [46] unrealistic idealizations help us to understand more complex real-world events.

(注) the Sveriges Riksbank: スウェーデン銀行　amass: accumulate　bona-fide: genuine
gulf: a large difference between viewpoints, concepts, or situations　trajectory: 軌道

(出典 Tim Lewens. The Meaning of Science. London: Penguin Random House UK; 2015)

[38] itが指し示すものを①～⑤より選び，その番号をマークしなさい。

① calling　② a science　③ something
④ calling something a science　⑤ memory of Alfred Novel

[39], [40], [41] に入る最も適当なものを①～④より選び，その番号をマークしなさい。**ただし，それぞれの選択肢は１回しか使えない。**

① involve　② place　③ spend　④ use

[42], [43], [44], [45], [46] に入る最も適当なものを①～⑤より選び，その番号をマークしなさい。**ただし，それぞれの選択肢は１回しか使えない。**

① Alternatively,　② In this way,　③ It does not follow that
④ It is hard to see why　⑤ It might seem obvious that

(　)(あ)(　)(い)(　)(う)(　) に，意味が通るように [　　] 内の語を並べ換える時，(あ)(い)(う) に入るものの組み合わせを①～⓪より選び，その番号を [47] にマークしなさい。

[as　economic　far　how　investigate　so　to]

①	あ as	い investigate	う economic	②	あ as	い to	う far
③	あ economic	い how	う investigate	④	あ economic	い investigate	う far
⑤	あ economic	い to	う how	⑥	あ far	い investigate	う economic
⑦	あ far	い how	う investigate	⑧	あ far	い to	う how
⑨	あ to	い how	う as	⓪	あ to	い how	う so

a～c の記述について，本文の内容に合うものを**正**，合わないものを**誤**とする時に得られる組み合わせを①～⑧より選び，その番号を [48] にマークしなさい。

a. The work of Daniel Kahneman has no less good a claim than any to the status of science.

b. The economist Amartya Sen explains that people starve in a famine because the food availability stays the same.

c. No real cannonball is subject exclusively to gravity and its initial accelerative force when it travels.

①	a— **正**	b— **正**	c— **正**	②	a— **正**	b— **正**	c— **誤**
③	a— **正**	b— **誤**	c— **正**	④	a— **正**	b— **誤**	c— **誤**
⑤	a— **誤**	b— **正**	c— **正**	⑥	a— **誤**	b— **正**	c— **誤**
⑦	a— **誤**	b— **誤**	c— **正**	⑧	a— **誤**	b— **誤**	c— **誤**

数 学

問題

29年度

I. 以下 1) ~ 3) の設問に対して, 答えのみを下の解答欄に記入せよ。

1) $4^{\log_6 5}$, $5^{\log_4 6}$, $6^{\log_5 4}$ の大小を比較せよ。

2) 関数 $y=\dfrac{ax-1}{x-b}$ の逆関数が $y=\dfrac{2x+c}{x+1}$ となるとき, a, b, c の値を求めよ。

3) すべての実数 x, y に対して $x^2+2xy+y^2+2x+py+q>0$ が成り立つために定数 p, q がみたすべき条件を求めよ。

解答欄

1)	$<$ $<$	2)		3)	

II. n 進法の計算 $3.55_{(n)}\times 5_{(n)}=22.41_{(n)}$ が成り立つような自然数 n を求めよ。

III. トランプのうちハートマークの13枚, スペードマークの13枚およびジョーカー1枚の合計27枚を用いて, A, B 2名で「ばば抜き」をする。トランプの札は, エース, 2, ⋯ , 10, ジャック, クイーン, キングを順に1, 2, ⋯ , 10, 11, 12, 13と呼ぶことにする。いずれ勝負はつくとして, 次の問いに答えよ。

1) ゲームが進んで, A はハートの 1 とジョーカーの計 2 枚, B はスペードの 1 のみを持っている状態になったとする。B が先にカードを引くとして A, B が勝つ確率をそれぞれ p_1, q_1 とするとき, p_1 および q_1 を求めよ。

2) 3 以上 13 以下の奇数 n に対して, A は 1, 2,⋯, n の n 枚のハートマークとジョーカーの計 $n+1$ 枚のカード, B は 1, 2,⋯, n の 計 n 枚のスペードマークのカードを持っているとする。B が先にカードを引くとして A, B が勝つ確率をそれぞれ p_n, q_n とする。このとき, 次の漸化式が成り立つことを示せ。

$$q_n = \frac{1}{n+1}p_n + \frac{n}{n+1}q_{n-2}$$

3) 1) の結果および 2) の漸化式を用いて p_{13}, q_{13} を求めよ。

IV. n を自然数とする。$k=1,2,3,\cdots,n$ として A$(1,0,1)$, $\mathrm{P}_k\left(1,\dfrac{k}{\sqrt{2}n},0\right)$, $\mathrm{Q}_k\left(0,\dfrac{k}{\sqrt{2}n},1\right)$ からなる三角形 $\mathrm{AP}_k\mathrm{Q}_k$ を考える。三角形 $\mathrm{AP}_k\mathrm{Q}_k$ の面積を S_k とするとき, 極限値

$$S=\lim_{n\to\infty}\frac{1}{n}\left(\frac{1}{S_1}+\frac{1}{S_2}+\cdots+\frac{1}{S_n}\right)$$

を求めよ。

物 理

問題

29年度

物理　問題　I

図のように，傾斜角 30° のなめらかな斜面上にある壁に，軽いゴムひもの一端を取りつけ，他端に質量 m の小物体を取りつけて静止する位置に静かに置いた。このときのゴムひもの長さは L であり，ゴムひもの自然長からの伸びは $\frac{L}{6}$ であった。斜面に沿って上向きに x 軸をとり，小物体が静止した位置を原点とする。このゴムひもは自然長から伸びたときだけ，ばねと同様に自然長から伸びた距離に比例する弾性力がはたらく。ゴムひもが自然長より短いときには弾性力ははたらかず，たるんだゴムひもがからまったり小物体の運動に影響したりすることはない。この小物体を $x=\frac{L}{2}$ の位置に置いて静かに手をはなしたところ，小物体は x 軸方向に沿って運動し，斜面上で最下点に到達した。重力加速度の大きさを g として，次の問いに答えよ。

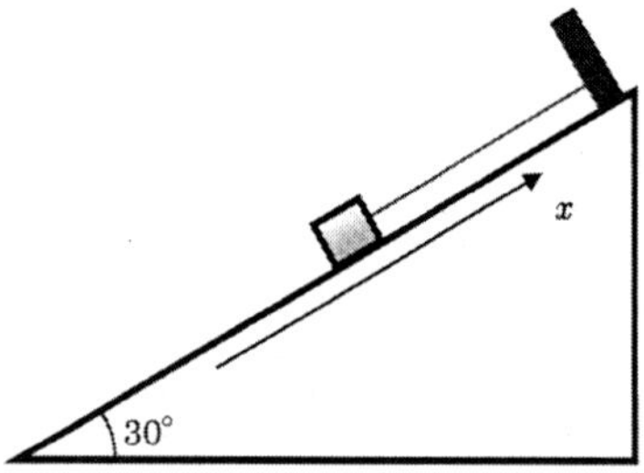

問１．位置 $x=\frac{L}{2}$ における小物体の重力による位置エネルギーを求めよ。ただし，原点を高さの基準とする。

問２．ゴムひもが自然長から伸びたときにはたらく弾性力を考える。このとき，ばね定数に相当する比例係数を求めよ。

問３．小物体がはじめて原点を通過したときの，次の量を求めよ。

（１）ゴムひもの張力の大きさ

（２）小物体の速さ

（３）小物体の加速度の x 成分

問４．手をはなしてから小物体がはじめて最下点に到達するまでを考える。次の領域（A）～（C）を小物体が運動しているときの速さ v と加速度の大きさ a の変化について適切なものを，選択肢（ア）～（オ）の中からそれぞれ一つずつ選び，記号で答えよ。

領域

(A) 手をはなした位置（$x=\frac{L}{2}$）からゴムひもの自然長の位置（$x=\frac{L}{6}$）まで

(B) ゴムひもの自然長の位置（$x=\frac{L}{6}$）から原点（$x=0$）まで

(C) 原点（$x=0$）から最下点まで

選択肢

（ア）常に増加する　（イ）常に減少する　（ウ）増加した後，減少する　（エ）減少した後，増加する

（オ）常に一定となる

問５．小物体が最下点に到達したときの x 座標を求めよ。

物理　問題　II

弦の振動について考える。図1のように，線密度（単位長さあたりの質量）が ρ の弦の一端を固定し，他端は滑車を通しておもり P をつるした。2つのこま X，Y の間隔は L であった。弦を伝わる波の速さは，弦を引く力の大きさ（張力）と弦の線密度を用いて，$\sqrt{\dfrac{張力}{線密度}}$ と表される。弦はおもりよりも十分軽いとし，重力加速度の大きさを g として，次の［ア］～［ク］に入る数または数式を答えよ。

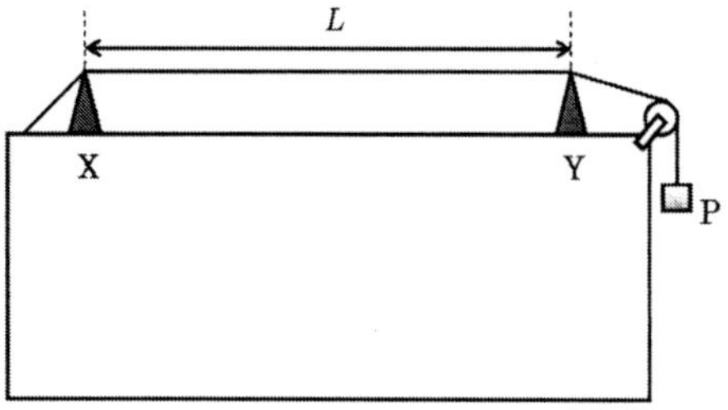

図1

XY 間の弦の中央をはじくと，腹の数が1個の定常波が生じた。このとき，弦の中央での変位は，時刻 0～T の間に図2のように振幅 A で振動し，時刻0と T での変位は A となった。この定常波の波長は［ア］であり，振動数は［イ］である。このときのおもり P の質量は［ウ］である。

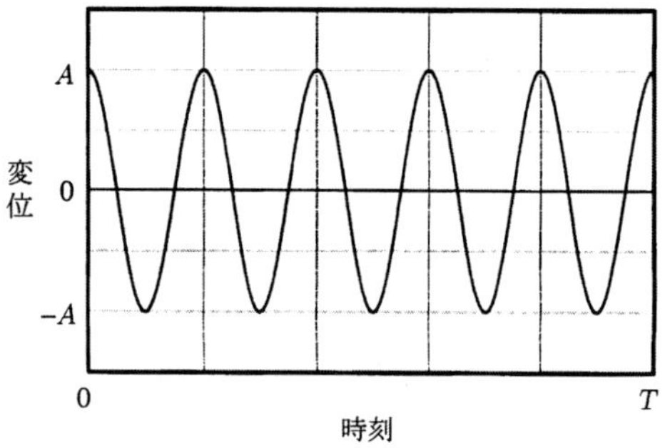

図2

おもり P をつるした弦に，おんさ S を鳴らして近づけたところ共鳴し，弦には腹の数が3個の定常波が生じた。このときの弦を伝わる波の速さは［エ］であり，おんさ S の振動数は［オ］である。

次に，おもり P をおもり Q に取り替えてつるし，おんさ S を鳴らして近づけたところ共鳴し，弦には腹の数が1個の定常波が生じた。このときのおもり Q の質量はおもり P の質量の［カ］倍である。おもり Q をつるした状態でこま Y だけを動かし，2つのこまの間隔を少し短くした後，弦の中央をはじいて腹の数が1個の定常波を生じさせ，同時におんさ S を鳴らすと，おんさ S の $\dfrac{1}{300}$ の振動数でうなりが生じた。このときの定常波の振動数は［キ］であり，こま Y を動かした距離は［ク］である。

物理　問題　III

真空中に質量 M，電荷 Q の正の点電荷１が静止している。点電荷１は十分に重く，以下の考察において点電荷１は原点に静止していると近似する。真空中のクーロンの法則の比例定数を k_0，真空中の光速を c とし，静電気力による位置エネルギーや電位の基準は無限遠にとる。

問１．点電荷１から距離 r だけ離れた位置における，点電荷１による電場（電界）の強さを求めよ。

問２．点電荷１から距離 r だけ離れた位置における，点電荷１による電位 $V(r)$ を求めよ。

問３．無限遠にある質量 m，電荷 $-q$ の負の点電荷２を，点電荷１から距離 r だけ離れた位置までゆっくり移動させたときに，静電気力がする仕事を，m，q，$V(r)$ の中から必要なものを用いて表せ。

点電荷１から距離 r だけ離れた位置において点電荷２に速さ v を与えると，原点を中心とする半径 r の等速円運動を始めた。

問４．点電荷２の向心加速度の大きさは r，v を用いて表せる。これを使って，半径方向の運動方程式を m，q，Q，k_0，r，v を用いて表せ。

問５．この運動方程式より，点電荷２の運動エネルギーはこの位置での点電荷１による電位に比例することが分かる。点電荷２の運動エネルギーを，m，q，$V(r)$ の中から必要なものを用いて表せ。

問６．点電荷２の力学的エネルギーを，m，q，Q，k_0，r の中から必要なものを用いて表せ。

問７．点電荷２の運動量の大きさ p を，m，q，Q，k_0，r の中から必要なものを用いて表せ。

量子力学においては，単純な粒子や波動は存在せず，両方の性質をあわせもつ量子のみが存在する。例えば，光にも粒子性があり，振動数に比例するエネルギーをもつ光子の集まりとして記述される。光の振動数を ν，プランク定数を h とすると，光子１個のもつエネルギーは $h\nu$ となる。

問８．点電荷２も波動性をもつ。点電荷２の波長（ド・ブロイ波長）λ を，m，q，p，h の中から必要なものを用いて表せ。

問９．点電荷２の波長 λ を，m，q，Q，k_0，r，h の中から必要なものを用いて表せ。

問１０．点電荷２の波動性を考慮すると，点電荷２が点電荷１の周りを１周して元の位置に戻ってきたときに，位相も元に戻る必要がある。このため，半径 r と波長 λ の間には条件が課される。この条件を，自然数 n（$n=1,2,3,\cdots$），r，λ を用いた等式として表せ。

問１１．問９で求めたように，点電荷２の波長 λ は半径 r の関数として表されるため，問１０の条件を課すと，点電荷２がとり得る円運動の半径が制限される。自然数 n に対し決まる半径 r_n を，（$n=1$ に対する）r_1 と n を用いて表せ。

問１２．円運動の半径が r_n のときの点電荷２の力学的エネルギー E_n を，（$n=1$ に対する）E_1 と n を用いて表せ。

問１３．点電荷２が点電荷１から十分離れて静止している状態は，十分に大きな n に対応し，E_n はほぼ０になる。この状態から $n=1$ の軌道に移ると，点電荷２の力学的エネルギーは減少する。このとき，この減少分のエネルギーを持つ光子１個が放出されたとして，放出された光子の波長 λ_1 を，E_1，c，h を用いて表せ。

問１４．波長 λ_1 を，M，Q，m，q，k_0，c，h の中から必要なものを用いて表せ。

問１５．点電荷２が $n=3$ の軌道から $n=2$ の軌道に移るときに，点電荷２の力学的エネルギーの減少分のエネルギーを持つ光子１個が放出された。放出された光子の波長は何 nm か。有効数字２桁で求めよ。ただし，$\lambda_1=91$ nm とする。

化 学

問題

29年度

【注意】化学　問題　Ⅰ～Ⅳに解答するに当たって，必要があれば次の値を用いよ。
原子量：H＝1.0，C＝12，O＝16　　　　気体定数：$R = 8.3 \times 10^3$〔L・Pa/(K・mol)〕
常用対数：$\log_{10}2 = 0.30$，$\log_{10}3 = 0.48$，$\log_{10}7 = 0.85$

化学　問題　Ⅰ

次の文章を読み，問１～問７に答えよ。

〔図〕に示すように，ピストンで容積を変えることができ，バルブで外から気体，液体を注入できる密閉された容器（実験装置）を用いて，内部でエタノールを燃焼させる実験を行った。実験は，1 atm（1 気圧，1.01×10^5 Pa），25℃で行われ，容器内部もエタノールを燃焼したときを除いては，ピストンを移動させることで 1 atm とし，温度も 25℃に保った。1 atm，25℃での気体 1 mol の体積は 25 L とする。

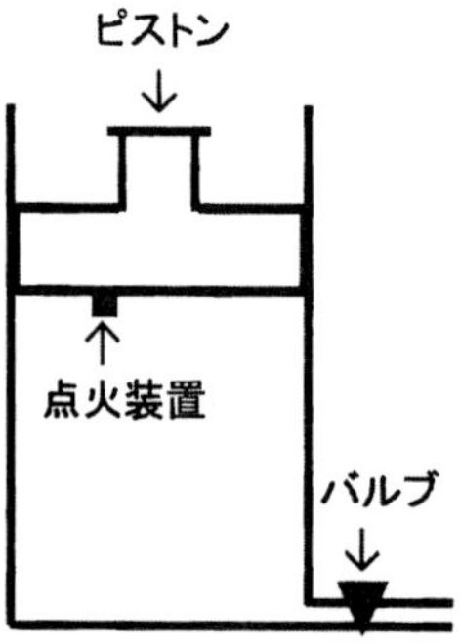

〔図〕 実験装置

酸素を 100 L 入れた容器にエタノールを少量ずつ入れ，密閉した状態で燃焼させ，全部で 46 g のエタノールを完全に燃焼させた。この操作により酸素は（　①　）L 消費され，水と二酸化炭素 CO_2 が生成した。生成した水の質量は（　②　）g であり，生成した CO_2 は 1 atm，25℃で（　③　）L の体積を占める。

その後，バルブより水を注入して容器内の水の量を 62.5 L とした。生成した CO_2 が水に溶解し，平衡に達するのに十分な時間放置した。CO_2 の水への溶解量を V〔L〕とすると，水に溶解していない CO_2 の分圧は（　Ⓐ　）atm と表すことができる。このとき CO_2 が溶解することで水の体積は変化せず，酸素は水に溶解しないものとする。また，水蒸気圧は無視できるものとする。

一定温度で，一定量の液体に溶ける気体の物質量は，液体に接している気体の圧力（混合気体の場合は分圧）に比例する。これを（　Ⓑ　）の法則という。今，この法則は CO_2 についても成り立つものとし，1 atm，25℃において，CO_2 は 1 L の水に 0.80 L 溶解するとする。この値を用いて計算すると，Vは（　④　）L となる。

気体の CO_2 が水に溶解し，さらに水と反応すると弱酸である〔　あ　〕が生成する。この反応が平衡に達したときの溶液中の CO_2 濃度を [CO_2]〔mol/L〕とし，溶液中の〔　あ　〕濃度を [X]〔mol/L〕とする。このとき，平衡定数 K を $K = \dfrac{[X]}{[CO_2]}$ と定義すると，$K = 2.5 \times 10^{-3}$ となる。

溶液中の〔　あ　〕の一部は電離し，水素イオン H^+ と〔　い　〕になる。この反応が平衡に達したときの溶液中の〔　い　〕濃度を [Y]〔mol/L〕，水素イオン濃度を [H^+]〔mol/L〕とする。このとき，溶液中の〔　あ　〕濃度は [X] であるので，電離定数 K_1 は $K_1 = \dfrac{[Y][H^+]}{[X]}$ と表され，$K_1 = 2.0 \times 10^{-4}$〔mol/L〕である。

さらに，溶液中の〔　い　〕の一部は電離し，水素イオン H^+ と〔　う　〕になる。この反応が平衡に達したときの溶液中の〔　う　〕濃度を [Z]〔mol/L〕とする。このとき，溶液中の〔　い　〕濃度は [Y] であるので，電離定数 K_2 は $K_2 = \dfrac{[Z][H^+]}{[Y]}$ と表され，$K_2 = 5.0 \times 10^{-11}$〔mol/L〕である。ただし，$K_2$ は K_1 に比べて非常に小さいため，中性および酸性条件では，〔　う　〕の生成量は無視できる。[CO_2] は K，K_1，[Y]，[H^+] を用いて，[CO_2] ＝（　Ⓒ　）と表すことができる。この溶液中では [H^+] ＝ [Y] とみなすことができ，[H^+] は K，K_1，[CO_2] を用いて，[H^+] ＝（　Ⓓ　）と表すことができる。さらに，[X]，[Y] は [CO_2] に比べると非常に小さく無視することができる。したがって，（　④　）の値を用いて実験終了時のこの溶液の pH を計算すると，（　Ⓔ　）となる。

問１．（　①　）～（　④　）に入る数値を整数で答えよ。

問２．〔　あ　〕～〔　う　〕に入る化学式を記せ。

問３．（　Ⓐ　）に入る式を V を用いて表せ。

問４．（　Ⓑ　）に入る語句を記せ。

問５．（　Ⓒ　）に入る式を K，K_1，[Y]，[H^+] を用いて表せ。

問６．（　Ⓓ　）に入る式を K，K_1，[CO_2] を用いて表せ。

問７．（　Ⓔ　）に入る数値を有効数字 2 桁で答えよ。

化学　問題　II

次の文章を読み，問1～問7に答えよ。

原子番号53のヨウ素Iは第（ ① ）周期，（ ② ）族に属する元素であり，（ ② ）族の元素は〔 あ 〕と呼ばれる。第2周期から第（ ① ）周期までの〔 あ 〕の水素化合物はすべて常温・常圧で〔 い 〕色，〔 う 〕臭の気体である。これらの〔 あ 〕化水素は〔 あ 〕の原子と水素原子とが〔 え 〕結合で結ばれ，分子をつくっている。また，一般に〔 あ 〕化水素の沸点は分子量が大きいものほど高いが，分子量が最も小さなフッ化水素HFの沸点は，これらの〔 あ 〕化水素のうちで分子量が最も大きなヨウ化水素HIの沸点よりも高い。これはHF分子どうしが〔 お 〕結合をつくるためである。また，HIは水によく溶け，その水溶液は（ Ⓐ ）を示す。しかしながら，HFはHIと同じように水によく溶けるが，その水溶液は（ Ⓑ ）を示す。

HIは常温では比較的安定であるが，高温になると分解反応が起こり，水素分子H_2と気体のヨウ素分子I_2が生じる。この反応は可逆反応であり，生成したH_2とI_2からHIを生じる逆反応が起こる。HI，H_2，I_2の結合エネルギーはそれぞれ299 kJ/mol，436 kJ/mol，153 kJ/molである。したがって，2 molのHIからそれぞれ1 molのH_2とI_2を生じる反応の熱化学方程式は，次の式（1）で表される。

$$2HI = H_2 + I_2 + (③)\,kJ \quad \cdots(1)$$

式（1）の（ ③ ）の符号から，この分解反応は〔 か 〕反応であることがわかる。この反応を進行させるためには，2 molのHI分子を2 molのH原子と2 molのI原子に解離させるために必要なエネルギー（ ④ ）kJを加える必要はなく，183 kJを加えることで反応が起こることがわかっている。このエネルギーを〔 き 〕エネルギーといい，反応物の分子どうしが衝突してできる〔 き 〕状態を経由して反応が進行していることを示している。正反応の〔 き 〕エネルギーが183 kJであること，および正反応が〔 か 〕反応であることから，逆反応の〔 き 〕エネルギーは（ ⑤ ）kJであることがわかる。

この反応の正反応の反応速度v_1は，反応が進むにつれ，しだいに小さくなるとともに，逆反応の反応速度v_2は大きくなる。正反応の速度定数をk_1，逆反応の速度定数をk_2とし，容器内のHI，H_2，I_2のモル濃度をそれぞれ，[HI]，[H_2]，[I_2]とすると，反応速度v_1，v_2は次の式（2），式（3）で表される。

v_1=〔　　　　　　　　　　　　　　〕　・・・(2)

v_2=〔　　　　　　　　　　　　　　〕　・・・(3)

また，この反応の正反応として観測される見かけ上の反応速度vは次の式（4）で表される。

v=〔　　　　　　　　　　　　　　〕　・・・(4)

ある時間が経過すると，vは0になり，見かけ上反応は停止した状態になる。このような状態を平衡状態という。

平衡状態にあるとき反応は停止しているように見えるが，分子レベルでは反応は常に起こっている。このことを調べるために次の（i）～（iv）の操作を行った。

（i）常温で密閉容器内にHIを封入した。容器を加熱し，HIの分解反応が起こる高温状態にし，平衡状態に至るまで温度を一定に保った。

（ii）容器を高温状態から急速に室温まで冷却した後，さらに液体窒素で冷却し，H_2以外の気体を凝縮・凝固，昇華させた。このとき冷却速度が速かったため，容器内の物質の組成は高温状態における平衡状態のときから変化しなかった。

（iii）容器内のH_2を排気し，代わりに同じ物質量の重水素D_2（^2HをDと表記する）を容器に入れた。冷却する前の高温状態に加熱し，（i）と同様に容器を高温状態に保った。

（iv）容器を高温状態から急速に室温まで冷却した。このとき，（ii）と同様に容器内の物質の組成は高温状態における平衡状態のときから変化しなかった。(a)容器内の気体の成分は，水素分子としてはD_2以外にH_2とHDが生じていた。また(b)ヨウ化水素分子としてはHIの他にDIが生じていた。

以上のことから，平衡状態においても，分子レベルでは反応が常に起こっていることがわかる。

問1．（ ① ）～（ ⑤ ）に入る適当な数を整数で記せ。

問2．〔 あ 〕～〔 き 〕に入る適当な語句を記せ。

問3．（ Ⓐ ）および（ Ⓑ ）に入る適当なものを次の（ア）～（オ）から選び，記号で記せ。

（ア）強酸性　（イ）弱酸性　（ウ）中性　（エ）弱塩基性　（オ）強塩基性

問4．v_1，v_2，vをそれぞれk_1，k_2，[HI]，[H_2]，[I_2]を用いて表せ。

問5．下線部(a)のH_2が生じたと考えられるすべての反応を化学反応式で表せ。

問6．下線部(a)のHDが生じたと考えられるすべての反応を化学反応式で表せ。

問7．下線部(b)のDIが生じたと考えられるすべての反応を化学反応式で表せ。

化学 問題 III

次の〔1〕～〔8〕の文章を読み，問 1～問 8 に答えよ。構造式は例にならって記せ。

構造式の記入例

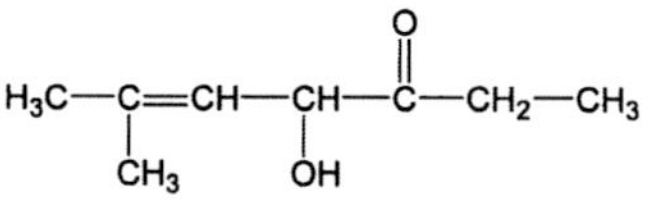

〔1〕化合物 A～C は，炭素原子，水素原子，酸素原子からなり，同じ分子式をもち，分子量は 200 以下である。

〔2〕28.2 mg の化合物 A を酸化銅（II）とともに乾燥酸素によって完全燃焼させ，発生した気体を塩化カルシウム管，次にソーダ石灰管に通したところ，塩化カルシウム管の質量は 21.6 mg 増加し，ソーダ石灰管の質量は 59.4 mg 増加した。

〔3〕化合物 A～C を水酸化ナトリウム水溶液中で完全に加水分解した後中和したところ，1 分子の化合物 A からは化合物 D が 1 分子と化合物 E が 2 分子，1 分子の化合物 B からは化合物 D が 1 分子と化合物 F が 2 分子，1 分子の化合物 C からは化合物 D と化合物 G と化合物 H がそれぞれ 1 分子得られた。

〔4〕化合物 D は，分子内に同じ官能基を 2 個もっていた。また，炭酸水素ナトリウム水溶液に化合物 D を加えると，二酸化炭素が発生した。

〔5〕化合物 E と化合物 F は互いに構造異性体で，化合物 E はヨードホルム反応を示さなかったが，化合物 F はヨードホルム反応を示した。

〔6〕化合物 F を硫酸酸性の二クロム酸カリウム水溶液で酸化すると化合物 I が得られた。化合物 I は，酢酸カルシウムを空気を断った状態で強熱して熱分解することによっても得られる。

〔7〕化合物 G は，リン酸を触媒としてエチレンに水を付加させてつくることができる。

〔8〕化合物 H には同じ官能基をもった構造異性体が化合物 H を含めて 4 個存在し，化合物 H はそれらの中で沸点が最も低かった。

問 1．化合物 A の分子式を記せ。

問 2．化合物 D の分子内にある 2 個の同じ官能基の 1 個を，アミノ基に置き換えて得られる化合物の名称を記せ。

問 3．化合物 I の名称を記せ。

問 4．〔6〕の下線部の操作を何と呼ぶか。その名称を記せ。

問 5．〔8〕の 4 つの構造異性体の中で，不斉炭素原子をもつものの構造式を記せ。ただし，複数ある場合はすべての構造式を記し，該当するものがない場合には「なし」と記せ。なお，不斉炭素原子には＊を付すこと。

問 6．化合物 A，B，C，D，G，H，I の中で，ヨードホルム反応を示すものはどれか。すべて選び，記号で答えよ。ただし，該当するものがない場合には「なし」と記せ。

問 7．化合物 A～C の構造式を記せ。

問 8．〔3〕において，56.4 g の化合物 C から 18.9 g の化合物 H が得られた。このときの収率は何%か。整数で答えよ。ただし，収率とは，反応式から計算した生成物の質量に対する，実験で得られた生成物の質量の割合をいう。

化学 問題 Ⅳ

【1】次の問1～問5には，それぞれ高分子化合物に関する3つの文①・②・③がある。各問の3つの文について，誤りを含まないものを「○」，誤りを含むものを「×」としたとき，「○」「×」の正しい組み合わせは下の表のうちどれか。A～Hの記号で記せ。

	A	B	C	D	E	F	G	H
①	○	○	○	×	○	×	×	×
②	○	○	×	○	×	○	×	×
③	○	×	○	○	×	×	○	×

問1.

① タンパク質はアミノ酸が縮合重合した高分子化合物であるので，ニンヒドリン反応は見られない。

② タンパク質水溶液に，水酸化ナトリウム水溶液と少量の硫酸銅(Ⅱ)水溶液を加えると，黒色の沈殿を生じる。

③ ペプチド結合の＞N－H 基と他のペプチド結合の＞C＝O 基との間の水素結合により，タンパク質の二次構造は安定に保たれている。

問2.

① セルロースは酵素セルラーゼにより二糖が生じ，その二糖はインベルターゼにより単糖に分解される。

② セルロースに希酸を加えて長時間熱すると，加水分解されて単糖のグルコースが生成する。

③ アミロース，アミロペクチン，グリコーゲンのうち，枝分かれ構造が最も多いものはアミロペクチンである。

問3.

① 環状のアミド結合をもつ ε－カプロラクタムは，開環重合により高分子となり，ナイロン 66 が得られる。

② 炭素繊維は，アクリル繊維を不活性ガス中で高温にして炭化させてできる，強くて軽い繊維である。

③ 多孔質で硬いシリカゲルと，弾性がありやわらかいシリコーン樹脂は，共にケイ素と酸素が結合した骨格を持つ。

問4.

① フェノール樹脂は，フェノールとホルムアルデヒドとが，付加反応と縮合反応を繰り返すことで作られる熱硬化性樹脂である。

② *p*－ジビニルベンゼンによって架橋された立体網目構造のポリスチレン樹脂に，強い酸性を示すスルホ基を導入した合成樹脂は，陽イオン交換樹脂となる。

③ ポリメタクリル酸メチル（アクリル樹脂）は，透明度が高く強度も強いことから，大型水槽などに使用される。

問5.

① フッ素樹脂（テフロン）は，付加重合によって作られ，耐熱性・耐薬品性・電気絶縁性に優れている。

② ポリ乳酸やポリグリコール酸は，分子中に－COONa 基があり，きわめて高い吸水性能をもつ。

③ 生ゴムに加硫すると，ポリイソプレン分子が架橋されて，弾性の高いゴムができる。さらに架橋を多くすると，硬質のゴムになる。

【2】ポリスチレンは，スチレンモノマー（単量体）が鎖状に付加重合した高分子化合物であり，熱可塑性樹脂として広く使われている。ポリスチレンに関して，次の問6～問9に答えよ。解答の有効数字は2桁とする。

問6. ポリスチレンの単量体であるスチレンの構造式を記せ。

問7. 平均分子量が 7.8×10^4 であるポリスチレンの平均重合度はいくつか。

問8. 問7のポリスチレン 3.9 g をトルエンに溶解して 500 mL のポリスチレン溶液にした。ファントホッフの法則が成り立つとして，このポリスチレン溶液の浸透圧は 27℃で何 Pa か。

問9. 発泡ポリスチレン（発泡スチロール）は，ポリスチレンを発泡させたもので，断熱材や梱包材として広く使われている。発泡ポリスチレンは体積あたり 97.8%が空気であり，残りはすべて問7に示すポリスチレン分子とした場合，1辺が 1.0 m の立方体に成型した発泡ポリスチレン中に含まれるポリスチレンの物質量は何 mol か。ポリスチレンの密度は 1.05 g/cm^3 とする。

生 物

問題

29年度

生物　問題　I

遺伝情報の発現とタンパク質輸送に関する以下の文章を読み，下の問に答えよ。

生物が生命活動を営むために必要なすべての遺伝情報を（　あ　）という。この遺伝情報は生物種の差異を規定するだけでなく，①個体間の違いを表す情報でもある。遺伝情報であるDNAの塩基配列をもとにしてタンパク質が合成されることを遺伝子の発現という。遺伝情報からタンパク質が合成されるまでの過程は，転写と翻訳に分けられる。転写の過程では，プロモーターに結合するRNAポリメラーゼの働きによってRNAが合成される。翻訳の過程では，合成されたRNAのうちタンパク質の情報をもつmRNAがリボソームに結合し，mRNA塩基配列のコドンに対応する（　い　）によって運ばれてきたアミノ酸どうしが次々に結合することでタンパク質が合成される。DNAからRNAに転写され，RNAからアミノ酸に翻訳されてタンパク質が作られる遺伝情報の一連の流れを表す概念を（　う　）という。この２つの基本的な過程は生物全般で同じである。しかし，遺伝子の転写調節の仕組みや翻訳後の過程は，原核生物と真核生物で異なる点が多い。

真核生物において，DNAは（　え　）に巻きついてビーズ状のヌクレオソームを形成している。ヌクレオソームは高度に折りたたまれ，クロマチンと呼ばれる構造を形成して核に格納されている。②真核生物における遺伝子の発現調節には，クロマチンの折りたたみ構造の変化が密接に関与している。プロモーター領域では，多くの（　お　）が，RNAポリメラーゼと複合体を形成し，協調して転写開始に必須の役割を担っている。さらに転写開始複合体とは別に，転写を調節する複数の領域があり，この領域に結合する調節タンパク質により環境に応じて転写のタイミングと量が調節されている。転写後には，合成されたmRNA前駆体から一部の領域が取り除かれmRNAが完成する。また，③遺伝子によってはmRNA前駆体から除去される部分を多様に変えることによって，１つの遺伝子から異なる複数種類のmRNAが作られる仕組みがある。

完成したmRNAは核膜に存在する（　か　）を通って細胞質へ運ばれ，リボソームで翻訳が行われる。細胞質内に留まるタンパク質はそのまま合成が進む。細胞外へ分泌されるタンパク質の場合は合成が一時中断され，リボソームが小胞体に移動する。移動後，タンパク質合成が再開され小胞体内に取り込まれる。分泌されるタンパク質は，④ゴルジ体を経て，細胞外へと放出される。小胞体内に取り込まれるタンパク質には，⑤そのアミノ末端側の配列に，局在を決める特有の配列が存在する。

問１．（　あ　）～（　か　）に入る語句をそれぞれ記せ。

問２．下線部①に示すように，同じ生物種の個体間でみられる１塩基単位でのDNAの塩基配列の違いを何というか。

問３．下線部②に関して，転写が活発に行われている領域のクロマチン構造の特徴を簡潔に記せ。

問４．下線部③の仕組みは何と呼ばれるか。またその利点は何か，簡潔に記せ。

問５．下線部④を説明する下記の文章の（　ア　），（　イ　）に入る適切な語句を記せ。また，ゴルジ体の構造を図示せよ。

ゴルジ体の一部から処理を受け，濃縮されたタンパク質を包んだ（　ア　）がつくられる。（　ア　）は細胞膜と融合ののち開口し，内容物が細胞外へ放出される。この過程を（　イ　）という。

問6．下線部⑤に関して，小胞体に取り込まれるために必要なアミノ酸配列を決定したいと考え，実験をおこなった。次の文章を読み，（ｉ）～（iii）の問に答えよ。

分泌タンパク質Pをコード（指定）するDNAの塩基配列の情報を遺伝子データベースから得た。次に，細胞外に分泌されたタンパク質Pを精製して，そのアミノ酸配列を化学分析によりアミノ末端側から調べた結果，タンパク質Pのアミノ酸配列は，図1の▼以降のDNA塩基配列によってコードされるアミノ酸配列と一致した。このことから，分泌されたタンパク質Pには，図1の下線部のDNA塩基配列がコードするアミノ酸配列が欠如していることがわかった。したがって，このアミノ酸配列が，小胞体内へ取り込まれる際に必要な配列で，最終的に除去される部位と予想された。そこで，分泌タンパク質P遺伝子に存在するこのアミノ酸配列をコードするDNAをPCRで増幅し，GFP（緑色蛍光タンパク質）遺伝子の5'末端に連結してプラスミドを作製した（図2）。このプラスミドを培養細胞に導入し発現させたところ，GFPの蛍光が観察された。

1 ……………………………………………………………… 65 ▼

ATGAACTCCTTCTCCACAAGCGCCTTCGGTCCAGTTGCCTTCTCCCTGGGGCTGCTCCTGGTGTTGCCTGCTGCCTTCCCTGCCCC……

（65番目のT ↓ A）

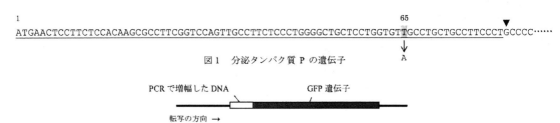

図1　分泌タンパク質 P の遺伝子

図2　構築した発現プラスミドの一部（太線：挿入DNA部位，黒実線部：プラスミドのDNA配列部位）

（ｉ）下線部⑤のようなアミノ酸配列の名称を記せ。

（ii）図1の下線部分のDNAをPCRで増幅するための1組のプライマー配列をそれぞれ記せ。ただし，ここではプライマーの長さを7塩基長とする。

（iii）作製したプラスミドのなかに，GFPの蛍光を観察できないものがあった。そのプラスミドに挿入された部位のDNA塩基配列を調べた。PCRによる増幅にエラーが生じたため，65番目（図1の↓）のTがAに変異していることがわかった。なぜ，この変異によりGFPの観察ができなくなったのか説明せよ。ただし，これ以外の変異はないものとする。また，図1における1番目からのATGが翻訳開始部のメチオニンを指定するものとする。

（mRNAの遺伝暗号表）

	2番目の塩基								
1番目の塩基	U		C		A		G		3番目の塩基
U	UUU	フェニルアラニン	UCU	セリン	UAU	チロシン	UGU	システィン	U
	UUC		UCC		UAC		UGC		C
	UUA	ロイシン	UCA		UAA	終止コドン	UGA	終止コドン	A
	UUG		UCG		UAG		UGG	トリプトファン	G
C	CUU		CCU	プロリン	CAU	ヒスチジン	CGU	アルギニン	U
	CUC		CCC		CAC		CGC		C
	CUA		CCA		CAA	グルタミン	CGA		A
	CUG		CCG		CAG		CGG		G
A	AUU	イソロイシン	ACU	トレオニン	AAU	アスパラギン	AGU	セリン	U
	AUC		ACC		AAC		AGC		C
	AUA		ACA		AAA	リシン	AGA	アルギニン	A
	AUG	メチオニン	ACG		AAG		AGG		G
G	GUU	バリン	GCU	アラニン	GAU	アスパラギン酸	GGU	グリシン	U
	GUC		GCC		GAC		GGC		C
	GUA		GCA		GAA	グルタミン酸	GGA		A
	GUG		GCG		GAG		GGG		G

生物　問題　II

動物の発生に関する次の文章【A】,【B】を読み，下の問に答えよ。

【A】

生殖は①無性生殖と有性生殖に大別され，多くの動物は有性生殖によって子孫を残す。将来，生殖細胞に分化する始原生殖細胞は発生初期に生じ，未分化な精巣もしくは卵巣に移動し，それぞれ精原細胞，卵原細胞となる。精原細胞は精巣で，卵原細胞は卵巣で体細胞分裂を繰り返すことによって増殖し，やがて一次精母細胞，一次卵母細胞が生じる。その後，②減数分裂を経て，精細胞，卵が形成される。精細胞はさらに変形し，③精子となる。

ウニの場合，海水中に放出された精子は，主に（　あ　）というタンパク質から構成される鞭毛を動かして前進する。精子が卵表面に存在するゼリー層に到達すると，ゼリー層に含まれる物質に反応し，精子の先体からゼリー層を分解する物質が放出される。一方，精子頭部にある（　い　）というタンパク質が繊維状に変化し，精子頭部の細胞膜などとともに先体突起を形成する。先体突起は卵黄膜と結合し，さらに卵の細胞膜と融合して，④精子の卵内部への進入が始まる。卵に進入した精核は，卵核に向かって移動し，やがて卵核と融合して受精が完了する。

問1．下線部①について，無性生殖が有性生殖よりも有利な点を説明せよ。

問2．下線部②について，核1個あたりのDNA量の変化を右のグラフに図示せよ。
ただし，G_1期のDNA量を2とする。

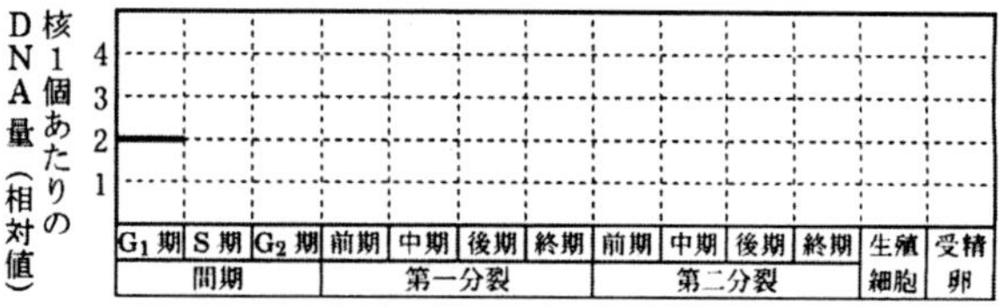

問3．下線部③について，ウニの精子を図示せよ。さらに，ミトコンドリアが存在する部位を矢印M（←M）で，鞭毛を矢印B（←B）で示せ。

問4．（　あ　），（　い　）に入る細胞骨格を形成するタンパク質の名称を記せ。また，（　あ　），（　い　）が作る細胞骨格には，特定のモータータンパク質が結合し機能する。このモータータンパク質の名称を，それぞれ1つずつ記せ。

問5．下線部④について，最初の精子が進入したのち，他の精子の進入を防ぐ機構を多精拒否という。多精拒否の機構には，卵の膜電位変化による早い機構と，受精膜の形成による遅い機構がある。ある種のウニを用いて受精の観察を行った。
以下の（1），（2）の問に答えよ。

（1）未受精卵に精子を加えてから10秒後に卵への精子の進入が見られ，60秒後に受精膜が形成された。本観察中に膜電位を測定したところ，80秒後は−20 mV，最大値は20 mV，最小値は−70 mVであった。この時の卵の膜電位変化を右のグラフに図示せよ。

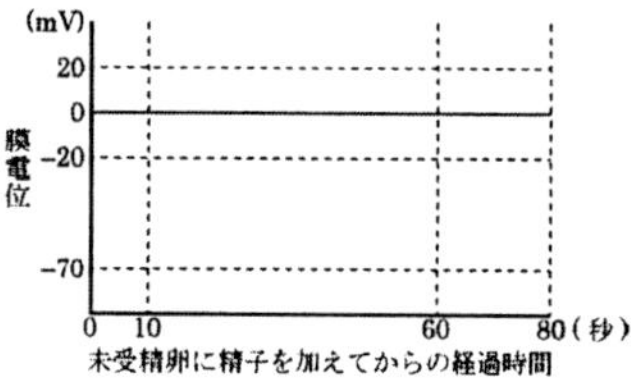

（2）受精膜の形成機構を説明せよ。ただし，「卵黄膜」，「表層粒」という用語を用いること。

生物　問題　II

【B】

受精後，受精卵は卵割を繰り返し，個体の形態形成を開始するが，ウニとマウスではその発生過程は大きく異なる。マウスでは図１のように，①<u>胞胚期</u>に相当する胚盤胞に内部細胞塊が形成される点が大きな特徴である。

内部細胞塊を特定の条件で培養すると②<u>ES 細胞</u>を作ることができる。ES 細胞は遺伝子改変動物の作製の際に頻繁に用いられている。図１のように組換え遺伝子を導入した ES 細胞を内部細胞塊に注入移植し，胚盤胞をマウスの子宮に移植すると遺伝子改変マウスが生まれる。この方法によって皮膚の細胞に特異的に発現する遺伝子のプロモーター領域と GFP（緑色蛍光タンパク質）の遺伝子を結合した組換え遺伝子をもつ ES 細胞を注入移植し，５匹のマウスを作出した。③<u>この５匹のマウスの皮膚を観察したところ，図２のようにマウスによって GFP の異なる発現パターンが確認できた</u>。皮膚の細胞における GFP の発現は，マウス a で確認されなかったが，マウス b，c，d，e では認められた。

ES 細胞はその特性から研究への利用以外にも再生医療分野での利用が試みられてきたが，実際の医療応用に用いるにはまだ課題が残されている。近年では ④<u>iPS 細胞が ES 細胞のいくつかの問題点を克服できる有用な細胞</u>として医療分野への応用が試みられている。

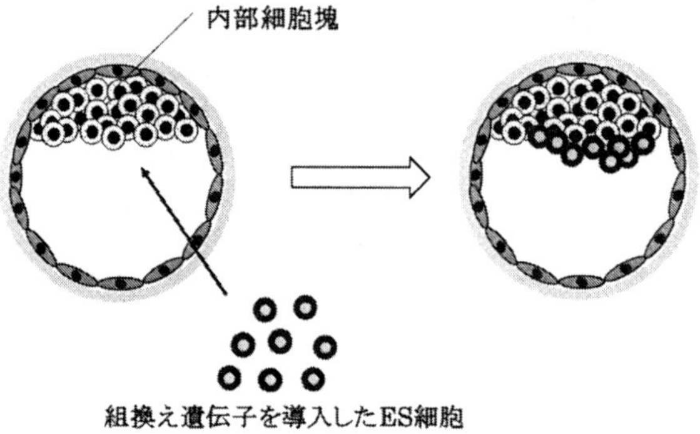

図１　ES 細胞の胚盤胞移植の模式図

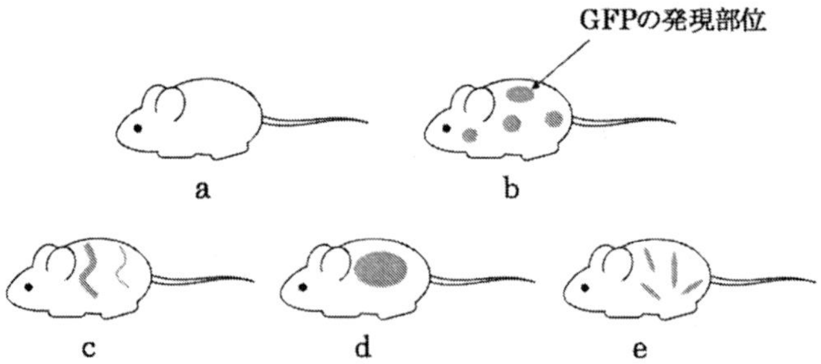

図２　産まれた遺伝子改変マウス

問6．下線部①について，ウニ，カエル，メダカ，ニワトリ，ヒトの胞胚期の断面図は下の模式図（ア）～（エ）のうちどれか，それぞれ記号で記せ。また，卵割様式は全割，部分割のいずれに該当するか記せ。図中の灰色で塗りつぶされた領域は卵黄を多く含むことを示す。

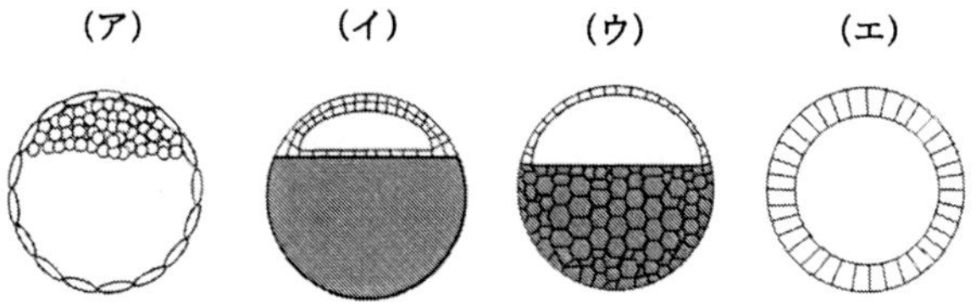

問7．下線部②について，ES 細胞の ES は何の略か英語で記せ。

問8．下線部③について，マウスによって GFP の発現パターンが異なった理由を記せ。

問9．下線部④について，ES 細胞と iPS 細胞の比較をした下表の（ア）～（エ）に当てはまる語句を記せ，（オ）には iPS 細胞で拒絶反応が起こらない理由を簡潔に記せ。

	ES 細胞	iPS 細胞
元となる細胞	内部細胞塊	（ エ ）から初めて作られた
分化能	多分化能を有する	多分化能を有する
移植時の拒絶反応	ヒトの場合は（ ア ），マウスの場合は（ イ ）が異なると拒絶反応が起こる	拒絶反応は起こらない 【 理由：（ オ ） 】
倫理的な問題 （ヒトの場合）	（ ウ ）の破壊を伴うため倫理的問題がある	倫理的な問題は少ない

生物　問題　Ⅲ

次の文章を読み，問に答えよ。

遺伝とは染色体上の遺伝情報が子孫に伝達されることで，雌雄 1 対の（　あ　）染色体によって親の遺伝情報が子供に伝達される。ヒトの場合，22 対の（　い　）染色体と 1 対の性染色体の計 23 対 46 本の染色体を持っている。対をなす（　い　）染色体は同じ大きさであるが，性染色体に関しては X 染色体の方が Y 染色体よりも大きく，遺伝子数が多い。X 染色体を 2 本持つ女性では，1 本しか持たない男性の遺伝子の発現量と大きく違ってしまうので，遺伝子発現量を調整するために，2 本の X 染色体のうち 1 本が働かないように不活性化されている。また，①ヒトの X 染色体上には赤緑色覚異常などの疾患に関連する遺伝子が存在しており，その遺伝子型によって決まる疾患の現れ方は性によって異なる。赤緑色覚異常では，原因遺伝子（正常型の優性遺伝子を持つ X 染色体は X^A，劣性遺伝子をもつ X 染色体は X^a と記載する）を持つ男性は必ず発症する。一方，X^aX^a の女性は発症し，X^AX^a の女性は発症しないとされている。②X^AX^a の女性の場合，遺伝子型と発症には X 染色体の不活性化が関連している。発症しないとされる X^AX^a の女性は次世代が発症する可能性を潜在的に持っていることになるため，家系調査によって子供の発症のリスクを推測することができる。図 1 は赤緑色覚異常を発症した女性（○13）の家系図を示している。③この家系図にある女性○10 は正常で，○9 と○13 は赤緑色覚異常を発症しているが，その他の者に関しては発症の有無は不明とする。

この赤緑色覚異常は，赤色と緑色を識別するための視物質を構成するタンパク質をコードした 2 種類の遺伝子における異常が原因である事が知られている。これらの遺伝子は同じ（　う　）というタンパク質を作るが，遺伝子によってその構造が異なり吸収する最大波長に違いが生じるため，赤色と緑色の識別ができるようになる。

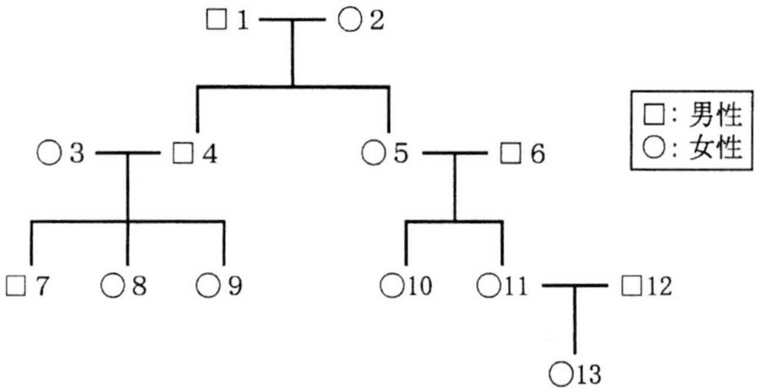

図 1　赤緑色覚異常発症者の家系図

問 1．（　あ　）～（　う　）に当てはまる語句を記せ。なお，同じ記号には同じ語句が入る。

問 2．　下線部①に関して，性染色体にある遺伝子によって起こる遺伝を何というか記せ。

問３．下線部②のＸ染色体の不活化に関する下記の文章を読み，（ ア ）～（ ウ ）に当てはまる記述として最も適当なものを，それぞれ一つ選び，その番号を記せ。

哺乳類のＸ染色体では，数千個の細胞からなる発生初期の胚の段階で，各細胞でＸ染色体の一方が不活性化する。不活性化されるのは２本のＸ染色体のうち（ ア ）。その後，片方のＸ染色体が不活性化された細胞が分裂したとき，娘細胞で不活性化の状態は（ イ ）ので，同じＸ染色体が不活性化した細胞集団が（ ウ ）ことになる。ヒトの赤緑色覚異常の場合，X^AX^aの女性の網膜には劣性遺伝子（X^a）を発現している細胞が存在する可能性があるが，確率的に半数の細胞が正常遺伝子（X^A）を発現して機能しているため，色覚異常は発症しないと考えられている。

（ア） ① 母親由来の染色体である　② 父親由来の染色体である　③ ランダムに決まる
（イ） ① 維持される　② 維持されない
（ウ） ① モザイクに分布する　② 段階的に消失する

問４．図１の家系図で，下線部③のように発症の様子がわかっているとき，赤緑色覚異常の発症確率が 100%と推測できる人物は誰か，該当するすべての人の番号を記せ。

問５．□１，○２の人物の，可能性のある遺伝子型を X^A，X^a，Ｙの組み合わせですべて記せ。

問６． 図２は網膜の模式図である。遺伝性の赤緑色覚異常の原因となる色の識別を担う細胞を（ア）～（カ）の中から１つ選び，記号とその細胞の名称を記せ。また，この細胞群が吸収する光の波長を図３の①～④の中からすべて選び，その番号を記せ。

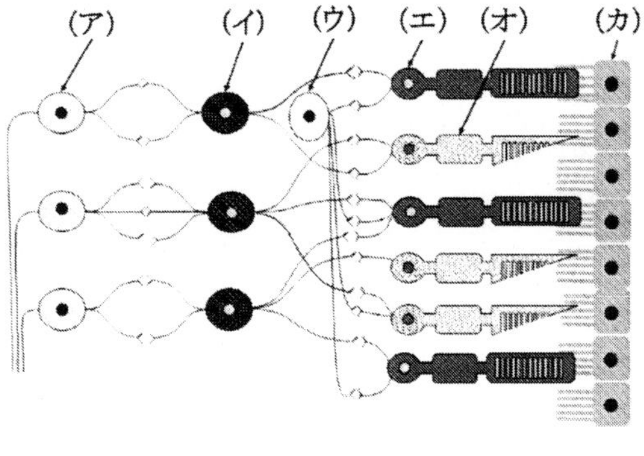

図２

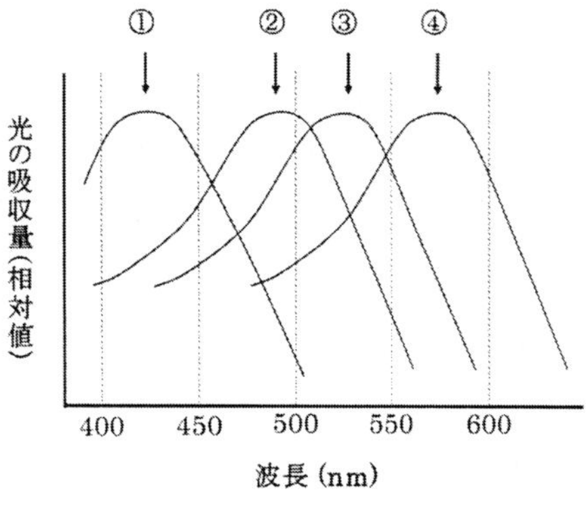

図３

英 語

解答

29年度

I

〔解答〕

1 ④　2 ①　3 ⑧　4 ⑤　5 ⑨　6 ⑤

〔出題者が求めたポイント〕

1 on purpose「わざと、故意に」。an accident「偶然」

2 be into ～「～にのめりこむ、ハマっている」。All (that) she does is just (to) play soccer.「彼女がやるのはサッカーすることだけ」が直訳

3 Can you take a picture of us?「我々の写真を取っていただけますか」。fit into ～「～にぴったりはまる」

4 no doubt「おそらく、多分」。I couldn't agree with you more.「全く同感です」の意味の慣用表現

5 leave something to be desired「不十分な点がある」。go up「上昇する」。brought と put はどちらも他動詞なので不可

6 have one's nerve「図々しい、度胸がある」。even though ～「～にもかかわらず」。even if ～は仮定の話について「たとえ～でも」

II

〔解答〕

7 ②　8 ⑦　9 ⓪　10 ②　11 ⑥

12 ⑥

〔出題者が求めたポイント〕

正解の単語

7 harvest

8 evolution

9 survive

10 schedule

11 descend

12 unconscious

III

〔解答〕

13 ⑨　14 ⓪　15 ⑥

〔出題者が求めたポイント〕

並べ替えた英文

13 We want you to know how proud we are of you for successfully completing your university studies.

14 The heavy rain was followed by a typhoon.

15 The wolf was going to attack Betty, when Jack struck it on the head with all his might.

IV

〔解答〕

16 ⑥　17 ③　18 ⑤　19 ⑤　20 ④

〔全訳〕

16 キリンは全ての現存する陸上動物で最も背が高い。オスの高さは18フィートを越えるかもしれない。また、最も高いメスは約15フィートある。キリンの身長の大部分はその脚と首に由来する。というのも、キリンの体は平均的な馬のそれよりも小さいからだ。

17 筋肉のおかげで人は、骨格を引いたり押したりして動くことができる。心臓のようなある種の筋肉は不随意である。これは人が何もすることなくその筋肉が働いていることを意味する。他の筋肉の動きは、ボールを拾って握りしめるときのように、随意である。

18 水素は宇宙の中の最もありふれた元素である。どこにでもあるが、単独では存在しない。そのかわり水素原子は、他の元素の原子と結合して、水、メタン、そしてアンモニアなどの化合物を作る。水素分子を分離し、水素ガスを燃料電池の中で使用できる液体に変えるために、最新技術が使用されている。この燃料電池は自動車や電力発電に電気を供給する。

19 新しいアメリカの紙幣は、初めてアフリカ系の女性を描くことになる。財務省の発表によれば、奴隷反対の活動家ハリエット・タブマンが、2020年以降に発行される20ドル札の表面に現れる。タブマンは東部メリーランド州で奴隷の身分に生まれ、奴隷を解放するために1850年代に地下活動に従事した。彼女は、南北戦争後奴隷制度が廃止された後は、女性とアフリカ系アメリカ人の権利保護のために働いた。

20 ネバダ州ラスベガスに住む190万の人は、自分たちの水の使用を注視する必要がある。この地域は年間たった4インチの降水しかない。住民一人ひとりは一日に165ガロンの水を使う。市の指導者は水の節約に強力な対策を整備してきた。利用者は水に法外な費用を払う。水を浪費する自宅所有者は多大な罰金を科せられる。対策は功を奏している。ラスベガスは2002年以来、30万人以上増加したが、今日では7年前よりも使用する水は減っている。

V

〔解答〕

21 ⑨　22 ①　23 ④　24 ②　25 ⑤

26 ⑥　27 ⑦　28 ③　29 ⑧　30 ⑦

〔出題者が求めたポイント〕

21 due to ～「～が原因で」の due と to の間に in part「ひとつには」が挟まった形

22 Instagram alone「インスタグラムだけで」

23 how ～が of の目的語節を作る

24 depicted「描写された」。後ろから前の person を修飾する

25 may or may not be expressed「表現されるかも知れないし、されないかも知れない」

26 the wealthy and the powerful「裕福な人たちと権力のある人たち」

27 in the reach of ～「～の手の届く所に」

28 a departure from ～「～からの離脱」
29 be released to ～「～に公開される」
30 選択肢訳
a.「セルフィー」という言葉は2012年10月よりも2013年10月の方が170倍頻繁に使用された。
b. 我々自身のいわゆる「イメージ」は、我々が見る他人のイメージと、彼らが見る我々のイメージの結合である。
c. あるコメンテーターは、デンマークの首相がネルソン・マンデラの葬儀でセルフィーを撮ったのは、その機会に不適切であると考えた。

〔全訳〕

2013年、『Oxford English Dictionary』はその年の言葉として「selfie(セルフィー)」を発表した。それは「主としてスマホやウエブカメラで撮られ、ソーシャルメディアサイトにアップロードされる、自分自身の写真」と定義される。明らかにこの言葉は、ひとつには携帯写真共有サイトのインスタグラムが原因で、2012年10月から2013年10月にかけて、その前の年よりも17,000パーセント多く使用されるようになった。2013年には、インスタグラム上だけで1億8千4百万の写真がselfieとタグづけされた。セルフィーはかつてエリートがやっていたことが、いかに地球全体の視覚文化になったかの顕著な事例だ。かつては、自画像は高度な特殊技能を持つ少数の人の領域のものだった。今や、カメラ付き携帯を持つ誰もがそれを作ることができる。

セルフィーは新しいからではなく、それが自画像の長い歴史を表現し、発展させ、拡大し、そして活発化しているから、特に重要なのだ。自画像は描かれた人の状況を他人に示す。この意味で、我々が自分自身の「イメージ」と呼ぶようになったもの―つまり我々が自分の見た目と思っていることと、他人が我々を見る見方の間の接点―が全世界の視覚文化における第一の基本的な目的なのだ。セルフィーは、我々が望む通りに表現されたりされなかったりする、我々の内的感情と緊張を保ちながら、我々自身の日々の行為というドラマを描写する。自画像拡散の各々の段階で、より多くの人々が自分自身を描写できるようになる。今日の、若い、都会に住む、ネットワークにつながった大多数の人は、自画像の歴史を書き直し、セルフィーを新時代における最初の視覚的署名にした。

現代の大部分の期間にわたり、自分自身のイメージを見る可能性は金持ちと権力者に限られていた。1839年の写真の発明は、肖像画や自画像を先進国のたいていの労働者の手の届くところに置く、安価な写真という形式の発達をもたらした。2013年、この二つの歴史が一つにまとまった。この年の12月10日、ネルソン・マンデラの葬儀において、デンマーク首相、ヘレ・トーニング＝シュミットはオバマ大統領とキャメロン首相を中に入れたセルフィーを撮った。この瞬間の適切性を疑問視するコメンテーターもいたが、これは活気なきポーズの公式写真からの離脱と、人気の形式への新たな投資を印象づけた。撮られたセルフィーの写真は世界中で拡散された。セルフィーそのものはメディアに公開されなかったが。

Ⅵ

〔解答〕

31 ③　32 ⑥　33 ⑤　34 ③　35 ②
36 ①　37 ③

〔出題者が求めたポイント〕

31 選択肢訳
① 社会的状況における気恥ずかしい過ち
② 似ていない、あるいは異なる状況や状態
③ ある人や物を好まない強い感情
④ 体系的な指導を受けたり与えたりする過程

32 前文の「少なくとも700,000人の高齢者介護労働者が不足している」を受けて、「不足」の意味のshortageが正解
33 the kind of progress we're likely to see「我々が見そうな類の進歩」
34 out of midair「空中から」
35 provide companionship「そばにいてくれる」
36 venture capital「ベンチャー・キャピタル」
37 組み合わせた英文
capable of specific tasks have appeared

〔全訳〕

全ての先進国の人口は、多くの発展途上国と同様、急速に老齢化している。アメリカは、2030年までに7千万以上の高齢者が人口の約19%を構成すると予測している。これは2000年のほんの12.4%から大きな上昇だ。日本では、長寿は低い出生率とあいまって、問題をさらにより極端なものにしいている。2025年までに、人口のぴったり3分の1が65歳を超える。日本人はまた、この問題を軽減する手助けとなるかも知れない移民の増加に反感を持つ。結果として、日本はすでに老人介護職員が必要数よりも、少なくとも700,000人少ない。そして、この不足は今後数十年間、はるかにより厳しいものになると予測されている。

こうした地球規模の人口統計的不均衡の急増は、ロボット工学の分野でひとつの大きな好機を生んでいる。高齢者の介護を手助けする手頃な値段の機械の開発である。2012年の映画『Robot & Frank』は、高齢者と介護ロボットとコメディ物語だが、我々がこれから目撃しそうな進歩について希望に満ちた見解を提示している。この映画は、視聴者に場面は「近未来」と告げるところから始まる。その後ロボットは途方もない器用さを示し、知的な会話を行い、全体として正に人間のように振る舞う。ある時、グラスがテーブルから払い落とされる。そしてロボットがそれを空中でひったくる。私は、これは「近未来」のシナリオではないと思う。

事実、今日存在する高齢者介護ロボットの主要な問題は、ロボットが実際には沢山のことができるわけではない、ということだ。初期の進歩の多くは、そばにいてくれるロボットの赤ちゃんアザラシ、パロのような治療用ペットに伴うものだった。他のロボットは、高齢者を持ち上げたり動かしたりでき、人間介護者の摩耗を減じて

くれる。しかし、こうした機械は高価で重く—彼らは彼らが持ち上げている人の10倍の重さがある—そして、それゆえ、おそらくは介護施設や病院に配備されるだろう。人の衛生介助やトイレが使えるほど十分器用で安価なロボットを作ることは、まだ途方もない課題であろう。特定の仕事ができる実験的な機械は現れている。例えば、ジョージア・テック社の研究者たちは、患者に優しいベッド風呂を提供できるソフトタッチのロボットを作った。しかし、ほとんど他人に依存する人を自発的に介助でき、値段は手頃で、複数のことがこなせる高齢者介護ロボットの実現は、おそらく依然としてはるか未来のものだ。

この手ごわい技術的なハードルに関わる今後の大きな問題のひとつは、論理的に巨大な市場機会にもかかわらず、高齢者介護ロボットに焦点を当てた新規事業の立ち上げは比較的少なく、この分野に流入するベンチャー・キャピタルはほとんどないことだ。最善の希望はほぼ確実に日本から来る。というのも、日本は国家的危機の瀬戸際にあり、アメリカとは違って、産業と政府の直接的協働にほとんど反感がないからだ。2013年に日本政府は、高齢者とその介護者を援助できる、安価な単一作業用ロボット装置の開発に関連する費用の3分の2を支払うプログラムを開始した。

Ⅷ

〔解答〕

38 ③	39 ①	40 ②	41 ④	42 ⑤
43 ④	44 ①	45 ③	46 ②	47 ⑧
48 ③				

〔出題者が求めたポイント〕

38「単にあるものを科学と呼ぶからと言って、[38]それが科学になるわけではない」の「それ」は「あるもの」。選択肢では something が正解

39 involve ～「～を伴う」

40 place ～「～を置く」

41 the rules of thumb they use で「彼らが用いる経験則」

42 It might seem obvious that ～で「～は明らかに思えるかも知れない」

43 It is hard to see why ～で「なぜ～か理解しがたい」

44 Alternately で「あるいは」

45 It does not follow that ～で「だからといって～ということになならない」

46 In this way で「このようにして」

47 正解の英文

so far as to investigate how economic

48 選択肢訳

a. Daniel Kahneman の研究は他の研究同様、科学の地位を正当に主張する権利がある。

b. 経済学者 Amartya Sen は、食糧の入手可能性が同じままなので、飢饉において人々が飢えると説明する。

c. 実際の砲弾で、飛ぶときに、重力と初期加速力だけに影響を受けるものはない。

〔全訳〕

1895年アルフレッド・ノーベルの遺言により、彼の名で、物理学、化学、生理学または医学、文学、そして平和の分野において授与される、5つの賞が設けられた。経済学のノーベル賞はどうなのか。この賞は新参者であり、1968年スウェーデン国立銀行により「アルフレッド・ノーベル」を記念して、「経済学」分野の研究に対して授与されることになった。しかし、「創造科学」や「クリスチャン・サイエンス」という言葉が我々に想起させるように、単にあるものを科学と呼ぶからと言って、[38]それが科学になるわけではない。経済学は真に科学か。それとも、スウェーデン国立銀行の寛大さは、科学のきらめきが、物理学、化学、そして生理学から、その価値のない分野へと剥がれ落ちるのを確認する努力だと理解するのが最善なのか。

科学的行為の多様性は、経済学への取り組みの多様性とあいまって、この質問を簡単には解答しづらい問題にしている。ある種の経済学は、実験心理学と緊密に連携する実験的な厳密さと好奇心を伴う。例えばある経済学は、現実の人が実際の決断をどのようにするかに興味がある。そして彼らは解明するべく実験室に人を置く。Daniel Kahneman のノーベルを記念する2002年の賞は、この種の実験的研究に対して与えられた。Kahneman の研究は(その大部分が Amos Tversky と共同で行われたが)人々の考え方、特に、不確かな出来事について判断をする際に彼らが用いる経験則を示すことを目的としていた。数名の研究者は、文化によって意思決定がどのように異なるかさえ調査した。この種の研究は、他のいかなる研究にも劣らず、科学としての地位を主張する。

経済学者 Amartya Sen は1998年、スウェーデン国立銀行賞を獲得した。そして、彼の研究もまた、物事の細部に対する注意が十分でないとは責めがたいものだ。Sen の最も有名な研究のひとつは、飢饉の原因に関係する。飢饉が入手可能な食糧の全般的な減少によって惹起されるのは明白に思えるかも知れない。Sen は、実証的データに労を惜しまず注意を払うことで、このことが最善の説明でないと主張する。すなわち、多くの場合、飢饉は食物の入手可能性が減少しなくても発生しうるのだ。そうではなくて、問うべき問題は、飢饉において人々が入手可能なはずの食糧を手に入れられないのはなぜなのか、ということだ。Sen は回答で、人が資源を蓄積する手段を指摘しつつ、飢餓の発生を減少させる様々な実践的手段を提案する。Kahneman の研究と並んでこの研究も、真正の科学となぜ見なせないのか理解に苦しむ。

こうした実証が豊富な経済調査とは対照的に、新古典派経済学の研究の多くは、完全に理性的な個人の住む市場があるとするなら、その市場がどのように動くかに関する膨大な理論的分析に関わっている。言い換えるならば、この研究は空想の産物と言ってもよい。我々はこの

ような経済学の分野を、サイエンス・フィクションと分類したくなるかも知れない。あるいは、理路整然と考えさえすれば、この種の経済学は、世界がどのようなものかを我々に伝えるのではなく、代わりに世界がどのようであるべきかを我々に伝えるものだと考えられよう。どちらの反応も新古典派経済学と典型的な科学的行為の間の大きな隔たりを暗示する。どちらの反応も早計である。

単純化と理想化を用いるのは経済学だけではない。単純な物理学は、砲弾が重力と火薬の発火によって与えられる力のみの影響下にあるなら、それがどのように飛ぶかを我々に示すことができる。もちろん、現実の砲弾にこんなことはありえない。現実の砲弾は、風の抵抗力といった他の力の影響も受ける。だからと言って、我々の砲弾の軌道についての単純な分析に価値がない、ということにはならない。第一にそれは、砲弾の基本的傾向に関する我々の理解を手助けする。第二に、もしも我々が実際の砲弾がどこまで飛ぶかを計測でき、これを重力と初期加速力のみに影響を受ける砲弾がどこまで飛ぶかに関する我々の分析と比較すれば、我々は、我々の単純な計算によって予測された距離を、実際の砲弾が飛ぶのを妨げたに違いない他の力の性質について手がかりを得る。このように、非現実的な理想化は、我々がより複雑な現実世界の出来事を理解する手助けをする。

数 学

解答

29年度

I

〔解答〕

1) $4^{\log_6 5}<6^{\log_5 4}<5^{\log_4 6}$

2) $a=-1,\ b=2,\ c=-1$

3) $p=2,\ q>1$

〔出題者が求めたポイント〕

1) 対数関数

2) 逆関数

3) 2 次不等式

〔解答のプロセス〕

1) $a=4^{\log_6 5},\ b=5^{\log_4 6},\ C=6^{\log_5 4}$ とおく。

$\log_6 a=\log_6 4^{\log_6 5}=\log_6 5\cdot\log_6 4=\log_6 5^{\log_6 4}$

より，$a=5^{\log_6 4}$

同様にして $b=6^{\log_4 5},\ c=4^{\log_5 6}$

$\log_6 4<1<\log_4 6$ より $5^{\log_6 4}<5^{\log_4 6}$

$\log_5 4<1<\log_4 5$ より $6^{\log_5 4}<6^{\log_4 5}$

$\log_6 5<1<\log_5 6$ より $4^{\log_6 5}<4^{\log_5 6}$

$\therefore\ a<b,\ c<b,\ a<c$

$\Rightarrow\ a<c<b$

つまり

$\underline{4^{\log_6 5}<6^{\log_5 4}<5^{\log_4 6}}$

2) $y=\dfrac{2x+c}{x+1}$ を x について解く。

$(x+1)y=2x+c\quad x(y-2)=-y+c$

$x=\dfrac{-y+c}{y-2}\quad(x\neq-1)$

$x,\ y$ を入れ替えて $y=\dfrac{-x+c}{x-2}\quad(y\neq-1)$

これが，$y=\dfrac{ax-1}{x-b}$ と一致するとき

$\dfrac{-x+c}{x-2}=\dfrac{ax-1}{x-b}$

$(-x+c)(x-b)=(ax-1)(x-2)$

$-x^2+(b+c)x-bc=ax^2-(2a+1)x+2$

これが x に関する恒等式より

$-1=a,\ b+c=-2a-1,\ -bc=2$

$\therefore\ (a,\ b,\ c)=(-1,\ 2,\ -1)(-1,\ -1,\ 2)$

$b=-1,\ c=2$ のとき

$y=\dfrac{-x+2}{x-2}=-1\quad y=\dfrac{-x-1}{x+1}=-1$

となり不適。

つまり，$\underline{a=-1,\ b=2,\ c=-1}$

3) $x^2+2xy+y^2+2x+py+q>0$

y を固定したとき，

$x^2+(2y+2)x+y^2+py+q>0$

が任意の x で成立するので，

$(y+1)^2-(y^2+py+q)<0$

$\therefore\ (2-p)y+1-q<0$

さらにこの不等式が任意の y で成立するとき

$2-p=0$ かつ $1-q<0$

よって $\underline{p=2,\ q>1}$

II

〔解答〕

$n=8$

〔出題者が求めたポイント〕

n 進法の計算

〔解答のプロセス〕

n 進法で $a_1a_2.a_3a_4$ で表される小数を 10 進法に直すと

$$a_1\times n+a_2\times 1+a_3\times\frac{1}{n}+a_4\times\frac{1}{n^2}$$

より，$3.55_{(n)}$，$22.41_{(n)}$ を 10 進法に直すと

$$3.55_{(n)}=3+5\times\frac{1}{n}+5\times\frac{1}{n^2}=\frac{3n^2+5n+5}{n^2}$$

$$22.41_{(n)}=2\times n+2+4\times\frac{1}{n}+1\times\frac{1}{n^2}=\frac{2n^3+2n^2+4n+1}{n^2}$$

各位の数字が 5 以下より $n\geqq 6$

$$\frac{3n^2+5n+5}{n^2}\times 5=\frac{2n^3+2n^2+4n+1}{n^2}$$

整理すると，$2n^3-13n^2-21n-24=0$

$(n-8)(2n^2+3n+3)=0$

n は自然数より $\underline{n=8}$ ($n\geqq 6$ をみたす)

III

〔解答〕

1) $p_1=\dfrac{1}{3}\quad q_1=\dfrac{2}{3}$

2) 解答のプロセスを参照

3) $p_{13}=\dfrac{7}{15}\quad q_{13}=\dfrac{8}{15}$

〔出題者が求めたポイント〕

1) 確率の計算，2) 確率漸化式

3) 数列

〔解答のプロセス〕

1) A，B のうち，一方が必ず勝つので

$p_n+q_n=1$

ハートの 1 ～ 13，スペードの 1 ～ 13 をそれぞれ H_1 ～ H_{13}，S_1 ～ S_{13}，ジョーカーを J とする。

1 回目 B が H_1 を引くとき，勝つ

1 回目 B が J を引くとき，2 回目の A が J を引くと 3 回目に B が H_1 を引く。

これが無限回続くことも考えられるので，

$$q_1=\frac{1}{2}+\left(\frac{1}{2}\right)^2\cdot\frac{1}{2}+\left(\frac{1}{2}\right)^4\cdot\frac{1}{2}+\cdots$$

$$=\frac{\frac{1}{2}}{1-\left(\frac{1}{2}\right)^2}=\underline{\frac{2}{3}}\quad(-1<\text{公比}<1)$$

$$p_1=1-q_1=\underline{\frac{1}{3}}$$

2) 1回目にBが$H_1\sim H_n$のいずれかを取る。このとき，1組が場に捨てられて，次にAが1枚を引くと，さらに1組が捨てられる。つまり，Bが$(n-2)$枚から勝つことを考えて，

$$\frac{n}{n+1}\cdot 1\cdot q_{n-2}$$

1回目にBがJを引くとき，

Aがn枚，Bが$(n+1)$枚

となるので，初めのA，Bの状況が入れ替わる。つまり，Bが勝つ確率は

$$\frac{1}{n+1}p_n$$

つまり，Bが勝つ確率は

$$q_n=\frac{1}{n+1}p_n+\frac{n}{n+1}q_{n-2}\qquad(\text{答})$$

3) $p_n=1-q_n$ より

$$q_n=\frac{1}{n+1}(1-q_n)+\frac{n}{n+1}q_{n-2}$$

$$\therefore\ \frac{n+2}{n+1}q_n=\frac{n}{n+1}q_{n-2}+\frac{1}{n+1}$$

$$(n+2)q_n=nq_{n-2}+1\ (n\geqq 3)\quad\cdots\cdots①$$

$a_n=(n+2)q_n$ とおく。 $(n\geqq 3)$

$$a_n=a_{n-2}+1\quad\cdots\cdots②$$

$n=2m+1$ とおくと，$m\geqq 1$ で

$$a_{2m+1}=a_{2m-1}+1$$

つまり $a_{2m-1}=a_1+(m-1)\quad\cdots\cdots③$

①より $5q_3=3q_1+1=3\quad q_3=\frac{3}{5}$

$$\therefore\ a_3=5q_3=3$$

ここで，②は $a_1=3q_1=2$ とすると，

$a_3=a_1+1=3$ より成立。

よって③で $m=7$ を代入

$$a_{13}=2+(7-1)=8=15q_{13}$$

$$\therefore\ \underline{q_{13}=\frac{8}{15}}\quad p_{13}=1-q_{13}=\underline{\frac{7}{15}}$$

Ⅳ

〔解答〕

$S=2\log(1+\sqrt{2})$

〔出題者が求めたポイント〕

空間ベクトル，無限級数，積分法(区分求積)

〔解答のプロセス〕

$$\overrightarrow{AP_k}=\begin{pmatrix}0\\ \frac{k}{\sqrt{2}n}\\ -1\end{pmatrix},\ \overrightarrow{AQ_k}=\begin{pmatrix}-1\\ \frac{k}{\sqrt{2}n}\\ 0\end{pmatrix}\quad\text{より}$$

$\triangle AP_kQ_k$ の面積 S_k は

$$S_k=\frac{1}{2}\sqrt{|\overrightarrow{AP_k}|^2|\overrightarrow{AQ_k}|^2-(\overrightarrow{AP_k}\cdot\overrightarrow{AQ_k})^2}$$

$$=\frac{1}{2}\sqrt{\left(1+\frac{k^2}{2n^2}\right)\left(1+\frac{k^2}{2n^2}\right)-\left(\frac{k^2}{2n^2}\right)^2}$$

$$=\frac{1}{2}\sqrt{1+\frac{k^2}{n^2}}$$

つまり

$$S=\lim_{n\to\infty}\frac{1}{n}\left(\frac{1}{S_1}+\frac{1}{S_2}+\cdots+\frac{1}{S_n}\right)$$

$$=\lim_{n\to\infty}\frac{1}{n}\sum_{k=1}^{n}\frac{2}{\sqrt{1+\frac{k^2}{n^2}}}$$

$$=2\int_0^1\frac{1}{\sqrt{1+x^2}}dx$$

ここで

$$\{\log(x+\sqrt{1+x^2})\}'=\frac{(x+\sqrt{1+x^2})'}{x+\sqrt{1+x^2}}$$

$$=\frac{1}{\sqrt{1+x^2}}$$

なので

$$S=2\Big[\log(x+\sqrt{1+x^2})\Big]_0^1=\underline{2\log(1+\sqrt{2})}$$

物理

解答

29年度

問題Ⅰ

〔解答〕

問1 $\frac{1}{4}mgL$ 問2 $\frac{3mg}{L}$

問3 (1) $\frac{1}{2}mg$ (2) $\frac{1}{2}\sqrt{\frac{5gL}{3}}$ (3) 0

問4 (A) v：(ア) a：(オ)
(B) v：(ア) a：(イ)
(C) v：(イ) a：(ア)

問5 $-\frac{\sqrt{5}}{6}L$

〔出題者が求めたポイント〕

ゴムひもの弾性力による運動

〔解答のプロセス〕

問1 小物体の原点からの高さは $\frac{L}{2}\sin 30^\circ = \frac{L}{4}$ だから，重力による位置エネルギー U は

$$U = \frac{1}{4}mgL \quad \cdots(答)$$

問2 比例係数を k とおくと，原点における小物体の斜面に沿った方向の力のつりあいより

$$k\cdot\frac{L}{6} - mg\sin 30^\circ = 0$$

$$\therefore \quad k = \frac{3mg}{L} \quad \cdots(答)$$

問3 (1) 原点におけるゴムひもの張力の大きさ T は

$$T = k\cdot\frac{L}{6} = \frac{1}{2}mg \quad \cdots(答)$$

(2) 原点での速さを v_0 とすると，力学的エネルギー保存則より

$$\frac{1}{4}mgL = \frac{1}{2}mv_0{}^2 + \frac{1}{2}k\left(\frac{L}{6}\right)^2$$

$$\therefore \quad \frac{1}{2}mv_0{}^2 = \frac{1}{4}mgL - \frac{1}{24}mgL = \frac{5}{24}mgL$$

$$\therefore \quad v_0 = \frac{1}{2}\sqrt{\frac{5gL}{3}} \quad \cdots(答)$$

(3) 原点では力がつりあっているから，加速度は0。 …(答)

問4 (A) $x = \frac{L}{2}$ から $x = \frac{L}{6}$ まではゴムひもから力はかからないから，加速度を a とすると運動方程式より

$$ma = -mg\sin 30^\circ \qquad \therefore \quad a = -\frac{1}{2}g \ (一定)$$

よって，斜面に沿った下向きの速さ v は初速0から常に増加するから(ア)。また，加速度の大きさは一定であるから(オ)。

(B) $x < \frac{L}{6}$ のときゴムひもの伸びは $\frac{L}{6} - x$ であるから，運動方程式は

$$ma = k\left(\frac{L}{6} - x\right) - mg\sin 30^\circ$$

$$\therefore \quad a = -\frac{k}{m}x = -\frac{3g}{L}x \quad \cdots\cdots①$$

したがって，$x = \frac{L}{6}$ から原点までは $a < 0$ で加速度は下向きである。よって，下向きの速さ v は増加するから(ア)。また，加速度の大きさ $|a|$ は減少するから(イ)。

(C) $x < 0$ では①式より $a > 0$ となり，加速度は上向きとなる。したがって，下向きの速さ v は減少するから(イ)。また，加速度の大きさ $|a|$ は増加するから(ア)。

問5 最下点に達したときの x 座標を x_1 とすると，力学的エネルギー保存則より

$$\frac{1}{4}mgL = \frac{1}{2}k\left(\frac{L}{6} - x_1\right)^2 + mgx_1\sin 30^\circ$$

$$\therefore \quad \frac{1}{4}mgL = \frac{3mg}{2L}\left(\frac{L}{6} - x_1\right)^2 + \frac{1}{2}mgx_1$$

$$\therefore \quad \frac{1}{4}L = \frac{L}{24} + \frac{3}{2L}x_1{}^2 \qquad \therefore \quad x_1{}^2 = \frac{5}{36}L^2$$

$x_1 < 0$ より

$$x_1 = -\frac{\sqrt{5}}{6}L \quad \cdots(答)$$

(別解) ゴムひもが伸びているときの単振動の振幅を A，角振動数を ω とすると

$$v_0 = A\omega$$

ここで，①式より $\omega = \sqrt{\frac{3g}{L}}$ であるから

$$A = \frac{v_0}{\omega} = \frac{\sqrt{5}}{6}L$$

よって，最下点の座標は

$$x_1 = -A = -\frac{\sqrt{5}}{6}L \quad \cdots(答)$$

問題Ⅱ

〔解答〕

ア $2L$ イ $\frac{5}{T}$ ウ $\frac{100\rho L^2}{gT^2}$ エ $\frac{10L}{T}$

オ $\frac{15}{T}$ カ 9 キ $\frac{301}{20T}$ ク $\frac{L}{301}$

〔出題者が求めたポイント〕

弦の振動，うなり

〔解答のプロセス〕

ア 基本振動のとき，弦の長さが半波長に相当するから，定常波の波長を λ とすると

$$\frac{\lambda}{2} = L \qquad \therefore \quad \lambda = 2L \quad \cdots(答)$$

イ　図2より，波はTの時間に5回振動するから振動数f_1は

$$f_1=\frac{5}{T}\quad\cdots(\text{答})$$

ウ　弦を伝わる波の速さvは

$$v=f_1\lambda=\frac{10L}{T}$$

一方，おもりの質量をmとすると，弦の張力はmgに等しいから

$$v=\sqrt{\frac{mg}{\rho}}$$

したがって

$$\sqrt{\frac{mg}{\rho}}=\frac{10L}{T}$$

$$\therefore\quad m=\frac{100\rho L^2}{gT^2}\quad\cdots(\text{答})$$

エ　弦を伝わる波の速さは基本振動のときと同じであるから

$$v=\frac{10L}{T}\quad\cdots(\text{答})$$

オ　波長をλ'とすると

$$3\cdot\frac{\lambda'}{2}=L\qquad\therefore\quad\lambda'=\frac{2L}{3}$$

おんさSの振動数f_2は弦の振動数に等しいから

$$f_2=\frac{v}{\lambda'}=\frac{15}{T}\quad\cdots(\text{答})$$

カ　おもりをQに取り替えたとき，弦の振動数はf_2で変わらず波長が$\lambda=2L$となる。よって，弦を伝わる波の速さv'は

$$v'=f_2\lambda=\frac{30L}{T}=3v$$

また，おもりQの質量をm'とすると$v'=\sqrt{\dfrac{m'g}{\rho}}$より

$$\frac{v'}{v}=\sqrt{\frac{m'}{m}}\qquad\therefore\quad\frac{m'}{m}=9\,[\text{倍}]\quad\cdots(\text{答})$$

キ　こまの間隔を短くすると振動数は大きくなる。よって定常波の振動数f_3は

$$f_3=f_2+\frac{1}{300}f_2=\frac{301}{300}\times\frac{15}{T}=\frac{301}{20T}\quad\cdots(\text{答})$$

ク　こまYを動かした距離をdとすると弦の基本振動の波長λ''は

$$\lambda''=2(L-d)$$

ここで，$v'=f_3\lambda''$より

$$\frac{30L}{T}=\frac{301}{20T}\times2(L-d)$$

$$\therefore\quad d=\frac{L}{301}\quad\cdots(\text{答})$$

問題Ⅲ

〔解答〕

問1　$k_0\dfrac{Q}{r^2}$　　問2　$k_0\dfrac{Q}{r}$　　問3　$qV(r)$

問4　$m\dfrac{v^2}{r}=k_0\dfrac{Qq}{r^2}$　　問5　$\dfrac{1}{2}qV(r)$

問6　$-\dfrac{k_0Qq}{2r}$　　問7　$\sqrt{\dfrac{mk_0Qq}{r}}$　　問8　$\dfrac{h}{p}$

問9　$h\sqrt{\dfrac{r}{mk_0Qq}}$　　問10　$2\pi r=n\lambda$

問11　n^2r_1　　問12　$\dfrac{E_1}{n^2}$　　問13　$-\dfrac{hc}{E_1}$

問14　$\dfrac{h^3c}{2\pi^2mk_0{}^2Q^2q^2}$　　問15　$6.6\times10^2\,\text{nm}$

〔出題者が求めたポイント〕

静電気力による円運動，物質波，量子条件

〔解答のプロセス〕

問1　電場の強さEは　$E=k_0\dfrac{Q}{r^2}$　…(答)

問2　電位$V(r)$は　$V(r)=k_0\dfrac{Q}{r}$　…(答)

問3　電荷$-q$の負電荷を静電気力に逆らって，無限遠から距離rの位置まで運ぶのに要する仕事は$-qV(r)$とかける。このとき静電気力がする仕事Wは

$$W=qV(r)\quad\cdots(\text{答})$$

問4　静電気力を向心力とする円運動の方程式は

$$m\frac{v^2}{r}=k_0\frac{Qq}{r^2}\quad\cdots(\text{答})$$

問5　上式より

$$mv^2=k_0\frac{Qq}{r}=qV(r)$$

よって，点電荷2の運動エネルギーKは

$$K=\frac{1}{2}mv^2=\frac{1}{2}qV(r)\quad\cdots(\text{答})$$

問6　点電荷1から距離rだけ離れた位置での点電荷2の位置エネルギーUは

$$U=-qV(r)=-\frac{k_0Qq}{r}$$

よって，力学的エネルギーEは

$$E=K+U=-\frac{1}{2}qV(r)=-\frac{k_0Qq}{2r}\quad\cdots(\text{答})$$

問7　問4の式より

$$(mv)^2=\frac{mk_0Qq}{r}$$

よって，点電荷2の運動量の大きさpは

$$p=mv=\sqrt{\frac{mk_0Qq}{r}}\quad\cdots(\text{答})$$

問8　$\lambda=\dfrac{h}{p}$　…(答)

問9　$\lambda=h\sqrt{\dfrac{r}{mk_0Qq}}$　…(答)

問10　円周$2\pi r$が波長の整数倍となることが条件であるから

$$2\pi r=n\lambda\ (n=1,\ 2,\ 3,\ \cdots)\quad\cdots(\text{答})$$

問11　問9，問10より

$$2\pi r_n = nh\sqrt{\frac{r_n}{mk_0Qq}} \qquad \therefore \quad r_n = \frac{n^2h^2}{4\pi^2 mk_0Qq}$$

ここで $r_1 = \dfrac{h^2}{4\pi^2 mk_0Qq}$ より

$r_n = n^2 r_1$ …(答)

問 12 $E_n = -\dfrac{k_0Qq}{2r_n} = -\dfrac{k_0Qq}{2n^2r_1}$

ここで $E_1 = -\dfrac{k_0Qq}{2r_1}$ より

$E_n = \dfrac{E_1}{n^2}$ …(答)

問 13 $E_n - E_1 = \dfrac{hc}{\lambda_1}$ より

$\lambda_1 = -\dfrac{hc}{E_1}$ …(答)

問 14 $E_1 = -\dfrac{k_0Qq}{2r_1} = -\dfrac{2\pi^2 mk_0{}^2Q^2q^2}{h^2}$ より

$\lambda_1 = \dfrac{h^3c}{2\pi^2 mk_0{}^2Q^2q^2}$ …(答)

問 15 点電荷 2 が $n=3$ の軌道から $n=2$ の軌道に移るとき放出されるエネルギーは

$$E_3 - E_2 = \left(\frac{1}{3^2} - \frac{1}{2^2}\right)E_1 = -\frac{5}{36}E_1 = \frac{5}{36}\cdot\frac{hc}{\lambda_1}$$

よって，放出される光子の波長 $\lambda_{3\to2}$ は

$$\lambda_{3\to2} = \frac{hc}{E_3 - E_2} = \frac{36}{5}\lambda_1$$

$$= \frac{36}{5}\times 91$$

$$\fallingdotseq 6.6\times10^2\,[\mathrm{nm}]$$ …(答)

化 学

解答

29年度

Ⅰ

〔解答〕

問 1. ① 75　② 54　③ 50　④ 25

問 2. (あ) H_2CO_3　(い) HCO_3^-　(う) CO_3^{2-}

問 3. $\dfrac{50-V}{75-V}$　問 4. ヘンリー　問 5. $\dfrac{[Y][H^+]}{KK_1}$

問 6. $\sqrt{KK_1[CO_2]}$　問 7. 4.1

〔出題者が求めたポイント〕

CO_2 の生成，水への溶解，水溶液の pH

〔解答のプロセス〕

(1) $C_2H_5OH + 3\,O_2 \longrightarrow 2\,CO_2 + 3\,H_2O$

エタノール (分子量 46) 46 g は 1 mol。よって

必要な O_2 は 3 mol　25 L/mol × 3 mol = 75 L　……①

生じる H_2O は 3 mol　18 g/mol × 3 mol = 54 g　……②

生じる CO_2 は 2 mol　25 L/mol × 2 mol = 50 L　……③

(2)溶解していない CO_2 の物質量は，$\dfrac{50-V}{25}$ mol。

残った酸素の物質量は，1.0 mol。

よって，CO_2 の分圧は，

$$1 \times \frac{50-V}{25} \div \left(1 + \frac{50-V}{25}\right) = \frac{50-V}{75-V}\text{〔atm〕}$$

(3)ヘンリーの法則と水の体積から，

$$\frac{0.80}{25} \times 62.5 \times \frac{75-V}{50-V} = \frac{V}{25}$$

$V^2 - 125V + 2500 = 0$　$(V-25)(V-100) = 0$

$V < 50$ より，$V = 25$(L)

(4) $CO_2 + H_2O \rightleftarrows H_2CO_3$ (あ)

$$K = \frac{[H_2CO_3]}{[CO_2]} = \frac{[X]}{[CO_2]} = 2.5 \times 10^{-3}$$

$H_2CO_3 \rightleftarrows H^+ + HCO_3^-$ (い)

$$K_1 = \frac{[H^+][HCO_3^-]}{[H_2CO_3]} = \frac{[Y][H^+]}{[X]} = 2.0 \times 10^{-4}\,\text{mol/L}$$

$HCO_3^- \rightleftarrows H^+ + CO_3^{2-}$ (う)

$$K_2 = \frac{[H^+][CO_3^{2-}]}{[HCO_3^-]} = \frac{[Z][H^+]}{[Y]} = 5.0 \times 10^{-11}\,\text{mol/L}$$

$K \times K_1 = \dfrac{[Y][H^+]}{[CO_2]}$　$[CO_2] = \dfrac{[Y][H^+]}{KK_1}$　……Ⓒ

$[Y] = [H^+]$　より　$[CO_2] = \dfrac{[H^+]^2}{KK_1}$

$[H^+] = \sqrt{KK_1[CO_2]}$　……Ⓓ

(5)　Ⓓに数値を代入

$$[H^+] = \sqrt{2.5 \times 10^{-3} \times 2.0 \times 10^{-4} \times \frac{25}{25} \times \frac{1}{62.5}} = \sqrt{8.0 \times 10^{-9}}\,\text{mol/L}$$

$$\text{pH} = -\log_{10}(\sqrt{8.0 \times 10^{-9}}) = 4.5 - 3\log_{10}2 = 4.05 \fallingdotseq 4.1$$　……Ⓔ

Ⅱ

〔解答〕

問 1. ① 5　② 17　③ −9　④ 598　⑤ 174

問 2. (あ)ハロゲン　(い)無　(う)刺激　(え)共有　(お)水素

(か)吸熱　(き)活性化　問 3. Ⓐ(ア)　Ⓑ(イ)

問 4. $v_1 = k_1[HI]^2$　$v_2 = k_2[H_2][I_2]$

$v = k_1[HI]^2 - k_2[H_2][I_2]$

問 5. $2\,HI \rightleftarrows H_2 + I_2$

$2\,HD \rightleftarrows H_2 + D_2$

問 6. $H_2 + D_2 \rightleftarrows 2\,HD$

$HI + DI \rightleftarrows HD + I_2$

問 7. $HD + I_2 \rightleftarrows HI + DI$

$D_2 + I_2 \rightleftarrows 2\,DI$

〔出題者が求めたポイント〕

ハロゲン単体とハロゲン化水素の性質と反応

〔解答のプロセス〕

(ア)ハロゲン化水素 HF，HCl，HBr，HI はいずれも水素原子とハロゲン原子が共有結合で結合した分子で，無色，刺激臭の気体である。このうち HF は他のハロゲン化水素とは異なる性質を示すことが多い。これはフッ素の電気陰性度が特に大きいため H-F の極性が大きく分子間で水素結合をするからである。その結果沸点が異常に高い。また水溶液中での電離度が小さく，他のハロゲン化水素が強酸性を示すのに対しフッ化水素は弱酸性である。　……(あ)〜(お)，Ⓐ，Ⓑ

(イ) $2\,HI = H_2 + I_2 +$ (③) kJ　について　反応熱 = 生成物の結合エネルギーの総和 − 反応物の結合エネルギーの総和　より

436 kJ/mol × 1 mol + 153 kJ/mol × 1 mol − 299 kJ/mol × 2 mol = −9 kJ　……③

実際の反応は HI 2 mol が H 2 mol と I 2 mol に分かれるのに必要なエネルギー

299 kJ/mol × 2 mol = 598 kJ　……④

が与えられて進むのではなく，HI 分子同士が衝突して生じる活性化状態(き)になるのに必要な 183 kJ が与えられて進むのである。逆反応の活性化エネルギーは，正反応の活性化エネルギーと反応熱の和である。

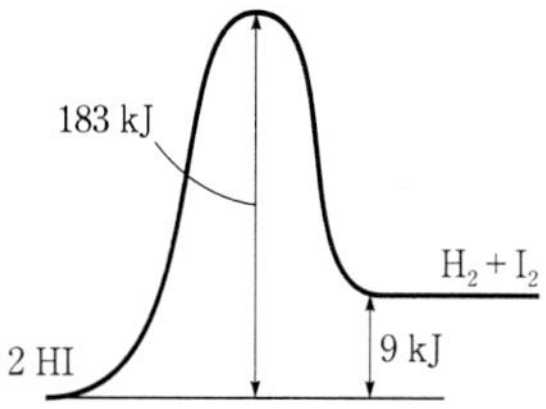

(ウ)反応速度 = 速度定数 × 物質の濃度の係数乗　であり，正反応のみかけの速度 = $v_1 - v_2$　である。　……問 4

(エ)(iii)で H_2 を除き D_2 を加えた時点では HI，I_2，D_2 が存在する。よって HI の分解とその逆反応が起こる。

$2\,HI \longrightarrow H_2 + I_2$　　$H_2 + I_2 \longrightarrow 2\,HI$

生じた H_2 と D_2 で原子交換反応が起こる。

$H_2 + D_2 \longrightarrow 2\,HD$　　$2\,HD \longrightarrow H_2 + D_2$

HD と I_2 からヨウ化水素が生じ，逆反応も起こる。

$HD + I_2 \longrightarrow HI + DI$

$2\,HI \longrightarrow H_2 + I_2$　　$2\,DI \longrightarrow D_2 + I_2$

$HI + DI \longrightarrow HD + I_2$

D_2 と I_2 から DI が生じ，逆反応も起こる。

$D_2 + I_2 \longrightarrow 2\,DI$　　$2\,DI \longrightarrow D_2 + I_2$

Ⅲ

〔解答〕

問 1. $C_9H_{16}O_4$　問 2. アミノ酸　問 3. アセトン

問 4. 乾留　問 5. 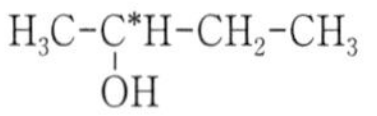　問 6. G，I

問 7. A：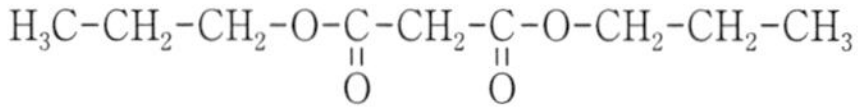

B：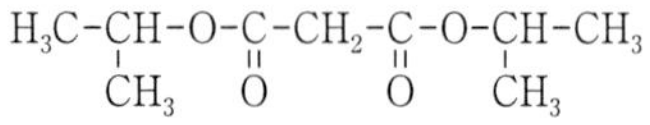

C：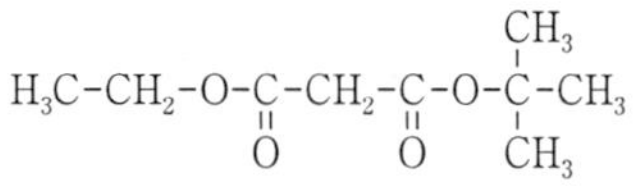

問 8. 85 %

〔出題者が求めたポイント〕

有機物の構造推定

〔解答のプロセス〕

〔1〕,〔2〕より　C：$59.4\,mg \times \frac{12}{44} = 16.2\,mg$

H：$21.6\,mg \times \frac{2.0}{18} = 2.40\,mg$

O：$28.2\,mg - 16.2\,mg - 2.40\,mg = 9.6\,mg$

$\frac{16.2}{12} : \frac{2.40}{1.0} : \frac{9.6}{16} = 1.35 : 2.4 : 0.60 = 9 : 16 : 4$

組成式 $= C_9H_{16}O_4$（式量 188）　分子量は 200 以下であるから，分子式も $C_9H_{16}O_4$ である。

〔4〕 $NaHCO_3$ と反応する官能基はカルボキシ基で，D はジカルボン酸。$-NH_2$ と $-COOH$ をもつのはアミノ酸。

〔5〕,〔6〕 $(CH_3COO)_2Ca \longrightarrow CH_3COCH_3$(I) $+ CaCO_3$

酸化によりアセトン(I)を生じる F は 2-プロパノール $CH_3CH(OH)CH_3$，その構造異性体のアルコール E は 1-プロパノール $CH_3CH_2CH_2OH$。F には $CH_3CH(OH)-$ 構造があり，ヨードホルム反応が陽性。

$C_9H_{16}O_4 + 2\,H_2O \longrightarrow D + 2\,C_3H_8O$ (E, F)　より

$D = C_3H_4O_4 = CH_2(COOH)_2$ マロン酸　よって A はマロン酸と 1-プロパノールのジエステル，B はマロン酸と 2-プロパノールのジエステルである。

〔7〕,〔8〕エチレンの水付加生成物 G はエタノール。

$CH_2{=}CH_2 + H_2O \longrightarrow CH_3CH_2OH$

$C_9H_{16}O_4 + 2\,H_2O$

$\longrightarrow CH_2(COOH)_2 + C_2H_5OH + H$　より

$H = C_4H_{10}O = C_4H_9OH$　C_4H_9OH の構造異性体は

(ア) 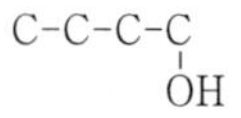　(イ) 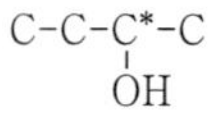　(ウ) 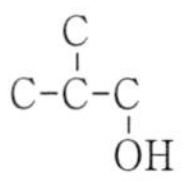

(エ) 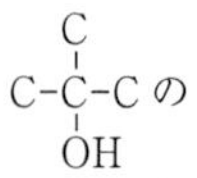 の 4 種類。不斉炭素原子があるのは(イ)，枝分れがあるとファンデルワールス力が小さいので，沸点の最も低いのは(エ)。沸点は(ア) 117℃，(イ) 98.5℃，(ウ) 108 ℃，(エ) 82.5 ℃。よって C はマロン酸とエタノール，2-メチル-2-プロパノールのジエステルである。

問 6. $CH_3CH(OH)-$ 構造のある G と CH_3CO- 構造のある I がヨードホルム反応陽性である。

問 8. $C_9H_{16}O_4$ 1 mol (188 g) から $C_4H_{10}O$ 1 mol (74 g) が生じるから，収率を x〔%〕とすると

$$74\,g/mol \times \frac{56.4}{188}\,mol \times \frac{x}{100} = 18.9\,g \qquad x \fallingdotseq 85\,\%$$

Ⅳ

〔解答〕

[1]問 1. G　問 2. F　問 3. D　問 4. A　問 5. C

[2]問 6. 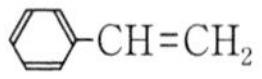　問 7. 7.5×10^2

問 8. $2.5 \times 10^2\,Pa$　問 9. 0.30 mol

〔出題者が求めたポイント〕

高分子化合物

〔解答のプロセス〕

問 1. ①×　タンパク質は $-NH_2$ をもち，ニンヒドリン反応は陽性　②×　ビウレット反応で，赤紫色溶液となる。　③○

問 2. ①×　二糖はセロビオースで，加水分解酵素はセロビアーゼ　②○　③×　アミロペクチン ⟶ グリコーゲン

問 3. ①×　ナイロン 66 ⟶ ナイロン 6

②○　③○

問 4. ①○　②○　③○

問 5. ①○　②×　ポリ乳酸 $\{O-CH(CH_3)-CO\}_n$ やポリグリコール酸 $\{O-CH_2-CO\}_n$ はポリエステルで，$-COONa$ はない。　③○

問 7. 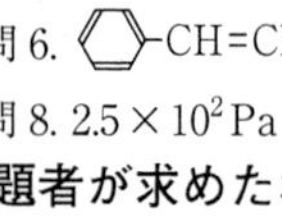 $= 104\,n = 7.8 \times 10^4$

$n = 750$

問 8. ポリスチレンは　$\frac{3.9\,g}{7.8 \times 10^4\,g/mol} = 5.0 \times 10^{-5}\,mol$

よって溶液の濃度は $1.0 \times 10^{-4}\,mol/L$

$\Pi = 1.0 \times 10^{-4}\,mol/L \times 8.3 \times 10^3\,L{\cdot}Pa/(K{\cdot}mol) \times (273 + 27)\,K$

$= 249 \fallingdotseq 2.5 \times 10^2\,Pa$

問 9. $1\,m^3 = 1000\,L = 1 \times 10^6\,cm^3$ なので，発泡ポリスチレン $1.0\,m^3$ 中のポリスチレンの体積はその 2.2 % で $2.2 \times 10^4\,cm^3$。密度は $1.05\,g/cm^3$ であるから

$$\frac{1.05\,g/cm^3 \times 2.2 \times 10^4\,cm^3}{7.8 \times 10^4\,g/mol} = 0.296 \fallingdotseq 0.30\,mol$$

生 物

解答

29年度

I

〔解答〕

問 1　あ．ゲノム　い．tRNA　う．セントラルドグマ　え．ヒストン　お．基本転写因子　か．核膜孔

問 2　スニップ(一塩基多型)

問 3　折りたたみ(高次構造)がゆるみ，伸びてループ状になっている。

問 4　(名称)選択的スプライシング　(利点)遺伝子の数を増やすことなく，遺伝情報量を増やすことができる。

問 5　ア．小胞　イ．エキソサイトーシス

問 6　(i)シグナルペプチド(シグナル配列)

(ii) 5′ATGAACT3′ と 5′AGGGAAG3′

(iii)コドンが UUG から停止コドンの UAG に変わるため，GFP が作られない。

〔出題者が求めたポイント〕

遺伝情報の発現とタンパク質の輸送に関する知識及び考察問題である。

問 2　遺伝子の塩基配列を比較すると，ヒトによって塩基 1 個の違いが見られる。この違いを一塩基多型(スニップ：SNP)という。ヒトゲノムでは，約 0．1% が個人によって違っていると言われる。

問 3　クロマチン繊維の状態は，DNA が凝縮しているため，転写領域に転写開始複合体が結合できない。DNA の転写が行われている部分では，クロマチン繊維の高次構造が緩み，折りたたみがほどけて，ループ状になっているのが確認できる。

問 4　真核生物の遺伝子は，イントロンとエキソンからなる。イントロン部が切り出され，アミノ酸に翻訳される部位であるエキソンが選択的につなぎ合わさることで，1 種類の mRNA 前駆体から数種類の mRNA が作られる。

問 5　小胞体からゴルジ体，ゴルジ体から一部の細胞小器官，細胞膜，細胞外へのタンパク質の輸送は，膜で包まれた小胞を作り行われる。

問 6　(ii) PCR 法において用いる 1 組のプライマーは，増幅したい領域の両方の 3′ 末端側と相補的な塩基配列をもつオリゴヌクレオチドを用いる。これは，DNA ポリメラーゼが，5′ から 3′ に新しい鎖を伸長して行く方向性を持つためである。

II

〔解答〕

A 問 1　増殖が容易であり，環境が安定していれば，効率よく子孫を残すことができる。

問 2

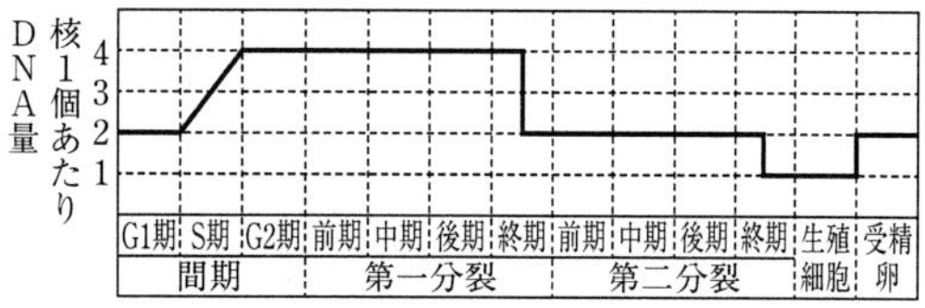

問 3

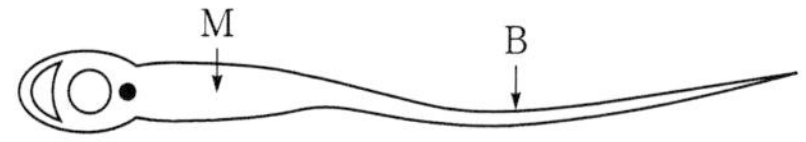

問 4　細胞骨格を形成するタンパク質

あ．チューブリン　い．アクチン

モータータンパク質

あ．ダイニン(キネシン)　い．ミオシン

問 5

(1)

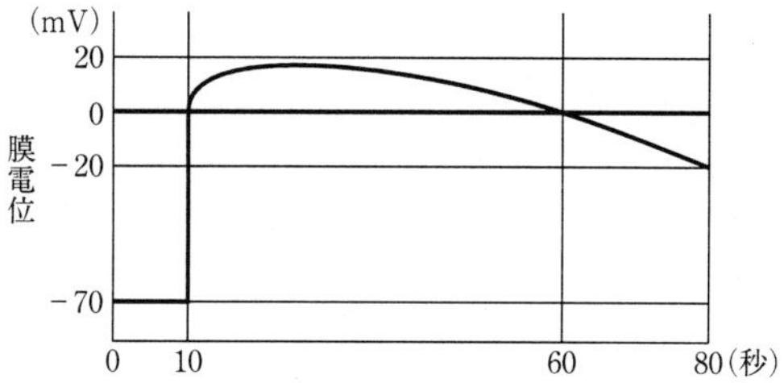

未受精卵に精子を加えたからの経過時間

(2)　精子の侵入により，卵内のカルシウム濃度変化が表層粒のエキソサイトーシスを引き起す。卵黄膜と細胞膜の間に放出された表層粒の内容物により卵黄膜が押し広げられ受精膜となる。

B 問 6　ウニ：(エ)　全割　　カエル：(ウ)　全割

メダカ：(イ)　部分割　　ニワトリ：(イ)　部分割

ヒト：(ア)　全割

問 7　Embryonic Stem

問 8　生まれたマウスは，組換え遺伝子をもつ ES 細胞由来の細胞と移植された胚由来の細胞とのキメラであり，個体ごとに 2 種類の細胞の分布が異なるため。

問 9　(ア) HLA　(イ) MHC　(ウ)胚　(エ)体細胞(繊維芽細胞)　(オ)自己の体細胞を用いるため HLA がまったく同じであるため。

〔出題者が求めたポイント〕

動物の発生に関する基本的な問題である。

問 1　無性生殖は，有性生殖の様に 2 個体を必要とせず，1 個体で分裂や出芽などにより効率よく子孫を残すことができる。ただ遺伝的に同じクローン個体が増えるだけであるため，環境変化により絶滅する可能性が高くなる。

問 2　細胞分裂における DNA 量の変化は，細胞当たり・核当たり・染色体あたりで少しずつ違ってくる。分裂期後期に核分裂が起こり，終期の途中に核膜の再形成が見られるので，核当たりに DNA 量が半減するのは終期の途中になる。

問3　精細胞から精子に変態するとき，多くの細胞質を捨て，運動性の高い形態に変化する。この時，ミトコンドリアは中片に集結する。

問4　球状タンパク質のチューブリンやアクチンが重合することで，べん毛や先体突起が形成される。それぞれの重合タンパク質と相互作用をするモータータンパク質は，ダイニン(キネシン)とミオシンである。

問5　多精拒否の速い機構は，膜電位の変化による。遅い機構は，受精膜の形成による。(1)速い機構は，精子が卵の細胞膜に結合して1～3秒で完成する反応である。これは精子が結合すると，卵内への Na^+ の流入が起こり，膜電位が逆転することで，膜上のバインディン受容体の立体構造の変化が起こるためである。

問6　卵割様式は，卵黄の量と分布状態によって決まる。ニワトリやメダカの様に卵黄量が多く，細胞質が端に追いやられた卵では，細胞質部分(胚盤)だけが分裂(部分割)をする。

問7,9　幹細胞には，胚盤胞の内部細胞塊由来の胚性幹細胞(ES 細胞)と組織中に残る体性幹細胞，分化した体細胞から人工的に作り上げられた人工多能性幹細胞(iPS 細胞)がある。胚から取り出す ES 細胞は，1つの生命を殺すことになるので，倫理的に問題になる。

問8　作出したマウスは，組換え遺伝子を含む ES 細胞と，宿主胚の ES 細胞の2種類の細胞由来の細胞からなるキメラマウスである。どちら由来の細胞がどのような割合，場所に分布することになるかは，個体ごとに異なってくる。組換え遺伝子を含む ES 細胞由来の細胞が多く集まる部位は，GFP の発現がみられ蛍光を発する。

Ⅲ

〔解答〕

問1　あ．相同　　い．常
　　う．フォトプシン(アイオドプシン)

問2　伴性遺伝

問3　(ア)　③　　(イ)　①　　(ウ)　①

問4　4と12

問5　□1　X^AY，X^aY　　○2　X^AX^a，X^aX^a

問6　(オ)錐体細胞　①③④

〔出題者が求めたポイント〕

伴性遺伝(赤緑色覚異常)に関する基本的な問題である。

問1　染色体の数は，種により決まっている。両親から常染色体n個，性染色体1個をそれぞれ受け継ぐため，基本的には体細胞の核は常染色体をn組，性染色体を1組持つ。

問3　XX 型の雌において，雄との間での遺伝子量の違いを補正するために一方のX染色体が不活性化される。このことをライオニゼーションという。母由来のX染色体と父由来のX染色体のどちらが不活性化されるかは，細胞ごとに無作為に決まる。

問4，5　○9(X^aX^a)と○13(X^aX^a)が赤緑色覚異常であることより，X^a の1つは父から受け継いだことになるので，□4と□12はともに色覚異常(X^aY)である。○11，○3，そして○2，○8は少なくとも保因者であることが分かる。よって，○2は X^AX^a あるいは X^aX^a と推定できる。また，他のヒトの遺伝子型は確定できないため，□1は X^AY あるいは X^aY となる。

問6　網膜には，明暗を識別する桿体細胞と色の識別をする錐体細胞の2種類の視細胞がある。図2の(エ)が桿体細胞，(オ)が錐体細胞である。図3より，吸収極大が青色波長にある①が青錐体細胞，吸収極大が緑色波長にある③が緑錐体細胞，吸収極大が赤色波長にある④が赤錐体細胞である。②は桿体細胞のグラフである。

平成28年度

問　題　と　解　答

英 語

問題

28年度

I （1）～（6）の（ A ）および（ B ）に入る最適なものの組合せを**イ**～**リ**より選び，その記号を書きなさい。

（1）「息子さん，見てあげるわよ。いつでも連れてきていいわよ。」「まぁ，本当助かるわ！」
"I'll watch your son for you. You can (A) him off whenever you want."
"Oh, I really (B) your help!"

イ A bring B appreciate	**ロ** A bring B gratify	**ハ** A bring B thank
ニ A drop B appreciate	**ホ** A drop B gratify	**ヘ** A drop B thank
ト A take B appreciate	**チ** A take B gratify	**リ** A take B thank

（2）「若いのにしっかりしているねえ。」「苦労しただけあって人間ができていますね。」
"He's very mature (A) his age."
"His maturity is a result of all the hardships he's been (B)."

イ A for B through	**ロ** A for B to	**ハ** A for B up
ニ A in B through	**ホ** A in B to	**ヘ** A in B up
ト A to B through	**チ** A to B to	**リ** A to B up

（3）「流行を追うのもいいけど，金がかかるんだよな。」「何でもかんでも追いかけてちゃ，金は持たないさ。」
"(A) in fashion is fine, but it takes a lot of money."
"If you try to keep up with anything and everything, you end up going (B)."

イ A Catching B broke	**ロ** A Catching B dead	**ハ** A Catching B flat
ニ A Following B broke	**ホ** A Following B dead	**ヘ** A Following B flat
ト A Staying B broke	**チ** A Staying B dead	**リ** A Staying B flat

（4）「娘さん，どうしても女優になりたいって言うの？」「無理だって止めてるんだけど，本人の決心が固いのよ。」
"Your daughter says she has her heart (A) on becoming an actress?"
"I keep telling her to give up the idea because it can't (B) out, but she's sticking to her decision."

イ A put B go	**ロ** A put B leave	**ハ** A put B work
ニ A set B go	**ホ** A set B leave	**ヘ** A set B work
ト A taken B go	**チ** A taken B leave	**リ** A taken B work

（5）「タクシーが捕まらないや。仕方がない，駅まで歩こう。」「えー！十分５キロはありますよ。」
"It doesn't look like we can flag a cab. I guess there's (A) to do but walk to the station."
"What? That's at (B) five kilometers!"

イ A anything B best	**ロ** A anything B last	**ハ** A anything B least
ニ A nothing B best	**ホ** A nothing B last	**ヘ** A nothing B least
ト A something B best	**チ** A something B last	**リ** A something B least

（6）「メアリーは骨の付いた魚を食べるの嫌いなのよ──魚の骨を取るのがじれったいんだって。」
「最近，なんでも早くて簡単じゃないと駄目だろ。子どもたちにはそれが普通なんだよ。」
"Mary doesn't like to eat fish with bones because she finds it (A) to get the meat out."
"These days, everything has to be quick and easy, you know. Kids (B) to that."

イ A annoys B used	**ロ** A annoys B are used	**ハ** A annoys B have used
ニ A annoying B used	**ホ** A annoying B are used	**ヘ** A annoying B have used
ト A annoyed B used	**チ** A annoyed B are used	**リ** A annoyed B have used

II （1）～（6）の文章においてそれぞれ下線部分が入るべき最適な位置を**イ**～**チ**より選び，その記号を書きなさい。

（1） **is best**

What's a life (**イ**) without expectations (**ロ**) like? It means you accept people as they are, without trying (**ハ**) to force them to behave in some way that you think (**ニ**). It's a life where you don't need to be disappointed, frustrated, or angry—or if you are, you accept it, and then let it go (**ホ**). That's not to say you never act (**ヘ**)—you can act in a way that's in accordance with your values, and influence the world (**ト**), but never have an expectation of how the world will react (**チ**) to your actions.

（2） **due to**

According to three of the four major science teams (**イ**) that measure (**ロ**) global temperatures, the warmest year (**ハ**) on record was 1998. Temperatures since then have been (**ニ**) lower. But (**ホ**) that does not necessarily imply that (**ヘ**) global warming has stopped. The halt in warming may be (**ト**) a temporary reduction in solar activity or caused by a drying out of the upper (**チ**) atmosphere.

（3） **we gain**

We say there are 365 days in the year and by this we mean that it takes the Earth (**イ**) 365 days to make its annual trip around the sun. Actually, though (**ロ**), it takes the Earth 365¼ days (**ハ**) to make this trip. This means that every year (**ニ**) one-fourth of a day and that every four years we gain one full day. If we did nothing about this, our calendar would move backward (**ホ**) one full day every four years (**ヘ**) relative to our seasons. To keep this from happening (**ト**), we capture the extra day every four years (**チ**) and put it into our smallest month, February.

（4） **to choose a tone**

Just as the tone of voice of a speaker (**イ**) suggests his or her attitude (**ロ**), so written language also has a tone. Tone in writing is the attitude (**ハ**) the writer takes towards the subject matter and the audience. It may be (**ニ**) serious or humorous, sincere or detached, sarcastic or ironic, conversational or formal (**ホ**), and so on. The tone of a piece of writing creates a sound or impression (**ヘ**). Thus, the writer of an essay has to be sure (**ト**) that is appropriate to the particular piece of writing and to the reader of that piece (**チ**).

（5） **is that**

The altitude (**イ**) of the International Space Station (**ロ**) is about 200 miles. At that altitude, the force (**ハ**) of gravity is only 10% weaker than on the Earth's surface. So a 150-pound astronaut (**ニ**) standing on a stationary scale would weigh 135 pounds. Yet, if an orbiting (**ホ**) astronaut stood on a scale, the scale would read zero. Why (**ヘ**) does the astronaut (**ト**) seem weightless in this case? The reason (**チ**) the scale is orbiting the Earth along with the astronaut. It's as if they were all in a falling elevator. If everything falls together, no force is exerted by the feet on the scale.

（6） **the expert was referring to**

Henry Ford hired an efficiency expert to go through his plant (**イ**). He said, "Find the nonproductive people. Tell me who they are, and I will fire them!" The expert made the rounds with his clipboard in hand (**ロ**) and finally returned to Henry Ford's office with his report. "I've found a problem with one of your administrators (**ハ**)," he said. "Every time I walked by, he was sitting with his feet (**ニ**) propped up on the desk. The man never does a thing (**ホ**). I definitely think (**ヘ**) you should consider getting rid of him!" When Henry Ford learned the name of the man (**ト**), Ford shook his head and said, "I can't fire him. I pay (**チ**) that man to do nothing other than think—and that's what he's doing."

III 次の英文を読んで，以下の設問に答えなさい。

Over the last 20,000 years, the human brain has shrunk by about the size of a tennis ball. Palaeontologists found this out when they measured the fossilized skulls of our prehistoric ancestors and realized they were larger than the modern brain. This is a (**a**) discovery by any standards, since for most of our evolution the human brain has been getting larger. A shrinking brain seems at odds with the assumption that advancing science, education and technologies would lead to larger brains. Our cultural stereotypes of large egg-headed scientists or super-intelligent aliens with bulbous craniums (**b**) with the idea that smart beings have big brains.

Small brains are generally not associated with intelligence in the animal kingdom; this is why being called 'bird-brained' is regarded as an insult (though in fact not all birds have small brains). Animals with large brains are more (**c**) and better at solving problems. As a species, humans have (**d**) large brains — about seven times larger than should be expected, given the average body size. The finding that the human brain has been getting smaller over our recent evolution runs counter to the (**e**) held view that bigger brains equal more intelligence, and that we are smarter than our prehistoric ancestors. After all, the complexity of modern life suggests that we are becoming more clever to deal with it.

Nobody knows (**f**) why the human brain has been shrinking, but it does raise some provocative questions about the relationship between the brain, behaviour and intelligence. First, we make lots of unfounded assumptions about the (**g**) of human intelligence. We assume our Stone Age ancestors must have been backward because the technologies they produced seem so (**h**) by modern standards. But what if raw human intelligence has not changed so much over the past 20,000 years? What if they were just as smart as modern man, only without the benefit of thousands of generations of (**i**) knowledge? We should not assume that we are fundamentally more intelligent than an individual born 20,000 years ago. We may have more knowledge and understanding of the world around us, but much of it was garnered from the experiences of others that went before us rather than the fruits of our own effort.

Second, the link between brain size and intelligence is naively simplistic for many reasons. It is not (**あ**)<u>how / that / you / matters / but / the size</u> use it. There are some individuals who are born with little brain tissue or (**j**) with only half a brain as a result of disease and surgery, but they can still think and perform within the normal range of intelligence because what brain tissue they do have left, they use so efficiently. Moreover, it's the internal wiring, not the size, that is critical. Brain volume based on fossil records does not tell you how the internal (**k**) are organized or operating. Relying on size is as ridiculous as comparing the original computers of the 1950s that (**l**) whole rooms with today's miniature smartphones that fit into your pocket but have vastly more computing power.

(注) palaeontologist: a person who studies fossils　　bulbous cranium: a large head shaped like a bulb
garner: obtain something such as information

(出典 Bruce Hood. The Domesticated Brain. London: Penguin Books Ltd.; 2014)

問1．(**a**)~(**l**) に入る最も適当な1語を**イ**~**ヲ**より選び，その記号を書きなさい。ただし，それぞれの語は1回しか使えない。

イ accumulated	**ロ** exactly	**ハ** exceptionally	**ニ** fit
ホ flexible	**ヘ** generally	**ト** microstructures	**チ** occupied
リ others	**ヌ** primitive	**ル** progress	**ヲ** remarkable

問2．下線部（**あ**）の語(句)を意味が通るように，並べ換えなさい。

問3．a ～ c の記述のうち，本文の内容に合うものを正，合わないものを誤とする時に得られる組合せを**イ**～**チ**より選び，その記号を書きなさい。

a. The fact that human brains are smaller than they were 20,000 years ago contradicts what we usually assume about the intelligence and brain size of modern people.

b. People who lived in the Stone Age may have been as intelligent as our contemporaries, even though they might have known less about the world surrounding them.

c. People who have a disadvantage in brain size have little chance of functioning well in terms of intelligence because they are unable to utilize their remaining brain tissue well.

イ	a ― 正	b ― 正	c ― 正
ロ	a ― 正	b ― 正	c ― 誤
ハ	a ― 正	b ― 誤	c ― 正
ニ	a ― 正	b ― 誤	c ― 誤
ホ	a ― 誤	b ― 正	c ― 正
ヘ	a ― 誤	b ― 正	c ― 誤
ト	a ― 誤	b ― 誤	c ― 正
チ	a ― 誤	b ― 誤	c ― 誤

IV 次の英文を読んで，以下の設問に答えなさい。

When beginning to work with a new patient I will frequently draw a large circle. Then at the circumference I will draw a small niche. Pointing to the inside of the niche, I say, "That represents your conscious mind. All the rest of the circle, 95 percent or more, represents your unconscious. If you work long enough and hard enough to understand yourself, you will come to discover that this vast part of your mind, of which you now have little awareness, contains riches beyond imagination."

One of the ways, of course, that we know of the existence of this vast but hidden realm of the mind and the (**あ**) it contains is through our dreams. A man of some (**a**) came to see me for a depression of many years' duration. He found no joy in his work, but had little idea why. Although his parents were relatively poor and unknown, a number of his father's forebears had been famous men. My patient made little (**b**) of them. His depression was caused by many factors. Only (い)<u>to / months / we / after / did / some / begin</u> consider the matter of his ambition. To the session following the one in which the subject of ambition was first raised he brought a dream from the night before, a (**c**) of which follows: "We were in an apartment filled with huge, (う)<u>oppressive</u> pieces of furniture. I was much younger than I am now. My father wanted me to sail across the bay to pick up a boat he had for some reason left on an island across the bay. I was eager to make this (**d**) and asked him how I could find the boat. He took me to one side where there was this particularly huge and oppressive piece of furniture, an enormous chest, at least twelve feet long and extending all the way up to the ceiling, with maybe twenty or thirty gigantic drawers in it, and told me I could find the boat if I sighted along the (**e**) of the chest." Initially the meaning of the dream was unclear, so, as is customary, I asked him to associate to this huge chest of drawers. Immediately he said, "For some reason—maybe because the piece seemed so oppressive—it makes me think of a sarcophagus." "What about the drawers," I asked. Suddenly he grinned. "Maybe I wanted to kill off all my ancestors," he said. "It makes me think of a family tomb, each one of the drawers big enough to hold a (**f**)." The meaning of the dream was then clear. He had indeed in his youth been given a sighting, a sighting for life, along the tombs of his famous dead paternal ancestors, and had been following this sighting toward (**g**). But he found it an oppressive force in his life and wished that he could psychologically kill off his ancestors so as to be free from this compulsive (**h**).

Anyone who has worked much with dreams will recognize this one to be typical. I would like to focus on its helpfulness as one of the respects in which it is typical. This man had started to work on a problem. Almost immediately his unconscious produced a drama that elucidated the cause of his problem, a cause of which he had previously been unaware. (え)<u>It</u> did this through use of symbols in a manner as elegant as that of the most accomplished playwright. It is difficult to imagine that (**お**) other experience occurring at this point in his therapy could have been as eloquently edifying to him and me as this particular dream. His unconscious clearly seemed to want to assist him and our work together, and did so with consummate skill.

(注) circumference: a line that goes around a circle　niche: (通常は半円形の) へこみ，くぼみ
forebear: ancestor　sarcophagus: 石棺　elucidate: make clear
edifying: providing moral or intellectual instruction　consummate: perfect

(出典 M. Scott Peck. The Road Less Traveled, 25th Anniversary Edition: A New Psychology of Love, Traditional Values and Spiritual Growth. New York, NY: A Touchstone Book; 2003 一部改変)

問1．(**あ**) に入る最も適当な1語となるように破線部を補充する時に入る文字を書きなさい。
(破線の数は文字数を表わす)

w _ _ _ t _

問2．(1) (**a**)~(**d**) に入る最も適当な1語を**イ**～**ホ**より選び，その記号を書きなさい。ただし，それぞれの語は1回しか使えない。

イ fragment　**ロ** journey　**ハ** mention　**ニ** prominence　**ホ** psychology

(2) (**e**)~(**h**) に入る最も適当な1語を**ヘ**～**ヌ**より選び，その記号を書きなさい。ただし，それぞれの語は1回しか使えない。

ヘ body　**ト** edge　**チ** fame　**リ** force　**ヌ** ocean

問３．下線部（**い**）の語を意味が通るように，並べ換えなさい。

問４．下線部（**う**）oppressive の意味に最も近いものを**イ**～**ホ**より選び，その記号を書きなさい。

イ admirable or worthy of praise
ロ very different from each other
ハ making you feel worried or uncomfortable
ニ difficult to know exactly what is happening
ホ very interesting or exciting, so that you have to pay attention

問５．下線部（**え**）it が指し示す**語句を本文中より**抜き出しなさい。

問６．（**お**）に入る最も適当な１語を**イ**～**ニ**より選び，その記号を書きなさい。

イ all　**ロ** any　**ハ** each　**ニ** none

V 下の [ ] 内の**いずれか**とほぼ同じ意味の語を入れて（1）～（5）の文を完成しなさい。
（破線の数は文字数を表わす）

（1） On Tuesday mornings, my wife asks me to take out the **g_ _ _ _ _e** on my way to work.

（2） To the **d_ _ _ _ _t** of his proud parents, he made a full recovery.

（3） Linda lives near my house, but we **s_ _ _ _m** see each other.

（4） The warning signs of the disease are so **s_ _ _le** that they are often ignored.

（5） Her constant campaigning **e_ _ _ _ _ _ _ _y** got her the nomination.

・far away	・great pleasure	・in the end
・not obvious	・trash	・very rarely

VI 和文の意味を表わすように，（ ）内の語(句)を並べ換え，（1）～（3）の英文を完成しなさい。
ただし，選択肢には**余分なものが１つ含まれている**。

（1）級友を代表してお礼の言葉を述べさせていただきます。

On behalf of my classmates, (me / thanks / speech / say / of / words / let / a few).

（2）クジラは潜水艦のように音波を使って進むべき方向を知ります。

Whales navigate using (as / the same / waves / in much / submarines / way / sound / not) do.

（3）減量にはカロリー摂取を減らすのが重要です。しかしずっと維持するには筋肉をつける必要があります。

Reducing your calorie intake is an important part of losing weight. However, building muscle (it / good / is / off / for / keep / bad / to / necessary).

数 学

問題

28年度

I. 1, 2, 3, 4, 5, 6, 7, 8, 9 から互いに異なる 4 個の数をとり出し, それらを小さい方から順に a, b, c, d とする。それら 4 個の数 a, b, c, d すべてを横に並べて, 4 桁の自然数を作る。このようにして得られた 4 桁の自然数のすべての和が 79992 であるとき, a, b, c, d を求めよ。

II. α, β を 0 でない実数として, 2つの数列 $\{a_n\}, \{b_n\}$ $(n = 1, 2, 3, \cdots)$ は, 以下の漸化式をみたしているとする。

$$a_{n+1} = a_n + \beta^2 b_n, \qquad b_{n+1} = \alpha^2 a_n + b_n$$

$a_1 = \dfrac{1}{\alpha}$, $b_1 = \alpha$ とするとき, 次の問いに答えよ。

1) $\alpha^2 a_n^2 - \beta^2 b_n^2$ を α, β, n を用いて表せ。

2) 数列 $\{a_n\}, \{b_n\}$ の一般項を求めよ。

III. xy 平面上に円 $C: x^2+y^2=9$ と点 $\mathrm{A}(2,0)$ がある。次の問いに答えよ。

1) 円 C 上の点を $\mathrm{P}(x_1, y_1)$ とおくとき, 線分 AP の垂直二等分線 ℓ の方程式を求めよ。

2) 点 P が円 C 上を一周するとき, ℓ が円 C およびその内部を通過してできる部分の面積を求めよ。

IV. 複素数平面上に次のような3つの三角形がある。

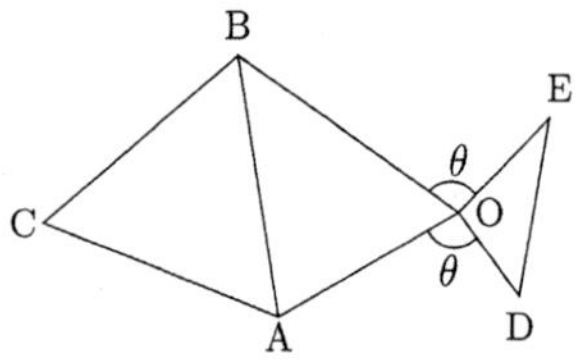

(i) 三角形 AOB は $OA \neq OB$ をみたす。

(ii) 三角形 ABC は正三角形である。

(iii) 三角形 ODE は $2OD = OA$, $2OE = OB$ をみたす。

$\angle AOD = \angle BOE = \theta \ (0 < \theta < \pi)$ とするとき, 次の問いに答えよ。

1) 点 O, 点 A, 点 B を表す複素数をそれぞれ $0, \alpha, \beta$ とするとき, 点 C, 点 D および 点 E を表す複素数を求めよ。

2) 辺 DE の中点を F とする。3点 C, O, F が一直線上にあるように θ を定めよ。

物 理

問題

28年度

物理 問題 I

図1のように，なめらかな水平面上に x 軸と y 軸をとる。質量 M の小球Aが x 軸上を等速度 $\vec{v}_0=(v_0,0)$ で運動し，原点Oに静止している質量 m の小球Bに衝突した。衝突後の小球Aの速度，x 軸との角度をそれぞれ $\vec{v}_A$，θ_A とし，角 θ_A のとりうる範囲を求めてみよう。

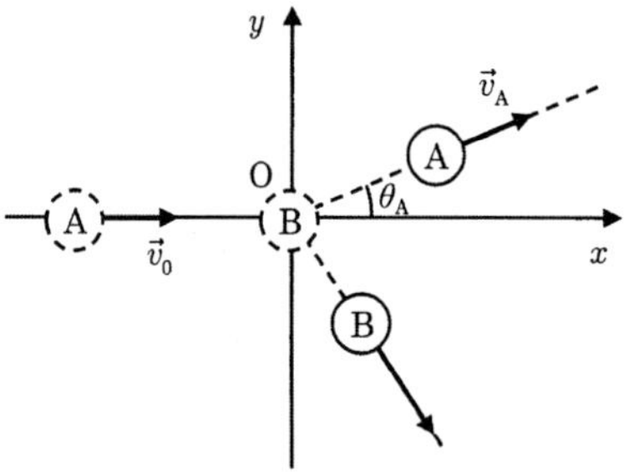

図1

このためには，衝突前の小球A，Bの運動量の和がゼロに見えるような等速直線運動をしている観測者Pの立場に立つと便利である。観測者Pから見ると，この衝突は図2のように見え，衝突前の小球Bも運動しており，ゼロでない運動量をもつように見える。観測者Pの速度を $\vec{v}_G=(v_G,0)$ とし，次の問いに答えよ。

問1．観測者Pから見た，衝突前の小球Aの相対速度の x 成分を，v_0，v_G を用いて表せ。

問2．観測者Pから見た，衝突前の小球Bの運動量の x 成分を，v_0，v_G，m の中から必要なものを用いて表せ。

問3．観測者Pの速さ v_G を，v_0，m，M を用いて表せ。

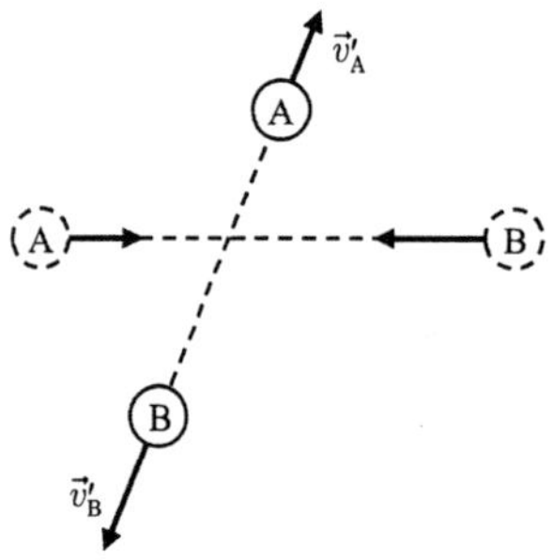

図2

このような速度 $\vec{v}_G$ を重心速度という。図2のように，観測者Pから見た，衝突後の小球A，Bの相対速度をそれぞれ $\vec{v}'_A$，$\vec{v}'_B$ とすると，観測者Pから見た運動量の和は衝突の前後で保存されるため，比例係数 a を用いて $\vec{v}'_B=a\vec{v}'_A$ が成立する。

問4．比例係数 a を，m，M を用いて表せ。

この衝突が弾性衝突である場合を考える。この場合，観測者Pから見た小球A，Bの運動エネルギーの和も衝突の前後で保存される。このとき，$\vec{v}'_A$ の大きさ v'_A は，$\vec{v}'_A$ の向きにはよらず一定である。

問5．v'_A を，v_G，m，M を用いて表せ。

v'_A は，$\vec{v}'_A$ の向きにはよらず一定であるため，横軸・縦軸にそれぞれ速度の x 成分・y 成分をとった v_x - v_y 平面上に $\vec{v}'_A$ を図示すると，ベクトルの終点は原点 O_v を中心とした半径 v'_A の円周（図3のC′）上の点になる。この円周上においては，$\vec{v}'_A$ の向きによらず運動量，運動エネルギーそれぞれの和は保存される。

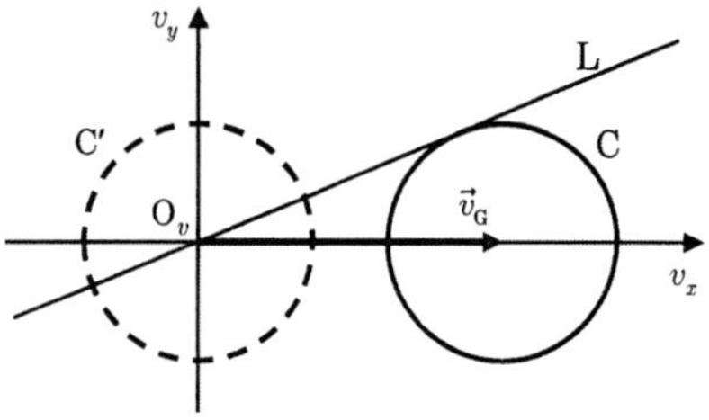

図3

静止している観測者Qから見ると，衝突後の小球Aの速度 $\vec{v}_A$ は $\vec{v}_A=\vec{v}_G+\vec{v}'_A$ であるため，$\vec{v}_A$ の終点は v_x - v_y 平面上において，点 $(v_G,0)$ を中心とした半径 v'_A の円周（図3のC）上の点になる。

$m<M$ の場合，円周Cの半径は v_G よりも小さくなるため，角 θ_A の大きさには上限がある。円周C上の点のうち，角 θ_A が最大となるのは，$\vec{v}_A$ の方向が，図3に示された直線Lのように，原点 O_v を通り円周Cに接する線の方向になるときである。

問6．$\sin\theta_A$ の絶対値の上限を，v_0，m，M の中から必要なものを用いて表せ。

物理　問題　II

図1のように，静かに移動できる水平な大きい台の上に x 軸と y 軸をとり，台上に音源を固定した。この音源から $+x$ 方向に距離 L の位置に反射板Aを，$+y$ 方向に距離 L の位置に反射板Bを，それぞれ音源に向けて台の上に固定する。音源から振動数 f の音波を出しながら $+x$ 方向に速さ v で台全体をゆっくり水平に移動させる。v は十分に小さいため，この実験装置による空気の乱れは無視できる。空気中の音速を V として，次の問いに答えよ。

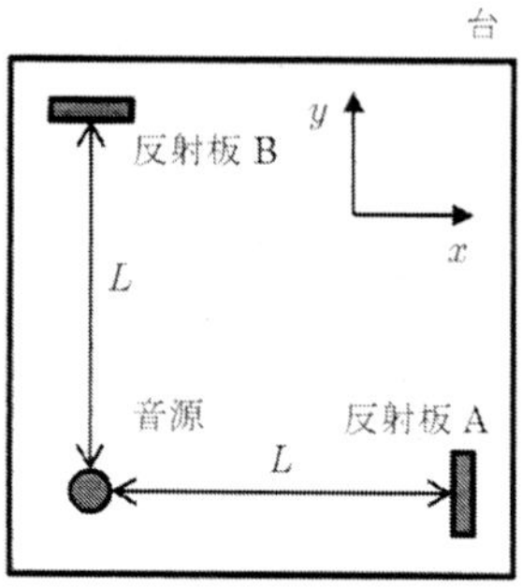

図1

まず，反射板Aに向かう音波について考える。

問1．音源から出た音波が反射板Aに到達するまでにかかる時間を求めよ。
問2．音源から反射板Aに向けて進む音波の波長を求めよ。
問3．音源から出た音波が反射板Aで反射し，音源に戻ってくるまでの往復にかかる時間を求めよ。
問4．音源付近で台に固定した測定器が測定する，反射板Aで反射して戻ってきた音波の振動数を求めよ。

次に，反射板Bに向かう音波について考える。静止している観測者から見ると台は移動しているため，ある時刻に図2の左にあった音源と反射板Bは，時間が経過すると，図の中央，右と移動する。このように，音源から出て反射板Bで反射した音波が音源に戻ってくる間に音源も移動するため，音源に戻ってくるのは図2のように斜めに出た音波である。この音波に関して，音源から出たときの進行方向と y 軸との角度を θ とする。

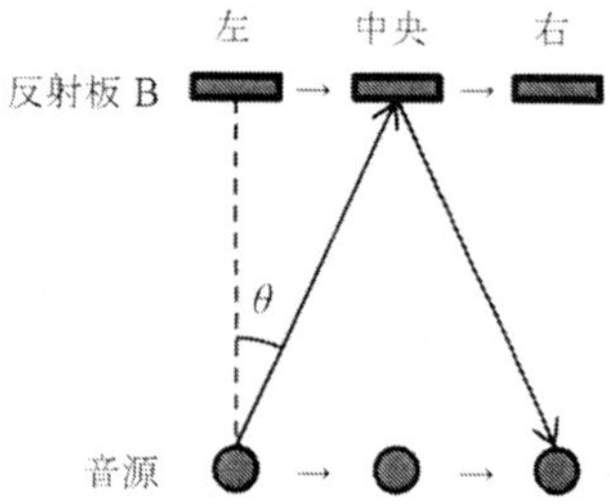

図2

問5．$\sin\theta$ を，v，V を用いて表せ。
問6．音源から出た音波が反射板Bで反射し，音源に戻ってくるまでの往復にかかる時間を，L，v，V を用いて表せ。

音源から出た音波が反射板で反射して音源に戻ってくるまでの往復にかかる時間は，反射板A，Bそれぞれで異なるため，反射波だけを抜き出して記録できれば干渉が観測される。

問7．2つの反射波が音源付近で強め合う最も小さな振動数を，L，v，V を用いて表せ。ただし，音源の速さ v は十分に小さいため，$\dfrac{1}{(V^2-v^2)^x}=\dfrac{1}{V^{2x}(1-v^2/V^2)^x}\fallingdotseq\dfrac{1}{V^{2x}}\left(1+x\dfrac{v^2}{V^2}\right)$，$(x=\dfrac{1}{2},1)$ と近似せよ。

物理 問題 III

起電力が E で抵抗値が r の内部抵抗をもつ電池，3 個のスイッチ S_1，S_2，S_3，抵抗値が $9r$ の抵抗 A，抵抗値が r の抵抗 B，自己インダクタンスが L で抵抗が無視できるコイルを図のように接続した。最初，3 個のスイッチはすべて開いた状態で，次の順序でスイッチを操作した。次の問いに答えよ。ただし，コイルの誘導起電力を問う問題については，図中の点 b に対して点 a の電位が高い場合を正とする。

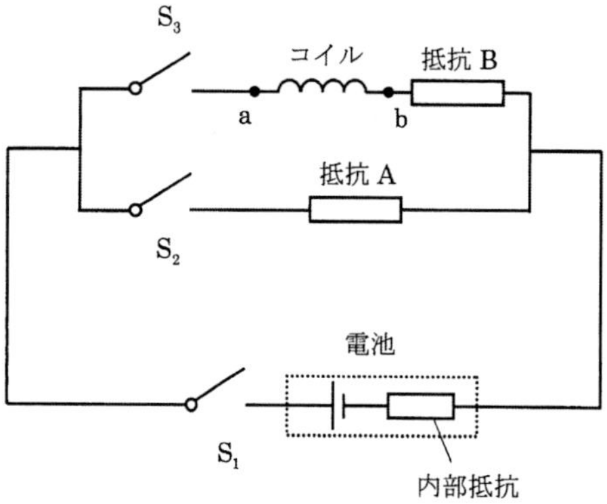

操作 1　スイッチ S_1，S_2 を閉じた。
操作 2　スイッチ S_3 を閉じた。
操作 3　（十分に時間が経過した後）スイッチ S_1 を開いた。

問 1．操作 1 の後に抵抗 A に流れる電流を求めよ。
問 2．操作 2 の直後に発生するコイルの誘導起電力を求めよ。
問 3．操作 2 の後，ある瞬間にコイルと抵抗 A には同じ電流 I_L が流れた。
（1）このときにコイルに蓄えられているエネルギーを r，L，I_L の中から必要なものを用いて表せ。
（2）このときに発生するコイルの誘導起電力を r，L，I_L の中から必要なものを用いて表せ。
問 4．操作 2 の後，操作 3 の直前にコイルに流れる電流 I_0 を r，E を用いて表せ。
問 5．操作 3 の直後に発生するコイルの誘導起電力を r，I_0 を用いて表せ。
問 6．操作 3 の直後に抵抗 A にかかる電圧の大きさは，電池の起電力 E の何倍になるか。

物理　問題　Ⅳ

問１．電気素量を e，真空中の光速を c として，次の文中の[(1)]～[(5)]にあてはまる数式を答えよ。

レントゲン撮影などで使われるＸ線の発生にはＸ線管がよく用いられる。真空に近いＸ線管内の陰極を加熱すると電子が放出され，高電圧で加速されて金属でできた陽極に衝突する。陽極では，衝突した際に失われた個々の電子のもつ運動エネルギーの一部または全部をＸ線光子のエネルギーとして放出する。あるＸ線管に，加速電圧の大きさが V の電圧を加えたところ，このとき発生したＸ線スペクトルの概略は図のようになり，Ｘ線管の陽極に流れる電流は I であった。図の λ_A は発生したＸ線の波長の最小値を，λ_B，λ_C はそれぞれＸ線の強さが鋭いピークをもつ波長の値を示している。

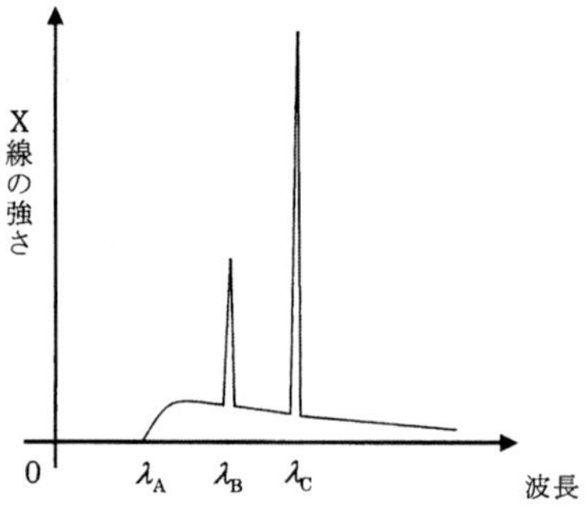

Ｘ線管の陰極から放出された電子の初速を０とすると，発生したＸ線光子１個の最大エネルギーは[(1)]，発生するＸ線の最大振動数は[(2)]で表される。ここからプランク定数を求めると[(3)]となる。

このときＸ線管の陽極に衝突する電子数は，単位時間あたり[(4)]となる。陽極に入射した電子の運動エネルギーは，平均して 99％が熱エネルギーに変わり，残りはすべてＸ線のエネルギーになるとすると，単位時間あたりに発生するＸ線の全エネルギーは[(5)]となる。

問２．問１で用いたＸ線管で，陽極に流れる電流 I または電子の加速電圧の大きさ V のいずれかを変える。次の波長のうち<u>変化しないもの</u>を（ア）～（エ）の中からすべて選べ。

（ア）陽極に流れる電流を $2I$ にしたときの波長 λ_A

（イ）陽極に流れる電流を $2I$ にしたときの波長 λ_B

（ウ）電子の加速電圧の大きさを $2V$ にしたときの波長 λ_A

（エ）電子の加速電圧の大きさを $2V$ にしたときの波長 λ_B

問３．Ｘ線に関する記述として正しいものを，次の（ア）～（オ）の中からすべて選べ。

（ア）Ｘ線は可視光線に比べて波長が短く，物質に対する強い透過力をもつ

（イ）Ｘ線は電場（電界）や磁場（磁界）によって曲げられる

（ウ）高速の電子を金属に衝突させると，Ｘ線が発生する現象を光電効果という

（エ）図の鋭いピークをもつＸ線の波長 λ_B，λ_C は，電子の加速電圧が同じであれば，陽極の金属の種類を変えても変化しない

（オ）図の鋭いピークをもつ波長 λ_B，λ_C のＸ線を固有（特性）Ｘ線という

化 学

問題

28年度

【注意】化学　問題　Ⅰ～Ⅳに解答するに当たって，必要があれば次の値を用いよ。

原子量：H＝1.0，C＝12，N＝14，O＝16，S＝32

気体定数：R ＝8.31×10^3〔L･Pa/(K･mol)〕

化学　問題　Ⅰ

次の文章を読み，問1～問9に答えよ。

アンモニア NH_3 は窒素原子が3個の水素原子とそれぞれ共有結合してできた分子である。窒素原子の（　①　）は3.0，水素原子の（　①　）は2.2であり，アンモニア分子の窒素と水素の共有結合には（　②　）がある。また，アンモニア分子の形は（　③　）形であるため，アンモニア分子は（　②　）分子となっている。アンモニアの分子間には，水やフッ化水素と同じように，（　④　）結合と呼ばれる分子間の引力が働いている。

アンモニアの水溶液は（　X　）性を示す。(a)塩化アンモニウムとアンモニアの混合水溶液は，少量の酸や塩基を加えてもpHがあまり変化しない。この性質を（　Y　）作用と呼び，このような混合溶液を（　Y　）液という。

アンモニアの水溶液はいろいろな金属イオンと特徴ある反応を示す。(b)硝酸銀 $AgNO_3$ 水溶液にアンモニア水を加えると，褐色の沈殿を生じる。(c)さらにアンモニア水を加えると褐色の沈殿は溶解し無色の溶液となる。このとき銀イオンはアンモニア分子の非共有電子対と（　⑤　）結合しており，（　⑤　）結合によってできたイオンを（　⑥　）イオンという。(d)アンモニア分子は亜鉛イオン Zn^{2+} とも（　⑥　）イオンをつくる。

アンモニアは工業的には，四酸化三鉄などの触媒を用いて，窒素と水素から直接合成され，この製法は（　⑦　）法と呼ばれる。アンモニアは硫酸アンモニウム，尿素のような窒素肥料や，硝酸などの原料として重要である。また，1828年にウェーラーが初めて無機化合物から有機化合物である尿素を人工的に合成したときに，無機化合物の原料としてアンモニアを用いた。シアン酸鉛 $Pb(OCN)_2$ をアンモニア水中で加熱するとシアン酸アンモニウムが生じ，(e)シアン酸アンモニウムから尿素ができた。その他にもアンモニアは，アンモニアソーダ法と呼ばれる以下の〔1〕～〔5〕の方法で，（　Ⓐ　）を工業的につくるときの原料となっている。

〔1〕塩化ナトリウムの飽和水溶液にアンモニアと（　Ⓑ　）を吹き込むと，比較的溶解度の小さい（　Ⓒ　）が沈殿する。このとき同時に（　Ⓓ　）ができる。

〔2〕（　Ⓒ　）を焼くと目的とする（　Ⓐ　）が得られる。このとき同時に（　Ⓑ　）ができ，これは〔1〕の反応で再利用される。

〔3〕（　Ⓑ　）の原料としては（　Ⓔ　）が用いられ，これを加熱することで（　Ⓕ　）とともに（　Ⓑ　）が生じる。

〔4〕〔3〕の（　Ⓕ　）と水を反応させると（　Ⓖ　）が生じる。

〔5〕〔1〕の（　Ⓓ　）と〔4〕の（　Ⓖ　）を加熱すると，〔1〕の反応で再利用するためのアンモニアと副産物である（　Ⓗ　）が得られる。

問1．（　①　）～（　⑦　）に当てはまる適当な語句を記せ。

問2．アンモニアの性質で正しいものを次の（ア）～（オ）からすべて選び，記号で記せ。

（ア）空気より重い　（イ）褐色　（ウ）有毒　（エ）水によく溶ける　（オ）無臭

問3．（　X　）および（　Y　）に当てはまる適当な語句を次の（ア）～（セ）から選び，記号で記せ。

（ア）強酸　（イ）強塩基　（ウ）弱酸　（エ）弱塩基　（オ）中　（カ）陽　（キ）陰

（ク）中和　（ケ）電離平衡　（コ）加水分解　（サ）潮解　（シ）緩衝　（ス）酸化　（セ）還元

問4．（　Ⓐ　）～（　Ⓗ　）に当てはまる適当な物質を化学式で記せ。

問5．下線部(a)の混合水溶液に水酸化ナトリウム水溶液を少量加えたときの変化をイオン反応式で表せ。

問6．下線部(b)の変化をイオン反応式で表せ。

問7．下線部(c)の変化をイオン反応式で表せ。

問8．下線部(d)でつくられる（　⑥　）イオンの名称を記せ。

問9．下線部(e)の変化を化学反応式で表せ。ただし，それぞれの物質の化学式は，炭素原子と結合している原子との共有結合については価標を省略せずに，構造がわかるように記せ。

化学　問題　II

次の【1】,【2】の文章を読み，問1～問6 に答えよ。ただし，いずれの気体も理想気体とする。

【1】密閉容器内において，気体 A と B が反応して気体 C と D を生成する反応がある。この反応は可逆反応であり，式 ① のように平衡状態に達しているとする。

$$a\mathrm{A} + b\mathrm{B} \rightleftarrows c\mathrm{C} + d\mathrm{D} \quad (a, b, c, d \text{は係数}) \quad \cdots ①$$

この平衡状態にある混合物の成分気体 A, B, C, D のそれぞれのモル濃度を [A], [B], [C], [D]〔mol/L〕としたとき，質量作用の法則により，次の式 ② が成り立つ。

$$\frac{[\mathrm{C}]^c[\mathrm{D}]^d}{[\mathrm{A}]^a[\mathrm{B}]^b} = K\mathrm{c} \quad (\text{温度一定で定数}) \quad \cdots ②$$

この式は，平衡時の各物質のモル濃度を用いているので，このときの定数 Kc を特に濃度平衡定数とよんでいる。

次に，気体反応では，濃度よりも圧力の方が測定しやすいので，式 ① が成り立っている平衡状態における各物質の分圧に注目して考察してみよう。成分気体 A, B, C, D の分圧をそれぞれ p_A, p_B, p_C, p_D〔Pa〕，成分気体 A, B, C, D の物質量をそれぞれ n_A, n_B, n_C, n_D〔mol〕とし，容器の内容積を V〔L〕，温度を T〔K〕，気体定数を R〔L･Pa/(K･mol)〕とする。このとき，気体 A のモル濃度 [A] は，理想気体の状態方程式を利用して，式 ③ のように表すことができる。

$$[\mathrm{A}] = \frac{n_\mathrm{A}}{V} = \boxed{\text{あ}} \quad \cdots ③$$

[B], [C], [D] についても同様に表すことができるので，これらを式 ② へ代入して整理すると，次の式 ④ のようになる。

$$K\mathrm{c} = \frac{{p_\mathrm{C}}^c \cdot {p_\mathrm{D}}^d}{{p_\mathrm{A}}^a \cdot {p_\mathrm{B}}^b}(RT)^{\boxed{\text{い}}} \quad \cdots ④$$

ここで，温度 T が一定であれば，Kc および RT はいずれも定数となるので，$\dfrac{{p_\mathrm{C}}^c \cdot {p_\mathrm{D}}^d}{{p_\mathrm{A}}^a \cdot {p_\mathrm{B}}^b}$ の値も定数となる。$\dfrac{{p_\mathrm{C}}^c \cdot {p_\mathrm{D}}^d}{{p_\mathrm{A}}^a \cdot {p_\mathrm{B}}^b}$ は圧平衡定数（Kp）とよばれ，Kp と Kc 間には，次の式 ⑤ のような関係が成り立つ。

$$K\mathrm{p} = K\mathrm{c}(RT)^{\boxed{\text{う}}} \quad \cdots ⑤$$

問1．式 ③ 中の［ あ ］に入る式を，p_A, R, T を用いて表せ。

問2．式 ④ 中の［ い ］および式 ⑤ 中の［ う ］はいずれも指数である。これらに入るものを，それぞれ a, b, c, d を用いて表せ。

【2】無色の四酸化二窒素 N_2O_4 は一部が解離し，赤褐色の二酸化窒素 NO_2 を生じ，次の式 ⑥ のような平衡状態になる。

$$\mathrm{N_2O_4}\ (\text{気体}) \rightleftarrows 2\,\mathrm{NO_2}\ (\text{気体}) \quad \cdots ⑥$$

容積を変えることができるピストン付の真空容器に N_2O_4 を 5.00×10^{-2} mol 封入し，温度 328 K，圧力 1.00×10^5 Pa に保ち平衡に到達させたところ，その体積は 2.00 L となった。

問3．このときの N_2O_4 の解離度を求め，有効数字２桁で答えよ。なお，解離度とは最初に封入した N_2O_4 の物質量に対する解離した N_2O_4 の物質量の割合であり，0 と 1 の間の値をとる。

問4．このときの圧平衡定数 Kp の値を求め，有効数字２桁で答えよ。

問5．温度 328 K に保ったまま，ピストンを押して圧力を上げていったとき，N_2O_4 の解離度ははじめの解離度と比較してどうなるか。次の（ア）～（ウ）のうちから選び，記号で記せ。

（ア）大きくなる　　（イ）小さくなる　　（ウ）変わらない

問6．温度 328 K に保ったまま，ピストンを押して圧力を 2.2×10^5 Pa にした。このときの N_2O_4 の解離度を求め，有効数字１桁で答えよ。

化学　問題　Ⅲ

次の〔1〕～〔6〕の文章を読み，問1～問6に答えよ。

〔1〕フェノールに金属ナトリウムを作用させるとナトリウムフェノキシドが生成する。生成したナトリウムフェノキシドを高温高圧で二酸化炭素と反応させ，得られる化合物に希硫酸を作用させると，解熱鎮痛作用を示す化合物Aが得られる。

〔2〕化合物Aは胃を荒らすことが問題となり，その軽減を目的として，化合物Aをアセチル化した化合物Bが合成されている。

〔3〕化合物Aにメタノールと濃硫酸を加えて加熱すると，消炎鎮痛作用を示す化合物Cが得られる。

〔4〕*p*−ニトロフェノールのニトロ基をアミノ基に還元後，そのアミノ基をアセチル化すると，解熱鎮痛作用を示す化合物Dが得られる。

〔5〕化合物Dを多量に摂取すると，肝臓中で解毒の役割を果たしているグルタチオン（グルタミン酸，システインおよびグリシンを構成アミノ酸とするトリペプチド）（図1）が大量に使用され，その結果，体内での合成が追いつかず，グルタチオン不足による肝障害を引き起こす危険性がある。化合物Dによる肝障害に対する解毒薬として，システインのアミノ基をアセチル化した化合物Eが用いられる。

〔6〕スチレンと *p*−ジビニルベンゼンの共重合体を骨格とし，そのベンゼン環の水素原子を $-SO_3H$ などの酸性の基で置換した構造をもつ合成樹脂を陽イオン交換樹脂といい，$-N^+(CH_3)_3OH^-$ などの塩基性の基で置換した構造をもつ合成樹脂を陰イオン交換樹脂という。陰イオン交換樹脂は，高コレステロール血症の治療薬としても用いられる。

問1．〔1〕の下線部の変化を化学反応式で表せ。

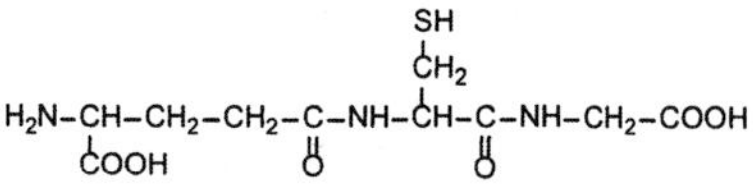

図1　グルタチオンの構造式

問2．以下の（1）～（6）の記述に当てはまるものを化合物 A～E の中からそれぞれ選び，記号で記せ。答えが複数ある場合はそのすべてを記し，答えがない場合は「なし」と記せ。

（1）分子量が 160 以上である。　（2）アミド結合をもつ。

（3）エステル結合をもつ。　（4）さらし粉溶液で呈色する。

（5）塩化鉄（Ⅲ）水溶液で呈色する。　（6）不斉炭素原子をもつ。

問3．化合物Dの構造式を記せ。

問4．グルタミン酸，システインおよびグリシンからなる鎖状のトリペプチドは何種類あるか。ただし，グルタミン酸およびシステインは，それぞれ一方だけの光学異性体からなるものとする。

問5．十分な量の陽イオン交換樹脂をカラム（筒型の容器）に詰め，少量の緩衝液（pH3.2）に溶解したグルタミン酸，システインおよびグリシンの混合溶液をカラムの上部に入れた。その後，緩衝液の pH を 3.2 から段階的に上昇させながら，緩衝液をカラムの上部から流し，一定の流速を保ちながらアミノ酸を溶出させた。その結果，3つのアミノ酸は，図2のように①，②，③の順に溶出された。図中の①，②，③の部分の溶出液を別々の容器にとり，水酸化ナトリウムを加えて熱し，酢酸で中和後，酢酸鉛（Ⅱ）水溶液をそれぞれ加えたところ，③の溶出液のみ黒色沈殿を生じた。各アミノ酸は①，②，③のどれか。次の（ア）～（カ）の組み合わせの中から正しいものを選び，記号で記せ。

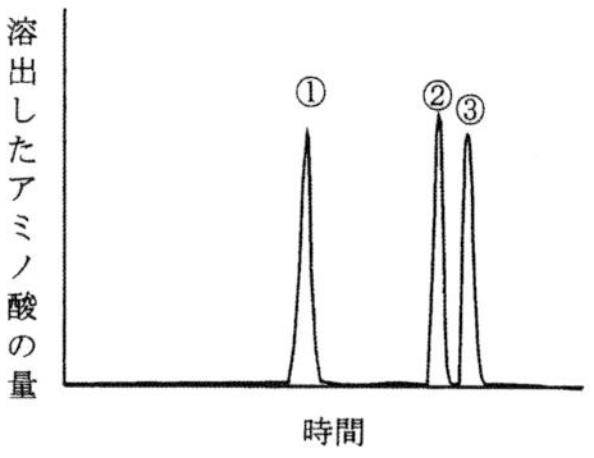

図2　陽イオン交換樹脂からのアミノ酸の溶出

	（ア）	（イ）	（ウ）	（エ）	（オ）	（カ）
グルタミン酸	①	①	②	②	③	③
システイン	②	③	①	③	①	②
グリシン	③	②	③	①	②	①

問6．十分な量の陰イオン交換樹脂をカラムに詰め，濃度不明の塩化ナトリウム水溶液 15.0 mL を通した後，樹脂をよく水洗し，流出液の全量を集めた。この流出液を 0.100 mol/L のシュウ酸水溶液で中和滴定したところ，11.5 mL を要した。塩化ナトリウム水溶液の濃度は何 mol/L か。有効数字2桁で答えよ。

化学　問題　Ⅳ

次の文章を読み，問１～問７に答えよ。

植物に多い単糖フルクトースは，図１に示すように水溶液中では六員環構造のα型とβ型，五員環構造のα型とβ型，および（　①　）構造間の平衡状態で存在している。その（　①　）構造にはα－ヒドロキシケトン基が存在するため，フルクトースは還元性を（　A　）。植物が生産する二糖スクロース（図２）は，六員環構造のα－（　②　）と五員環構造のβ－フルクトースが脱水縮合したものであり，還元性を（　B　）。植物に大量に存在するセルロースはβ－（　②　）が直鎖状に重合した高分子化合物であり，還元性を（　C　）。セルロース分子は分子間に働く（　③　）結合により平行に並び，繊維を形成する。(a)セルロースに無水酢酸を反応させ，セルロースのヒドロキシ基すべてが反応すると（　④　）ができる。（　④　）は溶媒に溶けにくいが，(b)（　④　）中のエステル結合の一部を加水分解することでアセトンに溶けるようになり，紡糸することでアセテートが得られる。アセテートを加工すると，一部の成分は通すが他の成分は通さない（　⑤　）膜としての機能を持たせることができる。その中空糸は人工腎臓に用いられ，医療に役立っている。

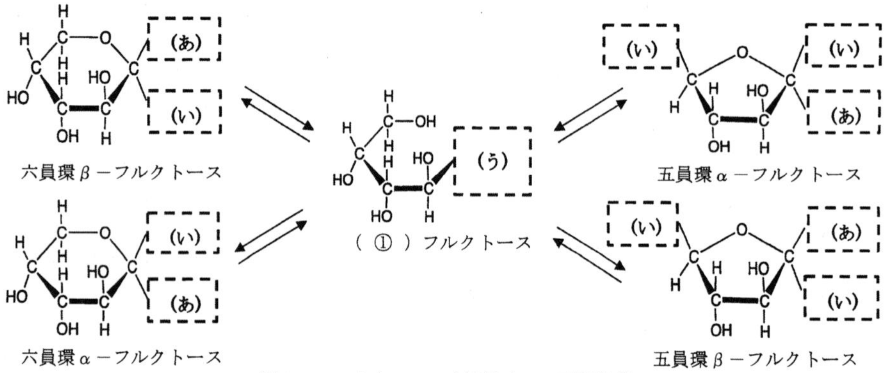

図１　フルクトースの水溶液中での平衡状態

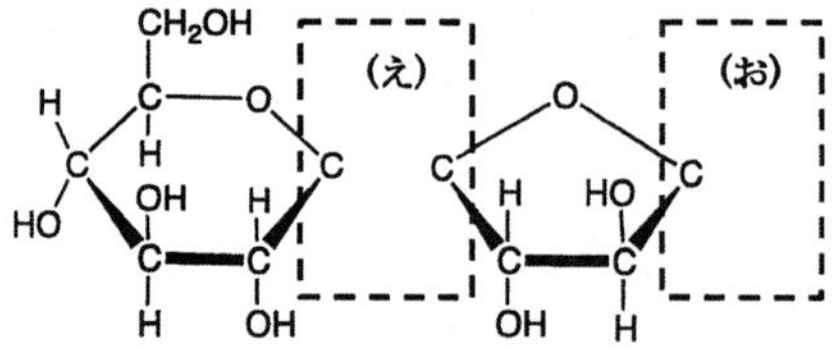

図２　スクロースの構造式

問１．（　①　）～（　⑤　）に当てはまる適当な語句を記せ。

問２．（　A　）～（　C　）に当てはまる語句の組み合わせは（ア）～（ク）のどれか。記号で記せ。

	(ア)	(イ)	(ウ)	(エ)	(オ)	(カ)	(キ)	(ク)
(A)	示す	示す	示す	示さない	示す	示さない	示さない	示さない
(B)	示す	示す	示さない	示す	示さない	示す	示さない	示さない
(C)	示す	示さない	示す	示す	示さない	示さない	示す	示さない

問３．図１中の点線で囲まれた空白部分（あ），（い），（う）に当てはまる原子または原子団を記し，構造式を完成せよ。

問４．図２中の点線で囲まれた部分（え）と（お）を補って，構造式を完成せよ。

問５．下線部(a)の反応で，セルロース 500 g から（　④　）を合成するには，無水酢酸は理論上何 g 必要か。整数で答えよ。

問６．問５において，使用したセルロースの分子量は 2.0×10^6 である。１分子の（　④　）中にはアセチル基は何個あるか。有効数字２桁で答えよ。

問７．下線部(b)の反応で，（　④　）中のエステル結合の 33.3%が加水分解され，759 g のアセテートが得られた。全工程での収率を 100%とすると，最初のセルロースは何 g 必要か。整数で答えよ。ただし，収率とは，反応式から計算した生成物の質量に対する，実際に得られた生成物の質量の割合をいう。

生 物

問題

28年度

生物　問題　I

DNA の複製に関する次の文章を読み，下の問に答えよ。

DNA は半保存的複製とよばれる方法により複製される。DNA の構造は 2 本のヌクレオチド鎖が互いに逆向きに配列しており，複製時には両方の鎖が同時に合成されていくが，①連続的に合成される鎖と不連続に合成される鎖が存在する。不連続に合成される鎖では，一定の間隔で②プライマーが合成され，それをもとに複数の短い DNA 断片が合成されていく。この短い DNA 断片は（　あ　）とよばれ，最終的に（　い　）という酵素によりつながれ 1 本の DNA 鎖となる。そのため，直鎖状の DNA の場合，③DNA 複製は正確に行われるが，末端部分までは完全に複製できず，DNA 鎖は細胞分裂で DNA 複製を繰り返すたびに短くなっていく。そこで DNA の遺伝情報を保護するため，④DNA の末端部には特定の塩基の繰り返し配列が存在する。

問 1．（　あ　），（　い　）に入る語句をそれぞれ記せ。

問 2．DNA の複製がはじまる領域を何というか，名称を記せ。

問 3．下線部①のように DNA 鎖の方向によって複製方法が異なるのは，DNA 合成酵素（DNA ポリメラーゼ）にどのような性質があるためか。簡潔に説明せよ。

問 4．下線部②のプライマーを構成する糖と 4 種類すべての塩基の名称を記せ。また，このプライマーは DNA 複製終了時にはどのようになっているか，簡潔に記せ。

問 5．DNA 複製時のようすを正しく示しているのはどれか，下の図 (a) ～ (h) から 1 つ選び，記号を記せ。ただし，矢印は新しく合成されている DNA の鎖を，矢印の向きは DNA の合成方向を示している。

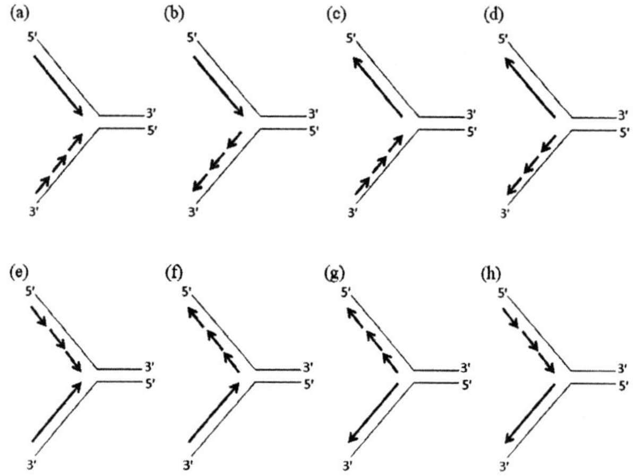

問 6．下線部③について，その理由を記せ。

問 7．下線部④の繰り返し配列を何というか，名称を記せ。また，ヒトの正常細胞を培養しているとき，この繰り返し配列が短くなっていくと細胞はどうなるか，簡潔に記せ。

生物　問題　II

代謝に関する次の文章を読み，下の問に答えよ。

有機物が微生物によって嫌気的に分解されることを発酵という。発酵は食品の製造に広く利用されている。乳酸発酵はヨーグルトや漬物，アルコール発酵はワイン，ビールなどの酒類，パンの製造などに利用されている。①乳酸発酵では，グルコースから生じたピルビン酸が（　あ　）によって，還元されて乳酸に変わる過程でATPが産生される。アルコール発酵では解糖系で生じたピルビン酸が脱炭酸酵素の働きで（　い　）となり，（　い　）は（　あ　）によって還元されて最終的にエタノールが生成される。

②パン製造などに利用される酵母は，このアルコール発酵をおこなう。この酵母をグルコース溶液とともに，下の図のガラス容器の盲管部に空気が入らないように満たし，開口部に綿栓をして35℃に保温すると，さかんに気体が発生し盲管部の液面が下がった。その後，この気体の性質を調べるために，開口部からこの容器に（　う　）溶液を加えて開口部を親指でふさいでゆるやかに撹拌すると（　A　）が観察された。さらにこの盲管内の液を取り出してろ過し，（　え　）溶液を加えて加熱すると特有のにおいを持った黄色沈殿が生じた。このことから，エタノールが生成されたことが確認された。酵母では，③酸素がない条件下ではこのアルコール発酵が進行するが，酸素が多い条件下では呼吸が行われこの発酵は抑制される。

問1．本文中の（　あ　）～（　え　）に入る適切な語句を記せ。

問2．下線部①の一連の反応をあらわす反応式を記せ。

問3．下線部②の酵母についての説明で誤っているのはどれか。下記の（ア）～（オ）から1つ選び，記号を記せ。

（ア）酵母は一生を単細胞で過ごす

（イ）酵母は菌類に含まれる真核生物である

（ウ）酵母は細菌の仲間なので核膜はもたない

（エ）酵母は生物の種名ではなく，分類学上も1つの生物群ではない

（オ）酵母はカビの仲間であり，子のう菌類や担子菌類に属すものもある

問4．右の図の容器を何というか。また，文中（　A　）で観察された現象は次のうちどれか。

下記の（ア）～（エ）から1つ選び，記号を記せ。

（ア）指が開口部に吸いつけられるという現象

（イ）指が開口部から強く圧力を受けるという現象

（ウ）指が開口部で感じる溶液温度が急激に低下するという現象

（エ）指が開口部で感じる溶液温度が急激に上昇するという現象

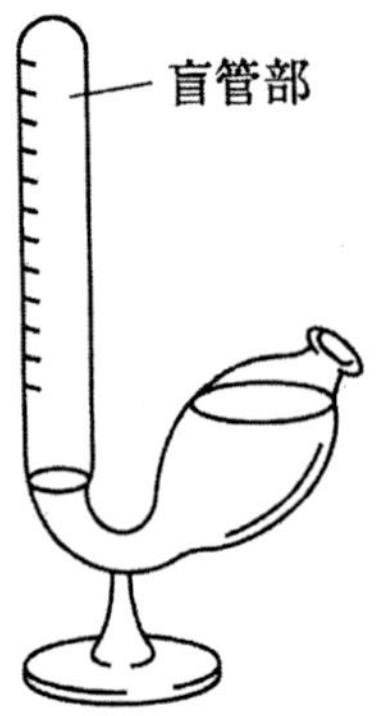

問５．下線部③の現象は，発見者の名前にちなんで何と呼ばれるか。

問６．下線部③のうち，酸素の多い条件下で，大きな変化が起こる細胞小器官は何か。また，どのような変化が起こるのか。

問７．グルコースをほとんど含まない白米を使って日本酒ができるのはなぜか。

問８．酵母をある条件下にてグルコース溶液中で培養したところ，18 g のグルコースを消費し，17.6 g の二酸化炭素を生成した。以下の（1），（2）の問に答えよ。ただし，原子量は C=12, H=1, O=16 とし，答えが割り切れない場合は，小数第 1 位まで求めよ。

（1） 生成したアルコールの重さを求めよ。

（2） 全体で何 mol の ATP が生成されたか求めよ。最大量が生成されたと考える。

問９．有機物の分解によって生じた全エネルギーに対する ATP に捕えられたエネルギーの割合をエネルギー利用効率と呼ぶ。以下の（1），（2）の問に答えよ。ただし，1 mol の ADP から 1 mol の ATP を生成するのに 30 kJ を必要とする。呼吸，乳酸発酵，アルコール発酵それぞれの反応で発生するエネルギー量（熱量）は，呼吸 2,870 kJ，乳酸発酵 197 kJ，アルコール発酵 234 kJ として計算し，答えが割り切れない場合は，小数第 1 位まで求めよ。

（1） グルコース 1 mol を利用するとき，その分解によるエネルギー利用効率は，呼吸，乳酸発酵，アルコール発酵でそれぞれ何パーセントか。

（2） 問８の条件下で，この酵母が代謝したエネルギー利用効率は何パーセントか。

生物 問題 Ⅲ

聴覚に関する次の文を読み，下の問に答えよ。

ヒトの耳は，①外耳，中耳，内耳の 3 つの部分からなる。外耳と中耳を隔てる（ あ ）は楕円形で斜めに張り，真珠様の光沢をもった薄い膜である。中耳の鼓室には（ い ）個の耳小骨がある。また（ A ）は鼓室から伸びる長さがおよそ 3 cmの管で咽頭の開口部とつながる。内耳は側頭骨の岩縁部と呼ばれる領域の内側にある極めて複雑な形や構造で，骨の中に閉じこめられた複雑な骨性の管である骨迷路と，その中にある膜性の管である膜迷路から構成される。この構造をうずまき管と呼ぶ。②うずまき管は，入り口に近い部分は幅が狭くて固く，頂部（奥）に向かうにつれて幅が広く柔らかくなる性質をもつ。内耳の中の空隙は，すべて（ う ）液で満たされ，膜迷路と骨迷路の間にあるものを外（ う ），膜迷路の内部にあるものを内（ う ）という。内耳には 2 枚の長い膜によって仕切られた管が存在し，その管は前庭階，（ え ），鼓室階の 3 つで構成される。このうち音を感受する聴細胞は（ え ）の基底膜上にある（ B ）に存在する。③音が内耳の（ う ）液の振動として伝わると，その振動に応じて基底膜が上下に振動する。その結果，聴細胞の感覚毛（不動毛）が（ お ）と接触し，機械的刺激として感知され，電位が発生する。この電位が聴神経の興奮を引き起こし，④複数のニューロンを介して，⑤大脳で音として知覚される。

問1． 上の文の（ あ ）～（ お ）に入る適切な語句を記せ。

問2． 上の文の（ A ）に入る名称を答えよ。また，この（ A ）の機能を簡潔に説明せよ。

問3． 下線部①について，次の（ア）～（オ）より正しいものを 3 つ選び，記号を記せ。

（ア） 卵円窓は鼓室に面している

（イ） 耳殻は中耳の構成要素である

（ウ） 外耳道は頭蓋骨に囲まれる部位まで到達している

（エ） 前庭神経は平衡覚を受容する器官につながっている

（オ） 耳小骨によって増幅された振動は，まず正円窓へ到達する

問4． 右の図はある音を周波数解析した結果を示す。下線部②の性質をふまえ，（1）～（3）の設問について，A～E より正しいものをそれぞれ 1 つ選び，記号を記せ。

（1） 老人が最も聞こえにくい音はどれか。

（2） 最も低音として知覚されるのはどれか。

（3） うずまき管の入り口近くを最も振動させる音はどれか。

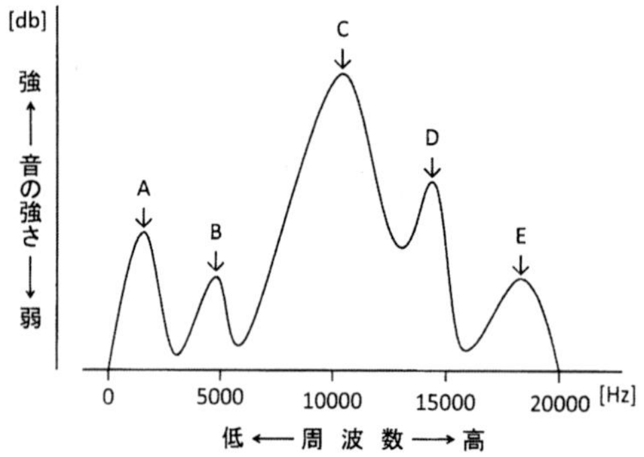

問5．　下線部③をつかさどる部位（　B　）の名称を答えよ。　また，下図は部位（　B　）を示す。空白になっている部分の構造を，聴神経と聴細胞との繋がりと位置に注意して，図示せよ。

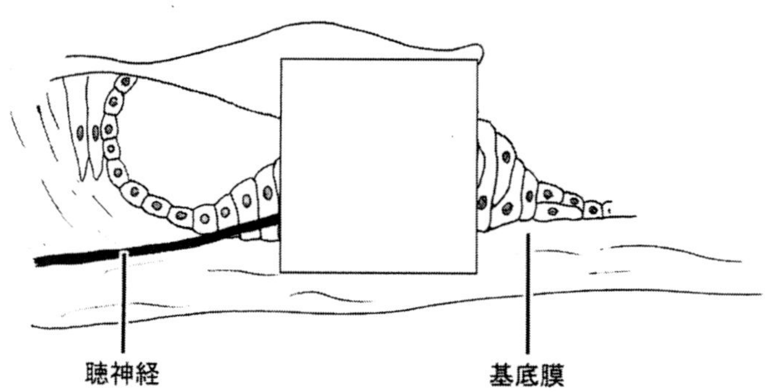

問6．　下線部④について，次の（ア）～（オ）より正しいものを3つ選び，記号を記せ。

（ア）　神経細胞間の情報伝達はシナプスで行われる

（イ）　神経伝達物質はシナプス後細胞から放出される

（ウ）　受容体と特異的に結合する化学物質をリガンドと呼ぶ

（エ）　クロライド（Cl）チャネルが開くと，興奮性シナプス後電位が生じる

（オ）　活動電位がシナプス前細胞の神経終末に到達すると，電位依存性カルシウムチャネルが開く

問7．右の図は大脳を外側から見た模式図を示す。下線部⑤について，その中枢部位は次の（a）～（e）のうちどれか，記号を記せ。

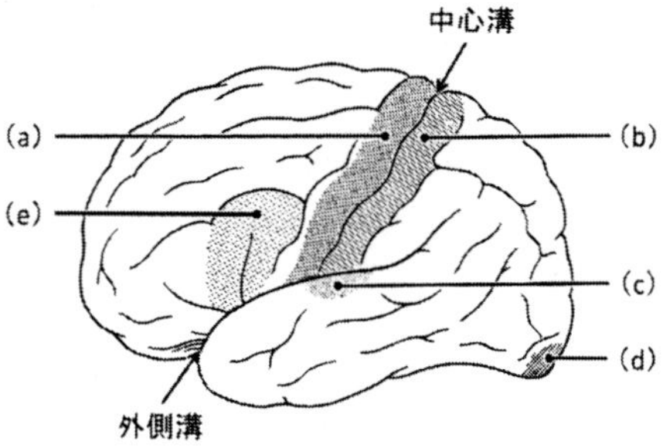

生物　問題　Ⅳ

四肢の形成，再生実験に関する次の文章を読み，下の問に答えよ。

【実験１】

下の図はニワトリ胚（3 日胚）と拡大した肢芽の模式図である。下の図に示すように，ニワトリの前肢（翼）の形成における極性化域の役割を調べるために移植実験を行った。下の図（A）に示すように肢芽の後方（尾側）にある極性化域からはソニックヘッジホッグ（Shh）タンパク質が分泌されていることが分かっている。下の図（B）に示すように，ニワトリ胚（3 日胚）の前肢肢芽にある極性化域を切り出し，別のニワトリ胚（3 日胚）の前肢肢芽の前側に移植した。移植片の大きさを，後部にある極性化域と同じ大きさにした場合（a）と，小さくして移植した場合（b）で，形成される指の数と並び方が図のように異なっていた。第 1～3 指はニワトリ前肢の指の並びを表している。また，近位は体に近い側，遠位は指先に近い側を示しており，近位－遠位軸は手を伸ばした際の体から指先に沿った軸である。

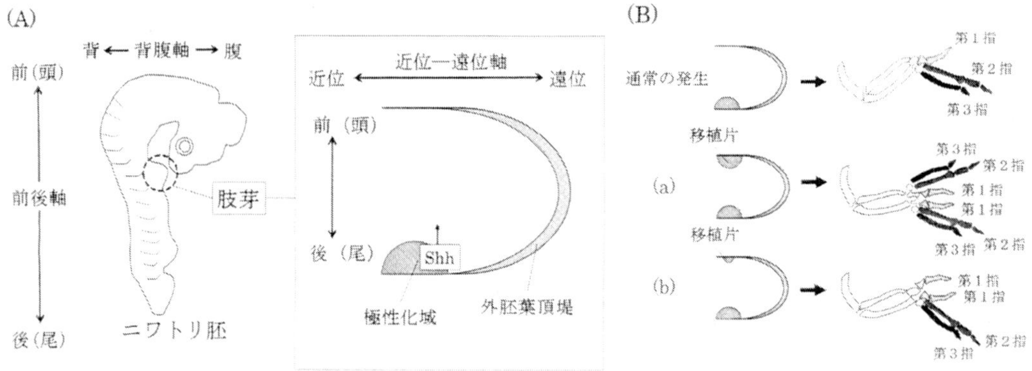

問１．ニワトリ胚は発生研究によく用いられるが，ニワトリ胚の特徴として正しいものを（ア）～（オ）の中から１つ選び，記号を記せ。

（ア）10℃前後の低温でも正常に胚発生が進む
（イ）無精卵でも胞胚期までは発生が進行する
（ウ）無精卵の卵黄に外部から精子をかけると受精が起こり，発生過程を全て観察することができる
（エ）卵黄上部の表面で卵割が起こり，胚発生が進行する
（オ）肢芽の移植は可能であるが，その他の組織では生着が難しいため移植はできない

問２．実験１の結果から，指の並びに最も影響を与えている体軸を（ア）～（オ）の中から１つ選び，記号を記せ。

（ア）背腹軸　（イ）前後軸　（ウ）近位－遠位軸　（エ）左右軸　（オ）上下軸

問３．実験１の結果から，ニワトリ前肢の指の並び方はどのように決められていると考えられるか，簡潔に記せ。

【実験2】

イモリは成体でも四肢の再生能力を持っている。四肢を切断すると，切断面には再生芽と呼ばれる未分化な状態の細胞が集まった組織が形成され，これを元に四肢の発生と同様の過程を経て再生が起こる。①再生芽に含まれる未分化な状態の細胞集団には，真皮や軟骨，筋肉を形成していた細胞が含まれていることが分かっている。下の図 (A) に示すように同一個体の右側前肢，右側後肢を切断すると7日後に再生芽が形成された。その再生芽を切り出し，前後の再生芽を入れ換えて移植する実験を行った結果，前肢，後肢ともに元通りの肢が再生した。さらに下の図 (B) に示すように左右の前肢を切断して7日後に形成された再生芽を切り出し，左右を入れ換えて移植したところ，図 (B) に示すような3本の前肢が再生した。指に付した番号は第1指～第4指の並びを表している。なお，再生芽を入れ換える際に背腹軸，近位－遠位軸は入れ換わらないように移植した。

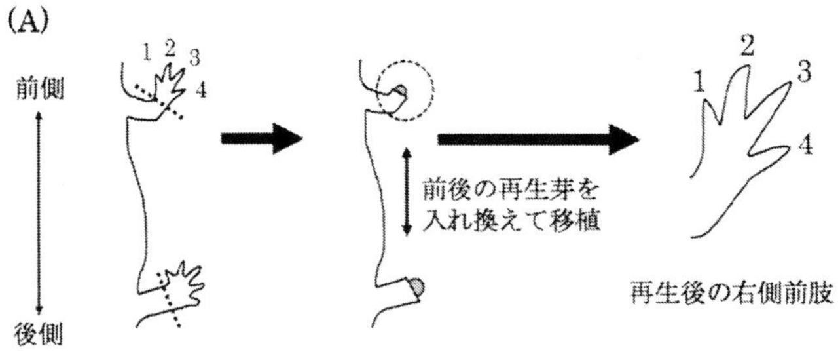

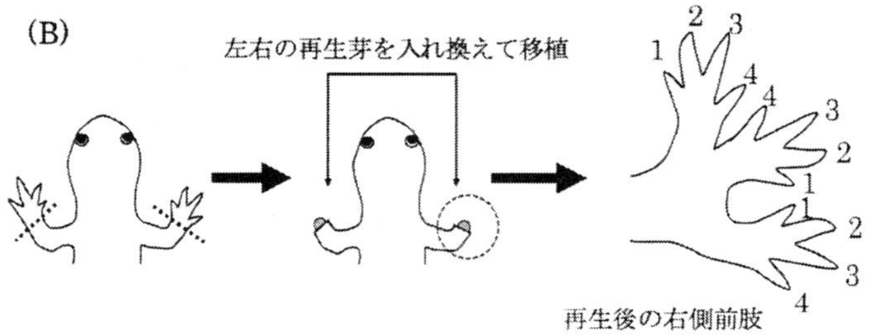

問4．イモリは分類上，（　あ　）動物門－脊椎動物亜門－（　い　）綱－（　う　）目に属する生物である。(あ)～(う)に当てはまる語句を(ア)～(コ)の中から選び，記号を記せ。

(ア) 尾索	(イ) 脊索	(ウ) 節足	(エ) 哺乳	(オ) 無尾
(カ) 有尾	(キ) トカゲ	(ク) イモリ	(ケ) 爬虫	(コ) 両生

問5．実験2の下線部①のように，発生過程で細胞分化によって特定の形態や機能を持っていた細胞が，未分化な状態の細胞に戻る現象を何というか記せ。

問6．実験2において，左右前肢の再生芽を入れ換えた後，再生した3本の前肢のうち中央の前肢は移植した再生芽に由来したものである。この前肢の指の並びが通常とは逆の向きになっている理由を簡潔に記せ。

問7．実験2において，3本の前肢が再生した理由を考察し，簡潔に記せ。

英 語

解答

28年度

I

〔解答〕

(1) ニ　(2) イ　(3) ト　(4) ヘ
(5) ヘ　(6) ホ

〔出題者が求めたポイント〕

会話文の空所補充

II

〔解答〕

(1) ニ　(2) ト　(3) ニ　(4) ト　(5) チ
(6) ト

〔出題者が求めたポイント〕

語句を文中の適切な場所に入れる問題

〔全訳〕

(1) 期待のない人生とはどんなものだろうか。それは、あなたが一番よいと思うふるまいを人に強制することなく、その人を受け入れることを意味している。そのような人生では失望したり、いらいらしたり、怒ったりする必要はなく、あるいは、もしそうなってもそれを受け入れ、そしてそのままにしておくのである。これはあなたが決して行動しないということではない。あなたはあなたの価値観に合うように行動し、世界に影響を与えることができるが、世界があなたの行動にどう反応するかの期待を決して持たないということである。

(2) 世界の気温を測っている4つの大きな科学チームの内の3つによると、記録上もっとも暖かい年は1998年であった。気温はそれ以来下がっている。しかしこれは必ずしも地球温暖化が止まったことを意味するのではない。温暖化の休止は太陽活動の一次的な低下によるものか、上空の大気の乾燥によって起こったものだろう。

(3) 私たちは1年は365日あると言い、毎年地球が太陽の周りを回るのに365日かかるのだと言っている。だが実際には地球のこの周回には365と1/4日かかる。これはつまり、毎年1/4日、4年毎にまる1日が余ることを意味する。これをなんとかしないと、私たちのカレンダーは季節と比べて4年毎に1日後ろにずれていくことになるだろう。私たちはこうなることを避けるために4年毎に1日を設けて、一番短い月である2月にこれを置くのである。

(4) 話す人の声のトーンがその人の考えを示すのと同じように、書き言葉にもまたトーンがある。書き言葉のトーンは書き手が主題と読み手に対して取る姿勢である。真剣だったりユーモラスだったり、親密だったり距離を置いたり、嫌味だったり皮肉だったり、会話的であったり形式ばっていたりする。一編の書きもののトーンは音や印象を作り出す。よってエッセイの書き手は必ず、その一編の作品とそれの読者にふさわしいトーンを選ばなければならない。

(5) 国際宇宙ステーションの高度は約200マイルである。その高度では重力は地表よりわずか10パーセント弱い。よって、ステーションの体重計に乗る150ポンドの飛行士は135キロの重さになるだろう。しかし、軌道を周回している飛行士が体重計に乗ると体重計はゼロを指す。この場合飛行士はなぜ重さなしにみえるのだろうか。その理由は体重計も飛行士と共に地球を周回しているからである。みんなが落ちているエレベーターの中にいるようなものである。全部が一緒に落ちていれば、体重計の上に足から及ぼされる力は何もない。

(6) ヘンリー・フォードは効率化のエキスパートを雇って工場を歩いた。彼は言った。「生産性のない者を見つけてくれ。だれか教えてくれたらそいつらを首にする。」エキスパートはクリップボードを手に歩き回り、最後にヘンリー・フォードのオフィスに報告書を持って戻ってきた。「理事のひとりに問題があるのを見つけました。」と彼は言った。「私がそばを通るたび、彼は机の上に脚を投げ出して座っていました。その人は何もやっていません。彼を追い出すことを考えたほうがいいと絶対思いますよ。」ヘンリー・フォードはエキスパートが言っている男の名前を知ると首を振って言った。「彼を首にすることはできない。その男には考えること以外は何もしないように給料を払ってるんだ。そしてそれが彼のやっていることなんだよ。」

III

〔解答〕

問1. (a) ヲ　(b) ニ　(c) ホ　(d) ハ
　(e) ヘ　(f) ロ　(g) ル　(h) ヌ
　(i) イ　(j) リ　(k) ト　(l) チ

問2. the size that matters but how you

問3. ロ

〔出題者が求めたポイント〕

長文読解総合問題

〔選択肢の意味〕

問3.

a. 人間の脳は2万年前よりも小さいという事実は、現代人の知能と脳の大きさについて私たちが通常想定することと矛盾している。(記述と一致)

b. 石器時代に生きていた人たちは、たとえ彼らが周りの世界について知っていることが少ないとしても、私たちの同時代人と同じくらい知能が良かったのかも知れない。(記述と一致)

c. 脳の大きさに障害のある人たちは残っている脳組織をうまく活用することができないので、知能の面で機能がうまく行く可能性はほとんどない。(不一致)

〔全訳〕

ここ2万年にわたって、人間の脳はテニスボールくらいのサイズ分縮んでいる。古生物学者たちは私たちの先史時代の祖先の化石頭蓋骨を測った時にこのことを発見し、それらが現代人の脳よりも大きいことを理解した。これはどんな基準に照らしても驚くべき発見である。というのも、私たちの進化のほとんどの期間、人間の脳は大きくなってきたからである。縮んでいく脳は、発展する科学、教育、テクノロジーは脳の大きさの増大へとつながるだろうという推論と食い違っているように見える。大きな禿げ頭の科学者や丸い頭蓋骨のスーパー知能のエイリアンというような私たちの文化の固定観念は、頭のいい生き物は大きな脳を持っているという考えと一致している。

動物王国において小さな脳は一般的に知性とは結びつかない。これが「鳥の知能」というのが侮辱と見なされる理由である(実際にはすべての鳥の脳が小さいわけではない)。大きな脳を持つ動物は順応性があり、問題を解決するのに長けている。種としての人間は特別に大きな脳を持っている。平均的な体の大きさから予想されるべき大きさの7倍である。人間の脳が人類の最近の進化の過程で小さくなってきているという発見は、より大きな脳はより高い知能と同義である、だから私たちは先史時代の祖先たちより頭がいいのだという一般に持たれている概念の反対の方向に行っている。結局のところ、現代の生活の複雑さが、私たちがそれに対応するほど利口になっていることを示している。

人間の脳がなぜ縮んでいるのかだれにも正確にはわからないが、これが脳と行動と知能の間の関係について挑発的な疑問を投げかけているのは確かである。まず第一に、私たちは人間の知能の進化についての根拠のない推論をたくさん立てている。私たちは石器時代の祖先が作り出したテクノロジーが現代の基準からして非常に原始的に見えるので彼らは遅れていたに違いないと想定する。だが、人間の知能そのものはここ2万年の間にそれほど変化していないとしたらどうだろうか。彼らは現代人と同じくらい賢かったのだが、ただ数千世代で蓄積された知識の恩恵がなかっただけだとしたらどうか。私たちは根本のところで2万年前に生まれた人間よりも知能が高いと想定すべきではない。私たちは周りの世界に対する知識と理解をより多く持っているかもしれないが、それらの多くは私たち自身の努力の賜物というよりは、私たちの前の者たちの経験から蓄積されたのである。

二番目に、脳の大きさと知能を結びつけるのは多くの理由で無邪気なほど単純であるということだ。重要なのは大きさではなく、どうそれを使うかである。脳の組織が小さく生まれついた人たちがいたり、病気や手術の結果、脳が半分しかない人たちもいるが、彼らは残された脳組織を非常に効率よくつかうために、普通の知能の範囲内で考えたり行動したりができるのである。さらに言えば、大事なのは大きさではなく内部の配線なのだ。化石の記録に基づく脳の容積は、内部のミニ構造がどのように組織されているのか、作用するのかを語ってはくれない。大きさに頼ることは、部屋全体を占領した1950年代の元祖のコンピューターを、ポケットに収まるがコンピューターとしての力ははるかに強い今日の極小のスマートホンとを比べるのと同じくらい、ばかげたことである。

Ⅳ

〔解答〕

問 1. wealth

問 2. (a) ニ　(b) ハ　(c) イ　(d) ロ
　(e) ト　(f) ヘ　(g) チ　(h) リ

問 3. after some months did we begin to

問 4. ハ

問 5. his unconscious

問 6. ロ

〔出題者が求めたポイント〕

長文読解総合問題

〔選択肢の意味〕

問 4.
　イ　見事な、賞賛に値する
　ロ　それぞれ非常に違った
　ハ　不安にあるいは落ち着かなくさせる
　ニ　何が起こっているか正確に知るのが難しい
　ホ　とても面白くてわくわくさせられるので注目せざるを得ない

〔全訳〕

新しい患者に初めて接するとき、私はよく大きな円を描く。そして円周のところに小さなくぼみを描く。くぼみの中を指しながら私は言う。「これはあなたの意識的な心を表わしています。円の残りの全部、95パーセントかそれ以上は、あなたの無意識の心を表わしています。あなたが長い期間頑張って自分自身を理解しようとすれば、あなたの心の、今はほとんど意識していないこの広大な部分には、想像を超えて富がつまっているのがわかるようになりますよ。」

心のこの広大なしかし隠れた領域の存在と、それが含む富を知る方法のひとつは、もちろん夢を通してである。いくらか有名な人物が何年も続くうつ病のことで診察に来た。彼は仕事に何の喜びも見出していなかったが、その理由がほとんどわからなかった。彼の両親は比較的貧しく無名だったが、父親の先祖の多くは有名な人たちであった。私の患者はその人たちのことにほとんど触れなかった。彼のうつ病は多くの要因によって引き起こされたものだった。数か月たってやっと私たちは、彼の野心について考え始めた。野心の話題が最初に持ち上がった次の面接のときに、彼は前夜に見た夢を携えて来た。その断片は次のようなものである。「私たちは巨大な重苦しい家具でいっぱいの部屋にいました。私は今よりずっと若かった。父は何らかの理由で対岸の島に残してきたボートを拾いに、私に船で湾を渡ってほしかったのです。私はこの航海をやりたくてたまらなくて、どうしたらボートを見つけることができるのかと父に尋ねました。父は私を一方の側に連れて行きましたが、そこにはことさら巨大な重苦しい家具、見上げるような箪笥で長さは少なくとも12フィートはあって、ずっと高く天井まで広がり、おそらく20個か30個くらいの巨大な引き出しがついている家具がありました。父は箪笥の端を注意して見ればボートを見つけることができると私に言いました。」最初、夢の意味は明らかではなかったので、私は習慣に従って、引き出しのついたこの巨大な箪笥に対して連想してくださいと言った。彼は直ちに言った。「何らかの理由で、たぶんこれがとても重苦しく思えたからでしょうが、私には石棺が頭に浮かびました。」「引き出しについてはどうですか。」と私は尋ねた。突然彼はにっと笑って、「たぶん私は先祖たちをみんな絶滅させたかったのでしょうね。」と言った。「それは一族の墓を思わせます。引き出しのひとつひとつは遺体を収容するのに十分な大きさなのです。」夢の意味はその時明らかになった。彼は実は若いときに目指すものを与えられていた。目指すべき人生。今は亡き有名な父方の先祖たちの墓に寄り添うような。彼は名声を得るという目標にずっと従ってきた。だが彼はそれが人生の中で重くのしかかってくる力だとわかり、この強制的な力から自由になるべく、先祖たちを心理的に絶滅させることができたらと思ったのだった。

夢のことをたくさんやってきた人ならだれでも、これが典型的な例だと認めるだろう。私はこれが典型的と言える点のひとつとして、その有益性に注目したい。この人はある問題に取り組み始めていた。ほとんど時をおかずして彼の無意識は、彼が前には気づいていなかった問題の原因を明らかにするドラマを作り出した。最も熟練した脚本家のやり方に匹敵するほどの優雅な方法でいくつかシンボルを使うことによってこれをやってのけたのだ。彼のセラピーのこの地点で起こったできごとで、この特殊な夢ほど、彼や私に啓発的だった経験は他には想像しがたい。彼の無意識は明らかに彼も私たちの仕事も支えたいようだった。そして完璧な技でそれをやったのだ。

V

〔解答〕

(1) garbage　(2) delight　(3) seldom

(4) subtle　(5) eventually

〔出題者が求めたポイント〕

短文の空所に同義語を入れる

〔英文の意味〕

(1) 火曜日の朝は妻が私に仕事に行く途中でゴミを出してくれと言う。

(2) 彼の誇れる両親が喜んだことに、彼は完全に回復した。

(3) リンダは私の家の近くに住んでいるが、私たちはめったに会わない。

(4) その病気の徴候は非常にかすかなので、しばしば無視される。

(5) 彼女は絶え間ないキャンペーンを行ってついに指名を得た。

VI

〔解答〕

(1) let me say a few words of thanks

(2) sound waves in much the same way as submarines

(3) is necessary to keep it off for good

〔出題者が求めたポイント〕

整序英作文

数 学

解答

28年度

I

〔解答〕

$(a,\ b,\ c,\ d)=(1,\ 2,\ 3,\ 6),\ (1,\ 2,\ 4,\ 5)$

〔出題者が求めたポイント〕

場合の数

〔解答のプロセス〕

$a,\ b,\ c,\ d\ (a<b<c<d)$ を並べてできる4桁の自然数は $4!=24$ 個である。

千の位が a のものは　$3!=6$ 個ある。

千の位が $b,\ c,\ d$ のものも　$3!=6$ 個あるので，

千の位の和は

$6(a+b+c+d)\times 10^3$　となる。

同じように考えると

百の位の和は　$6(a+b+c+d)\times 10^2$

十の位の和は　$6(a+b+c+d)\times 10$

一の位の和は　$6(a+b+c+d)$

以上より

$6(a+b+c+d)(10^3+10^2+10^1+1)=79992$

$a+b+c+d=12$　……①

$a<b<c<d$ より

$4a<a+b+c+d=12$　$a<3$

$a=2$ のとき，考えられる $a,\ b,\ c,\ d$ の和が最小となるのは，

$(a,\ b,\ c,\ d)=(2,\ 3,\ 4,\ 5)$ であるが

$2+3+4+5=14>12$ となり不適

よって　$a=1$

これを①に代入すると，

$b+c+d=11$　……②

$b=3$ のとき考えられる $b,\ c,\ d$ の和が最小となるのは

$(b,\ c,\ d)=(3,\ 4,\ 5)$ であるが

$3+4+5=12>11$ となり不適

よって，$b=2$

これを②に代入すると

$c+d=9$ かつ $2<c<d$ をみたせばよい

よって

$(a,\ b,\ c,\ d)=(1,\ 2,\ 3,\ 6)(1,\ 2,\ 4,\ 5)$

II

〔解答〕

1)　$(1-\alpha^2\beta^2)^n$

2)　$a_n=\dfrac{(1+\alpha\beta)^n+(1-\alpha\beta)^n}{2\alpha}$

$b_n=\dfrac{(1+\alpha\beta)^n-(1-\alpha\beta)^n}{2\beta}$

〔出題者が求めたポイント〕

数列

1)　漸化式から $(\alpha a_{n+1})^2$，$(\beta b_{n+1})^2$ を計算して，$\alpha^2 {a_n}^2-\beta^2 {\beta_n}^2$ の漸化式をつくる。

$x_{n+1}=rx_n$ のとき，$x_n=r^{n-1}x_1$ である。

2)　1)の答を因数分解して，a_1，b_1 の値より因数のどれとどれが等しいのか判断し，a_n，b_n を求める。

〔解答のプロセス〕

1)　$\alpha a_{n+1}=\alpha a_n+\alpha\beta^2 b_n$

$\alpha^2(a_{n+1})^2=\alpha^2 a_n^2+2\alpha^2\beta^2 a_n b_n+\alpha^2\beta^4 b_n^2$

$\beta b_{n+1}=\alpha^2\beta a_n+\beta b_n$

$\beta^2(b_{n+1})^2=\alpha^4\beta^2 a_n^2+2\alpha^2\beta^2 a_n b_n+\beta^2 b_n^2$

$\alpha^2(a_{n+1})^2-\beta^2(b_{n+1})^2=\alpha^2(1-\alpha^2\beta)a_n^2$
$\qquad+\beta^2(\alpha^2\beta^2-1)b_n^2$

$\alpha^2(a_{n+1})^2-\beta^2(b_{n+1})^2=(1-\alpha^2\beta^2)(\alpha^2 a_n^2-\beta^2 b_n^2)$

$\alpha^2 {a_1}^2-\beta^2 {b_1}^2=\alpha^2\dfrac{1}{\alpha^2}-\beta^2\alpha^2=1-\alpha^2\beta^2$

従って，$\alpha^2 a_n^2-\beta^2 b_n^2=(1-\alpha^2\beta^2)^n$

2)　1)の両辺を因数分解すると，

$(\alpha a_n-\beta b_n)(\alpha a_n+\beta b_n)=(1-\alpha\beta)^n(1+\alpha\beta)^n$

$n=1$ のとき，

$\alpha a_1-\beta b_1=1-\alpha\beta$，$\alpha a_1+\beta b_1=1+\alpha\beta$ なので，

$\alpha a_n-\beta b_n=(1-\alpha\beta)^n$，$\alpha a_n+\beta b_n=(1+\alpha\beta)^n$

$2\alpha a_n=(1+\alpha\beta)^n+(1-\alpha\beta)^n$

$a_n=\dfrac{(1+\alpha\beta)^n+(1-\alpha\beta)^n}{2\alpha}$

$2\beta b_n=(1+\alpha\beta)^n-(1-\alpha\beta)^n$

$b_n=\dfrac{(1+\alpha\beta)^n-(1-\alpha\beta)^n}{2\beta}$

III

〔解答〕

1)　$2(x_1-2)x+2y_1y=5$，下の〔　〕内でもよい。

$\left(y=-\dfrac{x_1-2}{y_1}x+\dfrac{5}{2y_1}(y_1\neq 0),\ x=\dfrac{5}{2},\ x=-\dfrac{1}{2}\right)$

2)　$\dfrac{3(12-\sqrt{5})}{4}\pi$

〔出題者が求めたポイント〕

平面図形，微分積分

1)　2点 $(x_1,\ y_1)$，$(x_2,\ y_2)$ のとき，

2点を通る直線の傾き，$\dfrac{y_2-y_1}{x_2-x_1}$

2点の中点の座標，$\left(\dfrac{x_1+x_2}{2},\ \dfrac{y_1+y_2}{2}\right)$

傾きが m に垂直な直線の傾き m' は $mm'=-1$

傾き m' で点 $(x_0,\ y_0)$ を通る直線の方程式は，

$y=m'(x-x_0)+y_0$

$y_1=0$ のときを求める。

2)　$x_1=t$ とすると，$y_1=\pm\sqrt{9-t^2}$ になるので，$|y|$ (z とするとよい) を t で表し，t で微分する。x は係数である。増減表をつくり，x での $|y|$ (z) の最小値 z_0 を求める。通過するのは，$|y|\geqq z_0$ 直線が通らない内部の面積を求め，円Cの面積から引く。

$\int_0^{\frac{1}{a}}\sqrt{1-(ax)^2}dx$ は $ax=\sin\theta$ として置換積分する。

〔解答のプロセス〕

1) 直線 l の傾きを m とする。$y_1>0$ のとき，

AP の傾き，$\dfrac{y_1}{x_1-2}$，$\dfrac{y_1}{x_1-2}m=-1$

$m=-\dfrac{x_1-2}{y_1}$，AP の中点 $\left(\dfrac{x_1+2}{2},\ \dfrac{y_1}{2}\right)$

$l: y=-\dfrac{x_1-2}{y_1}\left(x-\dfrac{x_1+2}{2}\right)+\dfrac{y_1}{2}$

$=-\dfrac{x_1-2}{y_1}x+\dfrac{5}{2y_1}$

$y_1=0$ のとき，$x_1=\pm 3$

よって，$x=\dfrac{3+2}{2}=\dfrac{5}{2}$，$x=\dfrac{-3+2}{2}=-\dfrac{1}{2}$

$l: 2(x_1-2)x+2y_1y=5$ とすると $y_1=0$ のときも含まれる。

2) $x_1=t$ とすると $y_1=\pm\sqrt{9-t^2}$ になるので，$|y|$ を考える。$z=|y|$ とすると，$y_1=\sqrt{9-t^2}$，$z^2=y^2$

l が通過する部分を考えると，x の値に対して，$|y|$ の最小値を求める。(0～最小値は通過しない。)

$z=-\dfrac{t-2}{\sqrt{9-t^2}}x+\dfrac{5}{2\sqrt{9-t^2}}\qquad\left(-\dfrac{1}{2}\leqq x\leqq\dfrac{5}{2}\right)$

$z=\dfrac{1}{2}(-2xt+4x+5)(9-t^2)^{-\frac{1}{2}}$

$z'=\dfrac{1}{2}(-2x)(9-t^2)^{-\frac{1}{2}}$

$+\dfrac{1}{2}(-2xt+4x+5)\left(-\dfrac{1}{2}\right)(9-t^2)^{-\frac{3}{2}}(-2t)$

$=\dfrac{-2x(9-t^2)+(-2xt+4x+5)t}{2(9-t^2)\sqrt{9-t^2}}$

$=\dfrac{(4x+5)t-18x}{2(9-t^2)\sqrt{9-t^2}}$

t		$\dfrac{18x}{4x+5}$	
z'	$-$	0	$+$
z	↘	極小	↗

$t=\dfrac{18x}{4x+5}$ のとき，z は最小値をとる。

z の最小値 z_0 を求める。

$2\sqrt{9-t^2}z_0=-2xt+4x+5$

$\sqrt{9-t^2}=\sqrt{9-\left(\dfrac{18x}{4x+5}\right)^2}$

$=\dfrac{3\sqrt{-20x^2+40x+25}}{4x+5}$

$-2xt+4x+5=-2x\dfrac{18x}{4x+5}+4x+5$

$=\dfrac{-20x^2+40x+25}{4x+5}$

$\dfrac{6\sqrt{-20x^2+40x+25}}{4x+5}z_0=\dfrac{-20x^2+40x+25}{4x+5}$

$6z_0=\sqrt{-20x^2+40x+25}\qquad$ ($|y|\geqq z_0$ が通過)

$y^2\geqq z_0{}^2$ なので，$36y^2\geqq -20x^2+40x+25$

$20(x-1)^2+36y^2\geqq 45$ で通過する。従って，

$\dfrac{4}{9}(x-1)^2+\dfrac{4}{5}y^2=1$ の内部が通過しない。

$t=9$ のとき，$\left(\dfrac{5}{2},\ 0\right)$，$\left(-\dfrac{1}{2},\ 0\right)$ であり，

$\dfrac{4}{9}(x-1)^2+\dfrac{4}{5}y^2=1$ の曲線の上の点となる。

この曲線上の内部の面積は，$x=1$ と x 軸に関して対称となるので，$x\geqq 1$，$y\geqq 0$ の部分を求めて，4 倍する。

$y=\dfrac{\sqrt{5}}{2}\sqrt{1-\left\{\dfrac{2}{3}(x-1)\right\}^2}$

$x-1=\dfrac{3}{2}\sin\theta$ とする。$\dfrac{dx}{d\theta}=\dfrac{3}{2}\cos\theta$

$x: 1\longrightarrow\dfrac{5}{2}$ のとき，$\theta: 0\longrightarrow\dfrac{\pi}{2}$

$\int_1^{\frac{5}{2}}ydx=\int_0^{\frac{\pi}{2}}\dfrac{\sqrt{5}}{2}\cos\theta\cdot\dfrac{3}{2}\cos\theta\,d\theta$

$=\dfrac{3\sqrt{5}}{4}\int_0^{\frac{\pi}{2}}\cos^2 d\theta$

$=\dfrac{3\sqrt{5}}{4}\int_0^{\frac{\pi}{2}}\left(\dfrac{1}{2}+\dfrac{1}{2}\cos 2\theta\right)d\theta$

$=\dfrac{3\sqrt{5}}{4}\left[\dfrac{1}{2}\theta+\dfrac{1}{4}\sin 2\theta\right]_0^{\frac{\pi}{2}}=\dfrac{3\sqrt{5}}{16}\pi$

よって，求める面積は，円 C の面積から通過しない面積を引いたものだから，

$3^2\pi-4\left(\dfrac{3\sqrt{5}}{16}\pi\right)=\dfrac{3(12-\sqrt{5})}{4}\pi$

［注］

だ円 $\dfrac{x^2}{a^2}+\dfrac{y^2}{b^2}=1$ の面積は，πab。

$\dfrac{(x-x_0)^2}{a^2}+\dfrac{(y-y_0)^2}{b^2}=1$ も同じである。

これを用いると，$a^2=\dfrac{9}{4}$，$b^2=\dfrac{5}{4}$ であるので，面積は，$\pi\,\dfrac{3}{2}\cdot\dfrac{\sqrt{5}}{2}=\dfrac{3\sqrt{5}}{4}\pi$ となる。

Ⅳ

〔解答〕

1) 点 C・$\dfrac{1}{2}(\alpha+\beta)+i\dfrac{\sqrt{3}}{2}(\beta-\alpha)$

点 D・$\dfrac{1}{2}\alpha\cos\theta+i\dfrac{1}{2}\alpha\sin\theta$

点 E・$\dfrac{1}{2}\beta\cos\theta-i\dfrac{1}{2}\beta\sin\theta$

2) $\theta=\dfrac{2}{3}\pi$

〔出題者が求めたポイント〕

複素数

1) ① AB ごと A を O に移すと，B が B′ にくる。② B′ を

Oを中心に$\frac{\pi}{3}$回転する。③ OからAに移す。B′はCにくる。

DはAをOを中心にθ回転して$\frac{1}{2}$倍

EはBをOを中心に$-\theta$回転して$\frac{1}{2}$倍

Oを中心にθ回転は，$\cos\theta+i\sin\theta$をかける。

2) Cをγ，Fをδとすると$\delta=-k\gamma$となるθを求める。

〔解答のプロセス〕

1) 点C・$(\beta-\alpha)\left(\cos\frac{\pi}{3}+i\sin\frac{\pi}{3}\right)+\alpha$

$=(\beta-\alpha)\left(\frac{1}{2}+i\frac{\sqrt{3}}{2}\right)+\alpha$

$=\frac{1}{2}(\alpha+\beta)+i\frac{\sqrt{3}}{2}(\beta-\alpha)$

点D・$\frac{1}{2}\alpha(\cos\theta+i\sin\theta)$

$=\frac{1}{2}\alpha\cos\theta+i\frac{1}{2}\alpha\sin\theta$

点E・$\frac{1}{2}\beta\{\cos(-\theta)+i\sin(-\theta)\}$

$=\frac{1}{2}\beta\cos\theta-i\frac{1}{2}\beta\sin\theta$

2) 点F・$\frac{1}{2}\left\{\frac{1}{2}\alpha\cos\theta+\frac{1}{2}\beta\cos\theta\right.$

$\left.+i\left(\frac{1}{2}\alpha\sin\theta-\frac{1}{2}\beta\sin\theta\right)\right\}$

$=\frac{1}{4}\{(\alpha+\beta)\cos\theta+i(\alpha-\beta)\sin\theta\}$

$=-\frac{1}{4}\{(\alpha+\beta)(-\cos\theta)+i(\beta-\alpha)\sin\theta\}$

点Cより $\cos\theta=-\frac{1}{2}$，$\sin\theta=\frac{\sqrt{3}}{2}$

従って，$\theta=\frac{2}{3}\pi$

物 理

解答

28年度

I

〔解答〕

問 1 $v_0 - v_G$ 問 2 $-mv_G$ 問 3 $\dfrac{M}{M+m}v_0$

問 4 $-\dfrac{M}{m}$ 問 5 $\dfrac{m}{M}v_G$ 問 6 $\dfrac{m}{M}$

〔出題者が求めたポイント〕

2 物体の水平面内での衝突

〔解答のプロセス〕

問 1 衝突前の小球 A の P に対する相対速度 v_A は
$v_A = v_0 - v_G$ …(答)

問 2 衝突前の小球 B の P に対する相対速度 v_B は
$v_B = 0 - v_G = -v_G$

よって，P から見た B の運動量の x 成分 P_B は
$P_B = mv_B = -mv_G$ …(答)

問 3 P から見ると A と B の運動量の和が 0 だから
$M(v_0 - v_G) - mv_G = 0$

$$\therefore \quad v_G = \frac{M}{M+m}v_0 \quad \cdots(答)$$

問 4 P から見た運動量保存則より
$\vec{0} = M\vec{v'}_A + m\vec{v'}_B$

$$\therefore \quad \vec{v'}_B = -\frac{M}{m}\vec{v'}_A \qquad \therefore \quad a = -\frac{M}{m} \quad \cdots(答)$$

問 5 エネルギー保存の式は

$$\frac{1}{2}Mv_A{}^2 + \frac{1}{2}mv_B{}^2 = \frac{1}{2}Mv'_A{}^2 + \frac{1}{2}mv'_B{}^2 \quad \cdots\cdots①$$

ここで，$v_0 = \dfrac{M+m}{M}v_G$ であるから，

$$v_A = v_0 - v_G = \frac{m}{M}v_G$$

また，$v'_B{}^2 = \dfrac{M^2}{m^2}v'_A{}^2$ であるから，①式は

$$\frac{1}{2}\frac{m^2}{M}v_G{}^2 + \frac{1}{2}mv_G{}^2 = \frac{1}{2}Mv'_A{}^2 + \frac{1}{2}\frac{M^2}{m}v'_A{}^2$$

$$\therefore \quad \frac{m}{M}v_G{}^2 = \frac{M}{m}v'_A{}^2$$

$$\therefore \quad v'_A = \frac{m}{M}v_G \quad \cdots(答)$$

問 6 $\sin\theta_A = \dfrac{v'_A}{v_G} = \dfrac{m}{M}$ …(答)

II

〔解答〕

問 1 $\dfrac{L}{V-v}$ 問 2 $\dfrac{V-v}{f}$ 問 3 $\dfrac{2VL}{V^2-v^2}$

問 4 f 問 5 $\dfrac{v}{V}$ 問 6 $\dfrac{2L}{\sqrt{V^2-v^2}}$ 問 7 $\dfrac{V^3}{Lv^2}$

〔出題者が求めたポイント〕

反射板で反射する音波のドップラー効果,

〔解答のプロセス〕

問 1 音波が反射板 A に到達するまでにかかる時間を t_1 とすると，t_1 の時間に A は vt_1 の距離を進んでいるから，音波が A に到達するまでに進む距離は $L + vt_1$ となる。よって，

$$Vt_1 = L + vt_1 \qquad \therefore \quad t_1 = \frac{L}{V-v} \quad \cdots(答)$$

問 2 t_1 の時間に音源から ft_1 個の波面が出る。L の距離の中に ft_1 個の波が含まれるので，波長 λ_1 は

$$\lambda_1 = \frac{L}{ft_1} = \frac{V-v}{f} \quad \cdots(答)$$

問 3 音波が反射板 A から音源に到達するまでにかかる時間を t_2 とおくと，t_2 の時間に音源は距離 vt_2 だけ近づくから，その間に音波が進む距離は $L - vt_2$ となる。よって，

$$Vt_2 = L - vt_2 \qquad \therefore \quad t_2 = \frac{L}{V+v}$$

したがって，往復にかかる時間 T_A は

$$T_A = t_1 + t_2 = \frac{L}{V-v} + \frac{L}{V+v}$$

$$= \frac{2VL}{V^2-v^2} \quad \cdots(答)$$

問 4 反射板では波長 λ_1 の波が相対音速 $V-v$ で進んでくるから，反射板で聞く振動数 f_1 は

$$f_1 = \frac{V-v}{\lambda_1} = f$$

同様にして，反射板から振動数 f の音が出るとして，音源付近で測定される音波の振動数 f_2 は,

$$f_2 = \frac{V+v}{V+v}f = f \quad \cdots(答)$$

問 5 $\sin\theta = \dfrac{v}{V}$ …(答)

問 6 音波が反射板 B で反射し，音源に戻ってくるまでに進む距離は $\dfrac{2L}{\cos\theta}$ であるから，音波の往復にかかる時間 T_B は

$$T_B = \frac{2L}{V\cos\theta}$$

一方，$\sin\theta = \dfrac{v}{V}$ より $\cos\theta = \dfrac{\sqrt{V^2-v^2}}{V}$

よって

$$T_B = \frac{2L}{\sqrt{V^2-v^2}} \quad \cdots(答)$$

問 7 与えられた近似を用いて

$$T_A = \frac{2VL}{V^2-v^2} \fallingdotseq \frac{2L}{V}\left(1 + \frac{v^2}{V^2}\right)$$

$$T_B = \frac{2L}{\sqrt{V^2 - v^2}} \fallingdotseq \frac{2L}{V}\left(1 + \frac{1}{2}\frac{v^2}{V^2}\right)$$

よって，反射板 A，B で反射した音波が音源に戻ってくるまでの時間の差は

$$\Delta T = T_A - T_B \fallingdotseq \frac{Lv^2}{V^3}$$

この時間が音波の周期 T の整数倍のとき強め合う。最も小さな振動数となるのは，ΔT が 1 周期 T に等しいときであるから

$$f = \frac{1}{\Delta T} = \frac{V^3}{Lv^2} \quad \cdots(答)$$

Ⅲ

〔解答〕

問 1 $\frac{E}{10r}$　問 2 $\frac{9}{10}E$

問 3 (1) $\frac{1}{2}LI_L{}^2$　(2) $8rI_L$

問 4 $\frac{9E}{19r}$　問 5 $-10rI_0$　問 6 $\frac{81}{19}$ 倍

〔出題者が求めたポイント〕

抵抗とコイルを含む直流回路，自己誘導

〔解答のプロセス〕

問 1　流れる電流を I とすると

$$E = (9r + r)I \qquad \therefore\ I = \frac{E}{10r} \quad \cdots(答)$$

問 2　S_2 を閉じた直後はコイルに抵抗 A の電圧と同じ大きさの自己誘導起電力が生じ，コイルには電流は流れない。よって，コイルの誘導起電力 V_1 は点 a 側が高電位で，符号を含めて

$$V_1 = +9rI = \frac{9}{10}E \quad \cdots(答)$$

問 3 (1)　コイルの磁気エネルギー U_L は

$$U_L = \frac{1}{2}LI_L{}^2 \quad \cdots(答)$$

(2)　コイルの自己誘導起電力 V_2 と抵抗 B の電圧の和が，抵抗 A の電圧に等しいから

$$V_2 + rI_L = 9rI_L \qquad \therefore\ V_2 = 8rI_L \quad \cdots(答)$$

問 4　コイルに自己誘導起電力は生じていない。抵抗 A に流れる電流を I_1 とすると，キルヒホッフの法則より

$$E = 9rI_1 + r(I_0 + I_1)$$
$$E = rI_0 + r(I_0 + I_1)$$

上の 2 式から I_1 を消去して

$$I_0 = \frac{9E}{19r} \quad \cdots(答)$$

問 5　直後はコイルと抵抗 A，B の閉回路に I_0 の電流が流れる。このとき，コイルの誘導起電力 V_3 は点 b 側が高電位で，大きさは

$$|V_3| = (9r + r)I_0 = 10rI_0$$
$$\therefore\ V_3 = -10rI_0 \quad \cdots(答)$$

問 6　抵抗 A の電圧 V_A は

$$V_A = 9rI_0 = \frac{81}{19}E \quad \cdots(答)$$

Ⅳ

〔解答〕

問 1 (1) eV　(2) $\frac{c}{\lambda_A}$　(3) $\frac{eV\lambda_A}{c}$

(4) $\frac{I}{e}$　(5) $\frac{VI}{100}$

問 2 （ア），（イ），（エ）

問 3 （ア），（オ）

〔出題者が求めたポイント〕

X 線の発生

〔解答のプロセス〕

問 1 (1)　加速された電子の運動エネルギーがすべて X 線光子のエネルギーに変換されたときが最大となるから，最大エネルギー E は

$$E = eV \quad \cdots(答)$$

(2)　波長 λ_A の X 線の振動数 ν は

$$\nu = \frac{c}{\lambda_A} \quad \cdots(答)$$

(3)　プランク定数を h とすると，$E = h\nu$ より

$$eV = \frac{hc}{\lambda_A} \qquad \therefore\ h = \frac{eV\lambda_A}{c} \quad \cdots(答)$$

(4)　陽極に衝突する単位時間当たりの電子数を n とおくと

$$n = \frac{I}{e} \quad \cdots(答)$$

(5)　n 個の電子の 1 個当たりの運動エネルギーは eV で，X 線のエネルギーとなるのは 1% であるから，単位時間当たりに発生する X 線の全エネルギー W は

$$W = neV \times \frac{1}{100} = \frac{VI}{100} \quad \cdots(答)$$

問 2　連続 X 線の最短波長 λ_A は，陽極に衝突する電子の運動エネルギーによって決まる。したがって，加速電圧を変えると変化するが，電流を変えても電子の数が変わるだけなので変化しない。特性 X 線の波長 λ_B は，陽極の金属の種類によって決まるので，電圧，電流を変えても変化しない。

問 3　（ア）正しい

（イ）X 線は電磁波なので，電場や磁場で曲げられない。

（ウ）光電効果は，波長の短い光を金属面に当てると電子が出てくる現象。

（エ）特性 X 線の波長は，陽極の金属によって異なる。

（オ）正しい

化 学

解答

28年度

I

〔解答〕

問 1.　①電気陰性度　②極性　③三角錐　④水素
⑤配位　⑥錯　⑦ハーバー

問 2.　（ウ）（エ）

問 3.　X：（エ）　Y：（シ）

問 4.　(A)Na_2CO_3　(B)CO_2　(C)$NaHCO_3$　(D)NH_4Cl
(E)$CaCO_3$　(F)CaO　(G)$Ca(OH)_2$　(H)$CaCl_2$

問 5.　$NH_4^+ + OH^- \longrightarrow NH_3 + H_2O$

問 6.　$2\,Ag^+ + 2\,OH^- \longrightarrow Ag_2O + H_2O$

問 7.　$Ag_2O + 4\,NH_3 + H_2O \longrightarrow 2\,Ag(NH_3)_2^+ + 2\,OH^-$

問 8.　テトラアンミン亜鉛(Ⅱ)イオン

問 9.

```
                          NH2
                          |
NH4+(O=C=N)-  ──→        C=O
                          |
                          NH2
```

〔出題者が求めたポイント〕

アンモニアを題材にした化学変化，錯イオンに関する基本問題

〔解答のプロセス〕

問 1.　①〜⑦

アンモニア分子 NH_3 は，N と H の電気陰性度の差(N は H より大きい)から，N は共有結合の電子を引きつけ，少しマイナス($\delta-$)，H は少しプラス($\delta+$)となっている。さらにアンモニア分子は三角錐形で，電気的な偏りは解消されず，極性をもつ。そのうえ，電気陰性度が大きい N 原子同士は，H 原子を介して結合する。これを水素結合と言う。

アンモニアの N 原子には非共有電子対があり，これが金属などと配位結合をする。できたイオンを錯イオン，物質を錯塩という。

アンモニアは工業的には，触媒として Fe_2O_3 を用い窒素と水素を直接反応させる。これをハーバー法という。

$N_2 + 3\,H_2 \longrightarrow 2\,NH_3$

問 2.　アンモニアは無色で，強い刺激臭があり有害で，水に溶けて弱塩基性を示す。空気より軽いので，上方置換で捕集する。

問 3.　弱塩基性のアンモニアとその塩，塩化アンモニウム(NH_4Cl)の水溶液を混ぜたものは，酸や塩基を少し加えても，pH はあまり変化しない。これを緩衝溶液という。

問 4.　アンモニアソーダ法

〔1〕$NaCl + NH_3 + CO_2(B) + H_2O$
$\longrightarrow NaHCO_3(C) + NH_4Cl(D)$

〔2〕$2\,NaHCO_3 \longrightarrow Na_2CO_3(A) + H_2O + CO_2(B)$

〔3〕$CaCO_3(E) \longrightarrow CaO(F) + CO_2(B)$

〔4〕$CaO(F) + H_2O \longrightarrow Ca(OH)_2(G)$

〔5〕$2\,NH_4Cl(D) + Ca(OH)_2(G)$
$\longrightarrow 2\,NH_3 + CaCl_2(H) + 2\,H_2O$

問 5.　$NH_4Cl \longrightarrow NH_4^+ + Cl^-$

OH^-を中和する反応。

$NH_4^+ + OH^- \longrightarrow NH_3 + H_2O$

問 6.　$AgNO_3 \longrightarrow Ag^+ + NO_3^-$

$2\,Ag^+ + 2\,OH^- \longrightarrow$〔$2\,AgOH$〕$\longrightarrow Ag_2O + H_2O$

問 7.　$Ag_2O + 4\,NH_3 + H_2O \longrightarrow 2\,Ag(NH_3)_2^+ + 2\,OH^-$

問 8.　$Zn^{2+} + 4\,NH_3 \longrightarrow Zn(NH_3)_4^{2+}$

名称：テトラアンミン亜鉛(Ⅱ)イオン

問 9.　$NH_4^+OCN^- \longrightarrow (NH_2)_2CO$

構造：シアン酸アンモニウム NH_4^+〔O=C=N〕$^-$

尿素

```
NH2
|
C=O
|
NH2
```

II

〔解答〕

〔1〕

問 1.　（あ）$\dfrac{p_A}{RT}$

問 2.　（い）$a + b - (c + d)$
（う）$c + d - (a + b)$

〔2〕

問 3.　4.7×10^{-1}

問 4.　$K_p = 1.1 \times 10^5$ (/Pa)

問 5.　（イ）

問 6.　3.3×10^{-1}

〔出題者が求めたポイント〕

気体の平衡，圧平衡定数に関する問題

〔解答のプロセス〕

〔1〕問 1. 問 2.

$$[A] = \frac{p_A}{RT} \qquad [B] = \frac{p_B}{RT}$$

$$[C] = \frac{p_C}{RT} \qquad [D] = \frac{p_D}{RT}$$

$$K_c = \frac{[C]^c[D]^d}{[A]^a[B]^b}$$

$$= \frac{[p_C/(RT)]^c[p_D/(RT)]^d}{[p_A/(RT)]^a[p_B/(RT)]^b}$$

$$= \frac{p_C{}^c p_D{}^d}{p_A{}^a p_B{}^b} \times (RT)^{a+b-(c+d)}$$

$$= K_p(RT)^{a+b-(c+d)}$$

$$K_p = K_c(RT)^{c+d-(a+b)}$$

〔2〕問 3.　解離度を x とする。物質量は

$5.0 \times 10^{-2}(1 - x + 2x) = 5.0 \times 10^{-2}(1 + x)$

また，気体の状態方程式から

$1.0 \times 10^5 \times 2.0 = 5.0 \times 10^{-2}(1 + x) \times 8.31 \times 10^3 \times 328$

$x = 0.468 = 4.7 \times 10^{-1}$　…答

問 4.　分圧は全圧 × モル分率

$$p_{N_2O_4}=\frac{1-x}{1+x}\times p \qquad ここで\ p=1.0\times10^5$$

$$p_{NO_2}=\frac{2x}{1+x}\times p \qquad ここで\ p=1.0\times10^5$$

$$K_p=\frac{p_{NO_2}{}^2}{p_{N_2O_4}}=\frac{[(2x)/(1+x)]^2p^2}{[(1-x)/(1+x)]p}$$

$$=\frac{(2x)^2p}{1-x^2}$$

x と p の数値を入れて計算する。

$K_p=1.13\times10^5=1.1\times10^5$(Pa)　…答

問 5.　分子数の減少する向きに移動するので，解離度は小さくなる。

問 6.　解離度を y とする。問 4 の式を利用する。

$$1.13\times10^5=\frac{(2y)^2\times2.2\times10^5}{1-y^2}$$

$1.13=9.93y^2$　　$y=0.33=3.3\times10^{-1}$　…答

Ⅲ

〔解答〕

問 1.　$2\,C_6H_5OH+2\,Na \longrightarrow 2\,C_6H_5ONa+H_2$

問 2.　(1)B，E　(2)D，E　(3) B，C　(4)「なし」
　　(5)A，C，D　(6)E

問 3.　$HO-C_6H_4-NHCOCH_3$

問 4.　12 種類

問 5.　(イ)

問 6.　1.5×10^{-1}(mol/L)

〔出題者が求めたポイント〕

芳香族化合物の構造と性質，アミノ酸の分離に関する問題

〔解答のプロセス〕

フェノール性 OH は弱酸性を示し，アルコールのように Na と反応する。

$2\,C_6H_5OH+2\,Na \longrightarrow 2\,C_6H_5ONa+H_2$

問 2.　フェノール＋CO_2
　　⟶ サリチル酸 $C_6H_4(OH)COOH$(化合物 A)

A ⟶ アセチル化
　　⟶ $C_6H_4(OCOCH_3)COOH$(化合物 B)

A＋CH_3OH ⟶ $C_6H_4(OH)COOCH_3$(化合物 C)

$HOC_6H_4NO_2$ ⟶ 還元 ⟶ $HOC_6H_4NH_2$
　　⟶ アセチル化 ⟶ $HOC_6H_4NHCOCH_3$(化合物 D)

$HSCH_2-C^*H(NH_2)COOH$
　　⟶ アセチル化
　　⟶ $HSCH_2-C^*H(NHCOCH_3)COOH$(化合物 E)

(1)分子量，A：138　B：180　C：152　D：151　E：163
　分子量が 160 より大きいのは B，E　…答

(2)アミド結合 CO-NH を持つのは，D，E　…答

(3)エステル結合を持つものは，B，C　…答

(4)さらし粉で呈色するのはアニリン。この中にはないので，「なし」　…答

(5)塩化鉄(Ⅲ)反応をするのはフェノール性 OH。
　A，C，D　…答

(6)不斉炭素は C*。E に示す。E　…答

問 3.　D の構造式

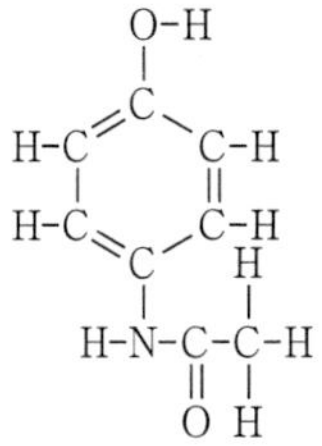

問 4.　グルタミン酸：X，システイン：Y
　グリシン：Z とする。
　3 種の結合(並び方)がありそれぞれに N 末端と C 末端の 2 種があるので，合計 12 種。　…答

　(1) XYZ

　(1)の N 末端(NH_2)と C(COOH)末端を示す。

　$H_2N-X-CONH-Y-CONH-Z-COOH$

　$HOOC-X-NHCO-Y-NHCO-Z-NH_2$

　(2) YXZ　　(3) XZY

　(2)(3)についても同様。

問 5.　③は S を含むので，システイン。

陽イオン交換樹脂を P^--H^+ とする。

また，アミノ酸は酸性溶液中では

　$R(CHNH_3{}^+)COOH$　……①

となっている。樹脂に吸着する反応

　$P^--H^++R(CHNH_3{}^+)COOH$
　　$\longrightarrow P^--R(CHNH_3{}^+)COOH+H^+$

グルタミン酸は酸性アミノ酸で，pH の低いところでは双性イオンとなる。

　$R-(CHNH_3{}^+)COO^-$　……②

pH を大きくすると $NH_3{}^+$ から H^+ がとれて，陰イオンとなりやすくなる。陰イオンは吸着しないので流出する。

グリシンは中性アミノ酸で，pH が上昇しても①の状態(陽イオン)が保たれる。この場合 pH が等電点より大きくなってから，流出する。

グルタミン酸は速く，グリシンは流出が遅い。

順序は，①グルタミン酸，②グリシン，③システイン　…答

問 6.　陰イオン交換樹脂の反応

$P^+-OH^-+Na^++Cl^- \longrightarrow P^+-Cl^-+OH^-+Na^+$

NaCl を x(mol/L)とする。

$[NaCl]=[OH^-]$

$(COOH)_2+2\,OH^- \longrightarrow (COO^-)_2+2\,H_2O$

$$0.10\times\frac{11.5}{1000}\times2=x\times\frac{15.0}{1000}$$

$x=0.153=1.5\times10^{-1}$(mol/L)…答

Ⅳ

〔解答〕

問 1.　①鎖状　②グルコース　③水素
　　④トリアセチルセルロース　⑤半透膜

問 2.　(オ)

問 3. 問 4. 図

あ OH

い CH_2OH

う

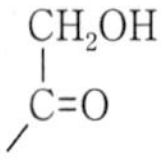

え

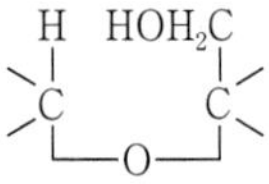

お

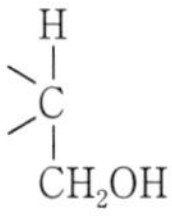

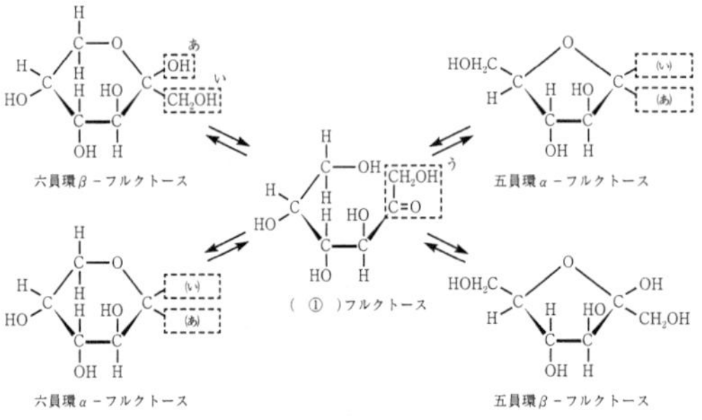

図 1 フルクトースの水溶液中での平衡状態

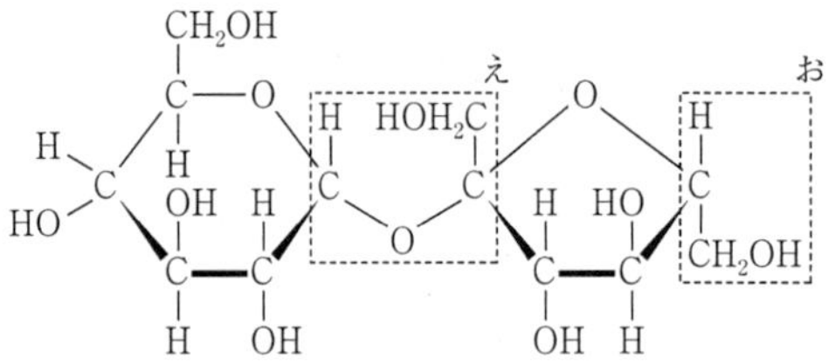

問 5. 944(g)

問 6. 3.7×10^4(個)

問 7. 500(g)

〔出題者が求めたポイント〕

糖の構造の確認とアセチル化に関する問題

〔解答のプロセス〕

問 1. ①グルコースもフルクトースも還元性がある。グルコースでは還元性は[①]C がアルデヒドであることによる。フルクトースの場合は，[②]C=O と，これに結合している[①]CH_2OH を合わせてアルデヒドと同じ働きをするからである。

②スクロースはグルコースとフルクトースの還元性を示す部分が結合に使われているため，還元性がない。

③セルロースは，β-6 員環グルコースが結合したもので，鎖状構造が，さらに分子どうし水素結合で引き合っている。

④セルロースのくり返し単位は$[C_6H_7O_2(OH)_3]$で，無水酢酸でアセチル化すると，トリアセチルセルロースとなる。

$$[C_6H_7O_2(OH)_3]_n + 3n(CH_3CO)_2O$$
$$\longrightarrow [C_6H_7O_2(OCOCH_3)_3]_n + 3n\,CH_3COOH$$

⑤トリアセチルセルロースを 3 分の 1 加水分解して，ジアセチルセルロース(アセテート)にすると，繊維や膜に加工でき，用途が広がる。

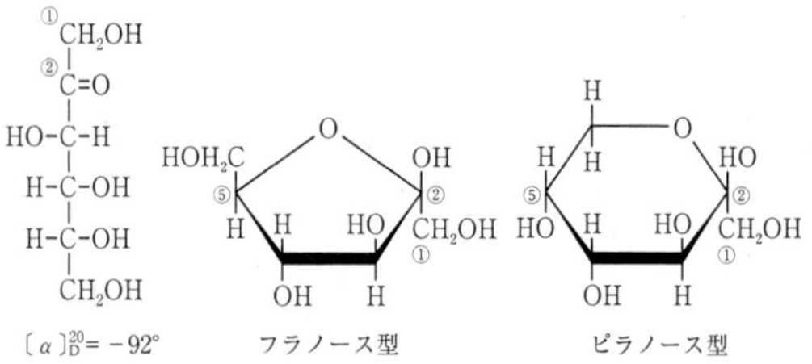

図 9.3 β－D－フルクトース

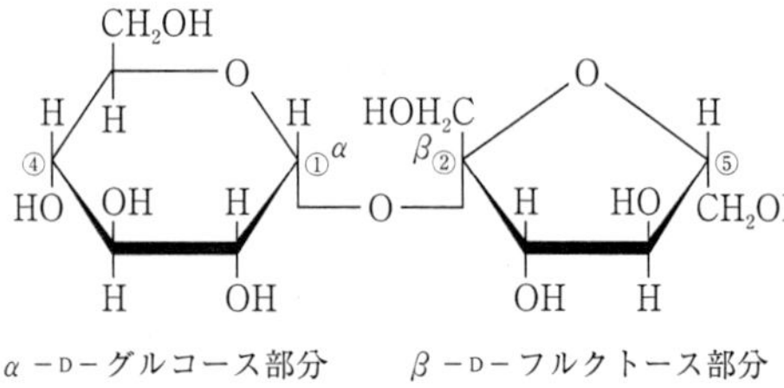

スクロース

問 2. 単糖類は全て還元性がある。二糖類のうちではスクロースだけが還元性をもたない。デンプンは還元性がない。

問 3. 問 4. 図を参照。

問 5. 問 1 ④の反応式を参照。

セルロースの繰り返し単位の式量：162

無水酢酸の分子量：102

$$\frac{500}{162n} \times 3n \times 102 = 944(\text{g}) \quad \cdots答$$

問 6. セルロースの繰り返し単位の式量：162

繰り返し単位あたり 3 個のアセチル基が結合するので，

$$\frac{2.0 \times 10^6}{162} \times 3 = 3.7 \times 10^4(個) \cdots答$$

問 7. $[C_6H_7O_2(OCOCH_3)_3] + H_2O$

$$\longrightarrow [C_6H_7O_2(OH)(OCOCH_3)_2] + CH_3COOH$$

加水分解により，アセチル基の $\frac{1}{3}$ がドロキシ基になっている。

$[C_6H_7O_2(OH)(OCOCH_3)_2]$の式量：246

セルロースの必要量を x とすると，

$$\frac{x}{162} = \frac{759}{246}$$

$$x = 499.8 \fallingdotseq 500(\text{g})$$

生 物

解答 28年度

I

〔解答〕

問1 (あ)岡崎フラグメント (い)DNA リガーゼ

問2 レプリケーター(複製起点)

問3 ヌクレオチド鎖を5' 方向から3' 方向に合成していく。

問4 糖：リボース
塩基：アデニン，ウラシル，グアニン，シトシン
DNA ポリメラーゼによって分解されている。

問5 (f)

問6 プライマーが結合する末端部分が複製できないため。

問7 配列：テロメア
細胞分裂をやめ増殖しなくなる。

〔出題者が求めたポイント〕

出題分野：DNA

問1 連続的に合成される鎖をリーディング鎖，不連続に合成される鎖をラギング鎖と呼ぶ。ラギング鎖はDNA リガーゼによってつなぎ合わされる。

問2 DNA の複製は，DNA ヘリガーゼが塩基間の水素結合を切り，1 本鎖にするところから始まる。この複製開始部分は真核生物では複数か所あるが，原核生物では1 か所である。

問3 DNA ポリメラーゼは5' ⟶ 3' の方向にしかヌクレオチド鎖を合成できない。

問4 DNA 複製の際のプライマーはRNA で，プライマーゼと呼ばれるRNA ポリメラーゼによって合成される。

問5 DNA の2 本鎖はヌクレオチド鎖が互いに逆向きに配列しており，合成されるヌクレオチド鎖も鋳型となる鎖と逆向きになること，DNA ポリメラーゼは5' ⟶ 3' の方向にのみ合成していくことから考える。

問6 真核生物のDNA の末端部分はテロメアと呼ばれる。脊椎動物では，GGGATT の繰り返し配列がある。プライマーが結合する最末端には複製されない部分が生じる。そのため，複製を繰り返すごとにテロメアの部分は短くなる。原核生物は環状DNA なので，テロメアは存在しない。

問7 テロメアが一定の長さまで短くなると細胞は分裂しない。

II

〔解答〕

問1 (あ)NADH (い)アセトアルデヒド
(う)水酸化ナトリウム
(え)ヨウ素ヨウ化カリウム

問2 $C_6H_{12}O_6 \longrightarrow 2C_3H_6O_3 + 2ATP$

問3 (ウ)

問4 容器：キューネ発酵管 現象：(ア)

問5 パスツール効果

問6 細胞小器官：ミトコンドリア
変化：ミトコンドリアが発達する。

問7 アルコール発酵と平行して，麹菌で白米のデンプンをグルコースに分解させるから。

問8 (1) 4.6 g (2) 2 mol

問9 (1)呼吸：39.7% 乳酸発酵：30.5%
アルコール発酵 25.6%
(2) 38.7%

〔出題者が求めたポイント〕

出題分野：呼吸・発酵

問1，2，4 乳酸発酵もアルコール発酵も解糖系でピルビン酸($C_3H_4O_3$)に至る過程は同じである。その後，乳酸発酵は，解糖系でつくられたNADH によって還元されて乳酸($C_3H_6O_3$)が生じる。アルコール発酵は，脱炭酸酵素によりアセトアルデヒド(CH_3CHO)が生じ，解糖系でつくられたNADHで還元されてエタノール(C_2H_5OH)となる。
アルコール発酵で発生したCO_2 を確認するためにNaOH 水溶液を入れ攪拌するとNaOH がCO_2 を吸収するため指が吸いつけられる。その溶液にヨウ素(I_2)を加え加熱すると，ヨードホルム反応によってヨードホルム(CHI_3)の黄色沈殿が生じる。

問3 酵母は真核生物に含まれる菌類のうち，一生を単細胞で過ごす生物群である。

問5，6 酵母の発酵は，嫌気条件下では盛んに行い，好気条件下では抑制される。この現象をパスツール効果と呼ぶ。嫌気条件下ではミトコンドリアが消滅したようでほとんど確認できないが，好気条件になると正常なミトコンドリアが多数確認できるようになる。

問7 日本酒造りは複雑であるが，大きな流れとしては，デンプン ⟶ グルコース(麹菌)，グルコース ⟶ エタノール(酵母)の順で行う。

問8 (1)
呼吸：$C_6H_{12}O_6 + 6O_2 + 6H_2O$
$\longrightarrow 6CO_2 + 12H_2O(+38ATP)$
アルコール発酵：$C_6H_{12}O_6$
$\longrightarrow 2C_2H_5OH + 2CO_2(+2ATP)$
グルコースを18 g 消費して，17.6 g の二酸化炭素を生成したことから，呼吸とアルコール発酵を同時に行っていることがわかる。そこで，17.6 g をCO_2 の分子量44 で割ると，$17.6 \div 44 = 0.4$(mol)となる。同量のグルコースを気質としたときに，呼吸とアルコール発酵で生成するCO_2 量は3：1 なので，この酵母が呼吸により0.3 mol，アルコール発酵により0.1 mol のCO_2 を発生したと考えると，それぞれにより消費されたグルコースは，呼吸分もアルコール発酵分もともに0.05 mol となる。よって消費されたグルコースの合計は0.1 mol，すなわち$180 \times 0.1 = 18$(g)となり，

題意にあう。よって生じるアルコール(エタノール)は，0.05 × 2 = 0.1(mol)となるので，46 × 0.1 = 4.6(g)となる。

(2)グルコース 9 g は 0.05 mol である。そこで生成される ATP は，38 × 0.05 + 2 × 0.05 = 2 mol となる。

問 9　(1)エネルギー効率 = ATP に蓄えられたエネルギー／有機物の分解によって生じた全エネルギー × 100 となる。1 mol のグルコースから，それぞれの反応で生じる ATP は，呼吸 38ATP，乳酸発酵 2ATP，ルコール発酵 2ATP である。したがって，

呼吸　(30 × 38)／2870 × 100 ≒ 39.7%

乳酸発酵　(30 × 2)／197 × 100 ≒ 30.5%

アルコール発酵　(30 × 2)／234 × 100 ≒ 25.6%

となる。

(2)　問 8 の条件下では，呼吸とアルコール発酵を同時に行い，グルコースを 1 : 1 で利用している。そこで，グルコース 1 mol ずつを呼吸とアルコール発酵で消費したとして計算すると，発生するエネルギーは 2870 + 234 = 3104 kJ，生じる ATP は 38 + 2 = 40 mol となる。エネルギー利用効率は，(30 × 40)／3104 × 100 ≒ 38.7%となる。

III

〔解答〕

問 1　(あ)鼓膜　(い)3　(う)リンパ
　　(え)うずまき細管　(お)おおい膜

問 2　名称：耳管(エウスタキオ管，ユースタキー管)
　　機能：鼓膜内外の気圧をそろえる。

問 3　(ア)(ウ)(エ)

問 4　(1)E　(2)A　(3)E

問 5　名称：コルチ器(コルチ器官)

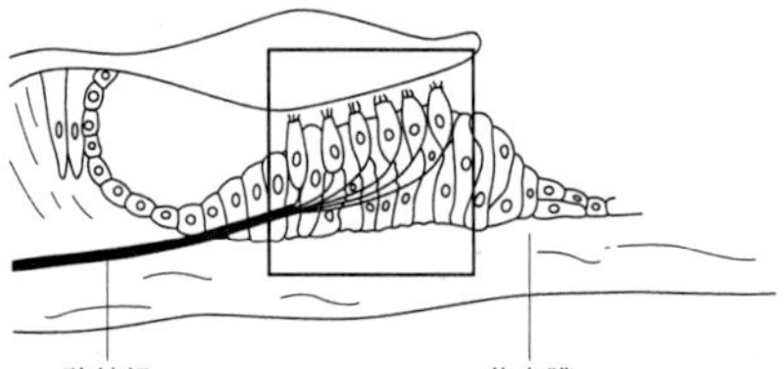

問 6　(ア)(ウ)(オ)

問 7　(c)

〔出題者が求めたポイント〕

出題分野：受容器

問 3　(イ)耳殻は外耳の構成要素である。(オ)耳小骨によって増幅された振動は，まず卵円窓へ到達する。

問 4　基底膜は，入り口に近い部分は幅が狭く固く，頂部に向かうにつれて幅が広く柔らかくなる。これによって，高音は入り口近く，低音になるにしたがって奥側が振動する。図は，周波数の高いほうが高音，低いほうが低音である。(1)加齢と共に高音域が聞こえにくくなる。(2)ヒトの可聴域は 20 ～ 20000Hz なので A となる。(3)入り口近くを振動させるのは高音である。

問 6　(イ)神経伝達物質はシナプス前細胞から放出される。(エ)クロライドチャネルが開くと，抑制性シナプス後電位が生じる。

問 7　大脳皮質のはたらきはそれぞれ，(a)意思運動の中枢，(b)感覚受容の中枢，(d)視覚の中枢，(e)言語の中枢である。

IV

〔解答〕

問 1　(エ)

問 2　(イ)

問 3　極性化域から分泌されるソニックヘッジホッグタンパク質の濃度勾配によって決められ，高濃度から低濃度へ向かって，第 3 指 ⟶ 第 2 指 ⟶ 第 1 指となる。

問 4　(あ)(イ)　(い)(コ)　(う)(カ)

問 5　脱分化

問 6　再生芽の背腹軸，近位 − 遠位軸を入れ換わらないように移植すると，前後軸が入れ換わるから。

問 7　移植された再生芽の前後に切断面から再生芽が生じ，それぞれ右前肢を形成したため，3 本の前肢が再生した。

〔出題者が求めたポイント〕

出題分野：発生

問 1　ニワトリの卵は極端に卵黄の多い端黄卵で，卵割は盤割と呼ばれる。胚発生は卵黄上部の表面で進み，発生研究に使いやすい。

問 2　極性化域の移植片を前(頭)側に移植した実験 1 (a)の結果から，指の並びに最も影響を与える体軸は前後軸とわかる。

問 3　小さくした極性化域を移植した実験 1(b)の結果から，ソニックヘッジホッグタンパク質の濃度勾配が指の並び方を決めていると考えられる。

問 4　イモリは，脊索動物門 − 脊椎動物亜門 − 両生綱 − 有尾目 − イモリ科 − イモリ属に分類される。

問 6　背腹軸と近位 − 遠位軸を入れ換わらないようにすると，前後軸が入れ換わってしまう。その結果，再生したイモリ前肢の指の並びが前後で逆になることから，イモリの指の並びもニワトリと同じように前後軸が決めていると考えられる。

問 7　再生した 3 本の前肢のうち中央の 1 本が移植した再生芽に由来するのであるから，残りの 2 本は切断面の細胞から生じたことになる。前後の 2 肢は，指の並び方も本来の右前肢と同じである。

平成27年度

問　題　と　解　答

英 語

問題

27年度

I Choose the answer (① - ④) that best completes the sentence. Mark the number on your mark sheet.

1 We are far ( ) schedule. We'll have to give up our vacation.
① after ② behind ③ late ④ slower

2 It is dangerous to trust a man ( ) past you know nothing.
① about what ② by whom ③ in which ④ of whose

3 The sound of approaching footsteps ( ) the birds into flight.
① concerned ② escaped ③ overheard ④ startled

4 Recent ( ) in stem cell research may eliminate the need for organ donors.
① admirations ② advances ③ affections ④ allocations

5 Students are expected to hand their edited summaries ( ) by the end of the week.
① as ② in ③ of ④ with

6 If today were the last day of my life, would I want to do what I am ( ) to do today?
① about ② anything ③ much ④ until

7 Relax—it's ( ) deal if we are five minutes late!
① a not that big ② not that a big ③ not that big a ④ that not a big

8 It is not where you start but how high you aim that ( ) for success.
① is mattered ② matters ③ this is mattered ④ this matters

9 Engaging with clients who ( ) comments and feedback is one way to build positive online relationships with your customers.
① arrive ② complain ③ leave ④ talk

10 Our company is committed to working with our communities, our customers and other interested ( ) to continue to reduce any environmental impact of our activities.
① goals ② parties ③ tables ④ values

II Choose the best place (① - ⑧ or ① - ⑥) for the **underlined** word or sentence. Mark the number on your mark sheet.

Example: **walking**

A friend ① of ours was ② down ③ a ④ Mexican ⑤ beach ⑥ at ⑦ sunset ⑧.

Correct Answer:

A friend of ours was **walking** down a Mexican beach at sunset.

①	●	③	④	⑤	⑥	⑦	⑧

11 **remains**

Forty-five years ① after the first ② Apollo lunar landing ③, the United States ④ divided about the moon' s role ⑤ in future ⑥ human space ⑦ exploration ⑧.

12 **if**

What ① we gave up ② our expectations of our children and ③ how ④ they should behave, and ⑤ instead accepted them ⑥ for ⑦ who ⑧ they are?

13 **To avoid having to write the entire letter over again, you can add a postscript.**

Sometimes when you're finished writing a letter, you remember something else you wanted to say. ① The term comes from Latin and means *after writing*. ② It is a brief addition to the body of your letter, and it appears below the signature. ③ It is always prefaced by the abbreviation P.S. ④ Note the word brief. ⑤ If a postscript is too long, you might as well write another letter. ⑥

14 **Spiders need fairly complex brains.**

① Spiders aren't just clever—some have brains so huge they extend down into their legs. ② Researchers at the Smithsonian found that in some species, the brain occupies up to 80 percent of the body. ③ They have to manipulate eight limbs and weave webs, both very complicated tasks. The researchers found that smaller spiders tend to have bigger brains, proportional to their size. ④ Even tiny spiders have to weave webs, and those tend to be the ones with brains spreading down into their limbs. Some of the tiniest, baby spiders even have oversized bodies to accommodate excess brain. ⑤ Adults of the same species, however, do not have such large bodies. ⑥

III Choose the answer (① - ④) that best completes the sentence. Mark the number on your mark sheet.

Teenage smoking is one of the great, baffling phenomena of modern life. No one really knows how to fight it, or even, for that matter, what it is. The principal assumption of the anti-smoking movement has been that tobacco companies persuade teens to smoke by lying to them, by making smoking 15 【 ① hear ② observe ③ sound ④ visualize 】 a lot more desirable and a lot less harmful than it really is. To address 16 【 ① a letter ② our lives ③ that problem ④ their locations 】, then, we've restricted and policed cigarette advertising, so it's a lot harder for tobacco companies to lie. We've raised the price of cigarettes and 17 【 ① enclosed ② endeavored ③ endured ④ enforced 】 the law against selling tobacco to minors, to try to make it much harder for teens to buy cigarettes. And we've run extensive public health 18 【 ① campaigns ② companies ③ problems ④ questions 】 on television and radio and in magazines to try to educate teens about the dangers of smoking.

It has become fairly obvious, however, that this approach isn't very effective. Why do we think, for example, that the 19 【 ① harm ② key ③ loss ④ price 】 to fighting smoking is educating people about the risks of cigarettes? Harvard University economist W. Kip Viscusi recently asked a group of smokers to guess how many years of life, on average, smoking from the age of twenty-one onward would 20 【 ① cost ② earn ③ make ④ spend 】 them. They guessed nine years. The real answer is somewhere around six or seven. Smokers aren't smokers because they underestimate the risks of smoking. They smoke 21 【 ① except that ② even though ③ in that ④ only if 】 they overestimate the risk of smoking. At the same time, it is not clear how effective it is to have adults tell teenagers that they shouldn't smoke. As any parent of a teenage child will tell you, the essential contrariness of adolescents suggests that the more adults inveigh against smoking and lecture teenagers about its dangers, the more teens, 22 【 ① academically ② horizontally ③ paradoxically ④ vertically 】, will want to try it. Sure enough, if you look at smoking trends over the past decade or so, that is exactly what has happened. The anti-smoking movement has never been louder or more 23 【 ① illegal ② irritable ③ prominent ④ premature 】. Yet all signs suggest that among the young the anti-smoking message is backfiring. Between 1993 and 1997, the number of college students who smoke jumped from 22.3 percent to 28.5 percent. Between 1991 and 1997, the number of high school students who smoke jumped 32 percent. Since 1988, in fact, the total number of teen smokers in the United States has risen an extraordinary 73 percent. There are few public health programs in recent years that have fallen as 24 【 ① guard ② short ③ part ④ true 】 of their mission as the war on smoking.

(注) baffling: difficult to understand
inveigh: criticize strongly
backfire: have the opposite effect to the one intended

(出典 Malcolm Gladwell. The Tipping Point: How Little Things Can Make a Big Difference. New York: Little, Brown and Company; 2000)

IV 次の英文を読んで，以下の設問に答えなさい。

High quality social connections appear to protect against cognitive decline. Recent studies show a 25 percent reduction in the risk of developing dementia among seniors who report feeling [記述 A] with the relationships in their lives. Having an interesting and fulfilling social life into your golden years is just one of several factors that may [記述 B] preserve the brain's store of knowledge and memory, a concept [記述 C] as cognitive reserve.

A robust cognitive reserve is essential for [記述 D] your mind sharp as you age. One recent study reported that nearly 40 percent of people who die without any measurable cognitive deficits have evidence of Alzheimer's disease in their brains. These include the hallmark plaques and tangles.

How can this be? We now understand that some people seem to tolerate the pathologic brain changes of Alzheimer's pretty well. It appears that having a well-funded intellectual savings account somehow [25] [26] [27] [28] [29] [30] [31] the brain. When there's a pile-up or traffic jam on your main neural highways, cognitive reserve serves as an alternate route for information to travel. So, even if your preferred cognitive route is blocked, you still have a side exit and smaller streets available to get you to your destination. True, it may take you longer to get there, but at least you won't be stuck indefinitely.

Scientists didn't always believe there were ways to build up cognitive reserve throughout an entire lifetime. They used to think the brain behaved like [32]: Young, freshly poured neural pathways could swiftly absorb materials and impressions but eventually these pathways would become set in stone, hardened and intractable with age. We now know this is far from true: The brain is more like [33], capable of growing, blooming and sending out new roots when the conditions are favorable. Research has shown that stimulating experiences and new learning, like [34], allow this garden to flourish—and that's true whether you are young or old.

Regardless of [記述 E], your brain has the ability to make new neurons and construct new neural pathways throughout your life. Every time you engage in new activities, think in novel ways, learn a skill or do things differently, new pathways are forged and your cognitive reserve expands. This process, called neuroplasticity, has been a revelation in neuroscience.

Numerous studies have helped us to understand how learning transforms the brain. Take, for example, a landmark German study of a group of people who had never juggled before. After giving them three months of juggling training, the investigators scanned the newly minted jugglers' brains and found an increase in volume of areas that process complex visual motion. Although the change was temporary, the study demonstrated an anatomical modification as a result of learning.

Another study by German researchers looked at the effect of intense studying on brain structure. Medical students preparing for their board exams underwent MRI scans of their brains before, during and three months after they completed their exams. The students experienced a significant volume increase in various brain regions including the hippocampus (the brain's memory center) over time. And what's even more exciting is that three months after they stopped studying for exams, the students' hippocampi continued to enlarge. This is thought to be due to the proliferation of new neurons induced by learning.

Every part of the brain serves a special function. In recent years, there's been an explosion of research in the field of neuroplasticity. Using MRI technology, the brains of athletes, musicians, video gamers and even cabdrivers have been studied. This has provided a new understanding of how the brain is shaped by the way it's utilized. For example, the scan of an accomplished pianist will show expansion of the cortical areas associated with finger dexterity while those of experienced cabdrivers reveal enlargement of regions dedicated to spatial navigational skills.

Researchers have even begun looking at how brain structure may be molded by online social networks. They've found that college students with more friends on Facebook had enlargement of various brain regions, including an area linked with the task of putting names to faces. For me, this kind of research underscores the fact that the brain you have at this very moment mirrors the way you have spent your time. But more importantly, the future structure of your brain is [35] to be determined.

(注) dementia: 認知症　plaque: 斑　tangle: （神経原繊維の）もつれ
pathologic: 病理学的な　anatomical: 解剖学的な　cortical: 大脳皮質の
dexterity: skill and speed in doing something with your hands

(出典 Marie Pasinski. Boost Your Brain Power!: You Can Improve and Energize Your Brain at Any Age. Cos Cob, CT: Chicken Soup for the Soul Publishing, LLC; 2012 一部改変)

[記述 A] [記述 B] [記述 C] [記述 D] に入る最も適切な動詞を下の語群より選び，それぞれの文脈に合う語形にして**記述式解答用紙**に書きなさい。ただし，それぞれの語は 1 回しか使えない。

keep　　know　　help　　satisfy　　stand

[25] [26] [27] [28] [29] [30] [31] の意味が通るように下記の語を並べ換える時，[25] ～ [31] に入るものの番号を，マークしなさい。

① accumulated　② compensates　③ damage　④ for　⑤ has
⑥ in　⑦ whatever

[32]，[33]，[34] にはそれぞれ互いに異なる語(句)が入る。最も適切な語(句)を①～⑦より選び，その番号をマークしなさい。

① a carpenter　② cats and dogs　③ cement　④ a computer　⑤ a glorious garden
⑥ puzzles　⑦ sunshine and rain

[記述 E] に入る最も適切な 1 語を本文中より抜き出し，**記述式解答用紙**に書きなさい。

次の文章は後半部分の一部を短く書き換えたものである。[記述 F] ～ [記述 J] に入る最も適切な 1 語となるように破線部を補充する時に入る文字を，**記述式解答用紙**に書きなさい。ただし，補充する語は本文に使われている語とは限らない。（破線の数は文字数を表わす）

Recently, a lot of research has been done for the [記述 F] of exploring how learning affects the brain. The results of these studies showed that certain areas of the brain may [記述 G] in size when stimulated by intensive learning or frequently performed actions. One such study found that certain parts of the brains of students preparing for exams continued to increase even after they [記述 H] their studies. Recent research in neuroplasticity has also shown that repetitive [記述 I] of specific brain regions affects the brain structure; enlarged areas may [記述 J] from occupation to occupation.

[記述 F] p _ _ _ _ _ _　　[記述 G] g _ _ _　　[記述 H] _ _ n _ _ _ ed
[記述 I] _ _ e　　[記述 J] _ _ ry

[35] に入る最も適切な語句を①～⑤より選び，その番号をマークしなさい。

① already　② easy　③ just　④ quick　⑤ yet

a ～ cの記述のうち，本文の内容に合うものを**正**，合わないものを**誤**とする時に得られる組み合わせを①～⑧より選び，その番号を [36] にマークしなさい。

a. Recent studies show that having a good social life may reduce the risk of developing dementia to 25%.

b. Using your brain more may prevent the development of plaques and tangles associated with Alzheimer's disease.

c. Researchers have discovered that using Facebook reduces the risk of developing Alzheimer's disease in the future.

①	a — **正**	b — **正**	c — **正**
②	a — **正**	b — **正**	c — **誤**
③	a — **正**	b — **誤**	c — **正**
④	a — **正**	b — **誤**	c — **誤**
⑤	a — **誤**	b — **正**	c — **正**
⑥	a — **誤**	b — **正**	c — **誤**
⑦	a — **誤**	b — **誤**	c — **正**
⑧	a — **誤**	b — **誤**	c — **誤**

V 次の英文を読んで，以下の設問に答えなさい。

The prerequisite to true freedom is to decide that you do not want to suffer anymore. You must decide that you want to enjoy your life and that there is no reason for stress, inner pain, or fear. Every day we bear a burden that we should not be bearing. We fear that we are not good enough or that we will [37]. We experience insecurity, anxiety, and self-consciousness. We fear that people will turn on us, take advantage of us, or stop loving us. All of these things [38] us tremendously. As we try to have open and loving relationships, and as we try to succeed and express ourselves, there is an inner weight that we carry. This weight is the fear of experiencing pain, anguish, or sorrow. Every day we are either feeling it, or we are protecting ourselves from feeling it. It is such a core influence [39] that we don't even realize how prevalent it is.

When Buddha said that all of life is suffering, this is what he was referring to. People do not understand how much they are suffering because they have never experienced what it is like not to suffer. To put [記述K] this into perspective, imagine what it would be like if neither you nor anyone you know has ever been healthy. Everyone has always had major ailments so acute that they can hardly get out of bed. In this world, nothing gets done that can't be done near the bedside. If that were the case, then people wouldn't know anything different. They would have to use all their energy just to [40] their bodies along, and there would be no concept or understanding of health and vitality.

That is exactly what is going on with the mental and emotional energies that make up your psyche. Your inner sensitivities expose you to a minute-to-minute, constant situation in which you are suffering to one degree or another. You are either trying to stop suffering, controlling your environment to [41] suffering, or worrying about suffering in the future. This state of affairs is so [記述L] that you don't see it, just as a fish doesn't see the water.

(注) prerequisite: something that is necessary before something else can happen or be done
ailment: illness

(出典 Michael A. Singer. The Untethered Soul: the Journey Beyond Yourself. Oakland, CA: New Harbinger Publications, Inc.; 2007 一部改変)

[37], [38], [40], [41] にはそれぞれ互いに異なる１語が入る。最も適切な１語を①～⑤より選び，その番号をマークしなさい。

① avoid ② burden ③ collect ④ drag ⑤ fail

[39] that と文法的に同じ用法の that を含む文を①～⑤より選び，その番号をマークしなさい。

① I have little doubt that the report is true.
② Is there anything you want that you haven't got?
③ His appearance was that of someone used to sleeping on the streets.
④ My understanding is that there are a number of teaching jobs at risk.
⑤ So low was John's voice that his auditors had to give it close attention.

[記述K] this が指す内容を，４５字以上６５字以内（句読点を含む）の日本語で，**記述式解答用紙**に書きなさい。

[記述L] に入る最も適切な１語を本文中より抜き出し，**記述式解答用紙**に書きなさい。（破線の数は文字数を表わす）

_ _ _ _ _ _ _ _ _

VI 英語による記述が指す1語となるように破線部を補充する時に入る文字を，**記述式解答用紙**に書きなさい。
(破線の数は文字数を表わす)

記述 M eager to know or learn about something: cu _ _ _ _ s

記述 N the things that people wear to cover their body or keep warm: cl _ _ _ _ _

記述 O use something or someone instead of another thing or person: s _ _ _ _ _ _ _ t _

記述 P made to look like a real material or object in order to deceive people: _ _ ke

記述 Q the feeling of being sorry for someone who is in a bad situation: _ _ _ p _ _ _ y

記述 R a member of your family who lived a long time ago: an _ _ _ _ _ _

VII 英文が和文の意味を表わすように下記の語を並べ換える時に 42 〜 61 に入るものの番号を，マークしなさい。ただし，選択肢には**余分な１語が含まれている。**

彼に自分の部屋を掃除させるのは至難の業だ。

It's 42 43 44 45 46 47 to clean his room.

① to ② difficult ③ pulling ④ like ⑤ get ⑥ teeth ⑦ him

一生のある時期には一つ厄介事が終わるか終らないうちに次のがやって来る。

At some periods of our life, 48 49 hardly 50 51 52 53 54 .

① before ② after ③ one trouble ④ turns ⑤ is ⑥ another
⑦ up ⑧ over

立派な学者だからといって教師としても優秀とは限らない。

Because a man is a good scholar, 55 56 57 58 59 60 61 a good teacher.

① limited ② is ③ it ④ not ⑤ that ⑥ follow ⑦ does ⑧ he

数 学

問題

27年度

I. $2xf'(x) = 5f(x) + f(x-2)$, $f(0) = -2$ を満たす整式 $f(x)$ を求めよ。

II. 三角形 ABC の内接円の中心を O とし, $\overrightarrow{OA} = \vec{a}$, $\overrightarrow{OB} = \vec{b}$, $\overrightarrow{OC} = \vec{c}$ とする。$|\vec{a}| = \sqrt{2}$, $|\vec{b}| = \sqrt{5}$, $|\vec{c}| = \sqrt{10}$, $\vec{a} \cdot \vec{b} = -1$, $\vec{a} \cdot \vec{c} = -2$ であるとき, $|\vec{b} - \vec{c}|$ を求めよ。

III. 縦の長さ a, 横の長さ b の長方形を横に並べ, n を自然数として下図のように $A_0, A_1, \cdots, A_n, \cdots$ および $B_0, B_1, \cdots, B_n, \cdots$ をそれぞれ等間隔にとる。

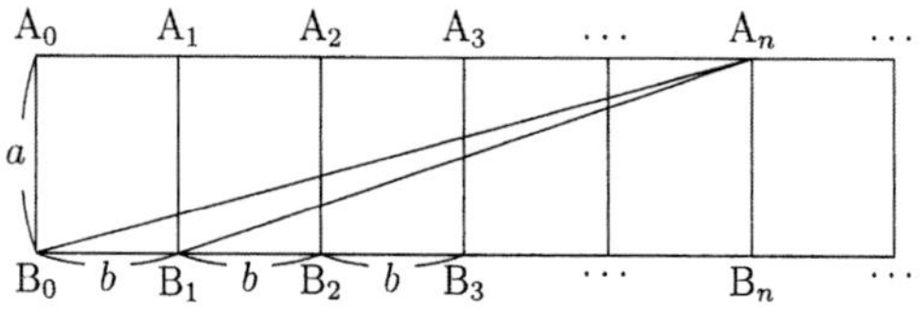

$\angle B_0A_nB_1 = \theta_n$ とするとき, 次の問いに答えよ。

1) $\tan\theta_n$ を n, a, b を用いて表せ。

2) 無限級数の和 $\displaystyle\sum_{n=2}^{\infty} \frac{\tan\theta_n}{b - a\tan\theta_n}$ を求めよ。

IV. 硬貨を投げて表が出たら「勝ち」とし, 表が連続して出たときには「連勝」と呼ぶ。例えば 12 回投げて次のような結果であった場合,

(表) (表) (表) (表) (裏) (裏) (表) (表) (表) (表) (表) (裏)

「4 連勝」と「5 連勝」があるが, 4 連勝は 1 度だけ起こったと定義する (つまり, 5 連勝以上は 4 連勝としない)。

次の問いに答えよ。

1) 1 枚の硬貨を k 回投げて 4 連勝が起こる確率を p_k とするとき, p_4, p_5, p_6, p_7 を求めよ。

2) 1 枚の硬貨を 12 回投げて 4 連勝が 1 度だけ起こる確率 P を p_4, p_5, p_6, p_7 を用いて表し, P の値を求めよ。

V. 1 辺の長さが 1 の正方形 ABCD の辺の上に異なる 2 点 E, F をとり, 線分 EF によって正方形 ABCD が面積 $\frac{3}{4}$ と面積 $\frac{1}{4}$ の 2 つの図形に分割されるようにする。線分 EF の中点を G とするとき, G の軌跡によって囲まれる部分の面積 S を求めよ。

物 理

問題

27年度

物理 問題 I

質量 m，長さ $3L$ の一様な細い棒 AB があり，一端 A を小さくて軽く，なめらかなちょうつがいで鉛直な壁にとりつけた。この棒の壁から $2L$ の位置にある点 C で軽い糸と結び，図 1 のように壁と糸のなす角を 60° にして棒が水平になるように静止させた。重力加速度の大きさを g として，次の問いに答えよ。

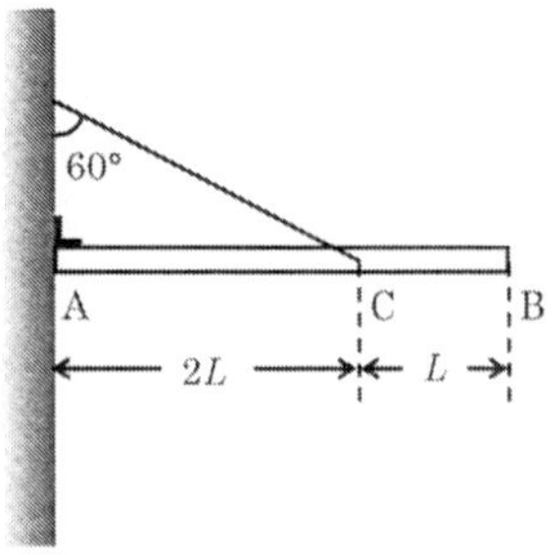

図 1

問 1．糸の張力による A のまわりの力のモーメントの大きさを求めよ。
問 2．糸の張力の大きさを求めよ。

図 2 のように，この棒の壁から $\frac{3}{2}L$ の位置に自然長 l の軽いばねをつるし，棒と同じ質量 m の小球を静かにとりつけたところ，ばねは自然長から Δl 伸びたところでつり合って静止した。Δl は l に比べて十分短いものとする。

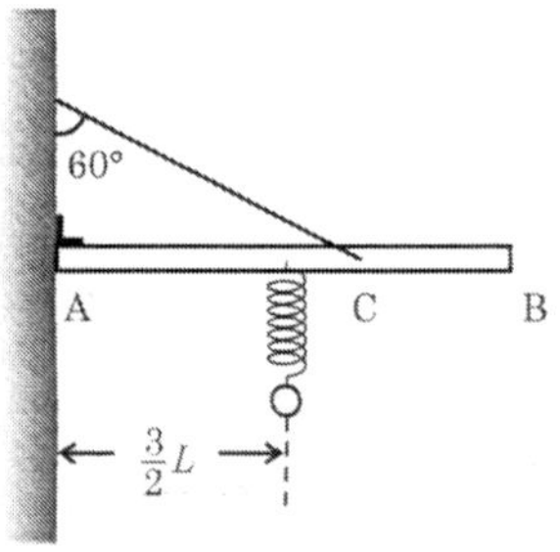

図 2

問 3．このばねのばね定数を求めよ。

静止した位置から小球をさらに Δl だけ鉛直下向きに引き下げた後，静かに離して小球を振動させる。振動するとき，小球は鉛直方向にのみ運動し，ばねが棒におよぼす力は鉛直成分以外にないものとする。

問 4．小球の振動の周期を求めよ。
問 5．小球が振動しているときの，糸の張力の大きさの最大値を求めよ。
問 6．小球が振動しているときの，糸の張力の大きさとばねの長さ（ばね長）の関係をグラフにしたとき，その概略として適当なものを下の(a)～(d)の中から 1 つ選び，記号で答えよ。

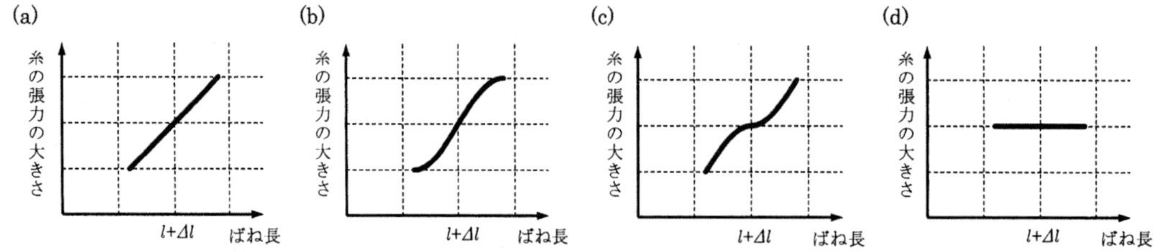

図 3 のように，先ほどの小球をとりつけたばねを棒の先端 B に移動させて静かにつるし，つり合う位置で小球を静止させた。そこから小球をさらに Δl だけ鉛直下向きに引き下げた後，静かに離して小球を振動させたところ，ばねがある長さになったとき，棒が壁から受ける力の鉛直成分が 0 になった。

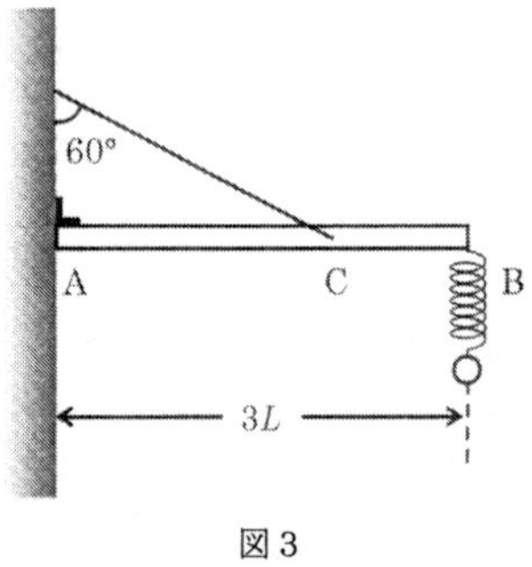

図 3

問 7．このときにばねが棒におよぼす力の大きさを求めよ。
問 8．このときのばねの長さを求めよ。
問 9．問 4 で求めた小球の振動の周期を T とする。小球を離してから初めて棒が壁から受ける力の鉛直成分が 0 になるまでの時間を，T を用いて表せ。

物理　問題　II

図 1 のように x, y 軸をとり，x 軸上の原点 O から正の方向に 25.0 cm の位置を点 A，20.0 cm の位置を点 B とする。x 軸上には波源があり，y 方向に変位して $-x$ 方向に一定の速さ 5.0 cm/s で伝わる三角波を 2 波長だけ発生させることができる。静止した波源から発生する三角波は，振幅が 1.0 cm，波長が 2.0 cm で，図 2 はその波形を拡大したものである。波の進行方向には x 軸に垂直な反射板が置かれていて，その反射面は $x=0$ にある。反射は固定端反射で，かつ全反射であるとして，次の問いに有効数字 2 桁で答えよ。

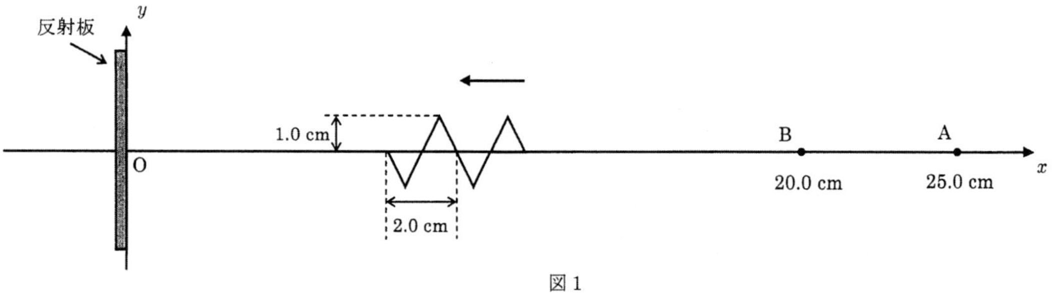

図 1

問 1．点 A に波源を置いて三角波を発生させた。

（1）発生した波の周期を求めよ。

（2）波の先頭が反射面に到達してから 0.20 s 経過した瞬間における，合成波の変位 y が最大になる位置 x と，その変位 y の値を求めよ。

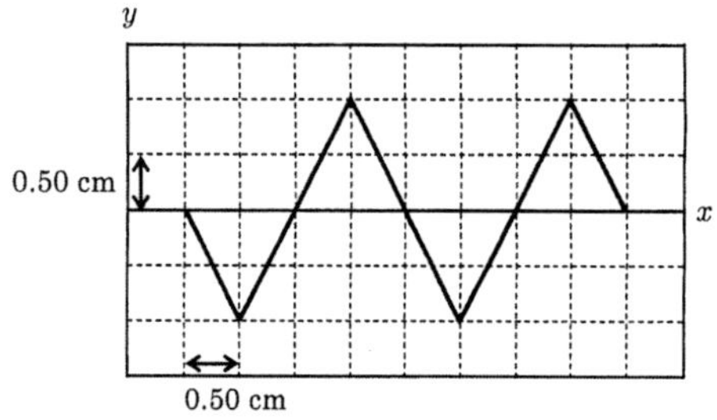

図 2

問 2．点 A にある波源を，一定の速さ 1.0 cm/s で $-x$ 方向に運動させる。点 B に波源が到達したとき，波源から三角波を発生させた。波源は波を発生させている間も反射板に向かって同じ速さで運動している。

（1）発生した波の波長を求めよ。

（2）波の先頭が反射面に到達してから，合成波の変位 y の最大値が初めて 2.0 cm になるまでに要する時間を求めよ。

問 3．波源を再び点 A に固定した後，反射板を x の正の位置に移動させた。そして x 軸に垂直な状態を保ったまま，反射板を一定の速さ 1.0 cm/s で $-x$ 方向に運動させる。波の先頭が反射板に到達したときの反射面の位置が $x=0$ になるように，波源から三角波を発生させた。反射板は，波を反射している間も $-x$ 方向に同じ速さで運動している。

（1）波源で波の先頭が発生したときの反射面の位置 x を求めよ。

（2）発生した波が反射面で 1 波長反射するのに要する時間を求めよ。

（3）反射後の波の波長を求めよ。

（4）最初の 1 波長の波が反射面で反射した直後における，位置 $x=0$ での反射波の変位 y を求めよ。

（5）最初の 1 波長の波が反射面で反射した直後における，合成波の変位 y の最小値を求めよ。

物理　問題　Ⅲ

水平な台の上に，図1のように絶縁体でできた，高さ a，奥行き a，幅 $d\ (\ll a)$ の直方体の空の容器が置かれている。容器の正方形の両側面の内側全面には薄い金属でできた極板が貼り付けられており，電圧を加えるとこの容器は平行板コンデンサーとしてはたらく。この場合，幅が狭いため端の影響は無視してよく，容器の内部では電場（電界）は一様であると近似できる。図1のように幅の方向に x 軸を，鉛直上向きを正として z 軸をとる。重力加速度の大きさを g とし，空気の誘電率を真空の誘電率 ε_0 で近似して，次の問いに答えよ。

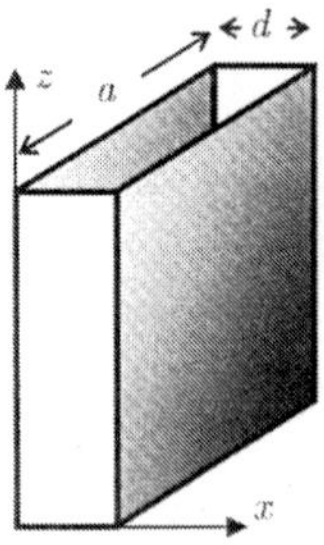

図1

問1．このコンデンサーの静電容量を求めよ。

問2．極板間に電圧 $V(>0)$ を加えたときに，極板間に発生する電場の強さを求めよ。

この容器を，電気を通さない密度 ρ_0，誘電率 ε の液体で満たし，そこに密度 $\rho\ (>\rho_0)$，半径 $r\ (\ll d)$ の小球を完全に沈め，静かに落下させる。小球は電荷 $q\ (>0)$ を帯びており，極板間に電圧を加えることにより水平方向に力を加えることができる。小球の電荷 q は十分に小さく，周囲への影響は無視できる。

物体が液体中を速度 $\vec{v}$ で運動するとき，物体は液体から抵抗力を受ける。物体が球形であり半径と速さが小さい場合には，抵抗力の大きさは球の半径 r と速さ $v=|\vec{v}|$ に比例し，適当な正の比例係数 k を用いて krv で与えられる。

問3．比例係数 k の次元 $[k]$ を $[\mathrm{L}^a\ \mathrm{M}^b\ \mathrm{T}^c]$ と表すとき，a，b，c を求めよ。ただし，L，M，T はそれぞれ長さ，質量，時間の次元を表す記号である。

例）　密度 ρ の次元 $[\rho]$：　$(a,b,c)=(-3,1,0)$

問4．小球にはたらく浮力の大きさを求めよ。

問5．極板間の電圧を 0 にしておくと，小球は $-z$ 方向に運動する。小球が液面や容器から十分離れた位置にあるときの小球の速度，加速度のそれぞれの z 成分を v_z，a_z とする。

（1）小球の z 方向の運動方程式を書け。

（2）十分時間がたつと小球は一定の速度（終端速度）で下降するようになる。この終端速度の z 成分を求めよ。

問6．問5で小球の運動中に，x の正の方向に電場が発生するように極板間に電圧 $V(>0)$ を加える。十分時間がたつと，図2のように，小球は一定の速度 $\vec{v}_0$ で下降するようになる。このとき，鉛直方向下向きから測った速度 $\vec{v}_0$ の角度を θ，小球の速さを $v_0=|\vec{v}_0|$ とし，小球は液面や容器から十分離れた位置にあるとする。

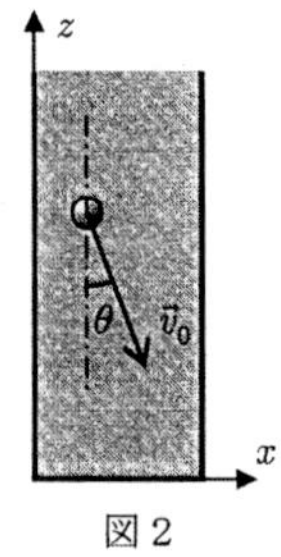

図2

（1）1つの極板に蓄えられる電気量の絶対値を求めよ。

（2）極板間の電場の x 成分 E_x を，a，d，V，ε_0，ε の中から必要なものを用いて表せ。

（3）$\tan\theta$ を，g，ρ_0，ρ，r，q，k，E_x の中から必要なものを用いて表せ。

（4）小球の電荷 q を，r，k，E_x，θ，v_0 を用いて表せ。

（5）小球の半径 r を，g，ρ_0，ρ，k，θ，v_0 を用いて表せ。

化 学

問題

27年度

> 【注意】　化学　問題　I～Ⅳに解答するに当たって，必要があれば次の値を用いよ。
> $\sqrt{2}=1.41$　$\sqrt{3}=1.73$　$\sqrt{5}=2.24$　$\sqrt{7}=2.65$　　原子量：H＝1.0，C＝12，O＝16，Na＝23
> 円周率 $\pi=3.14$　水素 1mol の標準状態における体積：22.4 L

化学　問題　I

次の文章を読み，問1～問6に答えよ。

固体を構成する原子が規則正しく配列しているとき，これを結晶という。金属の単体は，固体では金属結晶をつくっているが，その結晶構造には，体心立方格子，面心立方格子，六方最密構造などがある。

体心立方格子は，図1に示すように，立方体形をした単位格子の中心と各頂点に金属原子が配置された結晶格子である。なお，図中のEは単位格子の中心に位置している原子を表している。原子は球とみなすことができ，各原子は最も近くに位置している原子と接していると考えてよいから，単位格子の断面図ABCDは図2のように示される。この図において，ℓ は単位格子の1辺の長さ，r は原子半径であり，三平方の定理を用いて，$r=\dfrac{\sqrt{(\ ア\ )}}{(\ イ\ )}\ell$ が導かれる。

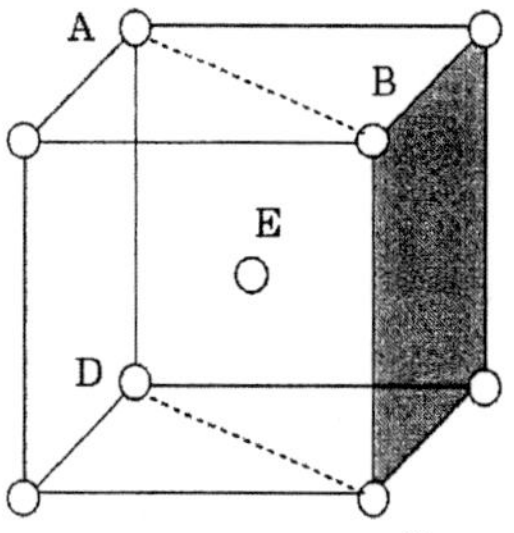

図1　体心立方格子

結晶中の空間に占める原子自身の体積の割合を充填率〔%〕という。充填率は，次の式で求められる。

$$充填率=\frac{原子1個の体積\times単位格子1個に含まれる原子数}{単位格子1個の体積}\times100$$

この式を用いて体心立方格子の充填率を求めると，

$\dfrac{\sqrt{(\ ウ\ )}}{(\ エ\ )}\pi\times100\ \fallingdotseq 68$〔%〕となる。

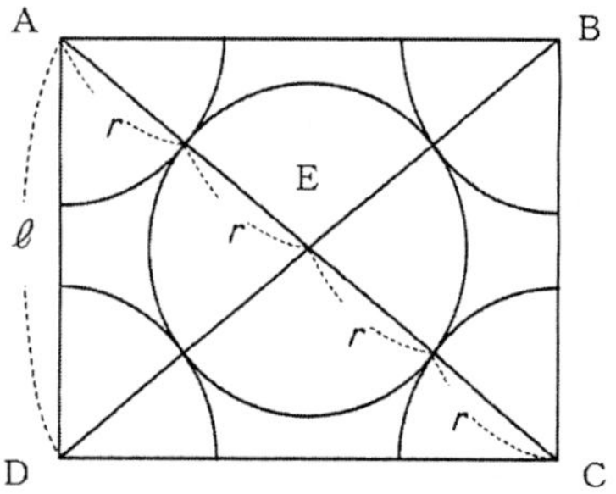

図2　体心立方格子の断面図

面心立方格子は，立方体形をした単位格子の各面の中心と各頂点に金属原子が配置された結晶格子である。面心立方格子の充填率を，体心立方格子の場合と同様に求めると，

$\dfrac{\sqrt{(\ オ\ )}}{(\ カ\ )}\pi\times100\ \fallingdotseq 74$〔%〕となる。

図3は，同じ大きさの発泡スチロール小球をつかって結晶格子のモデルを机上につくろうとしている途中の図であり，真上から見たものである。破線で描いた10個の小球（ただし真ん中の1個はほとんど隠れており見えにくい。）は，すべて机に直接載っており，最も密に詰めた状態になっている。小球a，bおよびcのそれぞれの中心を結んでできる図形は正三角形になる。これらの小球を第1層とする。実線で描いた6個の小球は，いずれも第1層の上にできたくぼみに載っており，小球d，eおよびfのそれぞれの中心を結んでできる図形も正三角形になる。これらを第2層とする。第3層は，第2層の上にできたくぼみに載せることになる。そのくぼみを図中に「あ」，「い」，「う」および「え」で示してある。くぼみの「あ」，「う」，「え」にそれぞれ小球を載せると（　X　）のモデルとなる。くぼみの「い」に小球を載せると，その小球は第1層の真ん中の小球の真上に位置することとなり，（　Y　）のモデルとなる。

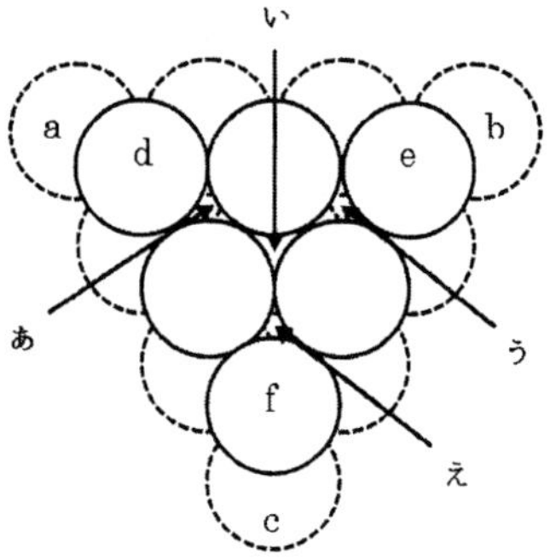

図3　結晶格子のモデル

ダイヤモンドは共有結合の結晶であり，すべての炭素原子がそれぞれ4個の炭素原子と共有結合で結びついている。1個の炭素原子が立方体の中心に位置していると考えたとき，その炭素原子から伸びる共有結合の方向は，立方体の隣り合わない頂点（立方体には8個の頂点があるが，そのうちの隣り合わない4個の頂点）に向かう方向であり，その頂点の位置に炭素原子が存在する。この立方体を【A型】と名付ける。（図4参照）

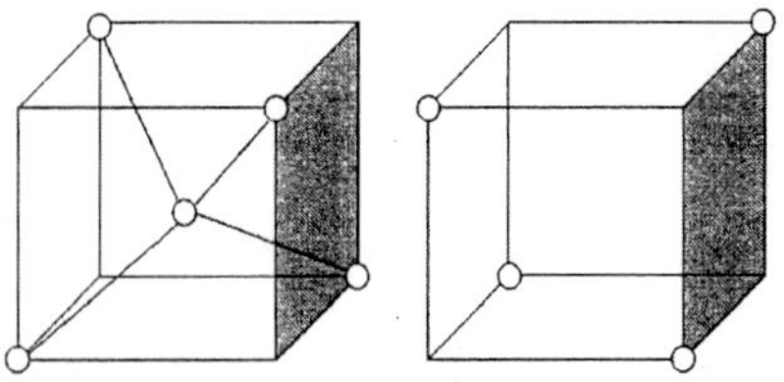

【A型】　　【B型】

図4　ダイヤモンドの結晶構造の一部

立方体の頂点の位置に存在する炭素原子は，同じ頂点を共有する8個の立方体のうち，同じ面を共有することのない4個の立方体それぞれの中心に位置している炭素原子と共有結合で結びついている。つまり，1個の頂点を共有する8個の立方体のうち，4個が【A型】である。残りの4個の立方体では，8個の頂点のうち隣り合わない4個の頂点に炭素原子が存在する。この立方体を【B型】と名付ける。（図4参照）

【A型】の上下左右前後に【B型】があり，【B型】から見れば，その上下左右前後に【A型】がある。これがダイヤモンドの結晶構造であり，その一部である【A型】4個，【B型】4個で構成される立方体が単位格子となっている。

問1．下線部について，1個の原子に接している原子の数を何というか。

問2．体心立方格子，面心立方格子および六方最密構造について，1個の原子に接している原子の数はそれぞれいくつか。

問3．（　ア　）～（　カ　）に当てはまる10以下の整数を記せ。

問4．（　X　）および（　Y　）に当てはまる結晶構造の組み合わせとして適当なものを，次の(1)～(6)から選び，番号で答えよ。

	（　X　）	（　Y　）
(1)	体心立方格子	面心立方格子
(2)	体心立方格子	六方最密構造
(3)	面心立方格子	体心立方格子
(4)	面心立方格子	六方最密構造
(5)	六方最密構造	体心立方格子
(6)	六方最密構造	面心立方格子

問5．ダイヤモンドの結晶の単位格子1個当たりに，炭素原子が何個含まれているか。

問6．ダイヤモンドの結晶の充填率は何%か。整数で答えよ。

化学　問題　II

次の文章を読み，問1～問5に答えよ。

硫化水素 H_2S は（　A　）色で，腐卵臭のある（　B　）毒の気体で，水に少し溶ける。その水溶液は（　C　）性を示し，次の式①，②で表されるように，硫化水素は2段階に電離する。

$$H_2S \rightleftarrows H^+ + HS^- \quad \cdots ① \qquad HS^- \rightleftarrows H^+ + S^{2-} \quad \cdots ②$$

次の K_1, K_2 は，それぞれ第一段階（式①）および第二段階（式②）の25℃における電離定数である。

$$K_1 = 1.0 \times 10^{-7} \ (\text{mol/L}) \qquad K_2 = 1.0 \times 10^{-14} \ (\text{mol/L})$$

2価の金属イオン M^{2+} を含む水溶液に硫化水素を通じると，電離によって生じる硫化物イオン S^{2-} が金属イオンと反応して，硫化物 MS の沈殿が生じることがある。そのため硫化水素は金属イオンの検出や分離にも利用される。水溶液から硫化物 MS の沈殿が生じているときでも，水溶液中では M^{2+} と S^{2-} が溶解しており，次の電離平衡が成立している。

$$\text{MS（固）} \rightleftarrows M^{2+} + S^{2-}$$

このとき金属イオンのモル濃度 $[M^{2+}]$ と硫化物イオンのモル濃度 $[S^{2-}]$ の積 $[M^{2+}][S^{2-}]$ は溶解度積 K_{sp} とよばれ，各金属イオンに固有の定数であり，温度のみに依存する。

$$K_{sp} = [M^{2+}][S^{2-}] \ (\text{mol/L})^2$$

K_{sp} の値から，硫化物 MS の沈殿が析出するかどうかを判断できる。例えば，$[M^{2+}]$ と $[S^{2-}]$ の積が K_{sp} の値より（　D　）くなれば，硫化物 MS の沈殿が析出することになる。硫化カドミウム CdS，硫化銅(II) CuS，硫化亜鉛 ZnS の25℃における K_{sp} の値は次の通りである。

$$K_{sp\,(CdS)} = 2.1\times10^{-20}\,(\text{mol/L})^2, \quad K_{sp\,(CuS)} = 6.5\times10^{-30}\,(\text{mol/L})^2, \quad K_{sp\,(ZnS)} = 2.2\times10^{-18}\,(\text{mol/L})^2$$

以下の問題を解くに当たり，金属イオンと沈殿をつくるものは，S^{2-} だけであるとし，水溶液の温度はいずれも25℃とする。

問1．（　A　）～（　D　）に当てはまる語句の組み合わせとして最も適当なものを，下の表の(ア)～(タ) から一つ選び，記号で記せ。

	(ア)	(イ)	(ウ)	(エ)	(オ)	(カ)	(キ)	(ク)	(ケ)	(コ)	(サ)	(シ)	(ス)	(セ)	(ソ)	(タ)
（A）	無	無	無	無	無	無	無	無	淡黄	淡黄	淡黄	淡黄	淡黄	淡黄	淡黄	淡黄
（B）	無	無	無	無	有	有	有	有	無	無	無	無	有	有	有	有
（C）	弱酸	弱酸	強酸	強酸	弱酸	弱酸	強酸	強酸	弱酸	弱酸	強酸	強酸	弱酸	弱酸	強酸	強酸
（D）	小さ	大き	小さ	大き	小さ	大き	小さ	大き	小さ	大き	小さ	大き	小さ	大き	小さ	大き

問2．硫化水素の水溶液に酸を加えたところ，pH が 1.0 になった。この水溶液中の H_2S，HS^-，S^{2-} のモル濃度比 $[H_2S] : [HS^-] : [S^{2-}]$ を求めよ。ただし，これら3つの中でモル濃度が最も低い値を1とし，他の2つのモル濃度比の値は有効数字2桁で表せ。

問3．硫化水素の飽和溶液において，水溶液中の S^{2-} 濃度を 1.0×10^{-19} mol/L にするためには，水溶液の pH をいくらに保てばよいか。小数第1位まで記せ。ただし，硫化水素の飽和溶液では，H_2S 濃度は 1.0×10^{-1} mol/L であるとする。

問4．Cd^{2+}, Cu^{2+}, Zn^{2+} の濃度がいずれも 1.0×10^{-2} mol/L である混合水溶液がある。この水溶液に硫化水素を通じて S^{2-} 濃度を 1.0×10^{-19} mol/L になるように保った。この水溶液について，次の（1），（2）に答えよ。

（1）硫化物の沈殿が生じる金属イオンをすべて挙げ，イオン式で答えよ。

（2）水溶液中の Cd^{2+}，Cu^{2+}および Zn^{2+} のモル濃度はそれぞれいくらになるか。有効数字2桁で答えよ。

問5．Cd^{2+}，Cu^{2+}，Zn^{2+} の濃度がいずれも 1.0×10^{-2} mol/L である混合水溶液がある。この水溶液に硫化水素を通じて Cu^{2+} のみを S^{2-} と反応させて CuS の沈殿をつくりたい。S^{2-} のモル濃度 $[S^{2-}]$ の範囲をどのように保てばよいか。解答例にならい不等号を用いた式で表せ。ただし，数値は有効数字2桁で答えよ。　解答例：　$1.1\times10^{-12}\ \text{mol/L} \leqq [S^{2-}] < 1.5\times10^{-9}\ \text{mol/L}$

化学　問題　Ⅲ

次の〔1〕～〔5〕の文章を読み，問1～問6に答えよ。構造式は例にならって記せ。

構造式の記入例

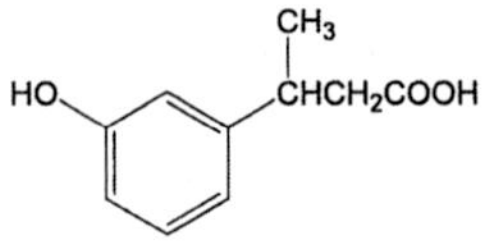

〔1〕分子式 $C_{19}H_{20}O_4$ で表される化合物 A を加水分解したところ，1分子の化合物 A から，ベンゼン環をもつ1価のアルコール B，ベンゼン環をもたない1価のアルコール C およびカルボン酸 D がそれぞれ1分子ずつ得られた。

〔2〕アルコール B 4.32 g に金属ナトリウムを加えたところ，標準状態で 448 mL の水素が発生した。

〔3〕アルコール B は，酸化されると化合物 E を経て化合物 F になる。

〔4〕アルコール C は，質量組成が炭素 64.8%，水素 13.6%，酸素 21.6%で，不斉炭素原子をもっていた。

〔5〕カルボン酸 D を加熱すると，脱水して化合物 G が得られた。化合物 G は，ナフタレンを，触媒を用いて空気中の酸素で酸化しても得られる。

問1．化合物 F および化合物 G の名称を記せ。

問2．化合物 A の構造式を記せ。

問3．化合物 A～化合物 G の中で，ヨードホルム反応を示すものはどれか。A～G のうちから選び，記号で答えよ。

問4．アルコール B には，ベンゼン環をもつ異性体がいくつか存在する。それらの異性体について，次の（1）～（3）に答えよ。ただし，アルコール B は解答の対象に含めないものとする。

（1）異性体の数はいくつあるか。数字で答えよ。

（2）沸点の最も低い化合物の構造式を記せ。

（3）ベンゼン環の炭素原子に結合している水素原子1個を，塩素原子に置き換えると，2種類の構造異性体が得られるものはどれか。その構造式を記せ。

問5．アルコール C には，アルコール以外の化合物も含め，異性体がいくつか存在する。それらの異性体について，次の（1）～（3）に答えよ。ただし，アルコール C は解答の対象に含めないものとする。

（1）沸点の最も高い化合物の構造式を記せ。

（2）アルコール以外の化合物はいくつあるか。数字で答えよ。

（3）アルコール以外の化合物で，分枝状構造をもつ化合物の構造式を記せ。

問6．カルボン酸 D 83 mg を水 100 mL に溶かし，フェノールフタレインを指示薬として 0.20 mol/L 水酸化ナトリウム水溶液で中和滴定を行った。中和に必要な水酸化ナトリウム水溶液は何 mL か。有効数字2桁で答えよ。

化学　問題　Ⅳ

次の文章を読み，問1～問6に答えよ。

脂肪酸は脂肪族炭化水素基にカルボキシ基1個が結合したものであり，グリセリンと結合して油脂を構成する。炭素数が多い脂肪酸を（　ア　）脂肪酸，炭素数が少ない脂肪酸を（　イ　）脂肪酸という。枝分れした炭化水素基をもつ脂肪酸もある。ステアリン酸（$C_{17}H_{35}-COOH$）のような炭素原子間がすべて単結合であるものを飽和脂肪酸といい，オレイン酸（$C_{17}H_{33}-COOH$）やリノール酸（$C_{17}H_{31}-COOH$）のような炭素原子間に二重結合を含むものを不飽和脂肪酸という。直鎖の飽和脂肪酸は直線状の分子となり，分子どうしが接近しやすく分子間力が強く働く。一方，不飽和脂肪酸は折れ曲がった分子となる。不飽和脂肪酸は二重結合をもつために（　ウ　）異性体が存在し得る。二重結合を多く含む油脂に触媒を用いて水素を付加させると，飽和脂肪酸を多く含む油脂となる。ステアリン酸のナトリウム塩を水に溶かすと（　エ　）して弱塩基性を示す。ステアリン酸塩をさらに添加してある濃度以上にすると（　オ　）と呼ばれる球状のコロイド粒子が形成される。このような親水基と疎水基をもち，水の表面張力を低下させる物質を（　カ　）という。

問1．（　ア　）～（　カ　）に当てはまる適当な語句を記せ。

問2．炭素数が4で炭素原子間の二重結合を1個もつ脂肪酸の異性体はいくつあるか。数字で答えよ。ただし，脂肪酸以外の化合物は考慮しないものとする。

問3．炭素数が18で炭素原子間の二重結合を3個もつ脂肪酸（リノレン酸）のみからなる油脂A 8.72 gに，ニッケルを触媒として水素を作用させると，飽和脂肪酸のみからなる油脂Bが生成した。次の（1），（2）に答えよ。

（1）使用した油脂Aの物質量は何molか。有効数字2桁で答えよ。

（2）このときに消費された水素は，標準状態で何Lか。有効数字2桁で答えよ。

問4．右の図は1分子のステアリン酸を模式的に表したものであり，炭化水素基部分を直線，カルボキシ基部分を丸で表現している。この模式図を用いて，水中における（　オ　）の断面図を，ステアリン酸分子の集合体として図示せよ。

ステアリン酸1分子の模式図

問5．ステアリン酸 5.68×10^{-2} g をシクロヘキサンに溶かして100 mLとした溶液を作り，水を満たした大きな水槽の水面にその溶液 4.0×10^{-2} mL を静かに滴下した。シクロヘキサンがすべて蒸発するまでしばらく静置すると，水面に面積 108 cm^2 の薄い膜ができた。これはステアリン酸の単分子膜である。次の（1）～（4）に答えよ。ただし，水面上の単分子膜におけるステアリン酸1分子が占める面積を 2.2×10^{-15} cm^2 とする。

（1）問4の模式図を用いて，この水面にある単分子膜の断面図を，ステアリン酸分子の集合体として図示せよ。

（2）滴下したステアリン酸の物質量は何molか。有効数字2桁で答えよ。

（3）ステアリン酸の単分子膜に含まれる分子の数はいくつになるか。有効数字2桁で答えよ。

（4）上記の（2），（3）で得られた数値を用いて，ステアリン酸1 mol当たりの分子の数を求めるといくつになるか。有効数字2桁で答えよ。

問6．水中にステアリン酸の単分子膜で完全に囲まれた球状の油滴がある。この単分子膜で囲まれた球状の粒子の直径は 3.0×10^{-3} cmである。次の（1），（2）に答えよ。ただし，油滴上の単分子膜におけるステアリン酸1分子が占める面積は，水面上の単分子膜の場合と同じであるとする。

（1）この油滴表面にあるステアリン酸の分子の数はいくつか。有効数字2桁で答えよ。

（2）問5（4）で得られた数値を用いて，この油滴表面にあるステアリン酸の物質量を求めると何molになるか。有効数字2桁で答えよ。

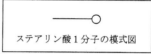

生 物

問題

27年度

生物　問題　I

DNA に関する次の文章【A】,【B】を読み，下の問に答えよ。

【A】 DNAは2本の鎖からなる構造をしており，それぞれの鎖はヌクレオチドと呼ばれる単位が繰り返し結合してできている。ヌクレオチドは糖，リン酸，塩基の 3 つの部分で構成されている。DNA に含まれる遺伝情報は 4 種類の塩基の並び方によって決められている。ヒトゲノムには遺伝情報を表す塩基対が約 30 億も含まれており，1 本の二重らせん構造の DNA にするとその長さは 1m にもおよぶ。この巨大な分子を細胞の核内に収めるのに重要な役割を果たすのが（　あ　）とよばれるタンパク質である。DNA は（　あ　）に巻き付きヌクレオソームを形成し，それらが連なって繊維状になる。細胞分裂の際にはさらに規則的に凝縮して染色体となる。

真核生物では，DNA の遺伝情報は mRNA 前駆体に転写されたのち，（　い　）という過程を経て，完成した mRNA となる。完成した mRNA は核の外へ出て，細胞質でタンパク質へと翻訳される。遺伝情報は DNA→RNA→タンパク質へと一方向に伝えられる。これは遺伝情報発現の大原則と考えられ，（　う　）とよばれている。しかし，（　う　）に合わない例外的な現象も発見されている。たとえばヒト免疫不全ウイルス（HIV）は宿主細胞内で，自身の RNA を（　え　）という酵素で DNA につくりかえる。

問 1．本文中の（　あ　）～（　え　）に入る適切な語句を記せ。

問 2．図 1 に DNA の構造の一部を模式的に示した。糖，リン酸，塩基はそれぞれ A，B，C のどれか。記号で記せ。

図 1

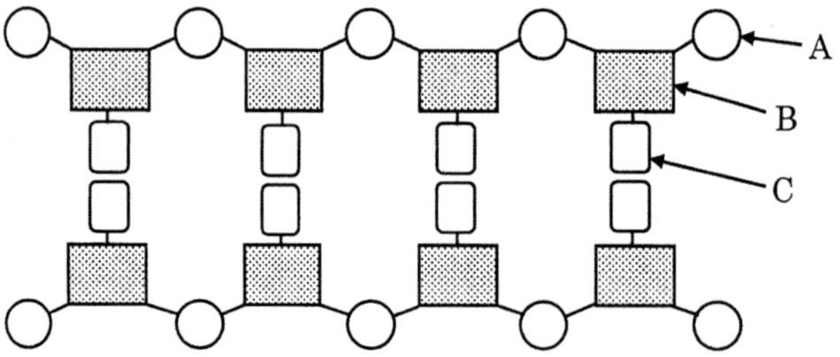

問 3．DNA と RNA を構成するヌクレオチドについて異なる点を 2 つ記せ。

問 4．DNA 分子中のアデニン（A），グアニン（G），チミン（T），シトシン（C）のモル比が生物種によらず同じであるのは次の（ア）～（オ）のうちどれか。すべて選び記号で記せ。

（ア）$\frac{G}{C}$　（イ）$\frac{A}{T}$　（ウ）$\frac{G}{T}$　（エ）$\frac{A+T}{G+C}$　（オ）$\frac{A+G}{T+C}$

【B】 DNA の塩基には相補的な関係があり，DNA を複製するときにはもとの鎖を鋳型に相補的な新しい鎖を合成すれば，同じ遺伝情報をもった DNA ができあがる。このように片方の鎖が新たに合成され，もう一方はもとの鎖が残るような複製のしかたを（ お ）という。DNA が複製される方法には図２に示すように，（Ⅰ）もとの DNA のそれぞれの１本の鎖を鋳型として新しい DNA がつくられる，（Ⅱ）もとの DNA はそのままで新しい DNA がつくられる，（Ⅲ）DNA 鎖は部位ごとに分散的に複製され新しい DNA がつくられる，という３つの説が考えられた。そこで，DNA の複製機構を検証するために次のような実験が行われた。窒素（^{14}N）がすべて窒素の同位体（^{15}N）で作られた培地で大腸菌を何世代も培養し，ほとんどすべての ^{14}N を ^{15}N に置き換えた。その大腸菌を ^{14}N の培地で１回分裂させた大腸菌，２回分裂させた大腸菌，それぞれから DNA を回収し，塩化セシウムを含んだ溶液に加えて，長時間遠心分離した。塩化セシウム溶液に高速回転による遠心力を加えると，塩化セシウムによる（ か ）が形成され，DNA の密度と釣り合う溶液の密度の部分に DNA が集まってバンドをつくるため，わずかな比重の違いも識別できる。このとき得られた DNA のバンドの位置は図３のようになった。また，^{15}N のみを含む２本鎖 DNA の位置と ^{14}N のみを含む２本鎖 DNA の位置をそれぞれ点線で示してある。

図２

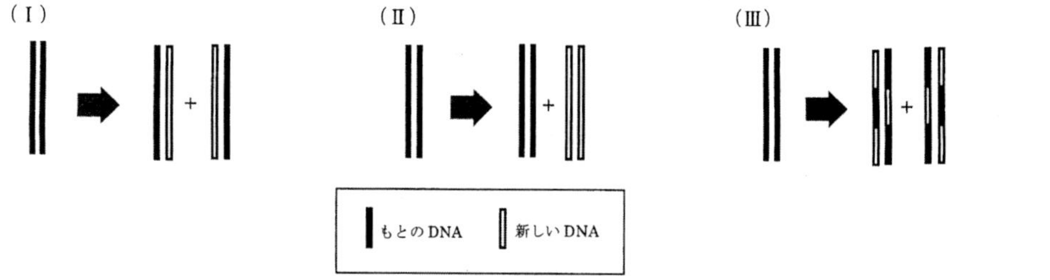

図３

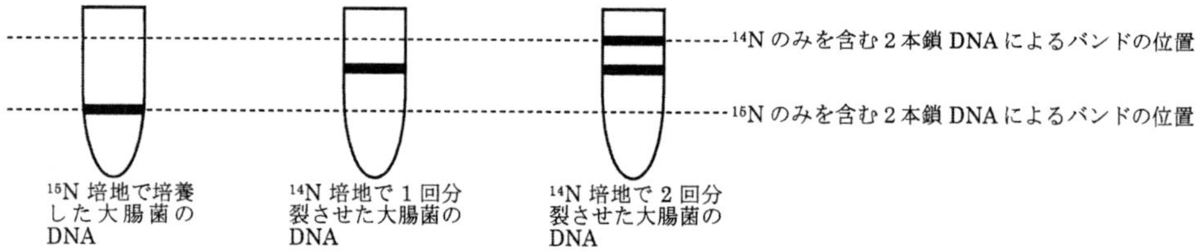

問５．（ お ），（ か ）に入る適切な語句を記せ。

問６．この方法を用い，DNA 複製のしくみを明らかにした２人の研究者の名前を記せ。

問７．この結果より，DNA の複製は（Ⅰ）によることが示されたが，（Ⅱ）や（Ⅲ）の仮説を否定するためには，少なくとも何回 DNA を複製させる必要があったのか。それぞれの仮説を否定するために必要な DNA の複製回数とその理由を記せ。

生物　問題　II

植物の種子の発芽に関する次の文章を読み，下の問に答えよ。

植物は，開花し受粉・受精の後に種子を形成する。①種子は最適な条件下で発芽し，新たな植物体を形成するが，条件がそろわない場合には休眠することがある。この休眠には植物ホルモンである（　あ　）が関与して，LEA タンパク質を誘導し，種子の発芽を抑制している。 植物の種子には，光の照射がないと発芽しないものがある。レタスやタバコの種子がこれにあたり，（　い　）種子と呼ばれる。②（　い　）種子の発芽には光受容体である（　う　）という色素タンパク質が関与している。種子に光が当たると，胚において植物ホルモンである（　え　）が合成され，（　あ　）の発芽抑制が解除される。イネの種子では（　え　）は，糊粉層での（　お　）合成を誘導する。（　お　）は胚乳に含まれる（　か　）を分子量の小さい糖に変え，糖は胚に吸収されて吸水などが活発になり，発芽が始まる。発芽した植物は環境要因の影響を受けながら成長するが，その過程には③多くの植物ホルモンが働いている。

問 1．上の文の（　あ　）～（　か　）に入る適切な語句を記せ。

問 2．下線部①について，光と水以外に種子の発芽に必要な条件を 2 つ記せ。

問 3．下線部②の色素タンパク質について，下の文章の（　き　）～（　さ　）に入る適切な語句を下の（a）～（d）から選び，それぞれ記号で記せ。ただし，同じ記号を何度用いてもよい。

この色素タンパク質は，（　き　）の光によって（　く　）に変化し，（　け　）の光によって（　こ　）に変化する。（　く　）の色素タンパク質が，ある植物ホルモンを活性化させ，発芽へと誘導する。植物の葉が茂っている場所で地表に到達する割合は，（　さ　）の光の方が多い。

（a）波長 660 nm　　（b）波長 730 nm　　（c）P_R 型（赤色光吸収型）　　（d）P_{FR} 型（遠赤色光吸収型）

問 4．下線部③について，次の（1）～（4）の働きをする植物ホルモンの名称をそれぞれ 1 つずつ記せ。

（1）側芽の成長を抑制する　　（2）果実の成熟および落葉を促進する
（3）側芽の成長を促進する　　（4）花芽の形成を誘導する

生物　問題　Ⅲ

視覚に関する次の文章を読み，下の問に答えよ。

生物にはまわりの環境変化を感知するための器官があり，その生物の生活に適したものを発達させてきた。外部環境からの刺激は受容器で受けとめられ神経系へと伝達され，刺激に応じた反応を起こす筋肉などの（　あ　）によって反応や行動が起こる。眼は光の受容器であり，その構造や適刺激の範囲は動物の種類や生活様式によってさまざまである。ヒトの眼の構造はしばしばカメラにたとえられ，さまざまな距離にあるものに焦点を合わせることで，（　い　）上に対象物の像が結ばれる。眼から入ってきた光の情報を感知するのは（　い　）にある２種類の視細胞であり，そこで光の情報は電気信号に変換される。錐体細胞には赤色光・（　う　）色光・青色光を受容する３種類の細胞があり，（　え　）と呼ばれる部分に集中して分布している。かん体細胞は，その周辺部に多い。かん体細胞が光を感知するには，ロドプシンとよばれる視物質が重要な役割を果たす。ロドプシンにはレチナールという色素が含まれており，レチナールが光を吸収すると，その構造が変化する。この構造変化の情報により，細胞膜でのイオンの透過性が変化し，光の刺激が電気信号になる。伝達された情報は視神経に集約され，最終的に大脳に伝達され，処理される。また，眼には周囲の光の状況に対応するしくみがある。（　お　）を通って眼の中に入ってくる光の量は（　か　）によって調節されている。（　か　）はカメラのしぼりに相当するもので，暗い場所では（　お　）を拡大，明るい場所では縮小させて（　お　）を通る光量を調節している。また，光を感じ取る視細胞も光の状況によって感度が変化する。暗い場所から急に明るい場所に行くと，まぶしく感じるがやがて明るさに慣れる。このことを明順応という。逆に明るい場所から暗い場所に行くとはじめは何も見えないが，しだいに見えるようになる。これを暗順応という。

問１．本文中の（　あ　）～（　か　）に入る適切な語句を記せ。

問２．ヒトが近くを見るときのしくみについて，毛様筋，チン小帯，水晶体の３語を用いて説明せよ。

問３．（　お　）の拡大を促進する自律神経と，縮小を促進する自律神経の名称をそれぞれ記せ。

問４．明順応が起こるしくみについて正しいのはどれか。下記の（ア）～（エ）から１つ選び，記号を記せ。

（ア）光を吸収する色素が大量に消費され，光に対する感度が下がる
（イ）光を吸収する色素が大量に合成され，光に対する感度が下がる
（ウ）光を吸収する色素がしだいに蓄積され，光に対する感度が上がる
（エ）光を吸収する色素の量は変化しないが，光を感じる細胞数が増える

問５．暗順応が起こるとき，最初に光への感度が上昇する視細胞はなにか，名称を記せ。

問6．暗黒中では，ヒトのかん体細胞は図1のように，Na^+ チャネルおよび K^+ チャネルが開いて膜電位は－30mV となっている。光の刺激を受けると Na^+ チャネルが閉じ，膜電位が 40 mV 変化し，光の刺激がなくなるとすみやかにもとの膜電位に戻る。このことより，光の刺激を受けたときの膜電位の変化の様子は，図2のグラフ（ア），（イ）のどちらになると考えられるか。またその理由も記せ。ただし，Na^+-K^+ ポンプ，K^+ チャネルは光の刺激を受けても変化しないものとする。

図1

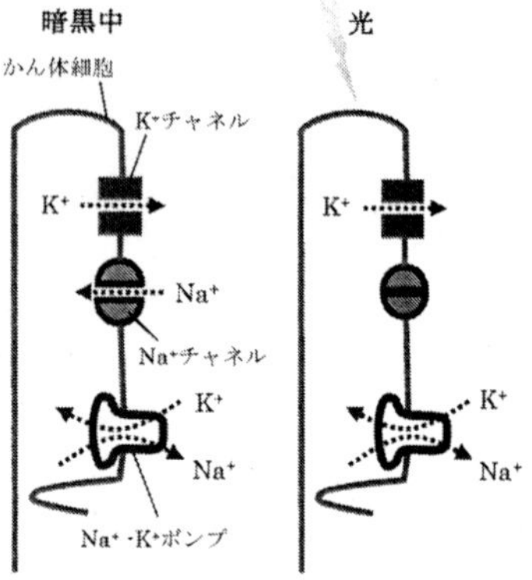

図2

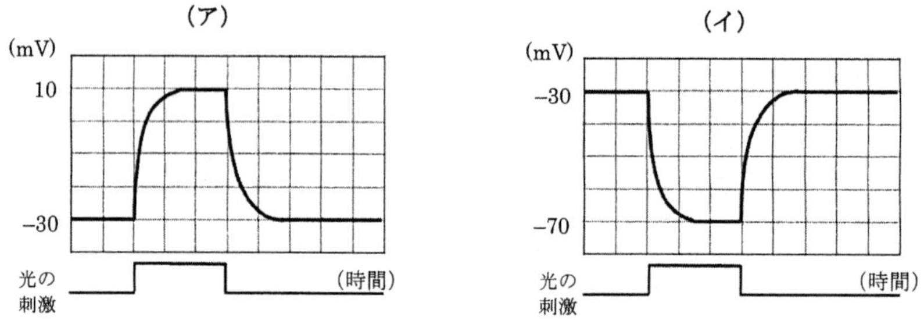

生物　問題　Ⅳ

概日（サーカディアン）リズムに関する次の文章【A】～【C】を読み，下の問に答えよ。

【A】　地球上に生息するほとんどすべての動植物の活動は，①24 時間の周期で変動している。時間的手掛かりの無い恒常暗環境下においてもその活動は約 24 時間の周期を示す。このことは生物には自律的な生物時計が存在することで，概日（サーカディアン）リズムといわれる内在的リズムを制御していることを示している。ほ乳類の生物時計は睡眠覚醒，体温，ホルモンなどのリズムを駆動している。

ある系統のマウスの周期的行動が外界の光の変化に依存したものか，内在的なものかをみるために，以下の実験を行った。マウスを温度や湿度などが一定に保たれた条件下で明期 12 時間，暗期 12 時間の環境で 5 日間飼育した。その後，6 日目の暗期からは恒常暗の環境下で飼育を続けた。マウスの自由な行動を赤外線感知式装置により自動的に検出し，活動量を観察した。図 1 は，12 時から始まる 1 日の時刻を横軸に，観察日数（縦軸）ごとに活動が見られた時間帯を黒い太線で表したものである。明期は白，暗期はグレーの背景で示している。

夜行性動物であるマウスの活動開始時刻は明暗のある環境下では消灯時刻の直後であったが，実験 6 日目に恒常暗環境に移行したところ，実験 7 日目から②10 日間かけて活動開始点が 18 時から 14 時まで移動した（図 1）。

図 1

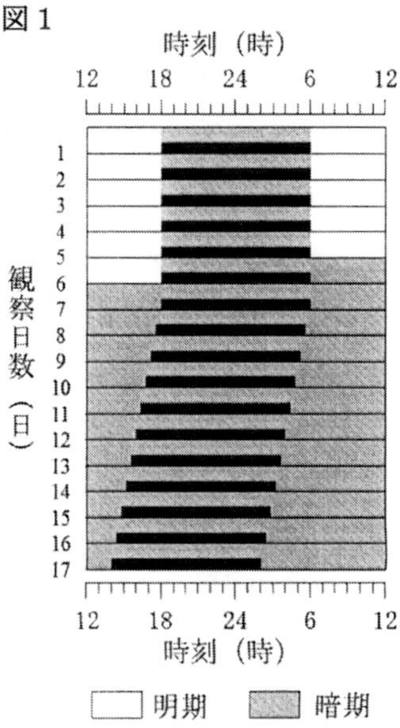

問 1．下線部①のような生命活動にみられる性質を表す語として最も適切なものはどれか。次の（ア）～（オ）のうちから 1 つ選び記号を記せ。

（ア）光屈性　　（イ）光周性　　（ウ）走光性（光走性）
（エ）日周性　　（オ）光傾性

問 2．下線部②の情報をもとにこのマウス固有の生物時計の周期を計算せよ。

問 3．このマウスが明暗のある 24 時間の周期に同調できる理由のうち，最も適切と考えられるものを次の（ア）～（オ）のうちから 1 つ選び記号を記せ。

（ア）マウスの活動量が朝の光で抑制されるから
（イ）マウスの活動量が夕方の光で増加するから
（ウ）マウスの生物時計が朝の光で前進するから
（エ）マウスの生物時計が夕方の光で後退するから
（オ）マウスの睡眠量が日中の光で減少するから

【B】　ほ乳類の生物時計（体内時計）すなわち自律的な振動子である時計本体は，③視床下部の視交叉上核とよばれる約 1 万個の神経細胞からなる 1 対の神経核（神経細胞の集団）に存在する。視交叉上核は，外界からの光が眼に入力したのち左右の視神経が交差する視交叉と呼ばれる部位の近傍にあり，網膜からの神経入力を受けることで外部の光の 24 時間の周期的変化に同調するという機能を有している。この視交叉上核を外科的手術によって破壊すると，活動量の日内変動などほぼすべての概日リズムが消失する。さらに，いくつかのホルモン分泌にも概日リズムがあり，④糖質コルチコイドの血中濃度はマウスでは暗期から午前は低く，夕方に高値を示すという日内変動があることが知られている。このリズムも視交叉上核の破壊によって消失する。これは⑤糖質コルチコイドの分泌を制御するホルモンの分泌とそのリズムが失われることによる。

問 4．下線部③の視床下部は，図 2（右図）の脳のどの領域か。次の（ア）～（キ）のうちから 1 つ選び記号を記せ。

図 2

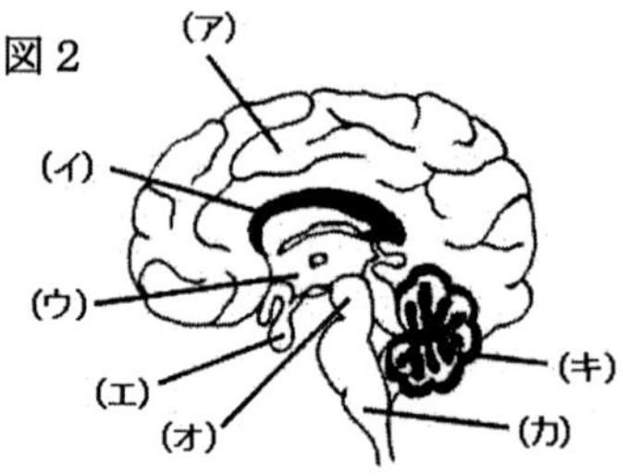

問 5．下線部④の糖質コルチコイドと同じように，血糖値上昇を促すホルモンを，以下の（ア）～（キ）から 3 つ選び記号を記せ。

（ア）成長ホルモン　（イ）バソプレシン　（ウ）パラトルモン
（エ）アドレナリン　（オ）鉱質コルチコイド
（カ）インスリン　（キ）グルカゴン

問 6．下線部⑤のホルモンの名称と，それを分泌する内分泌腺の名称を記せ。

問 7．時計中枢である視交叉上核は，どのようにして⑤のホルモン分泌を制御していると考えられるか，説明せよ。

【C】　分子生物学的解析から，生物時計が特定の遺伝子によって制御されていることがわかっている。現在では 10 種類以上の時計遺伝子が多くの生物種から見つかっている。ほ乳類においても時計遺伝子 *Clock*, *Per2* などが知られる。それらの遺伝子産物である CLOCK タンパク質と PER2 タンパク質は，遺伝子の転写のしかたを調節する転写調節タンパク質である。

真核生物の遺伝子の転写の調節機構は非常に巧妙である。転写の開始を助けるタンパク質である（　あ　）が，転写を担う酵素である（　い　）とともに（　う　）領域に結合し，転写が開始される。CLOCK タンパク質は *Per2* mRNA の転写調節タンパク質の 1 つとして，*Per2* 遺伝子の転写開始部位付近にある（　う　）領域に結合し，*Per2* 遺伝子発現を促進する。そこで転写された *Per2* mRNA から翻訳される PER2 タンパク質は，さらに別の時計遺伝子産物（CRY）と複合体を形成して核内に移行し，CLOCK タンパク質による *Per2* 遺伝子の転写を抑制する。この⑥負のフィードバック調節機構が約 24 時間で行われることで，巧妙に生物時計の発振が行われている。

問 8．上記【C】の文中の（　あ　）～（　う　）に入る適切な語を記せ。

問 9．下線部⑥の，負のフィードバック調節の例として，他に甲状腺からのチロキシン分泌調節，血糖値の調節などがある。負のフィードバック調節とはどのようなものか簡単に説明せよ。

英 語

解答

27年度

I

〔解答〕

1．② 2．④ 3．④ 4．② 5．②
6．① 7．③ 8．② 9．③ 10．②

〔出題者が求めたポイント〕

1．「我々は予定からかなり遅れている。休暇をとるのは諦めなければならないだろう。」
behind schedule「予定より遅れて」

2．「全く過去がわからない人を信じるのは危険です。」
you know nothing of his past → a man of whose past

3．「近づいてくる足音を聞いて、鳥は怯えて飛び去った。」
startle O into V ing「Oを驚かしてVさせる」

4．「近年の幹細胞の研究の進歩によって臓器提供者の必要性がなくなるだろう。」
advances「進歩」

5．「生徒たちは今週末までに編集済みの概要を提出しなければならない。」
hand in「提出する」

6．「もし今日が私の人生の最後の一日ならば、果して私は今から自分がやろうとしていることをしたいと思うのであろうか」
be about to V「まさに今からVする」

7．「落ち着けよ。5分ぐらい遅れたからって大した問題じゃないよ」
a big deal「重大なこと」
本問の that は形容詞を修飾し「そんな」の意味を持つ副詞で用いられている。副詞＋形容詞 (that big) および a ＋名詞の語順が保たれた not that big a deal が正しい語順となる。

8．「どこからスタートするのではなく、どこまでを目指すのかが成功のためには大切である」
It is ～ that の強調構文であることを看破する。matter は自動詞で「重要である」。

9．「コメントやフィードバックを残してくれる馴染み客と関係を築くことは、オンライン上で顧客とよい関係を持つための1つの方法である」
leave comments「コメントを残す」

10．「当社は、当社の活動が環境に対して与えるあらゆる影響の削減を目指し、地域やお客様そして当社にかかわるすべての人々と共に歩むことをお約束します。」
interested party「利害をもつ関係者」

II

〔解答〕

11. ④ 12. ① 13. ① 14. ③

〔出題者が求めたポイント〕

11.「初めてアポロが月に着陸してから45年たった現在、将来の人類の宇宙開発における月の役割に関する米国社会の考え方は二分されたままである。」
remain はこの文の述語動詞。remain＋形容詞「～の状態のままである」

12.「もし私たちが自分の子供たちや彼らの振る舞いに対して期待することをやめてしまい、今のままの彼らを受け入れてしまうと一体どうなるのであろうか」
What if S+V「SがVしたらどうなるだろう」

13.「手紙を書き終えた時に、まだ何か伝えるべきことがあったことを思い出すことがしばしばある。(そんな場合に)もう一度手紙を最初から書き直すのを避けるために、「追伸」を付け加えることができるのである。この「追伸」という語はラテン語の「後に書く」ということばに由来する。これは手紙の本文に対して簡潔に加えられ、署名の下に記されるものである。また、常にPSという短縮形で始められる。短く簡潔に書かれることも大切である。もし、あまりにも長いものになってしまったら、新たに手紙を書いた方がましであろう。」
後続の①の文の The term は挿入文の postscript を指す。

14.「蜘蛛は単に賢いだけではない。あまりにも大きな脳を持っているために脳の一部が脚の中にまで広がっているような蜘蛛すら存在するのである。スミソニアンの研究者たちは、ある種においては、脳が全身の80%を占めるということを発見している。蜘蛛はかなり複雑な脳を必要とするのである。8本の足を操り、巣を張り巡らせねばならないのだ。研究者たちは小さな蜘蛛の方が、体のサイズとの比率において大きな脳を持つということも突き止めている。小さな蜘蛛であっても巣を張らねばならず、こうした蜘蛛においてこそ、脚の中にまで脳の一部が広がっている可能性が高くなるのである。最小サイズの蜘蛛の中には、大きすぎる脳を収めるために、生まれた時に必要以上に大きな体を持つものすら存在する。しかし同じ種の蜘蛛であっても、成虫すればこうした大きな体を持つことはないのである。」
後続の③の文に、蜘蛛が複雑な脳を持つことへの理由が書かれている。

III

〔解答〕

15. ③ 16. ③ 17. ④ 18. ① 19. ②
20. ① 21. ② 22. ③ 23. ③ 24. ②

〔出題者が求めたポイント〕

15. make O+C および send ＋形容詞がポイント。
make smoking sound desirable「喫煙を望ましいものと思わせる」

16. that problem は前文の内容を指す。address「～に取り組む」

17. enforce the law against ～「～に反対する法律を施

行する」
18. campaign「社会的な運動」
19. the key to ～「～への秘訣・方法」
20. cost O1 + O2「O 1 にO 2 の犠牲が伴う」
21. 喫煙のリスクを実際以上に大きいものと考えながらも喫煙する。
22. paradoxically「矛盾して・皮肉なことに」
23. louder(より声高)なので prominent(目立つ)のである。
24. short of ～ 「～に不足して届かない」

〔全訳〕

10 代の若者の喫煙は、現代社会における理解不能な大きな現象の一つである。この現象にどう取り組むべきなのか、あるいはさらに言えば、その現象とはどんなものであるのかを本当に理解している人など存在しない。たばこ産業が嘘で 10 代の若者をうまく丸めこみ、喫煙という行為を実際よりはるかに魅力的で、害の少ないものであるかのように感じさせることによって若者に喫煙を促している、という考えが禁煙運動における大きな前提となっている。そして、たばこの広告を制限し取り締まることで、この問題に取り組んでおり、その結果たばこ産業がこうした手口を用いることはより難しくなっている。未成年によるたばこの入手を困難にすることを狙いとして、たばこの値上げ、未成年へのたばこ販売を禁ずる法律の施行なども行っているのである。さらに、私たちは、たばこの害に対する 10 代の若者への啓蒙を目標に、広範な公衆衛生キャンペーンをテレビ、ラジオ、新聞などで展開している。

しかし、これらの方法があまり効果を生んでいないこともかなり明らかになりつつある。たとえば、なぜ私たちは禁煙運動の鍵が、たばこの害に関する人々の啓発にあると考えるのであろうか。ハーバード大学の経済学者であるW．Kip Viscusi が、喫煙者の集団に対して、21 歳以降にたばこを吸うと平均何年分の寿命が縮まると思うのかを最近尋ねたところ、9 年という答えが返ってきた。実際の答えは 6 年から 7 年の間である。つまり、喫煙者は喫煙による危険性を低く見積もっているからたばこを吸っているわけではないのである。むしろ彼らは、危険性は実際以上に大きいと感じながらもたばこを吸っているのである。同時に、大人が 10 代に若者に対してたばこをやめるべきだと説くことにどれだけ効果があるのかも疑わしい。10 代の子供を持つ親なら誰もが知っているように、思春期の何かにつけて反対したがる強情さ故に、大人がたばこを非難してその害を説けば説くほど、逆に彼らはそれを試したくなるのである。たしかに、過去およそ 10 年にわたる喫煙の傾向を眺めてみれば、現状はまさにこうしたことであることがはっきりとする。禁煙運動はかってないほど声高に叫ばれており、注目を集めている。しかしすべてのデータは、喫煙に反対するメッセージが若者に関しては裏目に出ていることを示している。1993 年から 1997 年の間に大学生の喫煙者数は 22.3 パーセントから 28.5 パーセントへと上昇している。1991 年から 1997 年の間の高校生の喫煙者数は 32 パーセント上昇した。実際に 1988 年以降、合衆国における 10 代の喫煙者の総数は 73% という驚くべき増加を示しているのである。近年の公衆衛生プログラムにおいて、この喫煙との戦いほど、目標に届かなかったものはないであろう。

IV

〔解答〕

記述A．satisfied　記述B．help　記述C．known
記述D．keeping
25. ②　26. ④　27. ⑦　28. ③　29. ⑤
30. ①　31. ⑥　32. ③　33. ⑤　34. ⑦
記述E．age　記述F．purpose　記述G．grow
記述H．finished　記述I．use　記述J．vary
35. ⑤　36. ⑧

〔出題者が求めたポイント〕

記述A　feel satisfied「満足を感じて」
記述B　help preserve ～ 「～を保つことに役立つ」
記述C　known as ～「～として知られる」
記述D　keep O + C 及び 前置詞＋動名詞
25 ～ 31　まずは主部(having ～)に対応する動詞として compensate for ～「～の埋め合わせとなる」を考える。for 以下には目的語として whatever ＋名詞＋ S ＋ V の名詞節を作ることがポイント。
32　後続の文中にある absorb materials や set in stone などのイメージから考える
33　growing , blooming, sending out new roots から考える。
34　後続の文中にある allow the garden to flourish から考える。
記述E　regardless of age「年齢にもかかわらず」
記述F～記述J　以下の訳の下線部が各空欄に該当する「最近、学習の脳に対する影響がどのようなものであるかを調べることを目的に多くの研究がおこなわれている。これらの結果が示すところでは、脳の特定の部位は、集中的な学習や頻繁に繰り返される行為によって刺激を受けることで大きくなる。こうした研究において、試験の準備をしていた学生の脳の特定の部位は、準備を終えた後でさえも大きくなり続けることが明らかになったのである。最近の神経可塑性の研究においても、脳の特定部位を繰り返し用いることが脳の構造に影響を与えることが示されている。よって、大きくなる部位は職業において異なるのである。」
35　be yet to V「まだVしていない」
36　a「最近の研究によれば、他人と親密な関係を持つことで痴呆の可能性を 25% まで下げることが可能である。」第 1 段落の第 2 文において示されているのは「25% の減少」であって「25% まで」ではない。
b「脳をより働かせることで、アルツハイマー病に関する斑や神経線維のもつれは予防できるであろう」第 2 段落の内容と矛盾。
c「フェイスブックを使用することで、将来のアルツハイマー病を発症するリスクを抑えることができることが明らかになった」最終段落では発症リスクを抑えるとは書かれていない。

〔全訳〕

良質な社会的なつながりを持つことは、認知機能の低下の予防になると考えられる。対人関係に満足した日々を過ごすことで、高齢者が痴呆を発症する可能性は25%低下することが最近の研究で明らかにされている。楽しく充実した社会生活を高齢期に送ることは、脳に蓄えられた知識や記憶(認知的予備力として知られるもの)を維持するうえで役立つのである。

しっかりとした認知的予備力は、年齢を重ねながらも知力を鋭敏に保つために必要なものである。最近の研究報告によれば、明らかな認知障害の特徴を示さない状態で亡くなった人々のおよそ40%が、脳にアルツハイマー病を示す証拠が認められており、溶斑や凝縮体の存在がはっきりと認められているのである。

いったいなぜこのようなことが起きるのであろうか？アルツハイマーが脳に引き起こす異常な変化に対して耐性を持つとされる人々の存在が、現在では確認されている。しっかりとした知性の蓄積は、脳の中で積み重ねられたあらゆるダメージの埋め合わせになると考えられている。神経という(情報の)幹線道路で玉突き事故や渋滞が生じた場合に認知的予備力が情報の新たな通り道となる役割を果たすのである。従って、認識において優先される経路が塞がっていたとしても、正しい認識という目的地には導いてくれる、脇からの出口や、より小さな通路が存在するのである。確かに目的地までの時間は余計にかかるかもしれないが、少なくともいつまでも足止めを食らうということはないのである。

人には、生涯を通じて認知的予備力を高める方法が存在すると、科学者は必ずしも信じていたわけではない。脳はセメントのような働きをすると考えていたのである。若くみずみずしい神経の伝達経路は素早く情報や印象を吸収することができるが、最終的には、年齢と共に石のように固くなってしまうと考えられていたのである。私たちは今ではこうした考えが事実とは大きくかけ離れていることを知っている。脳はむしろ庭のようなものであり、好ましい条件の下では成長して花を咲かせ、新たに根を広げるものなのである。刺激となる体験や新たな知識は、庭にとっての日光や雨のように、この脳という庭を―年齢に関わりなく―豊かなものにしてくれることが研究によって明らかにされている。

脳には、生涯を通じて、年齢とは関わりなく、新たなニューロンを作り神経経路を産み出す能力が存在するのである。新たな活動に従事し、新たな考え方をし、従来とは異なる方法で技術を身につけて物事を行うたびに、新たな神経経路が生み出され認知的予備力は広がるのである。神経可塑性と呼ばれるこのプロセスは脳神経学において新たに発見された事実である。

数多くの研究によって、私たちは、学習という体験がいかに脳に変化を与えるのかを理解することができる。ジャグリングを体験したことのない人々の集団に対して行われた画期的なドイツの実験を例に採ってみよう。3カ月にわたるジャグリングの訓練の後に、実験者がジャグリングを習得したばかりの人々の脳をスキャンしたところ、複雑な視覚運動に対応する脳の部位の量が増加したことが明らかにされたのである。この変化は一時的なものではあったがこの研究によって、学習の結果、脳において構造上の変化が生じたことが示されたのである。

ドイツ人の研究者による別な実験では、集中的な学習が脳の構造に与える影響に注目をしている。医師の資格試験に向けて準備中の医学部学生に対して、試験前、試験中、試験後３か月のそれぞれの時期にＭＲＩのスキャンを行ったところ、これらの学生達の脳において、脳の記憶センターである海馬を含む様々な部位の面積は、時間の経過共に増加を示し、さらに興味深いことに、試験の準備を終えてから３か月たった後にも海馬の面積は増え続けたのである。これは、学習によってニューロンの数が増えたことよるものと考えられている。

脳の全ての部位には独自の働きがある。近年、神経可塑性の分野における研究が急増しており、ＭＲＩを用いて、運動選手、ミュージシャン、ビデオゲームプレイヤーさらにはタクシーの運転手の脳の調査が行われている。そして、この調査により、脳がその用いられ方によって、どのように形成されるのかが、明らかになってきているのである。例えば、熟練したピアニストの場合では、指の器用さと関係する大脳皮質の部位が大きくなっていることが示されており、一方、ベテランのタクシー運転手の場合では空間の位置把握の能力に関する部位の拡大が見られたのである。

社会がオンラインでつながることが、脳の構造にいかに影響するのか、ということにさえ研究者は目を向け始めており、フェイスブックで多くの友人を持つ大学生の、名前と顔を結び付ける作業に関わる部分を含む様々な脳の部位が大きくなっていることが明らかになっている。私には、このような実験は、現在の脳とは現在の生活・生き方の反映であるという事実を強調しているものであるように思われるのだが、より重要なことは、あなたの脳が将来どのような構造となるのかは、まだ決定されていないということなのである。

V

〔解答〕

37. ⑤　　38. ②　　40. ④　　41. ①　　39. ⑤

記述Ｋ　人々は、苦しみのない人生を体験したことがないので、自分がいかに苦しんでいるのかが理解できないということ。(52語)記述Ｌ prevalent

〔出題者が求めたポイント〕

37. 失敗する　　38. 重荷を負わせる　　40. 引きずる

41. 避ける

39. 本文中の that は such ~ that で用いられる副詞節の that である。①同格　②関係代名詞　③指示代名詞　④補語を導く名詞節　⑤ so ~ that で用いられる副詞節の that

記述Ｋ　put O in perspective「Oを正しくとらえて理

解する」Oは前文の内容を指す。
記述L　最終段落の最終文と第1段落の最終文が同じ内容であるとことに着目する。

〔全訳〕

苦しむことを自分から拒否できる、これが真の自由にとって必要なことである。人生は楽しむものであり、だからストレスや心の内に苦痛や恐怖を感じる必要などない、と自ら決定できることが大切なのである。私たちは、本来耐えるべきではない重荷に耐えながら日々を過ごしている。自分には何かが欠けており、しくじるのではないとか怯えている。私たちは、不安定さ、不安、自意識などの気持ちを経験する。他人は自分のことを攻撃し、弱みに付け込み、あるいはもう自分のことなどは大切に思ってくれていないなどと感じているのである。こうした気持ちが、途方もなく私たちの心にとって重荷となるのである。こうした重荷が痛み、苦痛、悲しみを味わうことに対する恐れになるのだ。私たちはこの恐怖を感じながら、あるいは感じないように自分を守ることで日々を生きているのである。こうした心の重荷はあまりにもしっかりと私たちの心の中に根を下ろしているので、それがいかに蔓延したものであるかに気付くことすらないのである。

人生は苦しみに満ちていると言ったとき、ブッダはまさにこのことを意味していたのである。人々は自分がいかに苦しんでいるのかが理解できない。なぜならば苦しみのない人生を体験したことがないからである。これを納得したいのであれば、自らがあるいは周囲の全ての人々が健康ではないという状況を想像してみるとよい。誰もがベッドから起き上がることがほとんどできないような辛い病気を抱えている。全ては病床の周りで行われることになる。これが現実ならば、人々は病気の状態以外何も知ることはないであろう。ベッドの脇で体を引きずることに全ての力を用いることとなり、健康で活き活きと生きることが何たるやかなどはわからないままであろう。

まさにこうしたことが、私たちの心の中で起きており、そしてこの感情が私たち魂を産み出しているのである。心の内側にあるこのような、感受性のために、何らかの苦しみを感じてしまう状況に絶えずさらされてしまうこととなる。自分の置かれた状況をコントロールすることで苦しみを抑え込もうとするか、あるいは、いずれは訪れる苦しみに怯えることとなるのだ。この現状はあまりにも蔓延したものであるために、ちょうど魚が水に気が付かないのと同様に、誰も気が付くことはないのである。

VI

〔解答〕

記述M　curious　　記述N　clothes
記述O　substitute　　記述P　fake
記述Q　sympathy　　記述R　ancestor

〔出題者が求めたポイント〕

記述M 「何かについて知ったり学びたがったりすること」
記述N 「体を覆うため、または暖かく保つために身に着けるもの」
記述O 「他の人や物の代わりに何かを用いること」
記述P 「人々をだますために本物に似せられたもの」
記述Q 「困難な状況にいる人を可哀そうだと感じること」
記述R 「昔に生きていた一族のメンバー」

VII

〔解答〕

42. ④	43. ③	44. ⑥	45. ①	46. ⑤
47. ⑦	48. ③	49. ⑤	50. ⑧	51. ①
52. ⑥	53. ④	54. ⑦	55. ③	56. ⑦
57. ④	58. ⑥	59. ⑤	60. ⑧	61. ②

〔出題者が求めたポイント〕

42 ～ 47　It's like pulling teeth to get him to clean his room.
形式主語 It ~ to V および get O to V の構文。like pulling teeth「きわめて困難な」

48 ～ 54　At some periods of our life, one trouble is hardly over before another turns up.
be over「終了する」turn up「現れる」この2つの成句をカギにして before で正しく節を結ぶ。

55 ～ 61　Because a man is a good scholar, it does not follow that he is a good teacher.
it does not follow that SV「SがVするということにはならない」

数 学

解答

27年度

I

〔解答〕

$f(x)=3x^3+9x^2-2$

〔出題者が求めたポイント〕

整式の最高次数nを求める。最高次数の項をax^nとして，$f(x)=ax^n+g(x)$とする。

左辺と右辺の最高次数の項を求め，等しくなるnを求める。$n=3$となる。

$f(x)=ax^3+bx^2+cx+d$として，条件に代入して，未定係数法によりa，b，c，dを求める。

〔解法のポイント〕

$f(x)$の最高次数の項をax^nとする。

$2xf'(x)=5f(x)+f(x-2)$の最高次数の項は，

左辺$=2x\cdot anx^{n-1}=2anx^n$

右辺$=5ax^n+ax^n=6ax^n$

よって，$2an=6a$　$\therefore$　$n=3$

$f(x)=ax^3+bx^2+cx+d$とする。

$f(0)=-2$より　$d=-2$

$2xf'(x)=5f(x)+f(x-2)$

左辺$=2x(3ax^2+2bx+c)$

$\quad=6ax^3+4bx^2+2cx$

$5f(x)=5ax^3+5bx^2+5cx-10$

$f(x-2)=a(x-2)^3+b(x-2)^2+c(x-2)-2$

$\quad=ax^3+(-6a+b)x^2+(12a-4b+c)x-8a+4b-2c-2$

右辺$=6ax^3+(-6a+6b)x^2+(12a-4b+6c)x-8a+4b-2c-12$

$$\begin{cases}-6a+6b=4b & \cdots\cdots①\\ 12a-4b+6c=2c & \cdots\cdots②\\ -8a+4b-2c-12=0 & \cdots\cdots③\end{cases}$$

①より　$2b=6a$　$\therefore$　$b=3a$

②より　$4c=-12a+4b$

$\quad c=-3a+b=-3a+3a=0$　$\therefore$　$c=0$

③より　$-8a+12a-12=0$　$\therefore$　$a=3$

よって，$b=9$

従って，$f(x)=3x^3+9x^2-2$

II

〔解答〕

$|\vec{b}-\vec{c}|=5$

〔出題者が求めたポイント〕

$\vec{a}\cdot\vec{b}=|\vec{a}||\vec{b}|\cos\angle\mathrm{AOB}$より，$\cos\angle\mathrm{AOB}$を求める。

同様に，$\cos\angle\mathrm{AOC}$も求める。

$\sin^2\theta+\cos^2\theta=1$より$\sin\angle\mathrm{AOB}$, $\sin\angle\mathrm{AOC}$を求める。

$\angle\mathrm{BOC}=360^\circ-\angle\mathrm{AOB}-\angle\mathrm{AOC}$

$\cos\angle\mathrm{BOC}$を求める。

$\cos(\angle\mathrm{AOB}+\angle\mathrm{AOC})$

$\quad=\cos\angle\mathrm{AOB}\cos\angle\mathrm{AOC}-\sin\angle\mathrm{AOB}\sin\angle\mathrm{AOC}$

$\vec{b}\cdot\vec{c}=|\vec{b}||\vec{c}|\cos\angle\mathrm{AOC}$を求める。

$|\vec{b}-\vec{c}|^2$を展開し，値を代入する。

〔解法のプロセス〕

$\sqrt{2}\sqrt{5}\cos\angle\mathrm{AOB}=-1$より$\cos\angle\mathrm{AOB}=-\dfrac{1}{\sqrt{10}}$

$\sqrt{2}\sqrt{10}\cos\angle\mathrm{AOC}=-2$より$\cos\angle\mathrm{AOC}=-\dfrac{1}{\sqrt{5}}$

$\sin\angle\mathrm{AOB}=\sqrt{1-\dfrac{1}{10}}=\dfrac{3}{\sqrt{10}}$

$\sin\angle\mathrm{AOC}=\sqrt{1-\dfrac{1}{5}}=\dfrac{2}{\sqrt{5}}$

$\cos\angle\mathrm{BOC}$

$=\cos(360^\circ-\angle\mathrm{AOB}-\angle\mathrm{AOC})$

$=\cos(\angle\mathrm{AOB}+\angle\mathrm{AOC})$

$=\cos\angle\mathrm{AOB}\cos\angle\mathrm{AOC}-\sin\angle\mathrm{AOB}\sin\angle\mathrm{AOC}$

$=\dfrac{1}{5\sqrt{2}}-\dfrac{6}{5\sqrt{2}}=-\dfrac{1}{\sqrt{2}}$

$\vec{b}\cdot\vec{c}=\sqrt{5}\sqrt{10}\left(-\dfrac{1}{\sqrt{2}}\right)=-5$

$|\vec{b}-\vec{c}|^2=|\vec{b}|^2-2\vec{b}\cdot\vec{c}+|\vec{c}|^2=5+10+10=25$

従って，$|\vec{b}-\vec{c}|=5$

III

〔解答〕

(1)　$\tan\theta_n=\dfrac{ab}{n(n-1)b^2+a^2}$　(2)　$\dfrac{a}{b^2}$

〔出題者が求めたポイント〕

(1)　$\angle\mathrm{B_0A_nB_1}=\angle\mathrm{A_nB_1B_n}-\angle\mathrm{A_nB_0B_n}$

$\tan(\alpha-\beta)=\dfrac{\tan\alpha-\tan\beta}{1+\tan\alpha\tan\beta}$より求める。

(2)　$\dfrac{1}{n(n-1)}=\dfrac{1}{n-1}-\dfrac{1}{n}$を利用する。

〔解法のポイント〕

(1)　$\angle\mathrm{B_0A_nB_1}=\angle\mathrm{A_nB_1B_n}-\angle\mathrm{A_nB_0B_n}$

$\tan\angle\mathrm{A_nB_1B_n}=\dfrac{a}{(n-1)b}$，$\tan\angle\mathrm{A_nB_0B_n}=\dfrac{a}{nb}$

$\tan\theta_n=\tan(\angle\mathrm{A_nB_1B_n}-\angle\mathrm{A_nB_0B_n})$

$$=\frac{\dfrac{a}{(n-1)b}-\dfrac{a}{nb}}{1+\dfrac{a}{(n-1)b}\dfrac{a}{nb}}$$

$$=\frac{nab-(n-1)ab}{n(n-1)b^2+a^2}=\frac{ab}{n(n-1)b^2+a^2}$$

(2) $$\frac{\tan\theta_n}{b-a\tan\theta_n}=\frac{\dfrac{ab}{n(n-1)b^2+a^2}}{b-\dfrac{a^2b}{n(n-1)b^2+a^2}}$$

$$=\frac{ab}{n(n-1)b^3+a^2b-a^2b}$$

$$=\frac{a}{n(n-1)b^2}$$

$$\sum_{n=2}^{\infty}\frac{\tan\theta_n}{b-a\tan\theta_n}$$

$$=\sum_{n=2}^{\infty}\frac{a}{n(n-1)b^2}$$

$$=\frac{a}{b^2}\lim_{k\to\infty}\sum_{n=2}^{k}\left(\frac{1}{n-1}-\frac{1}{n}\right)$$

$$=\frac{a}{b^2}\lim_{k\to\infty}\left\{\left(1-\frac{1}{2}\right)+\left(\frac{1}{2}-\frac{1}{3}\right)+\cdots\cdots+\left(\frac{1}{k-1}-\frac{1}{k}\right)\right\}$$

$$=\frac{a}{b^2}\lim_{k\to\infty}\left(1-\frac{1}{k}\right)=\frac{a}{b^2}$$

Ⅳ

〔解答〕

(1) $p_4=\dfrac{1}{16}$, $p_5=\dfrac{1}{16}$, $p_6=\dfrac{5}{64}$, $p_7=\dfrac{3}{32}$

(2) $P=\dfrac{1}{4}p_4(11-4p_7-2p_6-2p_5-2p_4)$

$P=\dfrac{327}{2048}$

〔出題者が求めたポイント〕

◎を表，⊗を裏，○はどちらでもよい，□を 4 回とも表，＜n＞を n 回で□がない場合とする。

(1) p_4 は，□(◎◎◎◎)の確率

p_5 は，□⊗，⊗□の確率の和

p_6 は，□⊗○，⊗□⊗，○⊗□の確率の和

p_7 は，□⊗○○，⊗□⊗○，○⊗□⊗，○○⊗□の確率の和

(2) ＜n＞の確率は，$1-p_n$

次の場合の確率の和を求める。

□⊗＜7＞，⊗□＜6＞，○⊗□⊗＜5＞，

○○⊗□⊗＜4＞，○○○⊗□⊗○○，

＜4＞⊗□⊗○○，＜5＞⊗□⊗○，

＜6＞⊗□⊗，＜7＞⊗□

〔解法のポイント〕

◎を表，⊗を裏，○はどちらでもよい，□を 4 回とも表，＜n＞を n 回で□がない場合とする。

(1) p_4 は，□(◎◎◎◎)の場合。

$$p_4=\left(\frac{1}{2}\right)^4=\frac{1}{16}$$

p_5 は，□⊗，⊗□の場合。

$$p_5=\frac{1}{16}\frac{1}{2}+\frac{1}{2}\frac{1}{16}=\frac{1}{16}$$

p_6 は，□⊗○，⊗□⊗，○⊗□の場合

$$p_6=\frac{1}{16}\frac{1}{2}1+\frac{1}{2}\frac{1}{16}\frac{1}{2}+1\frac{1}{2}\frac{1}{16}=\frac{5}{64}$$

p_7 は，□⊗○○，⊗□⊗○，○⊗□⊗，○○⊗□の場合

$$p_7=\frac{1}{16}\cdot\frac{1}{2}\cdot1^2+\frac{1}{2}\frac{1}{16}\frac{1}{2}1+1\frac{1}{2}\frac{1}{16}\frac{1}{2}$$

$$+1^2\frac{1}{2}\frac{1}{16}=\frac{6}{64}=\frac{3}{32}$$

(2) □⊗＜7＞，＜7＞⊗□の場合

$$2\frac{1}{2}\cdot p_4(1-p_7)=p_4(1-p_7)$$

⊗□⊗＜6＞，＜6＞⊗□⊗の場合

$$2\left(\frac{1}{2}\right)^2p_4(1-p_6)=\frac{1}{2}p_4(1-p_6)$$

○⊗□⊗＜5＞，＜5＞⊗□⊗○の場合

$$2\cdot1\left(\frac{1}{2}\right)^2p_4(1-p_5)=\frac{1}{2}p_4(1-p_5)$$

○○⊗□⊗＜4＞，＜4＞⊗□⊗○○の場合

$$2\cdot1^2\cdot\left(\frac{1}{2}\right)^2p_4(1-p_4)=\frac{1}{2}p_4(1-p_4)$$

○○○⊗□⊗○○の場合

$$1^5\left(\frac{1}{2}\right)^2p_4=\frac{1}{4}p_4$$

$$P=\frac{1}{4}p_4(4-4p_7+2-2p_6+2-2p_5+2-2p_4+1)$$

$$=\frac{1}{4}p_4(11-4p_7-2p_6-2p_5-2p_4)$$

$$P=\frac{1}{4}\cdot\frac{1}{16}\left(\frac{352}{32}-\frac{12}{32}-\frac{5}{32}-\frac{4}{32}-\frac{4}{32}\right)$$

$$=\frac{1}{64}\cdot\frac{327}{32}=\frac{327}{2048}$$

Ⅴ

〔解答〕

$$\frac{1-\log 2}{2}$$

〔出題者が求めたポイント〕

直線 AB を x 軸，直線 AD を y 軸にとる。

① E を AB 上，F を AD 上にとる。

② E を AB 上，F を BC 上にとる。

③ E を DC 上，F を AD 上にとる。

④ E を DC 上，F を BC 上にとる。

それぞれ，E と F の座標を定めて，x, y の関係式(軌跡)を導く。x の値の範囲も求めておく。

⑤ E を AB 上，F を DC 上にとる。

四角形 AEFD と四角形 EBCF が面積 $\dfrac{1}{4}$ となる場合がある。G の軌跡は点になる。

⑥ E を AD 上，F を BC 上にとる。

四角形 ABFE と四角形 DCFE が面積 $\dfrac{1}{4}$ となる場合が

ある。G の軌跡は点になる。
軌跡をグラフに描く。

グラフは，$x=\frac{1}{2}$ に関して対称，$y=\frac{1}{2}$ に関して対称になるので，$0\leqq x\leqq\frac{1}{2}$，$0\leqq y\leqq\frac{1}{2}$ の部分の面積を求めて 4 倍する。

〔解法のプロセス〕

A を原点とし，AB を x 軸，AD を y 軸にとる。G$(x,\ y)$ とする。

① E$(X,\ 0)$，F$(0,\ Y)$のとき

$\frac{1}{2}XY=\frac{1}{4}$，$x=\frac{X}{2}$，$y=\frac{Y}{2}$

$\frac{1}{2}(2x)(2y)=\frac{1}{4}$ より　$xy=\frac{1}{8}$

$\frac{1}{2}\leqq X\leqq 1$ なので，$\frac{1}{4}\leqq x\leqq\frac{1}{2}$

② E$(X,\ 0)$，F$(1,\ Y)$のとき

$\frac{1}{2}(1-X)Y=\frac{1}{4}$，$x=\frac{X+1}{2}$，$y=\frac{Y}{2}$

$\frac{1}{2}(1-2x+1)(2y)=\frac{1}{4}$ より　$(1-x)y=\frac{1}{8}$

$0\leqq X\leqq\frac{1}{2}$ なので，$\frac{1}{2}\leqq x\leqq\frac{3}{4}$

③ E$(X,\ 1)$，F$(0,\ Y)$のとき

$\frac{1}{2}X(1-Y)=\frac{1}{4}$，$x=\frac{X}{2}$，$y=\frac{1+Y}{2}$

$\frac{1}{2}(2x)(1-2y+1)=\frac{1}{4}$ より　$x(1-y)=\frac{1}{8}$

$\frac{1}{2}\leqq X\leqq 1$ なので，$\frac{1}{4}\leqq x\leqq\frac{1}{2}$

④ E$(X,\ 1)$，F$(1,\ Y)$のとき

$\frac{1}{2}(1-X)(1-Y)=\frac{1}{4}$，$x=\frac{X+1}{2}$，$y=\frac{1+Y}{2}$

$\frac{1}{2}(1-2x+1)(1-2y+1)=\frac{1}{4}$ より　$(1-x)(1-y)=\frac{1}{8}$

$0\leqq X\leqq\frac{1}{2}$ なので，$\frac{1}{2}\leqq x\leqq\frac{3}{4}$

⑤ E$(X_1,\ 0)$，F$(X_2,\ 1)$のとき，

$\frac{1}{2}(X_1+X_2)1=\frac{1}{4}$，$x=\frac{X_1+X_2}{2}=\frac{1}{4}$，

$y=\frac{0+1}{2}=\frac{1}{2}$　$\therefore$　$\left(\frac{1}{4},\ \frac{1}{2}\right)$

$\frac{1}{2}(1-X_1+1-X_2)1=\frac{1}{4}$ より　$\frac{X_1+X_2}{2}=\frac{3}{4}$

$x=\frac{X_1+X_2}{2}=\frac{3}{4}$，$y=\frac{1}{2}$　$\therefore$　$\left(\frac{3}{4},\ \frac{1}{2}\right)$

⑥ E$(0,\ Y_1)$，F$(1,\ Y_2)$のとき

$\frac{1}{2}1(Y_1+Y_2)=\frac{1}{4}$，$x=\frac{0+1}{2}=\frac{1}{2}$

$y=\frac{Y_1+Y_2}{2}=\frac{1}{4}$　$\therefore$　$\left(\frac{1}{2},\ \frac{1}{4}\right)$

$\frac{1}{2}1(1-Y_1+1-Y_2)=\frac{1}{4}$ より　$\frac{Y_1+Y_2}{2}=\frac{3}{4}$

$x=\frac{1}{2}$，$y=\frac{Y_1+Y_2}{2}=\frac{3}{4}$　$\therefore$　$\left(\frac{1}{2},\ \frac{3}{4}\right)$

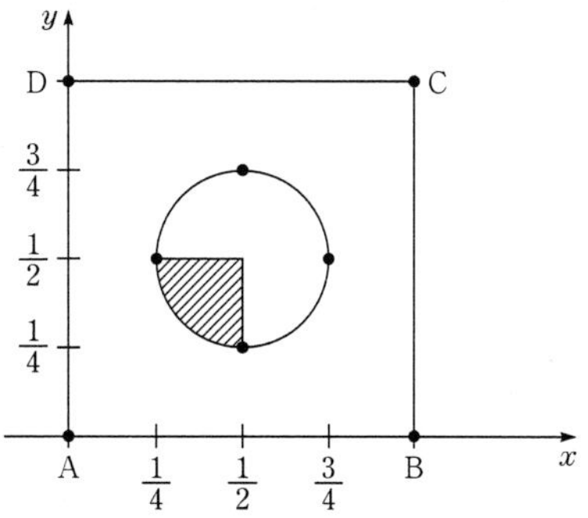

面積は上図斜線部分の 4 倍。
斜線の部分の面積

$xy=\frac{1}{8}$ より　$y=\frac{1}{8x}$

$\int_{\frac{1}{4}}^{\frac{1}{2}}\left(\frac{1}{2}-\frac{1}{8x}\right)dx=\left[\frac{1}{2}x-\frac{1}{8}\log x\right]_{\frac{1}{4}}^{\frac{1}{2}}$

$=\frac{1}{4}-\frac{1}{8}\log\frac{1}{2}-\frac{1}{8}+\frac{1}{8}\log\frac{1}{4}$

$=\frac{1}{8}+\frac{1}{8}\log 2-\frac{2}{8}\log 2=\frac{1-\log 2}{8}$

$S=4\frac{1-\log 2}{8}=\frac{1-\log 2}{2}$

物 理

解答

27年度

I

〔解答〕

問1 $\frac{3}{2}mgL$　問2 $\frac{3}{2}mg$　問3 $\frac{mg}{\Delta l}$

問4 $2\pi\sqrt{\frac{\Delta l}{g}}$　問5 $\frac{9}{2}mg$　問6 (a)

問7 $\frac{1}{2}mg$　問8 $l+\frac{1}{2}\Delta l$　問9 $\frac{1}{3}T$

〔出題者が求めたポイント〕

力のモーメントのつりあい，ばねの振動

〔解答のプロセス〕

問1 Aのまわりの張力のモーメントの大きさを N_T とする。棒の重心はAから $\frac{3}{2}L$ の位置にあるから，A点まわりの力のモーメントのつりあいの式は

$$N_T - mg\cdot\frac{3}{2}L = 0$$

$$\therefore\ N_T = \frac{3}{2}mgL\quad\cdots(答)$$

問2 張力の大きさを S とすると

$$N_T = S\cos 60^\circ \times 2L = SL$$

よって

$$SL = \frac{3}{2}mgL\qquad\therefore\ S = \frac{3}{2}mg\quad\cdots(答)$$

問3 ばね定数を k とおくと，小球に働く力のつりあいより

$$k\Delta l - mg = 0\qquad\therefore\ k = \frac{mg}{\Delta l}\quad\cdots(答)$$

問4 小球の単振動の周期 T は

$$T = 2\pi\sqrt{\frac{m}{k}} = 2\pi\sqrt{\frac{\Delta l}{g}}\quad\cdots(答)$$

問5 ばねの伸びが x のとき，ばねが棒ABを引く力 F は

$$F = kx = \frac{mg}{\Delta l}x$$

このとき，A点まわりの力のモーメントのつりあいの式は

$$S\cos 60^\circ\cdot 2L - mg\cdot\frac{3}{2}L - F\cdot\frac{3}{2}L = 0$$

$$\therefore\ S = \frac{3}{2}mg\left(1+\frac{x}{\Delta l}\right)\quad\cdots\cdots①$$

小球はつりあいの位置を中心として振幅 Δl の単振動を行うから，x の取り得る範囲は

$$0 \leqq x \leqq 2\Delta l$$

よって，張力 S が最大となるのは $x = 2\Delta l$ のときで，最大値 S_{max} は

$$S_{max} = \frac{3}{2}mg\left(1+\frac{2\Delta l}{\Delta l}\right) = \frac{9}{2}mg\quad\cdots(答)$$

問6 ばねの長さを X とおくと $x = X - l$ と書けるから，①式より

$$S = \frac{3}{2}mg\left(1+\frac{X-l}{\Delta l}\right)$$

したがって，張力 S は X の一次関数で表されるから，グラフは直線となる。よって，(a) …(答)

問7 ばねが棒のB点におよぼす力の大きさを F' とする。棒が壁から受ける力の鉛直成分が0となるとき，C点まわりの力のモーメントのつりあいの式は

$$mg\cdot\frac{1}{2}L - F'\cdot L = 0\qquad\therefore\ F' = \frac{1}{2}mg$$

…(答)

問8 F' の力が働くときのばねの伸び x は $kx = \frac{1}{2}mg$ より

$$x = \frac{1}{2}\frac{mg}{k} = \frac{1}{2}\Delta l$$

したがって，このときのばねの長さ X は

$$X = l + \frac{1}{2}\Delta l\quad\cdots(答)$$

問9 小球の単振動に対応する等速円運動を考えると，棒が壁から受ける力の鉛直成分が0となる位置は，はじめの位置から角度 $\frac{2}{3}\pi$ だけ回転した点である。したがって，求める時間 t は $\frac{1}{3}$ 周期に相当するから

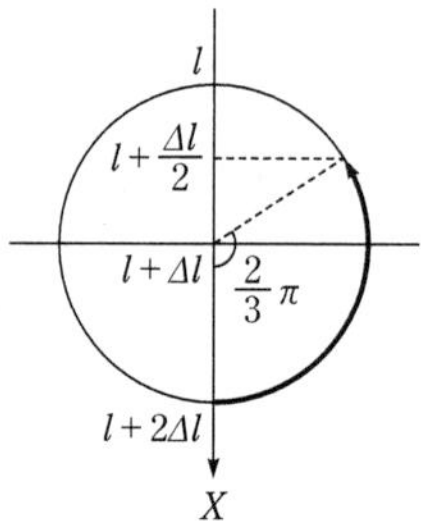

$$t = \frac{1}{3}T\quad\cdots(答)$$

II

〔解答〕

問1 (1) 0.40〔s〕 (2) $x = 0.50$〔cm〕，$y = 2.0$〔cm〕

問2 (1) 1.6〔cm〕 (2) 0.16〔s〕

問3 (1) 5.0〔cm〕 (2) 0.50〔s〕 (3) 3.0〔cm〕

(4) −0.67〔cm〕 (5) −1.7〔cm〕

〔出題者が求めたポイント〕

三角波の反射と合成，波源や反射板が動くときの波の振舞

〔解答のプロセス〕

問1 (1) 波の速さは $v = 5.0$ cm，波長は $\lambda = 2.0$ cm であるから，周期 T は

$$T = \frac{\lambda}{v} = \frac{2.0}{5.0} = 0.40〔s〕\quad\cdots(答)$$

(2) 反射面に到達してから0.20s後の入射波，反射波，合成波の波形は，次の図のようになる。

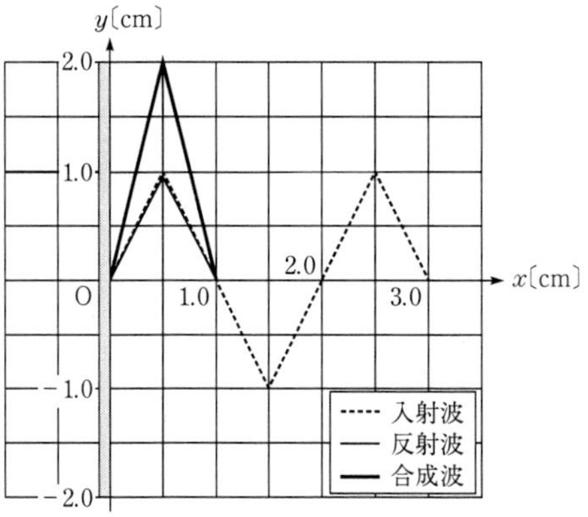

上図より

$x=0.50$〔cm〕，$y=2.0$〔cm〕 …(答)

問 2 (1) 波源の速さを u とおく。波源が 1 回振動する 0.40s 間で，波の先頭は $\lambda=2.0$ cm 進む。一方，波源は $uT=0.40$ cm 進むから，発生する波の波長 λ' は

$\lambda'=\lambda-uT=1.6$〔cm〕 …(答)

(2) 合成波の変位が最大となるのは，波の先頭が反射面に到達してから半周期後である。周期 T' は

$$T'=\frac{\lambda'}{v}=\frac{1.6}{5.0}=0.32\text{〔s〕}$$

であるから，求める時間 t_1 は

$$t_1=\frac{T'}{2}=0.16\text{〔s〕} \quad \cdots\text{(答)}$$

問 3 (1) 波の先頭が $x=0$ の位置に到達するまでの時間 t_2 は $t_2=\dfrac{25.0}{5.0}=5.0$〔s〕であるから，反射面のはじめの位置は，反射板の速さを w とおくと

$x=wt_2=1.0\times5.0=5.0$〔cm〕 …(答)

(2) 反射板に対する波の速さは $v-w=4.0$〔cm/s〕であるから，1 波長の波が反射面に到達するのに要する時間 t_3 は

$$t_3=\frac{\lambda}{v-w}=\frac{2.0}{4.0}=0.50\text{〔s〕} \quad \cdots\text{(答)}$$

(3) t_3 の時間経過したときの波の先頭の位置は

$x=vt_3=5.0\times0.50=2.5$〔cm〕

一方，反射面の位置は

$x=-wt_3=-1.0\times0.50=-0.50$〔cm〕

よって，波長 λ'' は

$\lambda''=2.5-(-0.50)=3.0$〔cm〕 …(答)

(4) 最初の 1 波長の波が反射面で反射した直後における入射波，反射波，合成波の波形は，次の図のようになる。

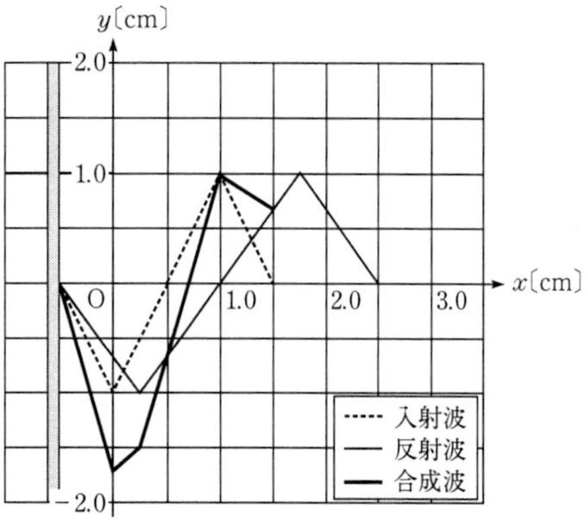

反射波の $-0.50\leqq x\leqq0.25$ の範囲における変位 y_1 は

$$y_1=-\frac{4}{3}(x+0.50)$$

と表されるから，$x=0$ での変位は

$$y_1=-\frac{2}{3}\fallingdotseq-0.67\text{〔cm〕} \quad \cdots\text{(答)}$$

(5) 入射波の $0\leqq x\leqq1.0$ の範囲における変位 y_2 は

$y_2=2x-1.0$

と表されるから，$0\leqq x\leqq0.25$ の範囲における合成波の変位 Y の式は

$$Y=y_1+y_2=\frac{2}{3}x-\frac{5}{3}$$

したがって，合成波の変位が最小となる位置は $x=0$ で，このときの変位は

$$Y=-\frac{5}{3}\fallingdotseq-1.7\text{〔cm〕} \quad \cdots\text{(答)}$$

Ⅲ

〔解答〕

問 1 $\dfrac{\varepsilon_0a^2}{d}$ 問 2 $\dfrac{V}{d}$ 問 3 $(-1,\ 1,\ -1)$

問 4 $\dfrac{4}{3}\pi r^3\rho_0 g$

問 5 (1) $\dfrac{4}{3}\pi r^3\rho\cdot a_z=\dfrac{4}{3}\pi r^3\rho_0 g-\dfrac{4}{3}\pi r^3\rho g-krv_z$

(2) $-\dfrac{4\pi r^2(\rho-\rho_0)g}{3k}$

問 6 (1) $\dfrac{\varepsilon a^2V}{d}$ (2) $\dfrac{V}{d}$ (3) $\dfrac{3qE_x}{4\pi r^3(\rho-\rho_0)g}$

(4) $\dfrac{krv_0\sin\theta}{E_x}$ (5) $\dfrac{1}{2}\sqrt{\dfrac{3kv_0\cos\theta}{\pi(\rho-\rho_0)g}}$

〔出題者が求めたポイント〕

コンデンサー，浮力と抵抗力が働くときの物体の運動

〔解答のプロセス〕

問 1 極板面積 $S=a^2$ より，静電容量 C_0 は

$$C_0=\frac{\varepsilon_0 S}{d}=\frac{\varepsilon_0 a^2}{d} \quad \cdots\text{(答)}$$

問2　dの距離のところに電圧Vがかかっているから，電場Eは

$$E=\frac{V}{d}\quad\cdots(\text{答})$$

問3　rの次元は$[\mathrm{L}^1\mathrm{M}^0\mathrm{T}^0]$，$v$の次元は$[\mathrm{L}^1\mathrm{M}^0\mathrm{T}^{-1}]$であるから，$krv$の次元は$[\mathrm{L}^{a+2}\mathrm{M}^b\mathrm{T}^{c-1}]$と書ける。これが力の次元$[\mathrm{L}^1\mathrm{M}^1\mathrm{T}^{-2}]$となるから

$$a+2=1,\ b=1,\ c-1=-2$$

$$\therefore\ (a,\ b,\ c)=(-1,\ 1,\ -1)\quad\cdots(\text{答})$$

問4　小球の体積は$\frac{4}{3}\pi r^3$だから，浮力の大きさFは

$$F=\frac{4}{3}\pi r^3\rho_0 g\quad\cdots(\text{答})$$

問5　(1)　小球の質量は$m=\frac{4}{3}\pi r^3\rho$と書ける。また，抵抗力は上向きを正として$-krv_z$と表されるから，運動方程式は

$$\frac{4}{3}\pi r^3\rho\cdot a_z=\frac{4}{3}\pi r^3\rho_0 g-\frac{4}{3}\pi r^3\rho g-krv_z\quad\cdots(\text{答})$$

(2)　一定速度となるとき，加速度a_zは0であるから

$$0=\frac{4}{3}\pi r^3\rho_0 g-\frac{4}{3}\pi r^3\rho g-krv_z$$

$$\therefore\ v_z=-\frac{4\pi r^2(\rho-\rho_0)g}{3k}\quad\cdots(\text{答})$$

問6　(1)　静電容量は$C=\frac{\varepsilon a^2}{d}$となるから，電気量$Q$は

$$Q=CV=\frac{\varepsilon a^2 V}{d}\quad\cdots(\text{答})$$

(2)　dの距離のところに電圧Vがかかっているから，電場E_xは

$$E_x=\frac{V}{d}\quad\cdots(\text{答})$$

(3)　小球には，z軸正方向に浮力F，z軸負方向に重力mg，x軸正方向に電場による力qE_x，運動方向と逆向きに抵抗力krv_0が働く。一定の速度で運動しているとき，小球に働く力はつりあっているから，x方向およびz方向の力のつりあいの式は

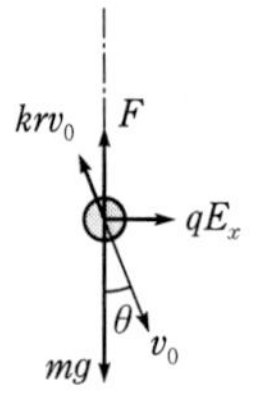

$$(x\text{方向})\quad qE_x-krv_0\sin\theta=0\quad\cdots\cdots①$$

$$(z\text{方向})\quad F+krv_0\cos\theta-mg=0\quad\cdots\cdots②$$

①，②式より

$$krv_0\sin\theta=qE_x,\ krv_0\cos\theta=mg-F$$

$$\therefore\ \tan\theta=\frac{qE_x}{mg-F}=\frac{3qE_x}{4\pi r^3(\rho-\rho_0)g}\quad\cdots(\text{答})$$

(4)　①式より

$$q=\frac{krv_0\sin\theta}{E_x}\quad\cdots(\text{答})$$

(5)　②式より

$$krv_0\cos\theta=\frac{4}{3}\pi r^3(\rho-\rho_0)g$$

$$\therefore\ r=\frac{1}{2}\sqrt{\frac{3kv_0\cos\theta}{\pi(\rho-\rho_0)g}}\quad\cdots(\text{答})$$

化 学

解答

27年度

I

〔解答〕

問1 配位数

問2 体心立方格子…8 個　面心立方格子…12 個
六方最密構造…12 個

問3 ア 3　イ 4　ウ 3　エ 8
オ 2　カ 6

問4 (4)

問5 8 個

問6 34%

〔出題者が求めたポイント〕

体心立方格子，面心立方格子，六方最密構造，ダイヤモンドの単位格子

〔解答のプロセス〕

問3 体心立方格子の単位格子 1 辺の長さ ℓ と原子半径 r との関係式は次のように表す。

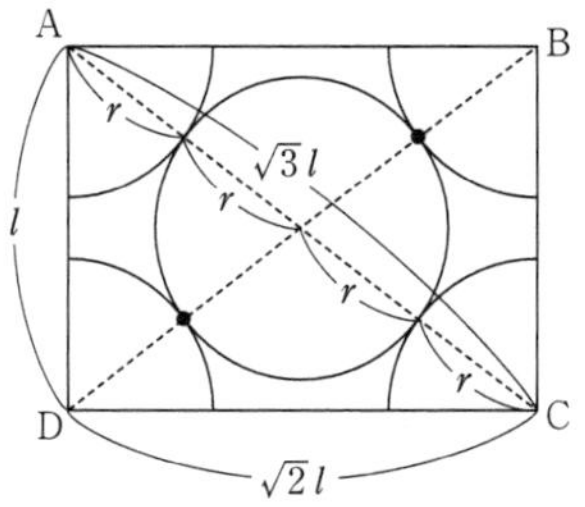

(体心立方格子の断面図)

$$4r=\sqrt{3}\,\ell$$

$$r=\underbrace{\frac{\sqrt{3}}{4}}_{ア,\ イ}\ell \quad \cdots\cdots①$$

体心立方格子の充填率について
単位格子 1 個に含まれる原子数は 2 個なので充填率は，

$$\frac{\frac{4}{3}\pi r^3\times 2}{\ell^3}\times 100$$

①式を代入

$$\frac{\frac{4}{3}\pi\left(\frac{\sqrt{3}}{4}\ell\right)^3\times 2}{\ell^3}\times 100=\underbrace{\frac{\sqrt{3}}{8}}_{ウ,\ エ}\pi\times 100$$

面心立方格子の充填率について
単位格子 1 個に含まれる原子数は 4 個なので充填率は，

$$\frac{\frac{4}{3}\pi r^3\times 4}{\ell^3}\times 100 \quad \cdots\cdots②$$

面心立方格子の単位格子 1 辺の長さ ℓ と原子半径 r との関係式は次のように表す。

$$4r=\sqrt{2}\,\ell$$

$$r=\frac{\sqrt{2}}{4}\ell \quad \cdots\cdots③$$

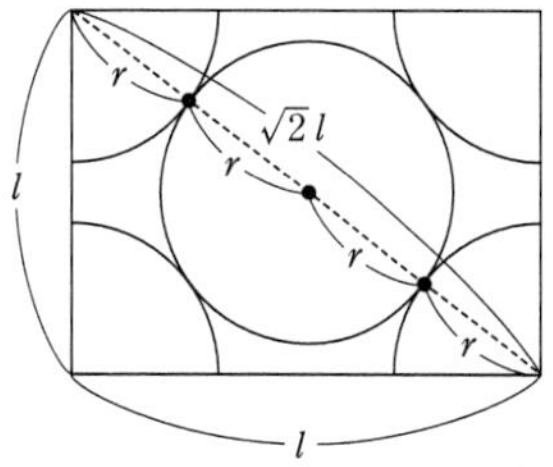

③式を②式に代入

$$\frac{\frac{4}{3}\pi\left(\frac{\sqrt{2}}{4}\ell\right)^3\times 4}{\ell^3}\times 100$$

$$=\underbrace{\frac{\sqrt{2}}{6}}_{オ,\ カ}\pi\times 100$$

問4 図3のような同じ大きさの球を最も密に積み重ねた構造を最密構造という。最密構造となる球の重ね方には，六方最密構造と面心立方格子(立方最密構造)の2通りがある。

(X のモデルについて)
くぼみの「あ」，「う」，「え」にそれぞれ小球を載せると，第 1 層，第 2 層とは異なる第 3 層となる。このような 3 層のくり返しの配列を面心立方格子(立方最密構造)という。

(Y のモデルについて)
くぼみの「い」に小球を載せると，第 1 層とまったく同じ配列となる。このような 2 層のくり返しの配列を六方最密構造という。

問5 ダイヤモンドの単位格子には，

$$\underbrace{\frac{1}{8}}_{頂点}\times 8+\underbrace{\frac{1}{2}}_{面上}\times 6+\underbrace{1}_{格子内}\times 4=8\text{ 個} \quad \cdots(答)$$

問6 ダイヤモンドの単位格子 1 辺の長さ ℓ と原子半径 r との関係式について
図[A 型]に注目すると，

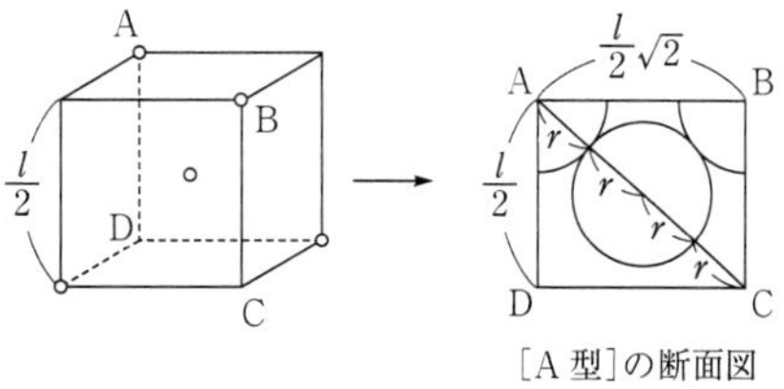

[A 型]の断面図

$$2r=\underbrace{\frac{\ell}{2}\sqrt{3}}_{体対角線}\times\underbrace{\frac{1}{2}}_{半分}$$

$$r=\frac{\sqrt{3}}{8}\ell \quad \cdots\cdots④$$

ダイヤモンドの充填率

$$\frac{\frac{4}{3}\pi r^3 \times 8}{\ell^3} \times 100$$

④式を代入

$$\frac{\frac{4}{3}\pi\left(\frac{\sqrt{3}}{8}\ell\right)^3 \times 8}{\ell^3} \times 100$$

$= 33.9$

$\fallingdotseq 34\%$ …(答)

II

〔解答〕

問1 カ

問2 $[H_2S]:[HS^-]:[S^{2-}]$

$= 1.0\times10^{19} : 1.0\times10^{13} : 1$

問3 1.5

問4 (1) Cu^{2+}

(2) $[Cd^{2+}] = 1.0\times10^{-2}$ mol/L

$[Cu^{2+}] = 6.5\times10^{-11}$ mol/L

$[Zn^{2+}] = 1.0\times10^{-2}$ mol/L

問5 6.5×10^{-28} mol/L $\leqq [S^{2-}] < 2.1\times10^{-18}$ mol/L

〔出題者が求めたポイント〕

溶解度積

〔解答のプロセス〕

問2 $H_2S \rightleftarrows H^+ + HS^-$ ……①

$K_1 = 1.0\times10^{-7}$(mol/L)

$HS^- \rightleftarrows H^+ + S^{2-}$ ……②

$K_2 = 1.0\times10^{-14}$(mol/L)

$$K_1 = \frac{[H^+][HS^-]}{[H_2S]} \quad ……③$$

$$K_2 = \frac{[H^+][S^{2-}]}{[HS^-]} \quad ……④$$

③，④より

$$K_1K_2 = \frac{[H^+]^2[S^{2-}]}{[H_2S]} \quad ……⑤$$

$(K_1K_2 = 10^{-21})$

pH = 1.0 より $[H^+] = 10^{-1}$ mol/L なので

$$10^{-21} = \frac{10^{-2}\times[S^{2-}]}{[H_2S]}$$

$$10^{-19} = \frac{[S^{2-}]}{[H_2S]}$$

$[S^{2-}]$が最も低い値とわかる。

$[S^{2-}] = 1$(mol/L)とすると

$[H_2S] = 1.0\times10^{19}$(mol/L)

$[HS^-] = 1.0\times10^{13}$(mol/L)

よって

$[H_2S]:[HS^-]:[S^{2-}] =$

$1.0\times10^{19} : 1.0\times10^{13} : 1$ …(答)

問3 $[S^{2-}] = 1.0\times10^{-19}$(mol/L)

$[H_2S] = 1.0\times10^{-1}$(mol/L)なので，

⑤式より

$$10^{-21} = \frac{[H^+]^2\times10^{-19}}{10^{-1}}$$

$[H^+] = 10^{-1.5}$

pH = 1.5 …(答)

問4 K_{sp} について

$K_{sp} < [M^{2+}][S^{2-}]$のとき沈殿が生成する。

$K_{sp} \geqq [M^{2+}][S^{2-}]$のとき沈殿が生成しない。

(1) $[S^{2-}] = 1.0\times10^{-19}$(mol/L)

$[Cd^{2+}][S^{2-}] = 1.0\times10^{-2}\times1.0\times10^{-19}$

$= 1.0\times10^{-21}$(mol/L)^2

この値は CuS の $K_{sp}(2.1\times10^{-20})$よりも小さいので，CuS の沈殿は生じない。

$[Cu^{2+}][S^{2-}] = 1.0\times10^{-2}\times1.0\times10^{-14}$

$= 1.0\times10^{-21}$(mol/L)^2

この値は CuS の $K_{sp}(6.5\times10^{-30})$よりも大きいので，CuS の沈殿は生じる。

$[Zn^{2+}][S^{2-}] = 1.0\times10^{-2}\times1.0\times10^{-19}$

$= 1.0\times10^{-21}$(mol/L)^2

この値は ZnS の $K_{sp}(2.2\times10^{-18})$よりも小さいので，ZnS の沈殿は生じない。

よって沈殿が生じる金属イオンは Cu^{2+}。

(2) $[Cd^{2+}]$について

CdS は沈殿を生じていないので，

最初の濃度$[Cd^{2+}] = 1.0\times10^{-2}$(mol/L)

で変化しない。

$[Cu^{2+}]$について

CuS の沈殿が生成している限り，$[Cu^{2+}][S^{2-}]$の値は CuS の K_{sp} に保たれる。

$$[Cu^{2+}] = \frac{K_{sp}}{[S^{2-}]} = \frac{6.5\times10^{-30}}{1.0\times10^{-19}}$$

$= 6.5\times10^{-11}$

$[Zn^{2+}]$について

ZnS は沈殿を生じていないので，

最初の濃度$[Zn^{2+}] = 1.0\times10^{-2}$(mol/L)

で変化しない。

問5 Cd^{2+}，Cu^{2+}，Zn^{2+}を S^{2-} と反応させて沈殿をつくるときの$[S^{2-}]$の範囲は次のようになる。

CdS : $1.0\times10^{-2}\times[S^{2-}] \geqq 2.1\times10^{-20}$

$2.1\times10^{-18} \leqq [S^{2-}]$

CuS : $1.0\times10^{-2}\times[S^{2-}] \geqq 6.5\times10^{-30}$

$6.5\times10^{-28} \leqq [S^{2-}]$

ZnS : $1.0\times10^{-2}\times[S^{2-}] \geqq 2.2\times10^{-18}$

$2.2\times10^{-16} \leqq [S^{2-}]$

よって Cu^{2+} のみを沈殿させる$[S^{2-}]$の範囲は，

6.5×10^{-28} mol/L $\leqq [S^{2-}] < 2.1\times10^{-18}$ mol/L

…(答)

III

〔解答〕

問1 F：安息香酸　　G：無水フタル酸

問2

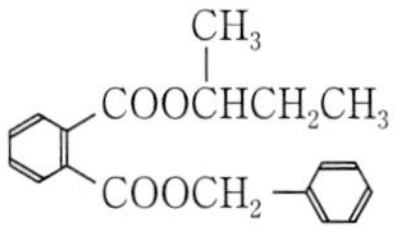

問3 C

問4 (1) 4

(2)

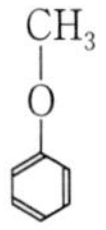

(3)

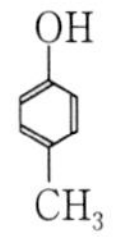

問5 (1) $CH_3CH_2CH_2CH_2OH$ (2) 3

(3)

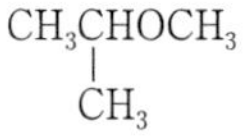

問6 5.0 mL

〔出題者が求めたポイント〕

ジエステルの加水分解

〔解答のプロセス〕

問1 (化合物 F について)

1価のアルコール B に Na を加えると水素が発生する。アルコール B と水素の物質量比は 2 : 1 なので，アルコール B の分子量を x とすると，

$$\frac{4.32}{x}=\frac{448\times10^{-3}}{22.4}\times2$$

$$x=108$$

分子量 108 でベンゼン環をもつ 1 価アルコール B はベンジルアルコールである。ベンジルアルコールを酸化すると，ベンズアルデヒドを経て安息香酸になる。よって化合物 F は安息香酸である。

(化合物 G について)

ナフタレンを，触媒を用いて酸化して得られるので，無水フタル酸とわかる。よって化合物 G は無水フタル酸である。

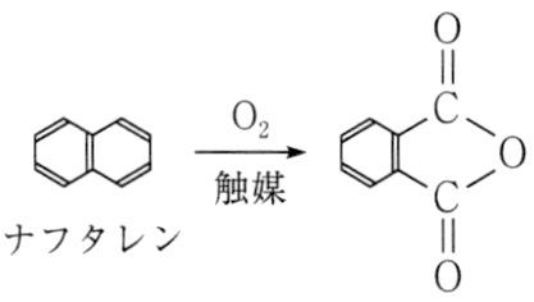

ナフタレン　　無水フタル酸

問2 化合物 A を加水分解すると次のような反応になる。

$$A+2H_2O\longrightarrow B+C+D$$

(化合物 D について)

D を加熱すると，脱水して化合物 G(無水フタル酸)が得られるので，D はフタル酸とわかる。

(化合物 C について)

$$C:H:O=\frac{64.8}{12}:\frac{13.6}{1}:\frac{21.6}{16}$$

$$=4:10:1$$

組成式 $C_4H_{10}O$

化合物 B，C，D の炭素数の合計は 19 なので化合物 B(炭素数 7)，化合物 D(炭素数 8)より，化合物 C の炭素数が 4 とわかり分子式は $C_4H_{10}O$ (2-ブタノール)とわかる。化合物 C の構造式は次のようになる。

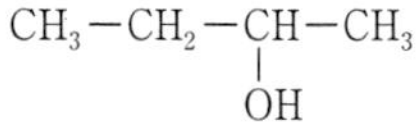

2ーブタノール

カルボン酸とアルコールが脱水縮合するので B と D，C と D が脱水縮合する。よって化合物 A の構造式は，

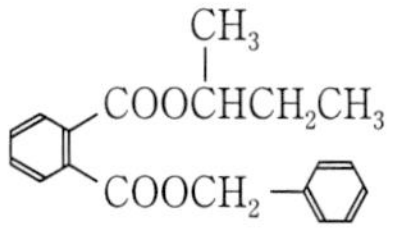

化合物 A

問3

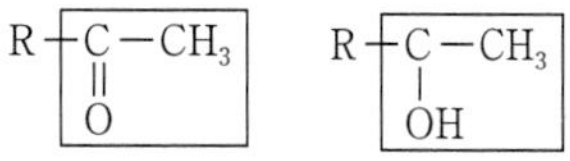

の構造をもつ化合物はヨードホルム反応を示す(ただし R は水素または炭化水素)。化合物 C の 2-ブタノールが該当する。

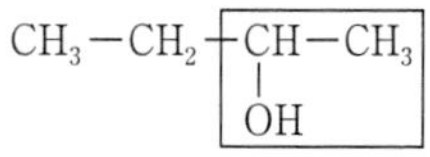

2ーブタノール

問4 (1) アルコール B(C_7H_8O)の異性体は B 以外に 4 つ存在する。

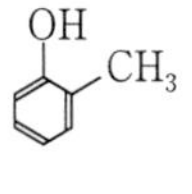

オルトークレゾール

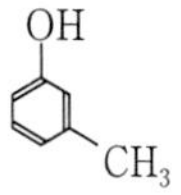

メタークレゾール

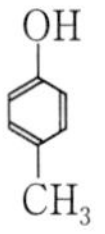

パラークレゾール

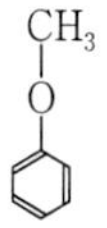

アニソール

(2) オルト-クレゾール(沸点 191℃～192℃)
メタ-クレゾール(沸点 202℃)
パラ-クレゾール(沸点 201.8℃)
アニソール(沸点 154℃)

水素結合を持たないエーテルの方がアルコールより沸点は低くなる。

(3) 矢印は Cl の置換位置を示す。

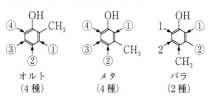

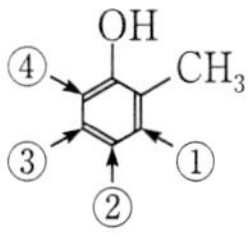

オルト
(4 種)

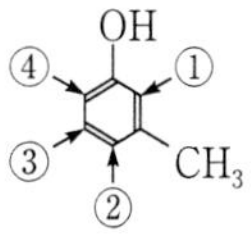

メタ
(4 種)

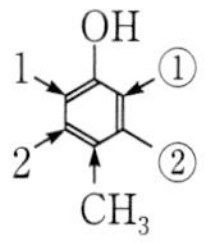

パラ
(2 種)

問5　アルコールCの分子式

$C_4H_{10}O$ の異性体は7個ある。

（アルコール4つ）

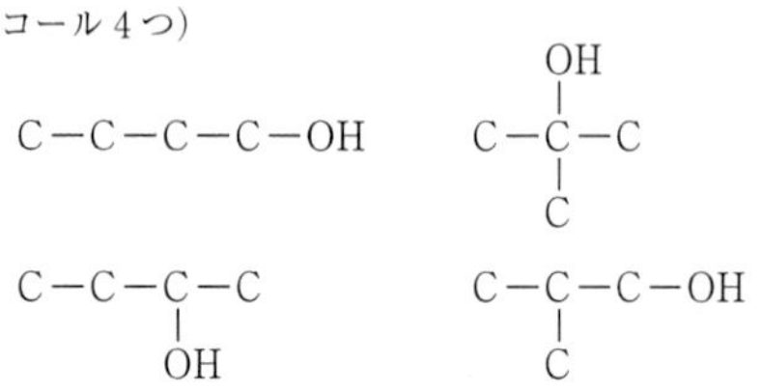

（エーテル3つ）

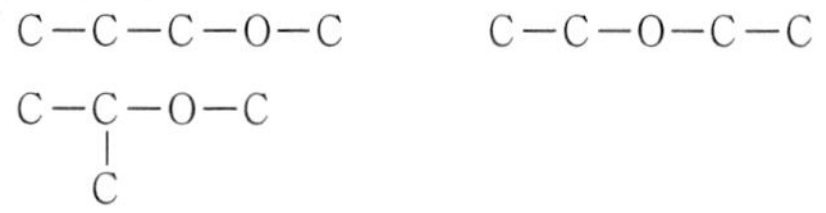

(1)　アルコールは水素結合を形成しているためエーテルより沸点が高い。アルコールの沸点は第一級アルコール＞第二級アルコール＞第三級アルコールの順になっており，そして第一級アルコールどうしでは，直鎖アルコール＞枝分れのアルコールの順である。

　よって　1－ブタノールが沸点の最も高い化合物である。

(2)　アルコール以外はエーテルなので，エーテルの異性体は3つ存在。

問6　カルボン酸Dはフタル酸なのでNaOHとの反応は次のようになる。

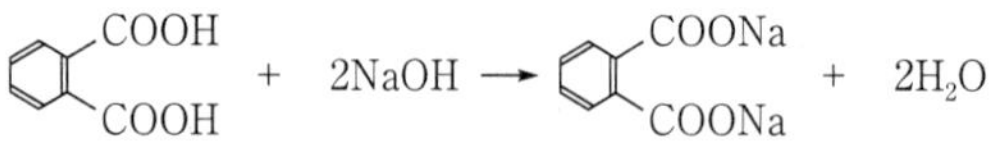

フタル酸

フタル酸1 molとNaOH 2 molが反応するので，

$$\frac{83\times10^{-3}}{166}\times2=0.2\times x\times10^{-3}$$

$$x=5.0\ \text{mL}\quad\cdots(\text{答})$$

Ⅳ

〔解答〕

問1　ア　高級　　イ　低級　　ウ　幾何

　　　エ　加水分解　　オ　ミセル　　カ　界面活性剤

問2　4

問3　(1)　1.0×10^{-2}mol　　(2)　6.7×10^{-1}L

問4

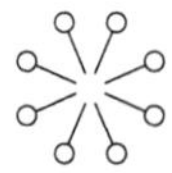

問5　(1)

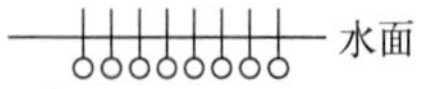

(2)　8.0×10^{-8}mol　　(3)　4.9×10^{16} 個

(4)　6.1×10^{23} 個

問6　(1)　1.3×10^{10} 個　　(2)　2.1×10^{-12}mol

〔出題者が求めたポイント〕

油脂とセッケン。

〔解答のプロセス〕

問2　矢印はC＝Cの位置である。

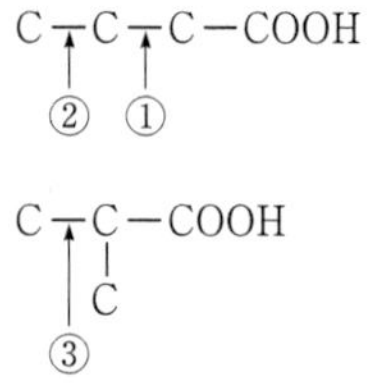

①は幾何異性体をもつ。

異性体は4種類。

問3(1)　油脂Aを加水分解して，油脂Aの分子量を求める。

油脂A＋$3H_2O$ ⟶ $3C_{17}H_{29}COOH$（リノレン酸（分子量278））＋ $C_3H_8O_3$（グリセリン（分子量92））

油脂Aの分子量Mとおくと，

$$M=3\times278+92-3\times18$$
$$=872$$

油脂Aの物質量は

$$\frac{8.72}{872}=0.01\quad1.0\times10^{-2}\text{mol}\quad\cdots(\text{答})$$

(2)　消費された水素の物質量を n molとおく。

C＝C結合1 molには，H_2 1 molが付加するから，

油脂A 1分子中にC＝C結合3個もつので，

$$n=\frac{8.72}{872}\times3$$
$$=0.03\text{mol}$$

標準状態での体積は

$$0.03\times22.4=0.672\ \text{L}$$
$$6.7\times10^{-1}\text{L}\quad\cdots(\text{答})$$

問4　水にセッケンをある濃度以上（0.1％以上）に溶かすと，親水基の部分を外側に，疎水基の部分を内側に向けてコロイド粒子をつくる。これをセッケンのミセルという。

問5(1)　ステアリン酸分子は親水基部分を水中に，疎水基部分を空気中に向けて，1分子ずつが水面に直立した状態で並んでいる。この膜を単分子膜と呼ばれている。

(2)　水に滴下したのは，100 mL中の 4.0×10^{-2}mLであるから，滴下したステアリン酸（分子量284）の物質量は，

$$\frac{5.68\times10^{-2}}{284}\times\frac{4.0\times10^{-2}}{100}=8.0\times10^{-8}\text{mol}\quad\cdots(\text{答})$$

(3)　単分子膜の面積を，ステアリン酸1分子が水面上で占める面積で割れば，分子数が求められる。

$$\frac{108}{2.2\times10^{-15}}=4.9\times10^{16}\ \text{個}\quad\cdots(\text{答})$$

(4)　1 molあたりの分子の数（アボガドロ定数）は，(2)，(3)より，

8.0×10^{-18}molの分子数が 4.9×10^{16} 個なので，

$$\frac{4.9\times10^{16}}{8.0\times10^{-8}}=6.1\times10^{23}\ \text{個}\quad\cdots(\text{答})$$

問 6(1) 油滴の表面は，

$$4 \times 3.14 \times \left(\frac{3.0 \times 10^{-3}}{2}\right)^2$$

$$= 2.82 \times 10^{-5} \text{cm}^2$$

ステアリン酸 1 分子が占める面積は，2.2×10^{-15}cm²なので，油滴表面にあるステアリン酸の分子数は，

$$\frac{2.82 \times 10^{-5}}{2.2 \times 10^{-15}} = 1.28 \times 10^{10} \text{ 個}$$

∴ 1.3×10^{10} 個 …(答)

(2) 油滴表面にあるステアリン酸の物質量は，問 5(4)より 1 mol が，6.1×10^{23} 個なので，

$$\frac{1.28 \times 10^{10}}{6.1 \times 10^{23}} = 0.209 \times 10^{-13}$$

∴ 2.1×10^{-12}mol …(答)

生 物

解答

27年度

I

DNA

〔解答〕

【A】

問1 (あ)ヒストン (い)スプライシング
(う)セントラルドグマ (え)逆転写酵素

問2 糖：B リン酸：A 塩基：C

問3 ・ヌクレオチドを構成する糖が，DNA はデオキシリボースであるのに対して，RNA はリボースである。
・ヌクレオチドを構成する塩基に，DNA はチミンを含むが，RNA はウラシルを含む。

問4 (ア)，(イ)，(オ)

【B】

問5 (お)半保存的複製 (か)密度勾配

問6 メセルソン，スタール

問7 (Ⅱ)複製回数：1回
理由：(Ⅱ)の仮説では1回目の複製でバンドが2ヶ所になるはずだから。
(Ⅲ)複製回数：2回
理由：(Ⅲ)の仮説では2回目の複製で，1回目のときと同じ位置にバンドが生じないから。

〔出題者が求めたポイント〕

問1 (あ)DNA がヒストンに巻きついた構造をヌクレオソームといい，ヌクレオソームが連なった繊維状の構造をクロマチン繊維と呼ぶ。(い)原核生物ではスプライシングの過程はなく，転写と翻訳が同時に行われる。(う)セントラルドグマは 1958 年にクリックが提唱した。

問2 糖とリン酸が結合してできた鎖を主鎖と呼ぶ。塩基は糖の 1′位に結合し，ヌクレオチド鎖どうしで向き合い，向かい合った塩基間で水素結合している。

問3 デオキシリボースはリボースより O が少ない。

問4 DNA の塩基は A と T，G と C が水素結合しているので，A/T と G/C は等しくなる。

問5 塩化セシウムの密度勾配により DNA を分離する方法を密度勾配遠心法と呼ぶ。

問7 (Ⅱ)の仮説は，もとの DNA はそのままで，新しい DNA が複製される。この場合，1回の複製で2ヶ所にバンドができるはずである。(Ⅲ)の仮説は，DNA が細かな断片となり，もとの DNA と複製された DNA が組み合わさって新しい DNA ができる。この場合，1回の複製では ^{14}N のみと ^{15}N のみの中間付近にバンドができるが，2回目の複製では1回目のバンドと ^{14}N のみの中間付近にバンドができる。さらに，この場合は複製を重ねるごとに密度のばらつきが生じるはずである。

II

植物の応答(種子発芽)

〔解答〕

問1 (あ)アブシシン酸 (い)光発芽
(う)フィトクロム (え)ジベレリン
(お)アミラーゼ (か)デンプン

問2 酸素，(適度な)温度

問3 (き)(a) (く)(d) (け)(b) (こ)(c) (さ)(b)

問4 (1)オーキシン (2)エチレン
(3)サイトカイニン (4)フロリゲン

〔出題者が求めたポイント〕

問1 種子の休眠にはアブシシン酸が休眠打破と発芽促進にはジベレリンが関わる。イネやムギの発芽では，胚でジベレリンが合成され，胚乳の周囲にある糊粉層に作用してアミラーゼを合成させる。アミラーゼは胚乳中のデンプンを糖に分解し発芽のエネルギー源となる。光が発芽を抑制する種子を暗発芽種子と呼び，カボチャやケイトウが知られる。

問3 フィトクロムには波長 660 nm の赤色光吸収型(P_R 型)と波長 730 nm の遠赤色光吸収型(P_{FR} 型)があり可逆的に構造が変化する。植物の葉は赤色光をより吸収するので，赤色光と遠赤色光の比で光の当たり具合を感知している。

問4 オーキシンが側芽の成長を抑制させることは頂芽優勢と呼ばれる。花芽形成を誘導するフロリゲンは葉で合成され，師管を通って芽に移動する。フロリゲンの実体はシロイヌナズナやイネではタンパク質であることがわかった。

III

受容器(眼)

〔解答〕

問1 (あ)効果器 (い)網膜 (う)緑 (え)黄斑
(お)瞳孔 (か)虹彩

問2 毛様筋を収縮させることでチン小帯が弛緩し，水晶体の厚みが増す。

問3 拡大：交感神経 縮小：副交感神経

問4 (ア)

問5 錐体細胞

問6 (イ)

〔出題者が求めたポイント〕

問2 ヒトの眼は水晶体の厚みを変えることで網膜上に焦点のあった像を結んでいる。近くを見るときには水晶体を厚くすることで焦点距離が短くなり，網膜上の像は大きくなる。

問4 明順応は暗いところから明るいところへ出たときの順応。はじめは眩しいが，視細胞の感度が低下して眩しくなくなる。桿体細胞の視物質であるロドプシンに含まれるレチナールは，光を吸収するとシス型からトランス型へと変化し，オプシンとレチナールに分解される。

問5　暗順応では錐体細胞の感度が上昇し，時間をおいて桿体細胞の感度が上昇する。そのため，暗順応には時間がかかる。

問6　Na^+チャネルが閉じると細胞内の電位はよりマイナスに偏る。これを過分極と呼ぶ。

Ⅳ

動物の行動，ホルモン

〔解答〕

【A】

問1　(エ)

問2　23時間36分

問3　(エ)

【B】

問4　(ウ)

問5　(ア)，(エ)，(キ)

問6　ホルモン：副腎皮質刺激ホルモン
内分泌腺：脳下垂体前葉

問7　視交叉上核は起床時の網膜からの神経入力を受け周囲の明暗変化に同調し，起床時に糖質コルチコイド濃度が高濃度になるように制御する。

【C】

問8　(あ)基本転写因子　(い)RNA ポリメラーゼ
(う)プロモーター

問9　結果が原因に作用して調節するフィードバック調節のうち，現状と反対の方向に調節する場合のこと。

〔出題者が求めたポイント〕

問2　暗所の10日間で活動の開始が4時間早まっていることから，1日あたり24分早まったことになる。4時間×60分÷10日＝24分/日，24時間－24分＝23時間36分

問3　マウスの生物時計は24時間より短いが，明期12時間と暗期12時間の環境下では活動開始時間に変化はない。これは夕方の光によってマウスの生物時計を遅らせていると考えることができる。ヒトの場合，生物時計は24時間より長く，朝の光によって生物時計を前進させている。

問4　図の示す部分は次の通り。(ア)大脳，(イ)脳梁，(エ)脳下垂体，(オ)中脳，(カ)延髄，(キ)小脳

問6　糖質コルチコイドは脳下垂体前葉から分泌される副腎皮質刺激ホルモンの作用で副腎皮質から分泌される。

問7　視交叉上核は視床下部の神経分泌細胞から副腎皮質刺激ホルモン放出ホルモンを分泌させる。このホルモンは脳下垂体前葉から副腎皮質刺激ホルモンの分泌を促進する。すると副腎皮質から糖質コルチコイドが分泌される。糖質コルチコイドの濃度は起床時に高くなる。これは空腹時に対する対応と考えることができる。そのため，夜行性のマウスでは夕方に高濃度となる。

問8　転写を担う酵素はRNA ポリメラーゼである。真核生物の場合，RNA ポリメラーゼは調節タンパク質である基本転写因子と転写複合体をつくりプロモーターと結合する。さらに，プロモーターと離れた場所にある複数の転写調節領域に転写調節因子が結合し，転写複合体に作用する。

問9　最終産物や作用が，その過程の最初にはたらきかけて調節することをフィードバック調節と呼ぶ。「増えたら減らす」，「減ったら増やす」のように恒常性を維持するために反対の方向に調節することを負のフィードバックという。

平成26年度

問　題　と　解　答

英 語

問題

26年度

I　Choose the answer (① - ④) that best completes the sentence.　Mark the number on your mark sheet.

| 1 |　We must drastically (　　) CO_2 emissions if we hope to combat global warming.
① approve　② cut　③ separate　④ set

| 2 |　All requests for personal information should be (　　) at the personnel office.
① annoyed　② made　③ put　④ said

| 3 |　(　　) to go to Tokyo by train.
① 10,000 yen costs me　② I cost 10,000 yen
③ It costs me 10,000 yen　④ It costs 10,000 yen to me

| 4 |　The newspaper reported that the (　　) of the damage to the ship had not yet been determined.
① affect　② cause　③ engine　④ wreck

| 5 |　The police took fingerprints and (　　) the body.
① clarified　② exemplified　③ identified　④ qualified

| 6 |　People these days are not interested in producing quality goods; they are only interested in making (　　).
① as much money as they possibly can　② money as possibly they can
③ much as money as possible　④ possible as much money they can

| 7 |　A man can be concerned about his serious problems and still walk (　　) his chin up.
① along　② besides　③ by　④ with

| 8 |　Many highway accidents could be avoided if drivers were careful to (　　) down during heavy rain.
① safe　② slow　③ turn　④ watch

| 9 |　The inevitability of aging and dying (　　) the longest shadow on human life.
① casts　② lives　③ rests　④ trips

| 10 |　The ability to choose well seems to depend in no small part (　　) our knowing our own minds.
① by　② for　③ of　④ on

II Choose the best place (① - ⑧ or ① - ⑥) for the **underlined** word or sentence. Mark the number on your mark sheet.

Example: **walking**

A friend ① of ours was ② down ③ a ④ Mexican ⑤ beach ⑥ at ⑦ sunset ⑧.

Sample Answer:

A friend of ours was **walking** down a Mexican beach at sunset.

①	●	③	④	⑤	⑥	⑦	⑧

11 **from**

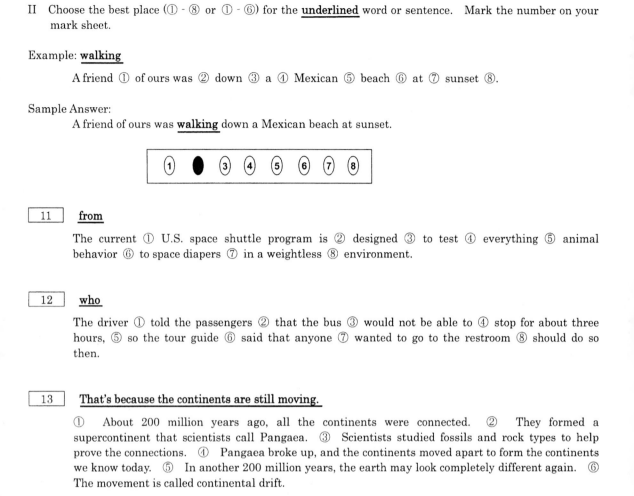

The current ① U.S. space shuttle program is ② designed ③ to test ④ everything ⑤ animal behavior ⑥ to space diapers ⑦ in a weightless ⑧ environment.

12 **who**

The driver ① told the passengers ② that the bus ③ would not be able to ④ stop for about three hours, ⑤ so the tour guide ⑥ said that anyone ⑦ wanted to go to the restroom ⑧ should do so then.

13 **That's because the continents are still moving.**

① About 200 million years ago, all the continents were connected. ② They formed a supercontinent that scientists call Pangaea. ③ Scientists studied fossils and rock types to help prove the connections. ④ Pangaea broke up, and the continents moved apart to form the continents we know today. ⑤ In another 200 million years, the earth may look completely different again. ⑥ The movement is called continental drift.

14 **They may be better for you, but they don't come close to the satisfying comfort of chocolate melting in your mouth.**

Young people these days are drinking less alcohol and eating more dessert. ① This may seem like an encouraging trend; however, sweets can be as addicting as any drink or drug. ② For example, if you have gotten into the habit of having a bowl of ice cream after dinner, it can be nearly painful to stop. ③ Similarly, replacing sweet snacks with healthier alternatives such as carrot sticks or raisins can seem impossible to someone with a sweet tooth. ④ Most people are aware of the harmful effects of consuming too much sugar, but this knowledge does little to fight against the great feeling that sugary foods provide. ⑤ Indeed, sugar's reputation for being the enemy of good health is likely due to its irresistible attraction. ⑥

III Choose the answer (① - ③ or ① - ④) that best completes the sentence. Mark the number on your mark sheet.

Everything we eat is grown from species of animal and plant that were once wild — or, in a few cases (marine fish, for example), that still are. Centuries or even millennia of selective breeding have generated the many super-productive varieties that have enabled food output to expand to keep 15【 ① case ② diet ③ pace ④ number 】with a growing population and rising living standards. As our population continues to rise, and takes on increasingly affluent dietary patterns, more food will be needed.

The aim of producing more food will need to be achieved at the same time as protecting soils, conserving water, hanging on to most of what remains of forests and other natural habitats and 16【 ① reduce ② reduced ③ reducing 】the nutrient enrichment of the environment. It will need to be done while coping with the consequences of climate change and the pressures that will come from pests and diseases gaining more resistance to the chemical weapons we have used 17【 ① against ② beside ③ except ④ without 】 them.

We often assume that the answer to this complex problem is some form of technology, 18【 ① perhaps ② poor ③ with 】in the form of new pesticides or genetic engineering. It seems that genetics will indeed be an important key to all this — although the real 19【 ① cautions ② distributions ③ pollutions ④ solutions 】may turn out to be less in genetic engineering and more in genetic diversity.

20【 ① Even if ② Ever since ③ Never before 】we humans first took the step from hunter-gathering to cultivation, farmers have bred animals and plants so as to develop and hone the best possible characteristics for the conditions they faced. Disease resistance, the ability to withstand drought, varieties that can 21【 ① accumulate ② catch ③ tolerate ④ yield 】cold and types which can grow in salty soils were all developed by farmers in different places at different times and across a range of crop plants.

After thousands of years of selective breeding there is, as a result, among our main crops a wide 22【 ① dietary ② disease ③ diversity ④ drought 】of varieties. On top of this 23【 ① are ② being ③ having been ④ is 】the wild relatives of the species we have chosen to domesticate. They still live in the wild, where they have continued to evolve the solutions to survival challenges. So long as this 24【 ① cultivates ② cultivated ③ cultivator 】and wild diversity is maintained, we have a unique resource to fall back on in times of change. Without it, we are more vulnerable.

(注) pesticide: a chemical used for killing pests, especially insects
hone: develop and improve something

(出典 Tony Juniper. What Has Nature Ever Done for Us?: How Money Really Does Grow on Trees. London: Profile Books; 2013)

IV　次の英文を読んで，以下の設問に答えなさい。

Suppose you are on the side of the mice in cat-mouse conflicts. The mice say they hate the smell of a cat. It makes them jittery and unable to concentrate on important matters, such as food and courtship and babies. You know of a drug that will [25] the sense of smell so that the mice will no longer be bothered by the odor of cats. Do you prescribe the drug? Probably not. The ability to detect cat odor, however unpleasant it may be, is a valuable asset for mice. The presence of the cat's smell may signal the imminent arrival of its claws and teeth, and [26] [27] [28] [29] [30] [31] [32] of an unpleasant odor.

More realistically, suppose you are a pediatrician treating children with colds. Colds bring many symptoms that children [33]—runny nose, headache, fever, and malaise. Acetaminophen (e.g., Tylenol) can reduce or eliminate some of these symptoms. Do you tell the parents of cold-stricken children to give them acetaminophen? If you are a traditional physician or are in the habit of using acetaminophen yourself to [34] similar symptoms, you probably do. Is this wise? Consider the analogy between acetaminophen and the drug we were considering for the mice. Like the smell of a cat, fever is unpleasant but [記述 A]. It is an adaptation shaped by natural selection specifically to fight infection.

Matt Kluger, a physiologist at the Lovelace Institute, believes that "there is overwhelming evidence in favor of fever being an adaptive host response to infection that has persisted throughout the animal kingdom for hundreds of millions of years." He believes that using drugs to suppress fever may sometimes make people sicker—and even kill them. Some of the best evidence comes from his laboratory. In one experiment, he showed that even cold-blooded lizards benefit from fever. When infected, they seek out a place warm enough to raise their body temperature about two degrees Celsius. If they cannot move to a warm place, they are more likely to die. Baby rabbits also cannot [35] a fever, so when they are sick they too seek out a warm place to raise their body temperature. Adult rabbits do get fever when infected, but if the fever is blocked with a fever-lowering drug, they are more likely to die.

Fever results not from any mistake in temperature regulation but from the activation of a sophisticated evolved mechanism. If you put a rat with a two-degree fever into a very hot room, the rat activates its cooling mechanisms to keep its body temperature two degrees above normal. If you put it into a [a] room, it activates heat-conservation mechanisms to maintain that two-degree fever. Body temperature is carefully regulated even during fever; the thermostat is just set a bit [b].

(注)　malaise: a general feeling of discomfort

(出典　Randolph M. Nesse/George C. Williams. Why We Get Sick: The New Science of Darwinian Medicine. New York: Vintage Books; 1996)

[25], [33], [34], [35] にはそれぞれ互いに異なる 1 語が入る。最も適当な 1 語を①～⑤より選び，その番号をマークしなさい。

① dislike　② dull　③ evaluate　④ generate　⑤ relieve

[26] [27] [28] [29] [30] [31] [32] の意味が通るように下記の語(句)を並べ換える時，[26] ～ [32] に入るものの番号を，マークしなさい。

① important　② avoiding　③ far more　④ the stress　⑤ is
⑥ than　⑦ these

［記述A］に入る最も適当な1語となるように破線部を補充する時に入る文字を，**記述式解答用紙**に書きなさい。
（破線の数は文字数を表わす）

u _ e _ _ _

［a］に入る適当な1語，および［b］に入る適当な1語それぞれの組み合わせを①～④より選び，その番号を［36］にマークしなさい。

① ［a］cooler ［b］lower　② ［a］cooler ［b］higher
③ ［a］hotter ［b］lower　④ ［a］hotter ［b］higher

V 次の英文を読んで，以下の設問に答えなさい。

In bed at night, when I was small and the lights were out, I was convinced I could see a wolf outside my bedroom window. I suppose it must have been the way the branches of a tree fell. As an adult, of course, the idea of a wolf being tall enough to look in through a second-floor window is patently ridiculous, but as a young child, I was convinced. And I was terrified. Every night, to escape, I hid my head under the coarse black blanket that covered me, but then I couldn't resist peeping to see if it had gone, and would scare myself all over again. It was just the wolf's head, ears erect, looking to its left; but by morning, in the daylight, there was no [37] of it.

I knew a lot about the wild animals around my home when I was small—probably much more than most children of my age—but I knew nothing about those in the wider world. I didn't see wildlife programs because we had no television, and I didn't visit a zoo until I was in my late teens because there was no money for that kind of thing. So the only knowledge I had of big and dangerous wild animals was from books and fairy stories. And all I knew about wolves was that they were sly, sinister, fierce, and deadly; and the images of the stories my grandmother told me preyed on my imagination. It was a long, long time before I confronted my fear.

Foxes, on the other hand, were familiar and although they also had a fearsome reputation, I was not scared of them. One night I was startled from sleep by the [38] of the old shire horses thundering back and forth across the meadow behind the cottage. There was a full moon, as bright as I'd seen. It was almost like daylight outside, so I pulled on some clothes, told Whiskey to stay under my bed, and crept out of the house. I quietly made my way down toward the edge of the [39] to see what was agitating the horses.

What I saw was pure magic. By the time I reached them, the horses had begun to settle and playing among their giant hooves was the most beautiful vixen with four young kits. They were so busy leaping on one another and tearing around that [40] <u>they</u> seemed quite unaware of my presence, so I sat down a short distance away and watched their game unfold.

It was the most exciting sight. I had never watched a fox at close quarters before. All I had seen were glimpses of reddish [41] from afar or a tail, with its distinctive white tip, disappearing into the hedge as the animal ran for safety when I was out with the dogs. Out there in the dark—in their environment, not mine—I felt as though I were witnessing [記述 B] world.

(注) shire horse: a type of large powerful horse
Whiskey: the name of the author's dog
hoof: the hard foot of an animal such as a horse, cow, etc.
vixen: a female fox

(出典 Shaun Ellis. The Man Who Lives with Wolves. New York: Three Rivers Press; 2009)

[37], [38], [39], [41] にはそれぞれ互いに異なる1語が入る。最も適当な1語を①～⑤より選び，その番号をマークしなさい。

① bond ② brown ③ forest ④ noise ⑤ sign

[40] <u>they</u> の指示対象を①～⑥より選び，その番号をマークしなさい。

① 馬たち ② ウィスキーと馬たち ③ 狼たち ④ 狐たちと狼たち
⑤ 狐たち ⑥ ウィスキーと狐たち

記述 B に入る最も適当な 1 語となるように破線部を補充する時に入る文字を，**記述式解答用紙**に書きなさい。
(破線の数は文字数を表わす)

a _ _ t _ _ _

a〜c の記述のうち，本文の内容に合うものを**正**，合わないものを**誤**とする時に得られる組み合わせを①〜⑧より選び，その番号を 42 にマークしなさい。

a. The author was frightened of wolves when he was little because they often appeared around his home.

b. The wild animals around the author's home were sly, sinister, fierce, and deadly.

c. When the author was a young boy, his family could not afford to go to the zoo.

① a — **正** b — **正** c — **正**
② a — **正** b — **正** c — **誤**
③ a — **正** b — **誤** c — **正**
④ a — **正** b — **誤** c — **誤**
⑤ a — **誤** b — **正** c — **正**
⑥ a — **誤** b — **正** c — **誤**
⑦ a — **誤** b — **誤** c — **正**
⑧ a — **誤** b — **誤** c — **誤**

VI 次の英文を読んで，以下の設問に答えなさい。

It is important to reassess your life and career relatively frequently. This self-assessment process forces you to come to terms with the fact that sometimes it's time to move on to a new environment in order to excel. Most people don't assess their roles frequently enough and so stay in positions for years longer than they should, settling for suboptimal situations. There isn't a magic [43] for the amount of time you should stay in one role before evaluating whether it's right or not. But it makes sense to think about how often you do so. Some people readjust their lives daily or weekly, constantly optimizing. Others wait years before noticing that they've ended up far from where they had hoped to be. The more frequently you assess your situation, looking for ways to fix problems, the more likely you are to find yourself in a position where things are going well. It's best to address small problems that crop up in your life early and often, as opposed to waiting for problems to get so big that they seem intractable. That can only happen when you pay [44] and figure out what actually needs to change.

[記述 C] Some situations literally force you to reevaluate your life. For instance, once you decide to start a family, the entire game changes. You're suddenly faced with the need to figure out how to balance parenting with your [45]. As everyone knows, caring for young children takes an enormous amount of time and focused energy. It's both physically and emotionally demanding, and incredibly time consuming. [46] Keeping you on your toes, a child's needs change dramatically as they get older. Each year brings a brand-new set of responsibilities and a fresh set of challenges. [47], parenting provides an ever-changing opportunity to be creative and helps build skills that are extremely valuable in any setting. It exercises your ability to multitask and to make decisions under pressure, and it certainly helps you master the art of [48].

(出典 Tina Seelig. What I Wish I Knew When I was 20: A Crash Course on Making Your Place in the World. New York: HarperCollins Publishers; 2009)

[43], [44], [45], [48] にはそれぞれ互いに異なる 1 語が入る。最も適当な 1 語を①〜⑤より選び，その番号をマークしなさい。

① attention　② compliment　③ negotiation　④ number　⑤ profession

[記述 C] Some situations literally force you to reevaluate your life. の和訳を**記述式解答用紙**に書きなさい。

[46] Keeping you on your toes が指す事柄を表わす句を①〜④より選び，その番号をマークしなさい。

① Causing you to regret your efforts
② Causing you to stay alert and aware
③ Causing you to be tired and frustrated
④ Causing you to consume money and resources

[47] に入る最も適当な語句を①〜④より選び，その番号をマークしなさい。

① As a result　② In comparison　③ On completion　④ On the contrary

VII 英語による記述が指す1語となるように破線部を補充する時に入る文字を，**記述式解答用紙**に書きなさい。（破線の数は文字数を表わす）

記述 D　A movement of part of your body, especially your hands or head, to show what you mean or how you feel: g _ _ _ _ _ _.

記述 E　Worried about something: a _ _ _ _ _ s.

記述 F　The amount of space a container, room, etc. has to hold things or people: c _ _ _ _ _ ty.

記述 G　A structure built over a river, road, etc. that allows people or vehicles to cross from one side to the other: b _ _ _ _ _.

記述 H　Fill someone with the urge or ability to do or feel something: in _ p _ _ _.

記述 I　A way of training someone so that they learn to control their behavior and obey rules: d _ _ _ _ _ _ _ ne.

VIII 英文が和文の意味を表わすように下記の語を並べ換える時に［49］～［71］に入るものの番号を，マークしなさい。

自分の依頼がささやかであると，人は誤って考えやすい。

It is ［49］［50］［51］［52］［53］［54］［55］［56］ is small.

① thinking　② into　③ your　④ fool　⑤ easy　⑥ request
⑦ yourself　⑧ to

これは，悪事をなすことの諸結果のいくつかを説明する必要を私が感じる一事例である。

This is one case ［57］［58］［59］［60］［61］［62］［63］［64］ some of the consequences of doing the wrong thing.

① feel　② to　③ which　④ explain　⑤ in　⑥ a　⑦ I　⑧ need

あなたには，私が言葉に出すまでもなく，私が好むとあなたには分かっているものを着ていてほしい。

I'd like ［65］［66］［67］［68］ something you know I like ［69］［70］［71］ to say a word.

① dress　② having　③ you　④ to　⑤ in　⑥ without　⑦ my

数 学

問題

26年度

I. 次の問いに答えよ。

1) 2013^{25} を 503 で割った余りを求めよ。

2) 2014^{26} を 503 で割った余りを求めよ。

II. 赤玉 2 個と白玉 8 個の合計 10 個の玉が入っている袋がある。この袋からすべての玉を一つずつ取り出して, 順に 1 列に並べるとき, 次の問いに答えよ。

1) 2 個の赤玉が隣り合う確率を求めよ。

2) 2 個の赤玉の間に n 個の白玉がはさまれる確率 P_n を n の式で表せ。ただし, $1 \leqq n \leqq 8$ とする。

III. 2つの曲線 $y = ax^3$ と $y = \dfrac{\log x}{x}$ について次の問いに答えよ。ただし, a は正の定数とする。

1) この2つの曲線が接するときの a の値と, その接点における接線の方程式を求めよ。

2) 1) のとき, この2つの曲線と x 軸で囲まれた部分の面積 S を求めよ。

IV. 各辺の長さが 1 である正三角形 ABC に対して, 点 P_n $(n = 1, 2, 3, \cdots)$ を

$P_1 = A$, 　P_2 は辺 BC の中点, 　P_3 は辺 AC の中点,
以下 $k \geqq 1$ に対して P_{k+3} は線分 P_kP_{k+1} の中点

と定める。ベクトルの列 $\vec{a}_1, \vec{a}_2, \cdots, \vec{a}_n, \cdots$ を $\vec{a}_n = \overrightarrow{P_nP_{n+1}}$ で定義するとき, 次の問いに答えよ。

1) $\vec{a}_{n+2}$ を $\vec{a}_n$ と $\vec{a}_{n+1}$ の式で表せ。

2) $\vec{a}_{n+4}$ を $\vec{a}_n$ の式で表し, 線分の長さの和 $P_1P_2 + P_2P_3 + \cdots + P_nP_{n+1} + \cdots$ を求めよ。

V. $AB = BC = 1$ で $AB \perp BC$ である折れ線 ABC を考える。以下の問いに答えよ。

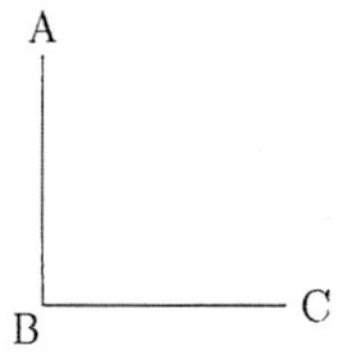

1) この折れ線を含む平面上にある半径 r (ただし, $0 < r \leqq 1$) の円の中心が A から C まで折れ線上を動くとき, この円が通過してできる平面図形の面積を求めよ。

2) 半径 1 の球の中心が A から C まで折れ線上を動くとき, この球が通過してできる立体の体積を求めよ。

物 理

問題

26年度

物理 問題 I

段差がある水平でなめらかな床の上段に質量 m の小物体Aがあり，下段に質量 $4m$，長さ L の物体Bがある。物体Bは，上面があらい水平面で，高さは上段の高さと等しく，上段の右端に接して静止している。右向きを正として，次の問いに答えよ。

問1．図1のように物体Bを固定した状態で，小物体Aを物体Bの上面に向けて右向きに速さ v_0 ですべらせた。小物体Aは物体Bの上面を通過して，速さ v_1 で物体Bの上面の右端から飛び出した。

（1）小物体Aについて，物体Bの上面の左端に達する直前と，物体Bの上面の右端から飛び出した直後の運動エネルギーの変化を求めよ。

（2）小物体Aが物体Bの上面を通過する間に，小物体Aに働いた動摩擦力を求めよ。

（3）小物体Aが物体Bの上面を通過する間に，小物体Aが受けた力積を求めよ。

（4）小物体Aが物体Bの上面を通過するのに要した時間を求めよ。

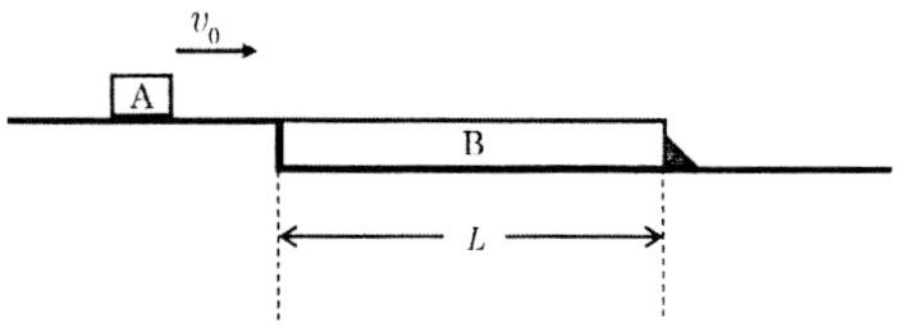

図1

以下の問いには，小物体Aと物体Bの間の動摩擦力の大きさを f として答えよ。

問2．図2のように，物体Bの固定を外した状態で，先ほどと同様に小物体Aを物体Bの上面に向けて右向きに速さ v_0 ですべらせた。小物体Aが物体Bの上面の左端を通過すると，物体Bは小物体Aとともに動きだし，やがて2つの物体の相対速度が0となって小物体Aと物体Bが一体となって動いた。

（1）物体Bが動き出してから2つの物体の相対速度が0になるまでの間の，床に対する小物体Aの加速度を，m，v_0，f の中から必要なものを用いて表せ。

（2）物体Bが動き出してから2つの物体の相対速度が0になるまでの時間を，m，v_0，f の中から必要なものを用いて表せ。

（3）2つの物体の相対速度が0となったときの，床に対する小物体Aの速度を，m，v_0，f の中から必要なものを用いて表せ。

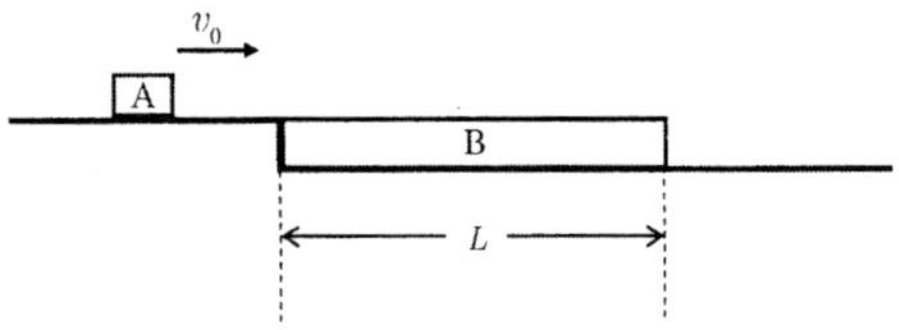

図2

（4）物体Bが動き出してから2つの物体の相対速度が0になるまでに，小物体Aが移動した距離を，m，v_0，f の中から必要なものを用いて表せ。

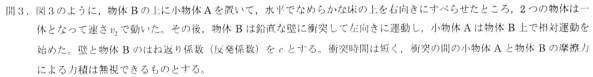

問3．図3のように，物体Bの上に小物体Aを置いて，水平でなめらかな床の上を右向きにすべらせたところ，2つの物体は一体となって速さ v_2 で動いた。その後，物体Bは鉛直な壁に衝突して左向きに運動し，小物体Aは物体B上で相対運動を始めた。壁と物体Bのはね返り係数（反発係数）を e とする。衝突時間は短く，衝突の間の小物体Aと物体Bの摩擦力による力積は無視できるものとする。

（1）衝突直後の物体Bに対する小物体Aの速度を，v_2，e を用いて表せ。

（2）衝突してから時間 t 経過した後の，床に対する物体Bの速度を，m，v_2，f，e，t を用いて表せ。ただし，このとき小物体Aは物体B上を相対運動しているものとする。

（3）衝突後，しばらくして小物体Aは物体Bの上面から飛び出した。このときの床に対する小物体Aと物体Bの速さはそれぞれ $\frac{v_2}{2}$ であった。e の値を求めよ。

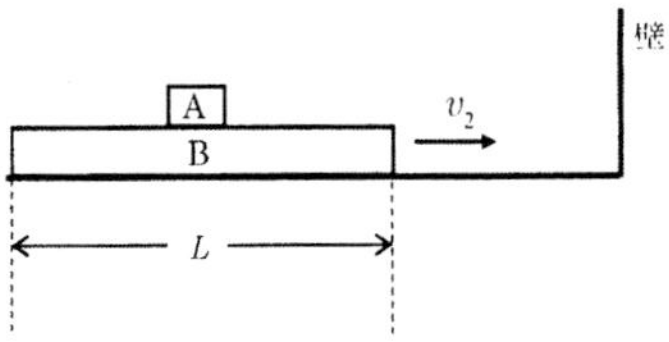

図3

物理　問題　II

雨上がりに陽がさすと空に美しい虹が観測されることがある。条件が整えば，はっきりした虹（主虹）の他にもう一つ別の虹（副虹）が見えることもある。虹は太陽光が空気中の水滴によって散乱されることにより生じる現象である。水滴に入射した光は，屈折や反射のため，入射光とは異なる方向に出てくる。この過程のことを散乱と呼び，水滴から出てくる光を散乱光，入射光と散乱光のなす角度を散乱角と呼ぶ。太陽光は場所によらず一様に平行に降り注ぐが，散乱光は特定の角度に多く散乱される。この特定の角度は水滴の屈折率に依存し，光の波長により異なるため，太陽光は白色光であるが分散され，虹が観測される。この現象を，空気中に浮かぶ水滴を球で近似し，その半径を R として考察する。角度の単位はすべて度（°）とし，空気の屈折率を 1 で近似して，次の問いに答えよ。

問 1．図 1 は，太陽光のうち水滴の中心 O からの距離（衝突係数と呼ぶ）が b の直線上を進んできた特定の波長の光について，光の経路と中心 O を含む平面を模式的に描いた図で，光はこの平面内を進む。光は水滴表面において，一部が反射し，残りが透過する。図 1 には，水滴に入射した光が水滴内で 0 回から 2 回まで反射された後に水滴から出てくる場合の経路がまとめて描かれている。反射の回数に応じて，k 回反射されて出てくる光のことを k 次光と呼び，その散乱角を θ_k とする。図 1 において，球の下半分に入射した光の経路は，上半分に入射した場合を上下反転したものとなる。光が水滴に入射する点を A，k 次光が水滴から出てくる点を B_k，この波長の光に対する水滴の屈折率を n，点 A と中心 O を通る直線と入射光のなす角度（入射角）を i，屈折角 $\angle OAB_0$ を r とする。

（1）入射角 i について $\sin i$ を，R，b，n の中から必要なものを用いて表せ。

（2）屈折角 r について $\sin r$ を，R，b，n の中から必要なものを用いて表せ。

（3）図の角度 x（2 箇所ある）を，i と r の中から必要なものを用いて表せ。

（4）0 次光の散乱角 θ_0 を，i と r の中から必要なものを用いて表せ。

（5）図の角度 y は，$y = 180° - x - 2r$ と書ける。1 次光の散乱角 θ_1 を，i と r の中から必要なものを用いて表せ。

同様にして，2 次光の散乱角は，$\theta_2 = 2i - 6r + 360°$ と計算される。

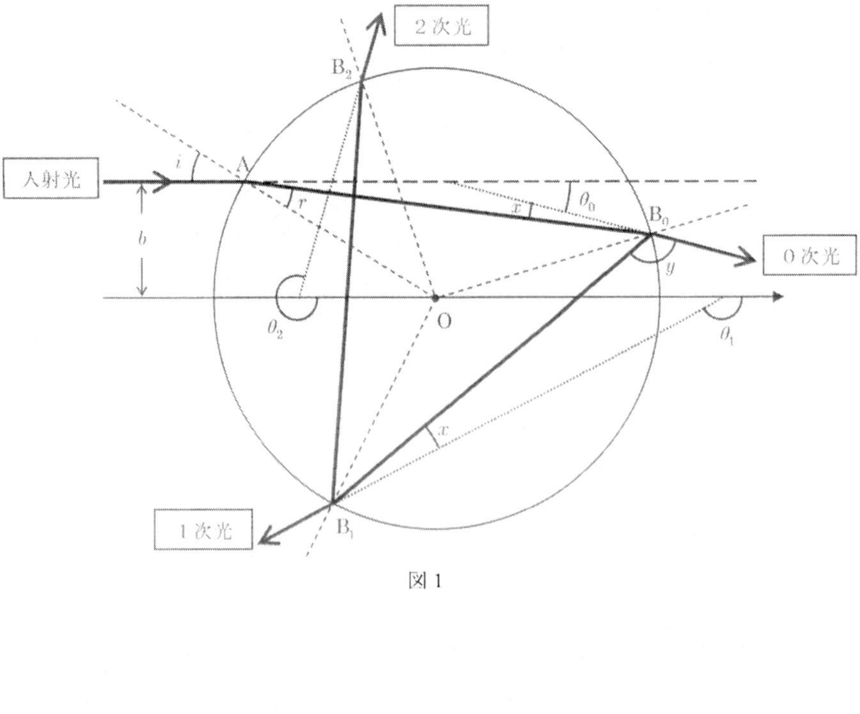

図 1

問2．図2は，散乱角θ_0，θ_1，θ_2に関して，θ_0，$\theta_1'=180°-\theta_1$，$\theta_2'=\theta_2-180°$を橙色の光（屈折率$n=1.333$）に対してそれぞれb/Rの関数として描いたグラフであり，図3は図2の破線に囲まれた部分を拡大したものである。散乱角θ_1，θ_2には極値があり，その近傍では衝突係数bが変化しても散乱角はあまり変化しないため，多くの散乱光がこの角度付近に集中する。入射角の変化による光の透過率の変化は無視できるとする。

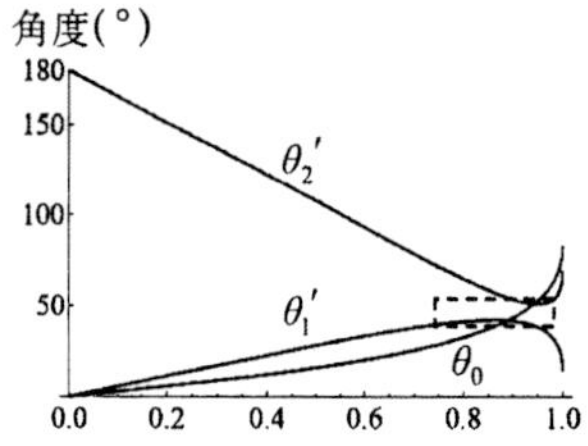

図2　散乱角

（1）この光に関して，角度θ_1'が41°以上になる1次光の強さは1次光全体の何%か。太陽光の単位衝突係数あたりの強さは等しいことを用いてグラフから読み取り，下の解答群1から最も近いものを選び，記号で答えよ。

（2）同様にして，角度θ_1'が40°以上41°以下になる割合を，下の解答群1から最も近いものを選び，記号で答えよ。

解答群1：（ア）4％　（イ）5％　（ウ）6％　（エ）10％　（オ）11％　（カ）12％　（キ）15％　（ク）16％　（ケ）17％

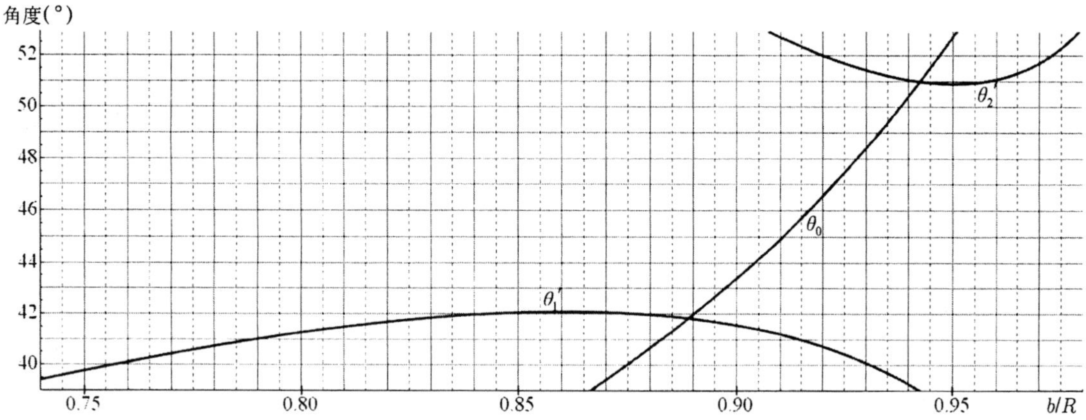

図3　拡大図

問3．図4のように，地上の観測者が散乱光を観測する方向を，太陽の正反対方向を基準に測った角度θ'で定義する。

（1）1次光が作る虹（主虹）の橙色の部分が観測される角度を，1次光の散乱角の極値をグラフから読み取ることにより，有効数字2桁で答えよ。

（2）同様にして，（図1の下半分に入射した）2次光が作る虹（副虹）の橙色の部分が観測される角度を，有効数字2桁で答えよ。

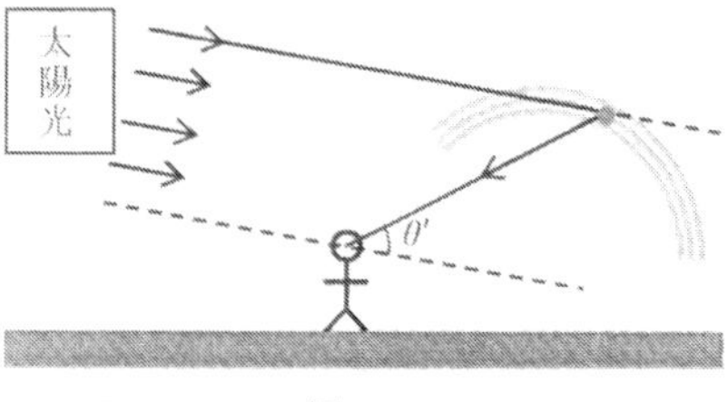

図4

問4．可視光の範囲では波長による水滴の屈折率の変化は小さいため，散乱角の振る舞いは図2に示されたものとあまり変わらない。また波長の短い紫色の光に対する屈折率は，橙色の光に対する屈折率よりも大きくなる。次の文章の（　a　）から（　e　）に入る最も適切な言葉を下の解答群2からそれぞれ選び，記号で答えよ。

「入射角iが同じであれば，屈折率が大きいと屈折角rは（　a　）なるため，1次光の散乱角θ_1は（　b　）なり2次光の散乱角θ_2は（　c　）なる。したがって，主虹では紫色の光は橙色よりも（　d　）に見え，副虹では（　e　）に見える。」

解答群2：　（ア）大きく　　（イ）小さく　　（ウ）内側　　（エ）外側

物理　問題　III

質量 m，電荷 $q\,(q>0)$の粒子が真空中を運動している。粒子の速さは光速に比べて十分に小さく，また重力の影響は無視してよい。真空の誘電率を ε_0，真空の透磁率を μ_0 として，次の問いに答えよ。

問１．図１のように，x，y，z 軸をとる。y 軸は紙面と垂直に表から裏の向きである。y の正の向きに磁束密度 B_0 の一様な磁場（磁界）があり，粒子が x 軸上のある点を z の正の向きに速さ v で通過した。

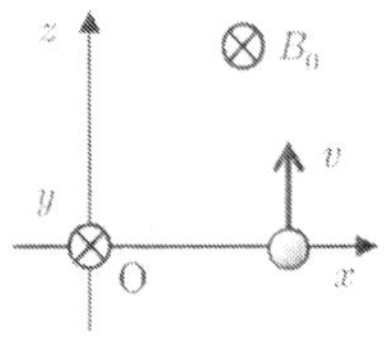

図１

（１）この瞬間の粒子の加速度の x 成分を求めよ。

（２）光速に比べて十分小さい速さ v' で z の正の向きに運動する観測者がいる。この観測者に対する，この瞬間の粒子の相対速度の z 成分は $v-v'$ である。

（ａ）この観測者から見た，この瞬間の粒子に働くローレンツ力の x 成分を求めよ。ただし，この観測者にとっても磁束密度は y の正の向きに B_0 のままであるとする。

（ｂ）この観測者にとっても粒子の加速度の x 成分は（１）と同じであるが，この観測者から見たローレンツ力だけではその加速度を理解できないため，粒子にはローレンツ力以外の別な力が働いているように見える。その力の x 成分を求めよ。

この別な力は粒子の電荷に比例し，粒子の質量と速度には依存しないため，静電気力と解釈できる。そこで，次のような仮説を立てることができる。

仮説：磁場中を運動する観測者から見ると，あたかも磁場と観測者の速度に直交する電場（電界）が存在するかのように見える。

問２．十分に長い直線状導線を流れる電流を考える。z 軸上を正の向きに $I\,(I>0)$の電流が流れている。

（１）電流から距離 r だけ離れた場所にできる磁束密度 B の大きさを求めよ。

（２）仮説によると，z の正の向きに速さ v' で運動する観測者は電場を観測する。この観測者が観測する，$(x,y,z)=(r,0,0)$ の位置における電場の x 成分，y 成分を，v'，r，B の中から必要なものを用いてそれぞれ表せ。

（３）同様に，この観測者が観測する，$(x,y,z)=(r\cos\theta, r\sin\theta, 0)$ の位置における電場の x 成分，y 成分を，v'，r，B，θ の中から必要なものを用いてそれぞれ表せ。

問３．問２の観測者が観測する電場は，z 軸上に一様に分布した電荷が作る電場とみなすことができる。このような電荷が作る電場は，電気力線の性質を用いると計算できる。電気力線は目に見えない電場の様子を表すのに用いられ，電場の強さは電気力線の密度に比例し，電場の強さが E〔N/C〕の位置では，電場に垂直な断面を通る電気力線の密度を E〔本/m²〕とする。

（１）Q〔C〕の正の点電荷から r〔m〕離れた位置での電場の強さは $\dfrac{1}{4\pi\varepsilon_0}\dfrac{Q}{r^2}$〔N/C〕である。点電荷を中心とする半径 r〔m〕の球面を通る電気力線の本数を数えることにより，Q〔C〕の電荷から何本の電気力線が出ていくか答えよ。

（２）z 軸上に一様に分布した電荷が作る電場を求めるには，図２のような z 軸を中心軸とする円柱を考え，そこから出ていく電気力線の本数を数えればよい。電気力線は z 軸に垂直な平面内を放射状に広がっていくため，この円柱の側面からのみ一様に出ていく。高さ h〔m〕，半径 r〔m〕の円柱全体から N〔本〕の電気力線が出ていくとき，円柱の側面での電気力線の密度を求めよ。

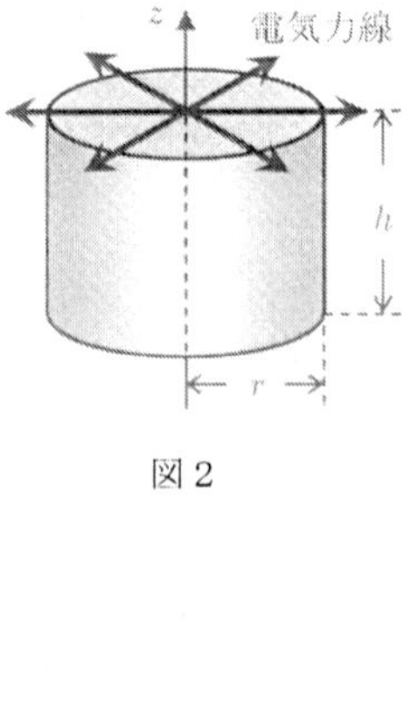

図２

（３）z 軸上に分布する電荷の単位長さあたりの電荷密度を λ〔C/m〕としたとき，z 軸から r〔m〕離れた位置での電気力線の密度を，ε_0，r，λ の中から必要なものを用いて表せ。

（４）問２の観測者が観測する電場を再現する電荷密度 λ を，ε_0，μ_0，v'，r，I の中から必要なものを用いて表せ。

化 学

問題

26年度

【注意】化学 問題 Ⅰ～Ⅳに解答するに当たって，必要があれば次の値を用いよ。
原子量：H = 1.0，C = 12，N = 14，O = 16，Sn = 119

化学 問題 Ⅰ

次の〈1〉，〈2〉の文章を読み，問 1～問 12 に答えよ。ただし，25℃における水のイオン積 K_w は 1.0×10^{-14}〔mol^2/L^2〕とする。また，25℃における酢酸の電離定数 K_a は 2.8×10^{-5}〔mol/L〕とする。なお，物質 X のモル濃度は［ X ］と表す。解答するに当たって，必要があれば次の値を用いよ。$\log_{10}2 = 0.30$，$\log_{10}7 = 0.85$

〈1〉酢酸は水溶液中でその一部だけが電離して，電離していない分子と，電離によって生じたイオンの間に，次の式①のような電離平衡が成り立っている。

$$CH_3COOH \rightleftarrows CH_3COO^- + H^+ \quad \cdots ①$$

いま，酢酸 x mol を水に溶解させて 1.0 L の酢酸水溶液を調製した。このとき，酢酸の電離度を α とし，電離平衡の状態において各成分のモル濃度を x および α を含む式で表すと，$[CH_3COOH]$ =（ ア ）mol/L，$[CH_3COO^-]$ =（ イ ）mol/L，$[H^+]$ =（ ウ ）mol/L となる。したがって，酢酸の電離定数 K_a〔mol/L〕を x および α を含む式で表すと，次の式②のようになる。

K_a = [A] ・・・②

酢酸は弱酸であり，一般に電離度 α は 1 に比べて極めて小さく，$1-\alpha \fallingdotseq 1$ とみなされるので，電離度 α は，次の式③のように x および K_a を含む式で表すことができる。

α = [B] ・・・③

すなわち，式③から，一定温度では酢酸濃度が低くなるほど，酢酸の電離度は（ エ ）くなることがわかる。

〈2〉酢酸と水酸化ナトリウムが反応して生成する塩である酢酸ナトリウムは水に溶解し，次の式④のように電離する。

$$CH_3COONa \longrightarrow CH_3COO^- + Na^+ \quad \cdots ④$$

しかし，電離で生じた CH_3COO^- の一部は水と反応して，次の式⑤のような平衡が成り立っている。

$$CH_3COO^- + H_2O \rightleftarrows CH_3COOH + OH^- \quad \cdots ⑤$$

この結果，OH^- が生じて水溶液は塩基性を呈する。これは塩の加水分解と呼ばれる。
式⑤の平衡定数を K' とすると，K'［H_2O］は次の式⑥のように表される。

$$K'[H_2O] = \frac{[CH_3COOH][OH^-]}{[CH_3COO^-]} \quad \cdots ⑥$$

ここで，［H_2O］は一定とみなせる。そこで，$K'[H_2O] = K_h$ とすると，K_h〔mol/L〕は一定温度では一定の値をとることがわかる。この K_h は加水分解定数とよばれる。

いま，酢酸ナトリウム y mol を水に溶解させて 1.0 L の酢酸ナトリウム水溶液を調製した。平衡状態において，溶解させた酢酸ナトリウムに対して加水分解された酢酸ナトリウムの割合を β ($0 < \beta < 1$) とした場合，各成分のモル濃度を y および β を含む式で表すと， $[CH_3COO^-] =$ (オ) mol/L， $[CH_3COOH] =$ (カ) mol/L， $[OH^-] =$ (キ) mol/L となる。したがって，加水分解定数 K_h 〔mol/L〕を y および β を含む式で表すと，次の式⑦のようになる。

K_h = [C] ・・・⑦

一般に β は1に比べて極めて小さく，$1-\beta \fallingdotseq 1$ とみなされるので，β は式⑧のように，y および K_h を含む式で表すことができる。

β = [D] ・・・⑧

濃度 y mol/L の酢酸ナトリウム水溶液中では，$[OH^-] =$ (キ) mol/L であるので，$[OH^-]$ を y および K_h を含む式で表すと，次の式⑨のようになる。

$[OH^-]$ = [E] ・・・⑨

ここで，式⑥の右辺の分母と分子にそれぞれ $[H^+]$ をかけることで，K_h は式⑩のように，K_a および K_w を含む式で表すことができる。

K_h = [F] ・・・⑩

ゆえに，$[OH^-]$ を y，K_a および K_w を含む式で表すと，次の式⑪のようになる。

$[OH^-]$ = [G] ・・・⑪

問1．(ア) ～ (ウ) に入る式を，x および α を含む式でそれぞれ表せ。

問2．(エ) に入る適当な語句を記せ。

問3．(オ) ～ (キ) に入る式を，y および β を含む式でそれぞれ表せ。

問4．[A] に入る式を，x および α を含む式で表せ。

問5．[B] に入る式を，x および K_a を含む式で表せ。

問6．[C] に入る式を，y および β を含む式で表せ。

問7．[D] に入る式を，y および K_h を含む式で表せ。

問8．[E] に入る式を，y および K_h を含む式で表せ。

問9．[F] に入る式を，K_a および K_w を含む式で表せ。

問10．[G] に入る式を，y，K_a および K_w を含む式で表せ。

問11．25℃における 2.8×10^{-1} mol/L の酢酸水溶液の pH はいくらか。小数第1位まで記せ。

問12．25℃における 2.8×10^{-1} mol/L の酢酸ナトリウム水溶液の pH はいくらか。小数第1位まで記せ。

化学　問題　II

次の文章を読み，問１～問８に答えよ。

元素の周期表で 1，2，12～18 族の元素を（　ア　）元素といい，3～11 族の元素を（　イ　）元素という。（　イ　）元素の単体は（　ア　）元素の金属の単体に比べて融点や沸点が高く，密度が大きく，熱や電気の伝導性が大きい。（　イ　）元素は，原子の価電子が 1 または 2 とあまり変わらないため，同族元素だけでなく，同一周期の隣り合う元素とも性質がよく似ている。また，（　イ　）元素は，同一の元素が複数の（　ウ　）をとることが多く，その化合物やイオンは有色のものが多い。過マンガン酸カリウム $KMnO_4$ や二クロム酸カリウム $K_2Cr_2O_7$ など（　ウ　）が大きい原子を含む化合物は強い酸化作用を示し，酸化剤として用いられる。

（　i　）族のマンガンの単体は銀白色の金属であり，硫酸に（　A　）を発生しながら溶ける。マンガンは化合物中では（　ウ　）が＋2，＋4，＋6，＋7 などの状態をとる。一方，（　ii　）族のクロムの単体は光沢のある銀白色の硬い金属であり，硫酸には（　B　）を発生しながら溶けるが，濃硝酸には金属表面が（　エ　）と呼ばれる状態となるために溶けない。クロムは主に（　ウ　）が＋2，＋3，＋6 の化合物をつくる。

過マンガン酸カリウムは酸化還元滴定に用いられ，酸化反応は酸性条件では以下の電子を含むイオン反応式①で表される。

〔　　　　　　　　　　　　　　　　　　　　　　　　　　　　〕　・・・①

過マンガン酸カリウムを用いる酸化還元滴定では，酸性とするために酸化作用を示さない希硫酸が使われる。硝酸は酸化剤として働くので用いるのは適当でない。また，塩酸は過マンガン酸カリウムと以下のイオン反応式②で表される反応を生じるため，これも用いることは適当でない。

〔　　　　　　　　　　　　　　　　　　　　　　　　　　　　〕　・・・②

過マンガン酸カリウムの酸化反応は，中性または塩基性の条件では以下の電子を含むイオン反応式③で表される。

〔　　　　　　　　　　　　　　　　　　　　　　　　　　　　〕　・・・③

二クロム酸カリウムも過マンガン酸カリウムと同様に酸化還元滴定に用いられる。二クロム酸カリウムの酸化反応は，酸性条件では以下の電子を含むイオン反応式④で表される。

〔　　　　　　　　　　　　　　　　　　　　　　　　　　　　〕　・・・④

また，二クロム酸カリウム水溶液は（　オ　）色であるが，水酸化カリウム水溶液を加えていくと，水溶液の色は（　カ　）色に変化する。この反応は以下のイオン反応式⑤で表される。

〔　　　　　　　　　　　　　　　　　　　　　　　　　　　　〕　・・・⑤

問１．（　ア　）～（　カ　）に当てはまる適当な語句を記せ。

問２．（　A　），（　B　）に当てはまる適当な物質の化学式を記せ。

問３．（　i　），（　ii　）に当てはまる適当な数字を記せ。

問４．電子を含むイオン反応式①を記せ。

問５．イオン反応式②を記せ。

問６．電子を含むイオン反応式③を記せ。

問７．電子を含むイオン反応式④を記せ。

問８．イオン反応式⑤を記せ。

化学　問題　Ⅲ

次の文章を読み，問１～問８に答えよ。

アンモニア分子の水素原子を炭化水素基で置換した構造の化合物を，（　①　）という。（　①　）は一般に（　X　）性を示す。炭化水素基がベンゼン環であるものを芳香族（　①　）といい，（　②　）はその代表的な化合物である。（　②　）は，(a) ニトロベンゼンに塩酸とスズを作用させ，(b) さらに十分な量の水酸化ナトリウムを加えることによって得られる無色の油状物質であるが，空気中の酸素によって徐々に酸化されて褐色～赤褐色になる。（　②　）にさらし粉水溶液を加えると（　③　）色を呈し，一方，二クロム酸カリウム硫酸酸性溶液を加えると（　④　）とよばれる水に溶けにくい染料に変化する。

（　②　）の希塩酸溶液を (c) 氷浴中で冷やしながら，（　⑤　）水溶液を加えると塩化ベンゼンジアゾニウムの水溶液が得られる。このジアゾニウム塩が生成する反応を，ジアゾ化という。さらに，この水溶液をアルカリに溶かした (d) 2-ナフトールの水溶液に加えると，赤橙色のアゾ化合物である (e) 1-フェニルアゾ-2-ナフトールが得られる。このように，アゾ化合物を生じる反応を（　⑥　）という。

問１．（　①　）～（　⑥　）に当てはまる適当な語句を記せ。

問２．（　X　）に当てはまるもっとも適当な語句を，次の（ア）～（オ）のうちから選び，記号で答えよ。

（ア）強酸　（イ）弱酸　（ウ）中　（エ）弱塩基　（オ）強塩基

問３．下線 (a) の反応式を完成せよ。なお，A および B には構造式を，記入例にならって記せ。また，ⅰ，ⅱ，ⅲおよびⅳには反応式の係数を記せ。ただし，係数が１の場合は，省略せずに１と記せ。

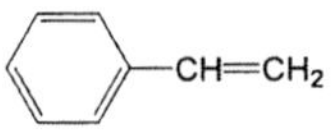

構造式の記入例

$$2\,\boxed{\ \mathrm{A}\ } + \boxed{\ \mathrm{i}\ }\,\mathrm{Sn} + \boxed{\ \mathrm{ii}\ }\,\mathrm{HCl} \longrightarrow 2\,\boxed{\ \mathrm{B}\ } + \boxed{\ \mathrm{iii}\ }\,\mathrm{SnCl_4} + \boxed{\ \mathrm{iv}\ }\,\mathrm{H_2O}$$

問４．下線 (a) および (b) の反応の結果，（　②　）が 25 g 得られた。この反応で必要となるスズの量は少なくとも何 g か。整数で答えよ。

問５．下線 (c) の操作を怠った場合，生成した塩化ベンゼンジアゾニウムが分解して芳香族化合物 C が生成する。芳香族化合物 C に関する次の（ア）～（ク）の記述のうちから，正しいものをすべて選び，記号で答えよ。

（ア）ニンヒドリン水溶液を加えて温めると青紫～赤紫色を呈する。

（イ）炭酸より酸性が弱い。

（ウ）トルエンとプロペンからクメン法でつくられる。

（エ）ナトリウムと反応して一酸化炭素を生じる。

（オ）臭素水と反応して赤褐色の沈殿を生じる。

（カ）ニトロ化はメタ位で起こりやすい。

（キ）分子量が同程度の芳香族炭化水素に比べ融点が高い。

（ク）ベンゼンより置換反応を受けやすい。

問６．下線 (d) の化合物には，官能基の位置のみが異なる構造異性体が存在する。その数は下線 (d) 以外にいくつあるか。

問７．下線 (e) の構造式を，記入例にならって記せ。

問８．（　②　）9.3 g から下線 (e) の化合物が 9.6 g 得られた。このときの収率は何%か。整数で答えよ。ただし，収率とは，反応式から計算した生成物の質量に対する，実験で得られた生成物の質量の割合をいう。

化学　問題 IV

次の文章を読み，問１～問３に答えよ。

生体内高分子には核酸，タンパク質，および多糖がある。核酸は遺伝子として生命の遺伝に中心的な役割を果たしており，有機塩基，糖，およびリン酸からなるヌクレオチドを基本構造として，構成する糖とリン酸の間で（ ア ）縮合により重合することで高分子を形成している。代表的な核酸である DNA は２本の分子間で（ イ ）結合により二重らせん構造を形成している。タンパク質は核酸の遺伝情報を鋳型として合成され，基本的に 20 種類の α-アミノ酸が（ ア ）縮合したものであり，その結合を特に（ ウ ）結合と呼ぶ。α-アミノ酸のうち（ エ ）以外は，すべてに（ オ ）炭素原子があり，光学異性体が存在する。タンパク質は主に分子内（ イ ）結合により特異的な立体構造をとり，生体の構成成分として生命活動にきわめて重要である。多糖は単糖が（ ア ）縮合により重合した高分子であり，その結合を特に（ カ ）結合と呼ぶ。デンプンはグルコースが直鎖状につながった（ キ ）と，枝分れが多い（ ク ）の２種類の成分からなっている。単糖であるグルコースは生体内の呼吸作用によって分解され，生命活動に必要なエネルギーが取り出され，ATP の合成に使われる。ATP は核酸の合成材料であるとともに，高エネルギーリン酸結合を含んでおり，この結合が加水分解される際に放出されるエネルギーが生命活動の源泉となっている。

問１．（ ア ）～（ ク ）に当てはまる適当な語句を記せ。

問２．デンプンは図１の模式図で表されるような分枝構造をもった多糖であり，構成する糖は（a）非還元末端部分，（b）直鎖部分，（c）枝分れ部分，および（d）還元末端部分に分けられる。デンプンをヨウ化メチルと反応させると，そのヒドロキシ基はすべてメチル化されてメトキシ基（$-OCH_3$）となる。これを希硫酸で加水分解するとメチル化されたグルコースが得られる。このとき１位（図２の番号①の炭素上）のヒドロキシ基がメチル化されている場合は，そのメトキシ基だけは加水分解されヒドロキシ基にもどるが，他のメトキシ基は加水分解を受けない。分子量 8.1×10^5 のデンプン 10.0 g を過剰のヨウ化メチルと反応させた後，希硫酸で加水分解すると図２に示す３種類の化合物（A），（B），（C）が得られた。それぞれの生成量は，（A）0.732 g，（B）12.4 g，（C）0.645 g であった。

（１）化合物（A）は図１で示す（a）～（d）のどれから生成されたものか。記号で記せ。

（２）このとき生成した化合物（B）の物質量はいくらか。有効数字２桁で答えよ。

（３）化合物（A），（B），（C）の物質量の比は１：x：１になった。x の値を求め，整数で記せ。

（４）このデンプン１分子あたりの単糖の数はいくつか。有効数字２桁で答えよ

（５）このデンプン１分子あたりの枝分れの数はいくつか。有効数字２桁で答えよ。

問３．呼吸には酸素を必要としない呼吸もあり，アルコール発酵もその一つである。

（１）グルコース（固）とエタノール（液）が完全燃焼して二酸化炭素（気）と水（液）になったときの燃焼熱はそれぞれ 2876 kJ/mol と 1368 kJ/mol である。グルコース（固）がエタノール（液）に変化する際の熱化学方程式を記せ。

（２）アルコール発酵ではグルコース１分子あたり２分子の ATP が生成する。アルコール発酵で 100 g のグルコースから生成される ATP の物質量はいくらか。有効数字２桁で答えよ。

（３）（２）で得られたエタノール（液）を完全燃焼させたときに発生する熱量は何 kJ か。有効数字２桁で答えよ。

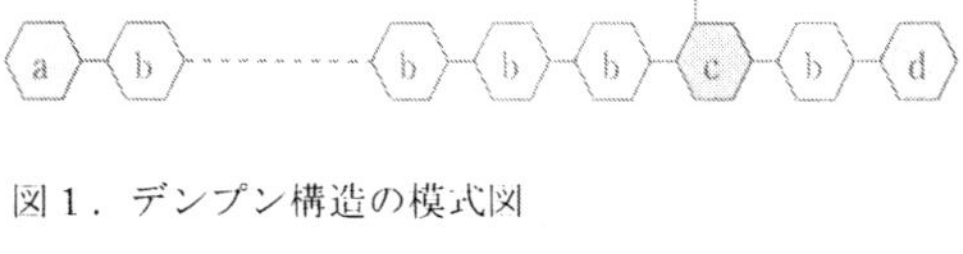

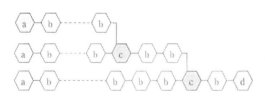

図１．デンプン構造の模式図

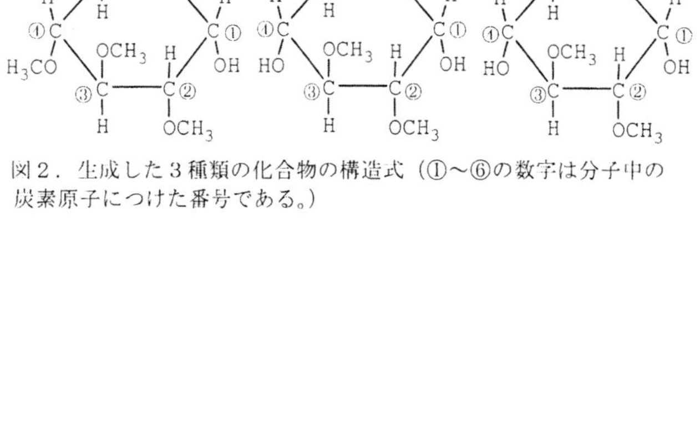

図２．生成した３種類の化合物の構造式（①～⑥の数字は分子中の炭素原子につけた番号である。）

生 物

問題

26年度

生物　問題　I

神経と筋肉のはたらきについて次の問に答えよ。

問１．神経について，適切な説明を２つ選び，記号で記せ。

（ア）脊髄では神経細胞の細胞体は，外側の皮質に集まっている

（イ）脳では神経細胞の軸索（神経繊維）は，内側の髄質に集まっている

（ウ）中枢神経系には脳と脳神経が含まれ，末梢神経系には脊髄と脊髄神経が含まれる

（エ）有髄神経繊維の興奮の伝導速度は，同じ太さの無髄神経繊維よりも速い

（オ）神経伝達物質は樹状突起の末端から分泌されて，隣接する神経細胞の受容体に結合する

問２．１個の神経細胞（ニューロン）の膜電位について，適切な説明を２つ選び，記号で記せ。

（ア）活動電位の大きさは，軸索を伝わるうちに小さくなる

（イ）活動電位を生じる刺激の閾値は，どの神経細胞でも同じである

（ウ）閾値より弱い刺激を繰り返し与えると，活動電位を生じる

（エ）大きな刺激を受けても，活動電位の大きさは変わらない

（オ）大きな刺激を受けると，活動電位を生じる頻度が増加する

問３．ヒトでは刺激を受容器（感覚器）で受け取り神経系で処理された情報が効果器（作動体）に伝えられる。次の場合について，刺激が伝わる経路が正しくなるように（　a　）～（　d　）に下の語群の中から適切な語句を１つずつ選び，数字で記せ。

（ア）熱いものにさわると，思わず手を引っ込める　　受容器→感覚神経→（　a　）→運動神経→効果器

（イ）恐ろしい映画を見ると，心臓がどきどきする　　受容器→感覚神経→大脳→延髄→（　b　）→効果器

（ウ）強い光を目に受けると，瞳孔が縮小する　　受容器→感覚神経→中脳→（　c　）→効果器

（エ）レモンを見ると，だ液がでる　　受容器→感覚神経→（　d　）→延髄→副交感神経→効果器

語群：(1) 大脳　(2) 間脳　(3) 中脳　(4) 小脳　(5) 延髄　(6) 脊髄　(7) 運動神経　(8) 感覚神経
(9) 交感神経　(10) 副交感神経

問４．カエルの神経筋標本を作製した。運動神経を筋肉に付着する部分から 60 mm（ミリメートル）離れた場所で１回電気刺激したところ，刺激後 4.5 ミリ秒（1 ミリ秒は 1000 分の 1 秒）の時点で筋肉が収縮した。また同様に，15 mm 離れた場所で運動神経を電気刺激したところ，刺激後３ミリ秒の時点で筋肉が収縮した。このとき，この神経の興奮伝導速度（m/秒）を求めよ。また興奮が運動神経の末端に到達してから，筋肉が収縮するまでの時間（ミリ秒）を求めよ。

問５．図１は筋原繊維の模式図である。次の問に答えよ。

（１）図１のア～ウの名称をそれぞれ記せ。

（２）図１のアに結合しているトロポニンというタンパク質が，ある陽イオンを受け取ると，図１のイが ATP を加水分解して筋原繊維に大きな変化が生じる。どのような変化が生じるのか，解答欄（変化が生じる前の筋原繊維の輪郭を点線で示す）に実線で作図し，イとウを黒く塗りつぶせ。

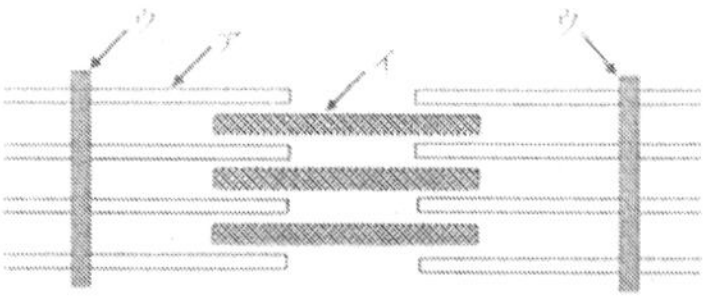

図１

生物　問題　II

腎臓のはたらきについて次の問に答えよ。

問1．表1はヒトの血しょうと尿の成分を比べたものである。このとき，Na^+，K^+，尿素，クレアチニンの中で，血しょう中の濃度と比べたとき，尿中の濃縮率が最も高い成分はどれか。また，ヒトの一日の尿量が2L（リットル）であるとき，一日の原尿量は何Lか。ただし，クレアチニンは細尿管（腎細管）で再吸収されずに尿中へ排出される。

表1

成　分	Na^+	K^+	尿素	グルコース	クレアチニン	タンパク質
血しょう（%）	0.3	0.02	0.03	0.1	0.001	7.2
尿　（%）	0.34	0.15	2	0	0.075	0

問2．PさんとQさんに，1L（リットル）の水または生理食塩水のいずれかを飲んでもらい（時間0分とする），直後に採尿を行い，その後も30分ごとに採尿して尿量（mL/30分）の変化を調べた（表2）。この実験について，適切な説明を2つ選び，記号で記せ。

表2

時間経過	0分	30分	60分	90分	120分	150分	180分
Pさんの尿量	50 mL	55 mL	60 mL	65 mL	70 mL	75 mL	75 mL
Qさんの尿量	50 mL	145 mL	170 mL	160 mL	140 mL	100 mL	80 mL

（ア）Pさんの体液の浸透圧は，時間0分と比べたとき，30分後には高くなった
（イ）Qさんの体液の浸透圧は，時間0分と比べたとき，30分後には低くなった
（ウ）Pさんの体液の浸透圧は，90分後の時点で，Qさんよりも高かった
（エ）Qさんの体液の浸透圧は，60分後の時点で，Pさんよりも高かった
（オ）Pさんの体液の浸透圧は，Qさんと比べたとき，大きく変化した

問3．Rさんに1L（リットル）の水を飲んでもらい（時間0分とする），その後の尿量の変化を調べた。時間0分の時と比べて60分経過後では，Rさんの腎臓の尿の生成過程において，水の移動が減少しているところがあった。それはどの部分からどの部分への移動か，次の（ア）～（オ）の中から適切なものを1つ選び，記号で記せ。また，時間0分の時と比べて60分経過後では，Rさんの血液中のバソプレシン濃度はどのように変化しているのか，次の（カ）～（ク）の中から適切なものを1つ選び，記号で記せ。

（ア）糸球体　→　ボーマンのう
（イ）近位細尿管　→　毛細血管
（ウ）遠位細尿管　→　毛細血管
（エ）集合管　→　腎髄質の毛細血管
（オ）集合管　→　腎う
（カ）増加している
（キ）減少している
（ク）変化していない

生物　問題　III

タンパク質は，生物の構造と機能を担う主役である。タンパク質は，多数のアミノ酸が鎖のようにつながってできているが，このアミノ酸配列を一次構造という。タンパク質を構成するアミノ酸は 20 種類であるが，その配列は DNA の遺伝情報にもとづいて指定される。DNA を構成する塩基は 4 種類であるが，トリプレットと呼ばれる塩基 3 つの配列が 1 つのアミノ酸に対応している。DNA のトリプレットは mRNA に転写され，これをもとにタンパク質の合成が行われる。この mRNA のトリプレットを特にコドンという。mRNA にリボソームが付着し，付着部の mRNA のコドンに対応するアンチコドンをもつ (1) tRNA が結合する。tRNA が運んできたアミノ酸は合成されているポリペプチド鎖の末端に結合する。この繰り返しによりタンパク質は合成されていく。ポリペプチド鎖は，構成するアミノ酸の種類と配列によって，部分的な立体構造をつくるがこれを (2) 二次構造という。一本のポリペプチド鎖は，これらの二次構造がさらに組み合わさって，より複雑な三次構造と呼ばれる構造をつくる。タンパク質によっては，さらに (3) 四次構造をつくるものがある。

遺伝子の塩基配列の変化が，アミノ酸配列の変化となって，タンパク質の構造に変化を起こす例として (4) かま状赤血球症が知られている。赤血球中にある (5) ヘモグロビンは酸素の運搬を担うが，かま状赤血球症のヘモグロビンにはアミノ酸配列の変化があることが知られている。かま状赤血球ヘモグロビンは，酸素が不足すると赤血球をかま状に変化させる。かま状の赤血球は壊れやすく，(6) 貧血を起こしやすい。貧血になると末梢組織への酸素運搬能力が低下する。

遺伝暗号表

1番目の塩基	2番目の塩基 U		2番目の塩基 C		2番目の塩基 A		2番目の塩基 G		3番目の塩基
U	UUU	フェニルアラニン	UCU	セリン	UAU	チロシン	UGU	システイン	U
	UUC		UCC		UAC		UGC		C
	UUA	ロイシン	UCA		UAA	終止コドン	UGA	終止コドン	A
	UUG		UCG		UAG		UGG	トリプトファン	G
C	CUU		CCU	プロリン	CAU	ヒスチジン	CGU	アルギニン	U
	CUC		CCC		CAC		CGC		C
	CUA		CCA		CAA	グルタミン	CGA		A
	CUG		CCG		CAG		CGG		G
A	AUU	イソロイシン	ACU	トレオニン	AAU	アスパラギン	AGU	セリン	U
	AUC		ACC		AAC		AGC		C
	AUA		ACA		AAA	リシン	AGA	アルギニン	A
	AUG	メチオニン	ACG		AAG		AGG		G
G	GUU	バリン	GCU	アラニン	GAU	アスパラギン酸	GGU	グリシン	U
	GUC		GCC		GAC		GGC		C
	GUA		GCA		GAA	グルタミン酸	GGA		A
	GUG		GCG		GAG		GGG		G

問 1．一般に下線部（1）の種類はタンパク質を構成するアミノ酸の種類より多い。その理由を説明せよ。

問 2．下線部（2）について，(a) 結合様式は何か，また (b) その例を 2 つあげよ。

問 3．下線部（3）について，四次構造とは何か説明せよ。

問4．下線部（4）のかま状赤血球症のヘモグロビン遺伝子を調べたところ，塩基配列の一部分が変異していることがわかった。次に正常型ヘモグロビンとかま状赤血球ヘモグロビンの mRNA の塩基配列の一部分を示す。

→ 転写の方向

正常型ヘモグロビン mRNA　　：…CUCCCGAAGAA…

かま状赤血球ヘモグロビン mRNA：…CUCCCGUAGAA…

(a) 上に示した正常型ヘモグロビン mRNA の部分配列から生成されるペプチドは，最大何種類の可能性があるか。遺伝暗号表を参考にして，数字で記せ。

(b) かま状赤血球ヘモグロビンは正常型ヘモグロビンと同じ 146 個のアミノ酸から構成されていたが，上に示す配列から翻訳されるアミノ酸のうち，1 つが別のアミノ酸に置換されていた。上に示した，かま状赤血球ヘモグロビン mRNA の配列から生成される可能性のあるペプチドを，解答例にならってすべて書き出せ。また，変異しているアミノ酸を線で囲め。

解答例：フェニルアラニン-フェニルアラニン-フェニルアラニン，・・・・

問5．下線部（5）について，酸素濃度（相対値）と酸素ヘモグロビンの割合は酸素解離曲線と呼ばれ図に示すような特性を示す。大動脈から得られた血液の酸素濃度（相対値）が 100 であり，右心房から得られた血液の酸素濃度（相対値）が 50 であったとき，血液 100 mL あたり何 mL の酸素が組織に供給されたか求めよ。ただし，ヘモグロビン濃度は血液 100 mL あたり 14 g であり，ヘモグロビンは 1g あたり 1.3 mL の酸素を結合することができる。答えが小数を含む場合は，小数点以下第 2 位を四捨五入せよ。

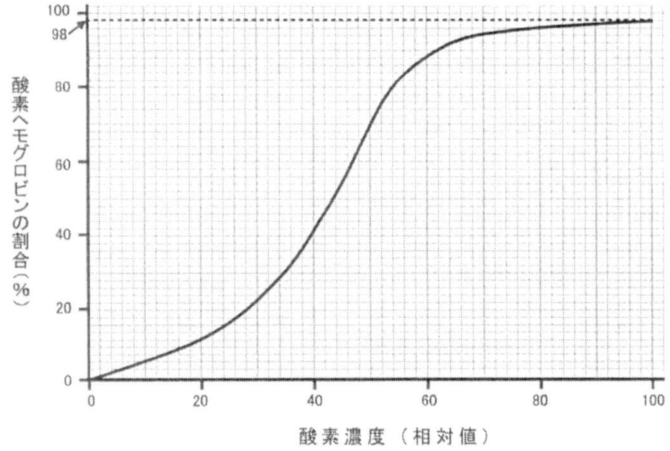

問6．下線部（6）について，様々な原因により血液中のヘモグロビン濃度が正常より低下した状態は貧血と呼ばれる。次の（a），（b）に答えよ。

(a) 貧血でみられるヘモグロビン酸素飽和度（酸素ヘモグロビンの割合）について正しいものを 1 つ選び，記号で記せ。

（ア）動脈血ヘモグロビン酸素飽和度は正常であり，静脈血ヘモグロビン酸素飽和度も正常である
（イ）動脈血ヘモグロビン酸素飽和度は正常より低下し，静脈血ヘモグロビン酸素飽和度も正常より低下する
（ウ）動脈血ヘモグロビン酸素飽和度は正常より低下するが，静脈血ヘモグロビン酸素飽和度は正常である
（エ）動脈血ヘモグロビン酸素飽和度は正常であるが，静脈血ヘモグロビン酸素飽和度は正常より低下する
（オ）動脈血ヘモグロビン酸素飽和度は正常であるが，静脈血ヘモグロビン酸素飽和度は正常より上昇する

(b)（a）の理由を説明せよ。

生物　問題　Ⅳ

地球上には多種多様な生物が生きている。そのなかで，従属栄養で運動性のある生物は単細胞の原生動物と多細胞の後生動物に分けられる。さらに，後生動物は体制をつくる発生様式や脊索の有無をもとに分類することができる。まず，胚葉が生じない無胚葉性の動物，2種類の胚葉をもつ二胚葉動物，3種類の胚葉をもつ三胚葉動物がある。三胚葉動物は旧口動物と新口動物に大別される。旧口動物と新口動物は中胚葉のでき方に違いがあり，旧口動物の中胚葉は（　あ　）とよばれる特殊な大形の細胞が分裂して形成されるのに対し，新口動物では原腸の壁がふくれてできる。体腔とよばれる体壁と内臓の間にできるすき間にも違いが見られる。胞胚腔に由来する体腔を（　い　），胞胚腔が消失し中胚葉から新たに形成される体腔を（　う　）という。脊索については，その有無や発生のどの時期にできるかで動物の分類ができる。このように，外部形態や内部構造，発生の仕方を比較して生物間の系統関係を推測することができる。しかし，近縁種の場合，その形態などの特徴から種を同定することは非常に困難な場合がある。最近ではDNAの塩基配列を用いた系統解析が一般的になっている。DNAには遺伝情報が含まれ，その情報量は非常に多いため，精度の良い推定ができる。一般にDNAの塩基配列やタンパク質のアミノ酸配列の違いは，共通の祖先より分岐してから長い時間が経っている動物間ほど大きい傾向がある。近縁種どうしでは(1)染色体DNAのうち自然選択の影響を受けない部分や(2)細胞小器官のDNAの塩基配列を比較して種を同定することができる。また，特定のDNA配列を増幅することができる(3)PCR法の開発により，化石標本に含まれる微量のDNAも解析が可能となった。

問1．中胚葉のでき方以外に，旧口動物と新口動物の違いを簡潔に述べよ。

問2．本文中の（　あ　）～（　う　）に入る語句を漢字で記せ。

問3．旧口動物で（　う　）をもつ動物を下記の（a）～（g）からすべて選び，記号を記せ。

（a）プラナリア（ナミウズムシ）　（b）カブトムシ　（c）ツボワムシ
（d）ナメクジウオ　（e）バフンウニ　（f）ヒドラ　（g）アサリ

問4．原索動物と脊つい動物について下の文中の（　1　）～（　3　）に入る適切な語句を記せ。

原索動物と脊つい動物ではいずれも発生過程で脊索や（　1　）が生じる。脊つい動物では脊索は発生過程で消失するとともに，（　2　）が（　1　）を取り囲む。また，（　1　）からは脳と（　3　）が分化する。

問5．4種類の生物種A，B，C，Dの間におけるDNA塩基配列の違いの度合いを数値化したところ，表の結果が得られた。表の数値をもとに生物種A～D間の類縁関係を樹状に示したものが図1である。この図における2つの生物種間の類縁関係は，両者の分岐点までの枝の長さで表わされている。生物種A～Dは図1の系統樹の生物種①～④のどれと対応しているか，それぞれ記号で記せ。

表　塩基配列の違いの度合い（%）

	A	B	C
B	0.292	—	—
C	0.269	0.105	—
D	0.061	0.306	0.282

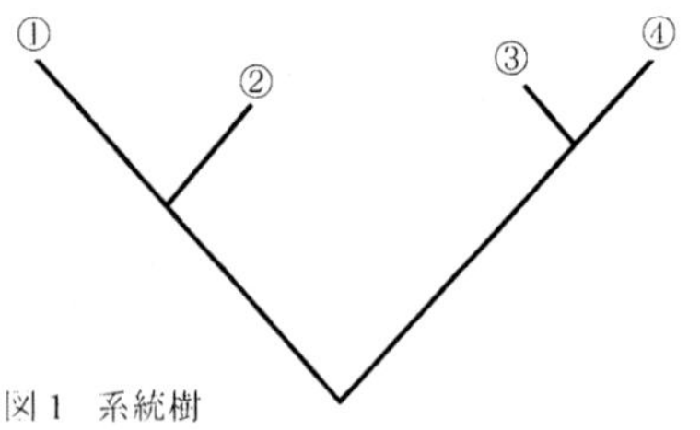

図1　系統樹

問6．下線部（1）の染色体DNAのうち自然選択の影響を受けない部分とはどのような部分と考えられるか，簡潔に述べよ。

問7．下線部（2）の細胞小器官とは何か，名称を記せ。また，そのDNAが近縁種の系統解析に用いられる理由について正しいのはどれか，①～⑤の中から2つ選び，番号を記せ。

① その細胞小器官のDNAは非常に大きいため，核内DNAより多くの情報が含まれる
② その細胞小器官のDNAには，核内DNAとは異なる種類の塩基が存在するため，塩基配列を解析しやすい
③ その細胞小器官にはDNAの複製ミスなどを修復する仕組みがないため，核内DNAと比べて変異速度が速い
④ その細胞小器官は二重膜に包まれているため，紫外線を受けてもDNAは損傷しない
⑤ その細胞小器官は受精時に卵由来のものしか残らないため，母系の共通祖先を推測しやすい

問8．下線部（3）のPCR法について下記の［ a ］～［ c ］に適切な語句または数字を，［ X ］には説明文を記せ。

PCR法により特定のDNAを増幅させるためには，増幅する領域の両末端部分の塩基配列と相補的な配列をもつ1組の［ a ］，4種類のヌクレオチド，［ b ］という酵素を用いる。この酵素は大腸菌のそれと比べると［ X ］という特徴を持つ。これらを増幅させたい鋳型DNAと混ぜ合わせ，混合液の温度を上下させることでDNAが増幅される。このとき，混合液をPCR法の増幅サイクルで10回繰り返し反応させると，［ a ］にはさまれたDNA断片を元の［ c ］倍に増幅させることができる。

英語

解答

26年度

I

〔解答〕

(1) ② (2) ② (3) ③ (4) ② (5) ③
(6) ① (7) ④ (8) ② (9) ① (10) ④

〔英文の意味と解法のヒント〕

問題）文を完成させるのに最も適切なものを①〜④から選び、答えの番号をマークシートに記入しなさい。

(1)「地球温暖化を止めたければ、二酸化炭素の排出を大幅に削減しなければならない。」
選択肢 ①承認する ②削減する
③分離する ④配置する

(2)「個人情報については人事部に要求しなければならない。」
make a request :「要求する」

(3)「私が電車で東京に行くには 10000 円かかる。」
It costs(人)(金額)to do 〜 :
「(人)が〜するには(金額)かかる」

(4)「その船が受けた被害の原因はまだ確定していないと新聞が報じた。」
選択肢 ①感情 ②原因
③エンジン ④破損

(5)「警察は指紋を取って、遺体の身元を確認した。」
選択肢 ①明らかにした ②例証した
③身元確認をした ④資格を与えた

(6)「最近の人たちは質の良い製品には興味がない。ただできるだけたくさんお金を稼ぐことに興味があるだけだ。」
as 〜 as [S] possibly can :「できるだけ〜」

(7)「人は深刻な問題に煩わされながらも、前向きに元気に歩いていける。」
with one's chin up :「勇気を失わないで」
付帯状況を表す with

(8)「大雨の時にドライバーが気をつけてスピードを落としていたら、多くの高速道路事故は避けられただろう。」
slow down :「スピードを落とす」

(9)「老化と死の必然性は人間の生に最も長い影を投げかけている。」
cast a shadow :「影を投げかける」

(10)「うまく選ぶ能力は、少なからぬ部分において、私たちが自らの心を知っているかどうかにかかっているようだ。」
「〜にかかっている、〜次第である」の depend の後には前置詞 on が続く。
in no small part はここでは depend と on の間の挿入句

II

〔解答〕

(11) ⑤ (12) ⑦ (13) ⑥ (14) ④

〔正解を入れた全訳〕

問題：下線の語または文が入る適切な場所を選び、答えの番号をマークシートに記入しなさい。

(11)「最近のアメリカスペースシャトル計画は、動物の行動から宇宙おむつまですべてを、無重力の環境の中でテストするために、企画されている。」

(12)「運転手が乗客にバスは約 3 時間停車できないと告げたので、ツアーガイドは、トイレに行きたい人は今行ってくださいと言った。」

(13)「およそ2億年前はすべての大陸がつながっていた。それらは科学者がパンゲアと呼んでいる超大陸を形成していた。科学者たちは化石や石の種類を研究して、この結合を証明するのに利用した。パンゲアは壊れ、個々の大陸は離れて行って、私たちが今日知るところの大陸となった。あと 2 億年経ったら、地球は再び全く違う姿になっているだろう。なぜかというと大陸が今でも動いているからだ。この動きは大陸漂移と呼ばれる。

(14)「最近の若者たちは酒を飲む量が減り、デザートを食べる量が増えている。これは良い傾向のように思われるかもしれない。しかし、スウィーツも、酒や薬のように中毒になることがある。たとえば、もしあなたが食事の後にアイスクリームをひと皿食べる習慣に陥っているとしたら、それをやめるのはほとんど苦痛に感じるかもしれない。同じく、甘いスナック菓子を、にんじんスティックやレーズンのようなもっと健康的なものに替えることは、甘いもの好きの人にとっては不可能と思えるかもしれない。それらは体に良いのかもしれないが、口の中で溶けていくチョコレートの満足のいく安らぎには及ぶべくもない。おおかたの人は砂糖を摂りすぎるのは悪い影響があるとわかっているのに、この知識は、甘い食べ物がくれるすばらしい味に抵抗するのには、ほとんど用をなさない。実は、健康の敵という砂糖の名声は、おそらくその抗いがたい魅力のせいなのだろう。

III

〔解答〕

(15) ③ (16) ③ (17) ① (18) ① (19) ④
(20) ② (21) ③ (22) ③ (23) ① (24) ②

〔全訳〕

私たちが食べているものはすべて、かつては野生だった、あるいはわずかなケースでは(たとえば魚のように)今でも野生である、動物や植物の種から作られたものである。何百年にも何千年にもわたる選択的繁殖が、多くの生産性の高い品種を作り出し、それによって食糧生産高は、人口の増加や生活水準の上昇に(15)見合うように拡大してきた。人口が増加し続け、食のパターンがしだいに豊かさを増していくにつれて、もっと多くの食糧が必要となるだろう。

食糧生産を増やすという目的は、土壌を守ること、水を保護すること、森林などの自然の生息環境に今なお残るものを維持すること、そして環境の栄養過剰を(16)減らすことと同時に、達成されなければならないだろう。これは気候変動の結果や、私たちが(17)使ってきた化学兵器に対して抵抗力をつけてきている害虫や病気からの重圧と、うまく折り合いながらやることが必要である。

この複雑な問題に対する答えは、なんらかのテクノロジーの形、(18)おそらく新しい殺虫剤や遺伝子工学などの形をとるのではないかと、私たちは思いがちである。遺伝学が実際このすべてにとっての重要な鍵となるように思われる。真の(19)解決策は遺伝子工学というより遺伝的多様性になるだろうが。

私たち人類が初めて狩猟採集から農耕へと踏み出して(20)以来、農民たちは、立ち向かう事態に最も役に立つと思われる性質を開発し磨くべく、動植物を育ててきた。病気抵抗力、干魃に耐える能力、寒さに(21)耐えられる多様性、塩分を含む土壌でも育つ品種、これらはすべて、さまざまな場所で、さまざまな時代に、多くの収穫植物を網羅して、農民たちによって開拓された。

数千年にわたる選択的繁殖の結果、今私たちの食べる主要穀物は、品種の(22)多様性に富んでいる。この原点にあるのは、私たちが選んで栽培化してきた種の野生種(23)である。それらはいまなお野生に生き続け、そこで生存の課題を解く解決策を進化させ続けてきた。これが(24)栽培され野生の多様性が維持される限り、私たちは変化の時が来たときに頼るべき、またとない資源を持つのである。これがなければ私たちはもっと脆弱になる。

Ⅳ

〔解答〕

(25) ②　(26) ②　(27) ⑦　(28) ⑤　(29) ③
(30) ①　(31) ⑥　(32) ④　(33) ①　(34) ⑤
(35) ④　(36) ②

記述A useful

〔出題者が求めたポイント〕

〔解答のヒント〕

(26)～(32)の英文は

… avoiding these is far more important than the stress of …

〔全訳〕

あなたがネコとネズミの戦いのネズミの味方であるとしてみよう。ネズミはネコのにおいが大嫌いだと言う。それはネズミを不安にし、食べ物、求愛、赤ちゃんなどの大事なことに集中できなくさせる。あなたは、ネズミがネコのにおいに煩わされなくてもすむような、嗅覚を(25)鈍くさせる薬を知っている。あなたはその薬を処方するだろうか。おそらく否であろう。ネコのにおいを検知する能力は、それがいかに不快なものだろうと、ネズミには貴重な財産である。ネコのにおいがあることは、ネコのかぎ爪と牙が差し迫って近づいているという印であり、(26)～(32)これらを避けることは、不快なにおいというストレスよりもはるかに重要なことなのだ。

もっと現実的なところでは、あなたが風邪の子どもたちの治療をする小児科医だと仮定してみよう、風邪は、鼻水、頭痛、熱、不快感など、子どもたちの(33)嫌う多くの症状を伴ってくる。アセタミノフェン(たとえばタイルノールなど)は、これらの症状のいくつかを軽くするか消すことができる。あなたは風邪にかかった子どもの親に、アセタミノフェンを与えると告げるだろうか。もしあなたが昔ながらの医師であったり、同じような症状を(34)緩和するのに自分もアセタミノフェンを使う習慣があるのなら、おそらくあなたはそうするだろう。これは賢明だろうか。アセタミノフェンとネズミの場合に検討した薬との類似点を考えてみよう。ネコのにおいのように、熱は不快ではあるけれども、記述A 有益なのである。これは自然選択によって、特に感染症と闘うために形作られた適応力である。

ラブレース研究所の生理学者マット・クルーガーは、「熱は、何十億年もの間動物王国で持続してきた、感染に対する宿主の適応上の反応であるとする説には、圧倒的な証拠がある」と信じている。熱を抑えるために薬を使うことが時には病をもっと重くし、命を奪うことさえあるだろうと、彼は考えている。もっとも良い証拠のいくつかは、彼の実験室から来ている。彼はある実験で、冷血動物の爬虫類でさえ熱から恩恵を得ていることを示した。爬虫類は感染すると、体温が約2℃上がるくらいの暖かい場所を捜し求める。暖かい場所に移動することができなければ死ぬ可能性が高い。ウサギの子どももまた、熱を(35)発生させることができないので、病気になるとやはり、体温を上げるために暖かい場所を探す。大人のウサギは感染すると熱を出すが、その熱が解熱剤で下げられれば死ぬ可能性は高くなる。

熱は体温管理の失敗の結果なのではなく、精巧な進化のメカニズムが働いた結果なのである。もし2度の熱のあるラットを非常に暑い部屋に置くと、そのラットは体温を平熱より2度上にしておくために、冷却メカニズムを活性化させる。もし(a)涼しい部屋に置くと、ラットはその2度の熱を維持するために、保温メカニズムを活性化させる。体温は熱のときでさえ注意深く調節されている。体のサーモスタットが若干(b)高めに設定されているのだ。

Ⅴ

〔解答〕

(37) ⑤　(38) ④　(39) ③　(40) ⑤　(41) ②
(42) ⑦

記述B another

〔解法のヒント〕

〔正誤問題の選択肢の意味〕

a. 著者は小さい頃、オオカミがしょっちゅう家の周りに現れたので、オオカミが怖かった。(誤)

b. 著者の家の周りの野生動物は、悪賢く、邪悪で、残忍で、残酷であった。(誤)

c. 著者が小さい少年だったとき、彼の家族は動物園に行く余裕がなかった。(正)

〔全訳〕

夜ベッドに入ると、まだ小さい頃で明かりが消えたときのことだが、私はベッドルームの窓の外にオオカミが見えると確信を持っていた。木の枝が垂れ下がっているのがそう見えたに違いないと思う。もちろん大人になると、2階の窓からのぞけるくら背の高いオオカミなどという考えは、明らかにばかげていると思うのだが、子どものときには確信していたのだった。そして私は怖かった。毎晩逃れるために、体にかけている目の粗い黒い毛布の下に頭を隠すのだが,やがてどうしても,それが行ってしまったかどうかを確かめるためにのぞいてしまい、またしても怖くなってしまうのだった。それはまさにオオカミの頭で、耳がぴんと立って、左を向いていた。でも朝になると、日の光の中では何の(37)印も見いだせなかった。

私は小さいとき、家の周りにいる野生動物たちをたくさん知っていた。おそらくの同年代のほとんどの子どもたちよりも,はるかにたくさん知っていただろう。だが,もっと広い世界の野生動物たちのことは何も知らなかった。テレビがなかったので,動物番組を見ることはなく、動物園には十代の終わりまで行ったことがなかった。そのようなことに使うお金がなかったからだ。だから、大きくて危険な野生動物について私が持っている知識は、本やおとぎ話から来たものだった。そして私がオオカミについて持っていた知識はただ、彼らが悪賢く、邪悪で、残忍で、残酷であるというものだった。祖母が私に話してくれた物語のイメージが私を蝕んだ。私が恐怖に立ち向かうまでには長い長い時間がかかった。

一方、キツネには親しみを覚え、彼らにも恐ろしい評判は立っていたけれども、私は怖がりはしなかった。ある夜、私は、コテッジの裏の草地をドッドッと走り回る、年取ったシャー馬たちの(38)音に驚いて目が覚めた。月は満月で、目が利くくらい明るかった。外はまるで昼間のように明るかったので,私は服を着て,犬のウィスキーにベッドの下にいるように言いつけて、家からそっと忍び出た。静かに歩いて(39)森のはずれに向かい、何が馬たちを興奮させているのかを見た。

私が見たものは正真正銘の魔法だった。馬たちは私が着く頃には落ち着き始めていて、彼らの巨大な脚の間で遊んでいたのは、4匹の子をつれた素晴らしく美しい雌ギツネだった。キツネたちはたがいを跳び越えたり走り回ったりして忙しく、(40)(彼らは)私の存在に全く気がついていないようだったので、私はしばらく離れたところに座って,彼らのゲームが繰り広げられるのを眺めた。

それは初めてのわくわくする光景だった。私はそれまでキツネを間近で見たことがなかった。私がそれまで見たことがあったのはただ、遠くからちらっと見えた赤みがかった(41)茶色であり、しっぽであり、先端に独特の白い色があるそのしっぽは、私が犬をつれて外に出て、危険を避けたキツネが逃げるときに、森の中に消えていったのだった。そこの暗がりの中－私の世界でなく彼らの世界の中－で、私はあたかも 記述B 別世界を目撃しているような思いがしていた。

Ⅵ

〔解答〕

(43) ④　(44) ①　(45) ⑤　(46) ②　(47) ①　(48) ③

記述C あなたに生活の再評価を文字通り強いる状況もある。

〔全訳〕

あなたの生活と仕事をしばしば再評価することは大事である。この自己評価の過程は、人より秀でるためには新しい環境に移るべき時もあるのだという事実を、受け入れることをあなたに強いる。ほとんどの人々は、自分の役割を評価することを十分頻繁にやらないので、最適とは言えない状況に我慢しながら、留まるべき期間よりも何年も長く同じ位置に留まる。正しいかどうかの評価をするまでは、ひとつの役割にどれくらい留まるべきかにはマジック(43)ナンバーはない。しかしどれくらいの頻度で評価をするかについて考えることには意味がある。ある人は毎日あるいは毎週生活を再調整して、たえず最適化を図っている。ある人は数年経って初めて、望んでいたところから遠く離れて来てしまったと気づく。問題を解決する方法をさがしながら頻繁に状況を評価すればするほど、物事がうまく行くところに自分がいるのを発見することになるだろう。問題が手に負えなそうなほど大きくなるまで待つのではなく、生活で生じた小さな問題に早い時期にたびたび対処するのがベストである。このようにできるのは、実際に変える必要があるものに(44)注意を払い、それを理解するときだけである。

記述C あなたに生活の再評価を文字通り強いる状況もある。たとえば,いったん家庭を持つと決めれば,ゲーム全体が変わる。あなたは突然、子育てと(5)仕事のバランスのとり方を解決する必要に迫られる。だれもが知っているように,小さい子どもの世話をするためには、膨大な時間とエネルギーの集中が必要である。それは肉体的にも感情の上でも要求してくるものが多く、信じられないほどに時間を食うものである。子どもの要求は、(46)あなたの気を張りつめさせたまま、子どもが大きくなるにつれて劇的に変化する。毎年毎年、新品の責任と新鮮な課題がやってくる。(47)結果として、子育ては、たえず姿を変える創造性のチャンスを与えてくれ、どんな場面においてもきわめて貴重なスキルを、確立するのを助けてくれる。子育てはあなたのマルチタスクの能力や、プレシャーの下で決断を下す能力を鍛え、あなたが(48)交渉の技をマスターするのを助けてくれるに違いない。

Ⅶ

〔解答〕

D : gesture　E : anxious　F : capacity
G : bridge　H : inspire　I : discipline

〔記述の意味〕

D : 言いたいことや感じていることを表すための、体の部分、特に手や頭の動き

E：何かを心配する
F：物や人を収容する容器や部屋などの空間の大きさ
G：川、道路などの上に作られ、人や車が向こう側へ渡ることができるようになる構造物
H：何かをしたい感じたいという衝動や全能感で人を満たすこと
I：行動をコントロールし決まりに従うことを覚えるように人を訓練する方法

Ⅷ

〔解答〕

(49) ⑤	(50) ⑧	(51) ④	(52) ⑦	(53) ②
(54) ①	(55) ③	(56) ⑥	(57) ⑤	(58) ③
(59) ⑦	(60) ①	(61) ⑥	(62) ⑧	(63) ②
(64) ④	(65) ③	(66) ④	(67) ①	(68) ⑤
(69) ⑥	(70) ⑦	(71) ②		

〔完成した英文と解法のヒント〕

(49)～(56)

It is <u>easy to fool yourself into thinking your request</u> is small.

fool oneself into doing：「勘違いして～する」

(57)～(64)

This is one case <u>in which I feel a need to explain</u> some of the consequences of doing the wrong thing.

one case という先行詞を in ＋関係代名詞 which で受けている。

(65)～(71)

I'd like <u>you to dress in</u> something you know I like <u>without my having</u> to say a word.

dress in ～：「～を着る」

my は動名詞 having の意味上の主語

数 学

解答

26年度

I

〔解答〕

(1) 1 (2) 113

〔出題者が求めたポイント〕(数学 A・二項展開)

(1) 2013 を $503n+m$ で表し，累乗する。

$$(a+b)^{25}=\sum_{k=1}^{25}{}_{25}\mathrm{C}_k a^k b^{25-k}+b^{25}$$

(2) 2014 を $503n+m$ で表し，(1)と同様にし，
2^{26} も $2^9=512$ より $2^8(m+503n)$ とし同様に考える。

〔解答のプロセス〕

(1) $2013=4\times503+1$

$$(4\times503+1)^{25}=\sum_{k=1}^{25}{}_{25}\mathrm{C}_k(4\times503)^k\cdot1^{25-k}+1^{25}$$

$$=503\times4\sum_{k=1}^{25}{}_{25}\mathrm{C}_k(4\times503)^{k-1}+1$$

従って，余りは 1

(2) $2014=4\times503+2$

$$(4\times503+2)^{26}=\sum_{k=1}^{26}{}_{26}\mathrm{C}_k(4\times503)^k\cdot2^{26-k}+2^{26}$$

$4\sum_{k=1}^{26}{}_{26}\mathrm{C}_k(4\times503)^{k-1}\cdot2^{26-k}=m_1$ とすると，

$(4\times503+2)^{26}=503m_1+2^{26}$

$2^9=512=(503+9)$ なので，

$2^{26}=256(503+9)^2$

$503\times256+18\times256=m_2$ とすると，

$2^{26}=503m_2+256\times9^2=503m_2+20736$

$20736=503\times41+113$

$(4\times203)^{26}=503(m_1+m_2+41)+113$

余りは，113

II

〔解答〕

(1) $\dfrac{1}{5}$ (2) $\dfrac{9-n}{45}$

〔出題者が求めたポイント〕(数学 A・確率)

全体は 10 個を並べる順列。

(1) 赤をまとめて，9 個を並べる順列に赤を並べる 2 個の順列をかける。

(2) 赤の中に入れる n 個を 8 個から選んで並べる順列とこれらを 1 まとめて $9-n$ を選べる順列と赤 2 個を並べる順列をかける。

〔解答のプロセス〕

(1) $\dfrac{9!\times2!}{10!}=\dfrac{2}{10}=\dfrac{1}{5}$

(2) $\dfrac{{}_8\mathrm{P}_n\cdot(9-n)!\cdot2!}{10!}$

$$=\frac{\dfrac{8!}{(8-n)!}\cdot(9-n)!\cdot2!}{10!}$$

$$=\frac{2(9-n)}{9\cdot10}=\frac{9-n}{45}$$

III

〔解答〕

(1) $a=\dfrac{1}{4e}$，$y=\dfrac{3}{4}e^{-\frac{1}{2}}x-\dfrac{1}{2}e^{-\frac{1}{4}}$

(2) $\dfrac{1}{32}$

〔出題者が求めたポイント〕(数学 III・微分積分)

$f(x)=ax^3$，$g(x)=\dfrac{\log x}{x}$ とする

(1) $f(x)=g(x)$，$f'(x)=g'(x)$ から a，x，y を求める。
$y=f(x)$ の上の $(t,\ f(t))$ における接線の方程式は，
$y=f'(t)(x-t)+f(t)$

(2) 接点の x 座標を p とする。
$g(x)$ は $1>x$ のとき負になるので，$f(x)$ を 0 から p まで積分したものから $g(x)$ を 1 から p まで積分したものを引く。

$$\int_a^b\frac{1}{x}\log x\,dx=\left[(\log x)^2\right]_a^b-\int_a^b\log x\frac{1}{x}\,dx$$

従って，$\displaystyle\int_a^b\frac{1}{x}\log x\,dx=\frac{1}{2}\left[(\log x)^2\right]_a^b$

〔解答のプロセス〕

(1) $f(x)=ax^3$，$g(x)=\dfrac{\log x}{x}$ とする。

$ax^3=\dfrac{\log x}{x}$ より $\log x=ax^4$

$f'(x)=3ax^2$，$g'(x)=\dfrac{1-\log x}{x^2}$

$3ax^2=\dfrac{1-\log x}{x^2}$ より $\log x=1-3ax^4$

よって，$ax^4=1-3ax^4$ より，$x^4=\dfrac{1}{4a}$

よって，$\log x=\dfrac{1}{4}$ $\therefore x=e^{\frac{1}{4}}$

$a=\dfrac{1}{4x^4}=\dfrac{1}{4e}$，$y=\dfrac{1}{4e}e^{\frac{3}{4}}=\dfrac{1}{4}e^{-\frac{1}{4}}$

$f'(x)=\dfrac{3}{4e}e^{\frac{2}{4}}=\dfrac{3}{4}e^{-\frac{1}{2}}$

$y=\dfrac{3}{4}e^{-\frac{1}{2}}\left(x-e^{\frac{1}{4}}\right)+\dfrac{1}{4}e^{-\frac{1}{4}}=\dfrac{3}{4}e^{-\frac{1}{2}}x-\dfrac{1}{2}e^{-\frac{1}{4}}$

(2) $\displaystyle\int_0^{e^{\frac{1}{4}}}\frac{1}{4e}x^3dx=\left[\frac{1}{16e}x^4\right]_0^{e^{\frac{1}{4}}}$

$$=\frac{1}{16}$$

$$\int_1^{e^{\frac{1}{4}}}\frac{1}{x}\log x dx$$

$$=\left[(\log x)^2\right]_1^{e^{\frac{1}{4}}}-\int_1^{e^{\frac{1}{4}}}\frac{1}{x}\log x dx$$

よって，

$$\int_1^{e^{\frac{1}{4}}}\frac{1}{x}\log x dx=\frac{1}{2}\left[(\log x)^2\right]_1^{e^{\frac{1}{4}}}$$

$$=\frac{1}{32}$$

従って，$\frac{1}{16}-\frac{1}{32}=\frac{1}{32}$

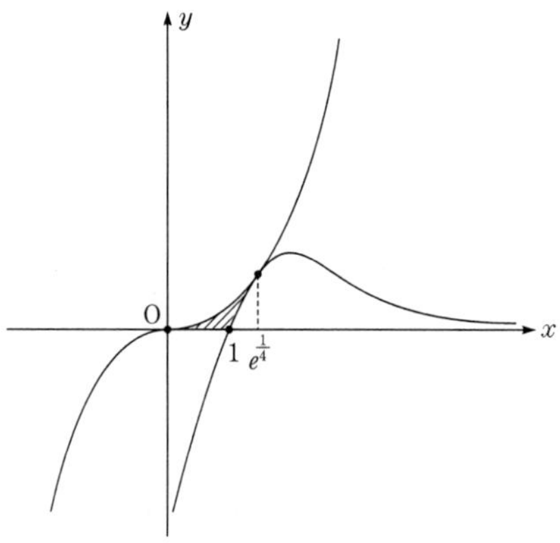

Ⅳ

〔解答〕

(1) $\overrightarrow{a_{n+2}}=-\overrightarrow{a_{n+1}}-\frac{1}{2}\overrightarrow{a_n}$ (2) $\overrightarrow{a_{n+4}}=-\frac{1}{4}\overrightarrow{a_n}$

(2) 線分の長さの和・$\frac{4+2\sqrt{3}}{3}$

〔出題者が求めたポイント〕

(数学B・ベクトル，数学Ⅲ・数列の極限)

(1) すべてのベクトルの始点を A として表す。

線分 QR の中点を S とすると，

$$\overrightarrow{AS}=\frac{\overrightarrow{AQ}+\overrightarrow{AR}}{2}$$

(2) (1)を利用して，$\overrightarrow{a_{n+4}}$ を $\overrightarrow{a_{n+3}}$，$\overrightarrow{a_{n+2}}$ で表して，$\overrightarrow{a_{n+3}}$ を $\overrightarrow{a_{n+2}}$，$\overrightarrow{a_{n+1}}$ で表し $\overrightarrow{a_{n+4}}$，$\overrightarrow{a_{n+3}}$ を消去する。

$\overrightarrow{a_{n+4}}$ と $\overrightarrow{a_n}$ の関係なので，$m=4n-3$ として，

$\ell_n=\overline{P_mP_{m+1}}+\overline{P_{m+1}P_{m+2}}+\overline{P_{m+2}P_{m+3}}+\overline{P_{m+3}P_{m+4}}$

とする。

$\overrightarrow{a_{n+4}}$ と $\overrightarrow{a_n}$ の関係より $\ell_{n+1}=r\ell_n$ を導く。

$$\sum_{n=1}^{\infty}cr^{n-1}=\frac{c}{1-r}$$

〔解答のプロセス〕

(1) $\overrightarrow{a_n}=\overrightarrow{P_nP_{n+1}}=\overrightarrow{AP_{n+1}}-\overrightarrow{AP_n}$

$\overrightarrow{a_{n+1}}=\overrightarrow{AP_{n+2}}-\overrightarrow{AP_{n+1}}$ より

$\overrightarrow{AP_{n+2}}=\overrightarrow{AP_{n+1}}+\overrightarrow{a_{n+1}}$

$$\overrightarrow{a_{n+2}}=\overrightarrow{AP_{n+3}}-\overrightarrow{AP_{n+2}}$$

$$=\frac{\overrightarrow{AP_n}+\overrightarrow{AP_{n+1}}}{2}-\overrightarrow{AP_{n+1}}-\overrightarrow{a_{n+1}}$$

$$=\frac{1}{2}(\overrightarrow{AP_n}-\overrightarrow{AP_{n+1}})-\overrightarrow{a_{n+1}}=-\frac{1}{2}\overrightarrow{a_n}-\overrightarrow{a_{n+1}}$$

従って，$\overrightarrow{a_{n+2}}=-\overrightarrow{a_{n+1}}-\frac{1}{2}\overrightarrow{a_n}$

(2) (1)を使うと，

$$\overrightarrow{a_{n+4}}=-\overrightarrow{a_{n+3}}-\frac{1}{2}\overrightarrow{a_{n+2}}$$

$$=-\left(-\overrightarrow{a_{n+2}}-\frac{1}{2}\overrightarrow{a_{n+1}}\right)-\frac{1}{2}\overrightarrow{a_{n+2}}$$

$$=\frac{1}{2}\overrightarrow{a_{n+2}}+\frac{1}{2}\overrightarrow{a_{n+1}}$$

$$=\frac{1}{2}\left(-\overrightarrow{a_{n+1}}-\frac{1}{2}\overrightarrow{a_n}\right)+\frac{1}{2}\overrightarrow{a_{n+1}}$$

$$=-\frac{1}{4}\overrightarrow{a_n}$$

$n+4$ と n の関係なので，$m=4k-3$ として，

$\ell_k=P_mP_{m+1}+P_{m+1}P_{m+2}+P_{m+2}P_{m+3}+P_{m+3}P_{m+4}$

とする。

$\ell_1=P_1P_2+P_2P_3+P_3P_4+P_4P_5$

$P_1P_2=1\sin 60^\circ=\frac{\sqrt{3}}{2}$，$P_2P_3=\frac{1}{2}$

$P_3P_4=\frac{1}{2}\sin 30^\circ=\frac{1}{4}$，$P_4P_5=\frac{1}{4}$

($\because \triangle P_3P_4P_5$ が正三角形)

$\overrightarrow{a_{n+4}}=-\frac{1}{4}\overrightarrow{a_n}$ より $\ell_{k+1}=\frac{1}{4}\ell_k$

$$\ell_k=\left(\frac{\sqrt{3}}{2}+\frac{1}{2}+\frac{1}{4}+\frac{1}{4}\right)\left(\frac{1}{4}\right)^{r-1}=\frac{2+\sqrt{3}}{2}\left(\frac{1}{4}\right)^{r-1}$$

$$\sum_{k=1}^{\infty}\ell_k=\frac{2+\sqrt{3}}{2}\ \frac{1}{1-\frac{1}{4}}=\frac{4+2\sqrt{3}}{3}$$

Ⅴ

〔解答〕

(1) $\left(\frac{5}{4}\pi-1\right)r^2+4r$ (2) $\frac{11}{3}\pi-\frac{4}{3}$

〔出題者が求めたポイント〕(数学Ⅲ・積分法)

(1) 図を描いて面積を計算する。

(2) 中心からの高さ t で球を切ったときの断面の円の半径を r' として，r' を r，t で表す。(1)の r を r' として，t を 0 から r まで積分して 2 倍する。

$\int_0^r\sqrt{r^2-t^2}dt$ は $t=r\sin\theta$ として置換積分する。

〔解答のプロセス〕

(1) $2\left(\frac{1}{2}\pi r^2\right)+\frac{1}{4}\pi r^2+2(2r)-r^2$

$$=\left(\frac{5}{4}\pi-1\right)r^2+4r$$

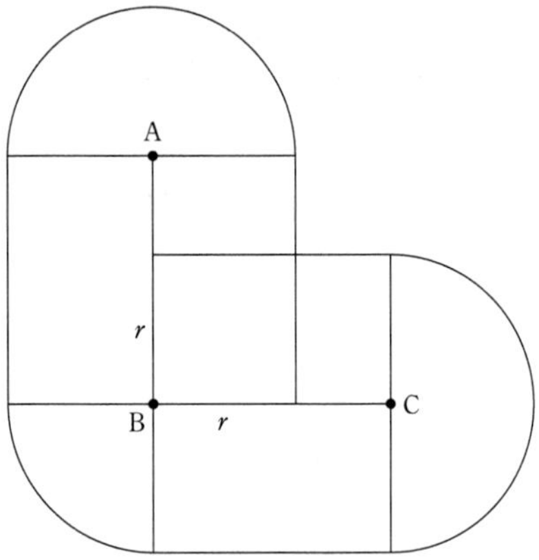

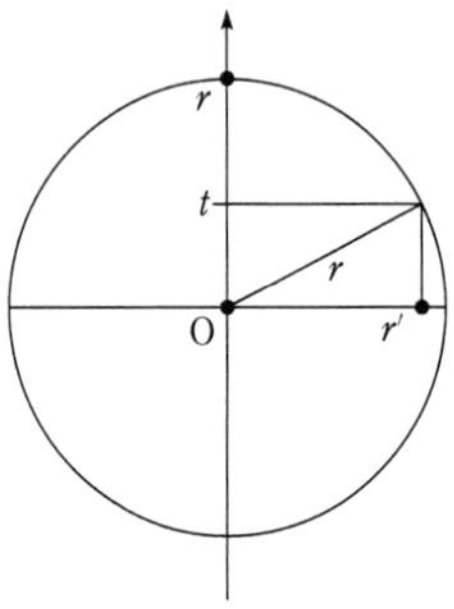

(2) 中心からの高さを t とする。高さ t の平面で球を切ったときの円の半径を r' とすると，$r'=\sqrt{r^2-t^2}$ 従って，この立体の高さ t における断面積は，

$\left(\frac{5}{4}\pi-1\right)(r^2-t^2)+4\sqrt{r^2-t^2}$

立体の体積を V とする。

$2\int_0^r\left(\frac{5}{4}\pi-1\right)(r^2-t^2)dt$

$=2\left(\frac{5}{4}\pi-1\right)\left[\ r^2t-\frac{1}{3}t^2\ \right]_0^r=\frac{5\pi-4}{3}r^3$

$2\int_0^r 4\sqrt{r^2-t^2}dt=8\int_0^r\sqrt{r^2-t^2}dt$

$t=r\sin\theta$ とする。$\frac{dt}{d\theta}=r\cos\theta$

$t=0\to r$ のとき，$\theta=0\to\frac{\pi}{2}$

$8\int_0^r\sqrt{r^2-t^2}dt$

$=8\int_0^{\frac{\pi}{2}}r^2\cos^2\theta\,d\theta$

$=4r^2\int_0^{\frac{\pi}{2}}(1+\cos2\theta)\,d\theta=4r^2\left[\theta+\frac{1}{2}\sin2\theta\right]_0^{\frac{\pi}{2}}$

$=2\pi r^2$

従って，$\mathrm{V}=\frac{5\pi-4}{3}r^3+2\pi r^2$

$r=1$ のとき，$\mathrm{V}=\frac{5\pi-4}{3}+2\pi=\frac{11}{3}\pi-\frac{4}{3}$

物 理

解答

26年度

I

〔解答〕

問 1. (1) $\frac{1}{2}mv_1^2-\frac{1}{2}mv_0^2$ (2) $\frac{m(v_0^2-v_1^2)}{2L}$

(3) mv_1-mv_0 (4) $\frac{2L}{v_1+v_0}$

問 2. (1) $-\frac{f}{m}$ (2) $\frac{4mv_0}{5f}$ (3) $\frac{v_0}{5}$

(4) $\frac{12mv_0^2}{25f}$

問 3. (1) $(1+e)v_2$ (2) $-ev_2+\frac{ft}{4m}$ (3) $e=\frac{5}{8}$

〔解答のプロセス〕

問 1. (1) 運動エネルギーの変化量$=\frac{1}{2}mv_1^2-\frac{1}{2}mv_0^2$

(2) 動摩擦力をfとする。運動エネルギーの変化量＝動摩擦力がした仕事より

$$\frac{1}{2}mv_1^2-\frac{1}{2}mv_0^2=-fL$$

$$\therefore\quad f=\frac{m(v_0^2-v_1^2)}{2L}$$

(3) 運動量の変化量＝物体が受けた力積より

求める力積 $I=mv_1-mv_0$

(4) 動摩擦力は左向きにはたらくことに注意して

$$求める時間\ \Delta t=\frac{I}{-f}=\frac{mv_1-mv_0}{-\frac{m(v_0^2-v_1^2)}{2L}}=\frac{2L}{v_1+v_0}$$

問 2. (1) 小物体 A に対する運動方程式 $ma_A=-f$ より

$$a_A=-\frac{f}{m}$$

(2) 物体 B に対する運動方程式 $4ma_B=+f$ より

$$a_B=\frac{f}{4m}$$

床に対する速度が等しいことから，$v=a_Bt=v_0+a_At$

$$\therefore\quad t=\frac{v_0}{a_B-a_A}=\frac{v_0}{\frac{f}{4m}-\left(-\frac{f}{m}\right)}=\frac{4mv_0}{5f}$$

(3) $v=a_Bt=\frac{f}{4m}\times\frac{4mv_0}{5f}=\frac{v_0}{5}$

(4) 移動距離$=v_0t+\frac{1}{2}a_At^2$

$$=v_0\times\frac{4mv_0}{5f}+\frac{1}{2}\left(-\frac{f}{m}\right)\left(\frac{4mv_0}{5f}\right)^2$$

$$=\frac{12mv_0^2}{25f}$$

問 3. (1) 衝突の間の小物体 A と物体 B の摩擦力による力積が無視できることより，床に対する小物体 A，物体 B の速度はそれぞれ，v_2，$-ev_2$ であるから，

物体 B に対する小物体 A の相対速度$=v_2-(-ev_2)$
$=(1+e)v_2$

(2) 物体 B が受ける動摩擦力は右向きであるから

$$v_B=-ev_2+a_Bt=-ev_2+\frac{ft}{4m}$$

(3) 小物体 A の床に対する速度 v_A は

$$v_A=v_2+a_At=v_2-\frac{f}{m}t$$

物体 B は負の向きに運動していることに注意して

$$\begin{cases}\frac{v_2}{2}=ev_2-\frac{ft}{4m}\\ \frac{v_2}{2}=v_2-\frac{ft}{m}\end{cases}$$

両式より $\frac{ft}{m}$ を消去して $e=\frac{5}{8}$

II

〔解答〕

問 1. (1) $\sin i=\frac{b}{R}$ (2) $\sin r=\frac{b}{nR}$

(3) $x=i-r$ (4) $\theta_0=2(i-r)$

(5) $\theta_1=180°-4r+2i$

問 2. (1) (カ) (2) (イ) 問 3. (1) 42° (2) 51°

問 4. a (イ) b (ア) c (ア) d (ウ) e (エ)

〔解答のプロセス〕

問 1. (1) $\sin i=\frac{b}{R}$

(2) 屈折の法則より

$$1\times\sin i=n\sin r$$

$$\therefore\quad \sin r=\frac{\sin i}{n}=\frac{b}{nR}$$

(3) 点 B_0 での接線を境界面とする反射だから

$$\angle AB_0O=\angle B_1B_0O$$

また，$\triangle OAB_0$ と $\triangle OB_0B_1$ はともに二等辺三角形なので

$$\angle OB_1B_0=r$$

したがって，1 次光は点 B_1 で入射角を r とする屈折をすることになる。

屈折の法則より屈折角$=i$

$$\therefore\quad x=i-r$$

(4)

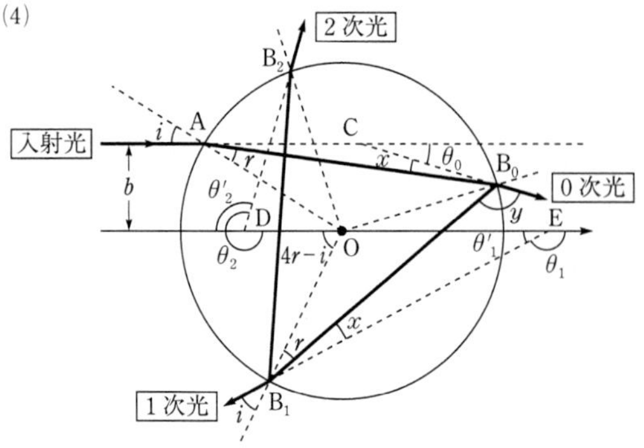

$\angle CAB_0 = i - r$ だから，

$\theta_0 = \angle CAB_0 + \angle CB_0A = 2(i - r)$

(5) $\angle AOB_1 = 4r$ だから，$\angle DOB_1 = 4r - i$

$\therefore\ \theta_1 = \{180° - (4r - i)\} + i = 180° - 4r + 2i$

問2. (1) $\theta_1' \geqq 41°$ をみたす $\dfrac{b}{R}$ の範囲は

$$0.789 \leqq \frac{b}{R} \leqq 0.914$$

だから $\dfrac{b}{R}$ の幅 $= 0.914 - 0.789 = 0.125 \fallingdotseq 12.5\%$

(2) $40° \leqq \theta_1' \leqq 41°$ をみたす $\dfrac{b}{R}$ の範囲は

$0.757 \leqq \dfrac{b}{R} \leqq 0.789$ と $0.914 \leqq \dfrac{b}{R} \leqq 0.931$

したがって，

$$\frac{b}{R} \text{の幅} = (0.789 - 0.757) + (0.931 - 0.914)$$
$$= 0.049 = 4.9\%$$

問3. (1) θ_1' の極値 $= 42°$

(2) θ_2' の極値 $= 50.9°$

球の下半分に入射した光の経路は，上半分に入射した場合を上下反転にしたものであるから，

求める $\theta_2' = 50.9° = 51°$ となる。

問4. 屈折の法則 $\sin i = n \sin r$ より　a. 小さくなる

$\theta_1 = 180° - 4r + 2i$ より　b. 大きくなる

$\theta_2 = 2i - 6r + 360°$ より　c. 大きくなる

$\theta_1' = 180° - \theta_1$ より紫色の光は橙色に比べて θ_1' は小さい。　d. 内側

また，$\theta_2' = \theta_2 - 180°$ より紫色の光は橙色に比べて θ_2' は大きい。　$\therefore$ e. 外側

III

〔解答〕

問1. (1) $-\dfrac{qvB_0}{m}$

(2) (a) $-q(v - v')B_0$　(b) $-qv'B_0$

問2. (1) $\dfrac{\mu_0 I}{2\pi r}$　(2) x 成分：$-vB$，y 成分：O

(3) x 成分：$-v'B\cos\theta$，y 成分：$-v'B\sin\theta$

問3. (1) $\dfrac{Q}{\varepsilon_0}$ 本　(2) $\dfrac{N}{2\pi rh}$

(3) $\dfrac{\lambda}{2\pi\varepsilon_0 r}$　(4) $-\varepsilon_0\mu_0 v'I$ 〔c/m〕

〔解答のプロセス〕

問1. (1) 粒子は x 軸負の向きに qvB_0 の大きさのローレンツ力を受けるから，求める加速度 $a = \dfrac{-qvB_0}{m}$

(2) (a) ローレンツ力の x 成分 $= -q(v - v')B_0$

(b) $-qvB_0 = F_x - q(v - v')B_0$

$\therefore\ F_x = -qv'B_0$

問2. (1) $B = \mu_0 H = \mu_0 \times \dfrac{I}{2\pi r}$

(2) 電流がつくる磁場の方向は，原点を中心とする円の接線方向で，向きは z 軸方向からみて反時計回りになる。

このとき，電場 E は，問1と仮説より原点に向かう向きに生じる。

E の大きさは $v'B$ であるから

$E_x = -v'B\cos\theta$，$E_y = -v'B\sin\theta$

となる。

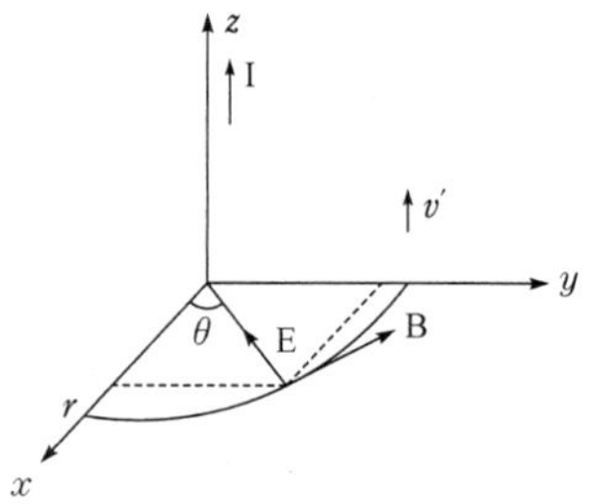

(3) 観測者の速度が変化しなければ，電場は観測者の位置によって変化しない。

問3. (1) 半径 r〔m〕の球面の表面積 $= 4\pi r^2$〔m^2〕であるから，

$$\text{求める電気力線数} = E \times 4\pi r^2$$
$$= \frac{Q}{4\pi\varepsilon_0 r^2} \times 4\pi r^2 = \frac{Q}{\varepsilon_0}\text{〔本〕}$$

(2) 側面の面積 $= 2\pi rh$ であるから，

$$\text{電気力線密度} = \frac{N}{2\pi rh}\text{〔本/}m^2\text{〕}$$

(3) 電気力線数 $N = \dfrac{Q}{\varepsilon_0} = \dfrac{\lambda h}{\varepsilon_0}$ だから

$$\text{電気力線密度} = \frac{\left(\dfrac{\lambda h}{\varepsilon_0}\right)}{2\pi rh} = \frac{\lambda}{2\pi\varepsilon_0 r}$$

(4) 電場の向きも考慮して

$$-v'B = E_x = \frac{\lambda}{2\pi\varepsilon_0 r}$$

$$\therefore\ \lambda = -2\pi\varepsilon_0 rv'B = -2\pi\varepsilon_0 rv' \times \frac{\mu_0 I}{2\pi r}$$
$$= -\varepsilon_0\mu_0 v'I$$

化 学

解答　26年度

I

〔解答〕

問 1. (ア) $x(1-\alpha)$　(イ) $x\alpha$　(ウ) $x\alpha$　　問 2. 大き

問 3. (オ) $y(1-\beta)$　(カ) $y\beta$　(キ) $y\beta$

問 4. $\dfrac{x\alpha^2}{1-\alpha}$　　問 5. $\sqrt{\dfrac{K_a}{x}}$　　問 6. $\dfrac{y\beta^2}{1-\beta}$

問 7. $\sqrt{\dfrac{K_h}{y}}$　　問 8. $\sqrt{y\cdot K_h}$　　問 9. $\dfrac{K_w}{K_a}$

問 10. $\sqrt{\dfrac{y\cdot K_w}{K_a}}$　　問 11. 2.6　　問 12. 9.0

〔出題者が求めたポイント〕

酢酸の電離平衡，酢酸ナトリウムの加水分解，pH

〔解答のプロセス〕

①の電離平衡で，$[CH_3COO^-]=[H^+]=x\alpha$

⑤の電離平衡で，$[CH_3COOH]=[OH^-]=y\beta$

であることに留意する。

⑤の平衡定数は，

$$K'=\frac{[CH_3COOH][OH^-]}{[CH_3COO^-][H_2O]}$$

$[H_2O]$は一定とみなせるので，⑥式になる。

⑥式の右辺の分母と分子にそれぞれ$[H^+]$をかけると，

$$K_h=\frac{[CH_3COOH]}{[CH_3COO^-][H^+]}\cdot[H^+][OH^-]=\frac{K_w}{K_a}$$

問 11. $[H^+]=\sqrt{x\cdot K_a}=\sqrt{2.8\times10^{-1}\times2.8\times10^{-5}}$

$=2.8\times10^{-3}$

$\therefore$ pH $=-\log2.8\times10^{-3}=3-\log2.8$

ここで，$\log2.8=\log\dfrac{2^2\times7}{10}=2\log2+\log7-1$

$=2\times0.30+0.85-1=0.45$

pH $=3-0.45=2.55\fallingdotseq2.6$

問 12. $[OH^-]=\sqrt{2.8\times10^{-1}\times\dfrac{1.0\times10^{-14}}{2.8\times10^{-5}}}$

$=\sqrt{1.0\times10^{-10}}=1.0\times10^{-5}$

$\therefore[H^+]=\dfrac{1.0\times10^{-14}}{1.0\times10^{-5}}=1.0\times10^{-9}$

よって，pH $=-\log1.0\times10^{-9}=9.0$

II

〔解答〕

問 1. (ア) 典型　(イ) 遷移　(ウ) 酸化数　(エ) 不動態

(オ) 橙赤　(カ)黄

問 2. (A) H_2　(B) H_2　　問 3. (i) 7　(ii) 6

問 4. $MnO_4^-+8H^++5e^-\rightarrow Mn^{2+}+4H_2O$

問 5. $2MnO_4^-+16H^++10Cl^-\rightarrow2Mn^{2+}+8H_2O+5Cl_2$

問 6. $MnO_4^-+2H_2O+3e^-\rightarrow MnO_2+4OH^-$

問 7. $Cr_2O_7^{2-}+14H^++6e^-\rightarrow2Cr^{3+}+7H_2O$

問 8. $Cr_2O_7^{2-}+2OH^-\rightarrow2CrO_4^{2-}+H_2O$

〔出題者が求めたポイント〕

周期表，典型元素と遷移元素，酸化還元反応，電子を含むイオン反応式

〔解答のプロセス〕

問 2. (A) $Mn+2H^+\rightarrow Mn^{2+}+H_2$

(B) $Cr+2H^+\rightarrow Cr^{2+}+H_2$

Cr^{2+}はすぐ酸化され，Cr^{3+}(緑色)になる。

問 5. $MnO_4^-+8H^++5e^-\rightarrow Mn^{2+}+4H_2O$　…①

$2Cl^-\rightarrow Cl_2+2e^-$　…②

[①×2＋②×5]を計算すると，

$2MnO_4^-+16H^++10Cl^-\rightarrow2Mn^{2+}+8H_2O+5Cl_2$

問 6. $MnO_4^-+H_2O+(\quad)e^-\rightarrow MnO_2+OH^-$

反応物と生成物が分らないと難しい。中性または塩基性の条件なのでH^+は入ってこない。e^-の数は，Mn の酸化数に注目すると容易にわかる。

$+7\rightarrow+4$　酸化数は 3 減少している。故に，係数は 3 となる。

問 8. $Cr_2O_7^{2-}+2OH^-\rightarrow2CrO_4^{2-}+H_2O$

酸化数は，変化していない。酸・塩基反応である。

III

〔解答〕

問 1. ①アミン　②アニリン　③赤紫

④アニリンブラック　⑤亜硝酸ナトリウム

⑥ジアゾカップリング

問 2. エ

問 3. A.

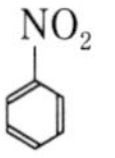

B.

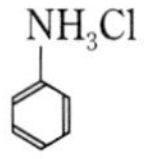

(i) 3　(ii) 14　(iii) 3　(iv) 4

問 4. 48 g　　問 5. イ，キ，ク　　問 6. 1 つ

問 7.

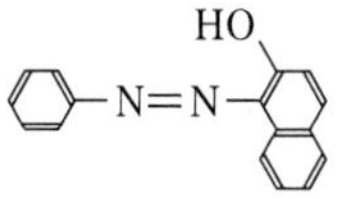

問 8. 39%

〔出題者が求めたポイント〕

アミン，アニリンの合成，アゾ染料，フェノールの性質

化学反応の量的関係

〔解答のプロセス〕

問 1. ①の例；CH_3NH_2(メチルアミン)

問 2. CH_3NH_2 は NH_3 より強い塩基性を示すが，弱塩基性である。

問 3. B はアニリン塩酸塩である。

問 4. 問 3 の反応式から，スズの物質量を x〔mol〕とすると，

$\dfrac{25}{93}:x=2:3$　　$\therefore x=0.269$ mol

その質量は，$0.269\times119=47.98\fallingdotseq48$ g

問 5. この C を生じる反応式は，

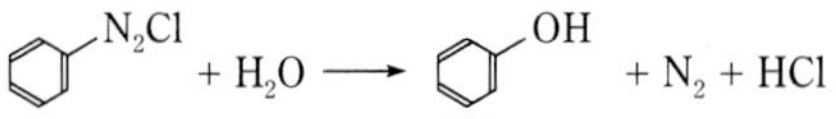

(C)

(イ) フェノールの酸性は，CO_2 の水溶液(炭酸水)より弱い。

$CO_2 + H_2O \rightarrow H^+ + HCO_3^-$ と電離する。

(キ) $-OH$ があるため融点が高い。

(ク) 例えば，Br_2 とは容易に反応し，

2,4,6－トリブロモフェノールを生じる。

問 6. 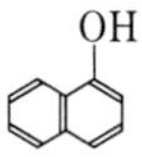 と 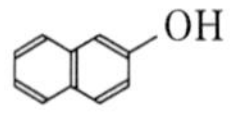 が異

(1－ナフトール)　　(2－ナフトール)

性体。

問 8. 理論値は，

アニリン $\dfrac{9.3}{93} = 0.10$ mol から

(e)は，$0.10 \times 248 = 24.8$ g 得られる。

したがって，収率は，

$$\frac{9.6}{24.8} \times 100 = 38.7 \fallingdotseq 39\%$$

Ⅳ

〔解答〕

問 1. (ア) 脱水　(イ) 水素　(ウ) ペプチド

(エ) グリシン　(オ) 不斉　(カ) グリコシド

(キ) アミロース　(ク) アミロペクチン

問 2. (1) a　(2) 5.6×10^{-2} mol　(3) 18

(4) 5.0×10^3 個　(5) 2.5×10^2 個

問 3. (1) $C_6H_{12}O_6$(固) $= 2C_2H_5OH$(液) $+ 2CO_2 + 140$ kJ

(2) 1.1 mol　(3) 1.5×10^3 kJ

〔出題者が求めたポイント〕

生体高分子，デンプンの構造，熱化学方程式

〔解答のプロセス〕

問 2. (a)～(d)の特徴をつかむことが必要である。

(a)は，1 位の $-OH$ がグリコシド結合に使われているので，還元性がない。このため「非還元末端部分」と言える。

(d)は，1 位の $-OH$ が，開環し，アルデヒド基になるので還元性がある。このため「還元末端部分」と言える。

(2)　(B)の分子量は，222 であるから，

$$\frac{12.4}{222} = 0.0558 \fallingdotseq 5.6 \times 10^{-2} \text{ mol}$$

(3)　(A) $\dfrac{0.732}{236} = 3.10 \times 10^{-3}$ mol

(B) $\dfrac{12.4}{222} = 5.58 \times 10^{-2}$ mol

(C) $\dfrac{0.645}{208} = 3.10 \times 10^{-3}$ mol

∴物質量比は，

$3.10 \times 10^{-3} : 5.58 \times 10^{-2} : 3.10 \times 10^{-3}$

$= 1 : 18 : 1$

(4)　デンプンの分子式は，$(C_6H_{10}O_5)_n$

$$n = \frac{8.1 \times 10^5}{1.62 \times 10^2} = 5.0 \times 10^3$$

(5)　図 1 の(c)の所で分枝している。(c)から(C)が生じる。

デンプンの物質量は，$\dfrac{10.0}{8.1 \times 10^5} = 1.23 \times 10^{-5}$ mol

したがって，枝分かれの数は，

$$\frac{0.645/208}{1.23 \times 10^{-5}} = 2.52 \times 10^2 \fallingdotseq 2.5 \times 10^2$$

問 3.

(1)　$C_6H_{12}O_6$(固) $+ 6O_2$(気)

$= 6CO_2$(気) $+ 6H_2O$(液) $+ 2876$ kJ　…①

C_2H_5OH(液) $+ 3O_2$(気)

$= 2CO_2 + 3H_2O$(液) $+ 1368$ kJ　…②

[①－②×2]を計算すると，

$C_6H_{12}O_6$(固)

$= 2C_2H_5OH$(液) $+ 2CO_2$(気) $+ 140$ kJ

(2)　グルコースは，$\dfrac{100}{180} = 0.556$ mol

生成する ATP は，

$0.556 \times 2 = 1.11 \fallingdotseq 1.1$ mol　生成する。

(3)　得られたエタノールは，

$\dfrac{100}{180} \times 2 = 1.11$ mol

したがって，熱量は，

$1368 \times 1.11 = 1519.9 \fallingdotseq 1.5 \times 10^3$ kJ

生 物

解答　26年度

I 神経・筋肉

〔解答〕

問1　イ，エ　　問2　エ，オ

問3　a. 6　　b. 9　　c. 10　　d. 1

問4　伝導速度：30 m/ 秒

筋肉が収縮するまでの時間：2.5 ミリ秒

問5　(1)ア．アクチンフィラメント

イ．ミオシンフィラメント　　ウ．Z 膜

(2)

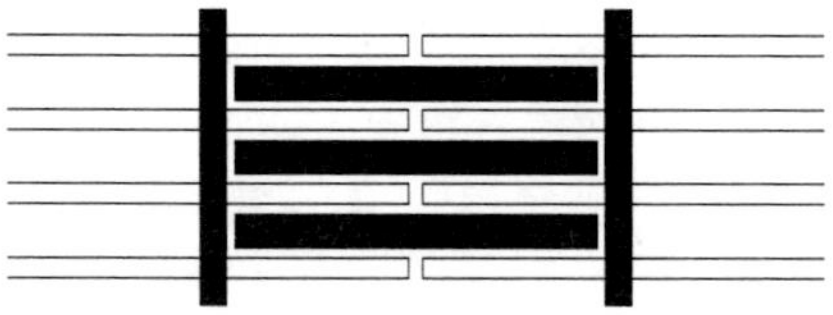

〔出題者が求めたポイント〕

問1　ア．大脳の皮質と脊髄の髄質には神経細胞の細胞体，大脳の髄質と脊髄の皮質には軸索(神経繊維)が集まっている。

ウ．中枢神経系には脳と脊髄が含まれる。

オ．神経伝達物質は軸索の末端から分泌される。

問2　ア．活動電位は軸索を伝わるうちに減衰されない。

イ．閾値は神経細胞によって異なる。

ウ．閾値以上の刺激で活動電位を生じる。

問3　ア．屈筋反射は脊髄反射。

イ．心臓の拍動促進は交感神経。

ウ．瞳孔の収縮は副交感神経。

エ．古典的条件付け(条件反射)は習得的行動で大脳のはたらき。

問4　電気刺激した 2 地点間の距離差と収縮までの時間差から伝導速度を求める。

(60 − 15)/(4.5 − 3) = 30 mm/ ミリ秒。伝導速度から，興奮が運動神経の末端に達する時間を求めると筋肉が収縮するまでの時間差がわかる。

問5　骨格筋の収縮は，ミオシンフィラメントがアクチンフィラメントを手繰り寄せることで起こる。

II 腎臓

〔解答〕

問1　濃縮率：クレアチニン　　原尿量：150 L

問2　イ，ウ　　問3　エ，キ

〔出題者が求めたポイント〕

問1　濃縮率は「尿中の濃度 / 血しょう中の濃度」で求める。クレアチニンは再吸収されず，すべて尿中に排出されることから，

「尿量×クレアチニンの濃縮率 = 原尿量」となる。

問2　時間経過とともに Q さんの尿量が大きく増えていること，P さんの尿量に大きな変化がないことから，Q さんが水を P さんが生理食塩水を飲んだことがわかる。実験後の体液浸透圧は，P さんは変わらず，Q さんは低くなったと考えられる。

問3　水を飲むことで体液浸透圧が低下する。すると，原尿の量は多くなる。腎臓における水の再吸収は，近位細尿管と集合管で行われる。近位細尿管では，原尿中の物質が能動輸送で再吸収され，間質の浸透圧が上昇することで水が再吸収される。集合管ではバソプレシンのはたらきで水が再吸収される。また，遠位細尿管では Na^+ と Cl^- が再吸収されている。バソプレシンは抗利尿ホルモンとも呼ばれ，集合管で水の再吸収を促進し，体液浸透圧の上昇を抑制するはたらきがある。体液浸透圧が低下した場合は血液中のバソプレシン濃度が低下して，薄い尿を多量に排出する。

III タンパク質，ヘモグロビン

〔解答〕

問1　tRNA は連続する 3 塩基が 1 つのアミノ酸と対応する。4 種類の塩基を 3 塩基ならべる組合せは 64 通りになるので，生体を構成するアミノ酸 20 種類より多くなる。

問2　a. 水素結合　　b. α ヘリックス，β シート

問3　三次構造をとったポリペプチドが複数あわさって構成される構造。

問4　a. 3

b. セリン−アルギニン−アルギニン，・・・・

プロリン−バリン−グルタミン酸，・・・・

問5　5.1 mL

問6　a. イ

b. 貧血になると，正常の場合に比べて，より多くの酸素をヘモグロビンから解離できるようになるため。

〔出題者が求めたポイント〕

問1　生体を構成するアミノ酸は 20 種類ある。アミノ酸を指定する塩基配列は連続する 3 塩基でひとつのコドンとなる。塩基は 4 種類あるのでその組合わせは 4^3 で 64 通りとなる。終止コドンとしてアミノ酸を指定しないコドンも存在するが，タンパク質の種類 20 種類より多くなる。

問3　タンパク質の構造は，アミノ酸の配列を一次構造，水素結合による部分的な立体構造を二次構造，疎水結合や S−S 結合などによる複雑な立体構造を三次構造と呼ぶ。

問4　a. 問題文中にある mRNA の部分配列のどの部分からコドンが始まるかによって，生成されるペプチドが変わる。

1 番目の C から始まると

「…ロイシン−プロリン−リシン…」，

2 番目の U から始まると

「…セリン−アルギニン−アルギニン…」,
3番目のCから始まると
「…プロリン−グルタミン酸−グルタミン酸…」
となる。

b. 正常型の場合と同様に考えるが，1番目のCからコドンを始めると3つめのコドンが終止コドンとなり「…ロイシン−プロリン」でアミノ酸配列が止まってしまう。

問5 酸素濃度(相対値)が100における酸素ヘモグロビンの割合は98%，酸素濃度が50における酸素ヘモグロビンの割合は70%となり，その差28%分の酸素が組織に供給される。
よって，1.3×0.28×14≒5.1となる。

問6 貧血とは，血液中のヘモグロビン濃度が低下して酸素運搬能力が低下した状態をいう。貧血になると，赤血球内の解糖の途中でつくられる2，3−ジホスホグリセリン酸が多くなり，ヘモグロビン分子に作用して酸素の解離を増大させる。したがって，ヘモグロビン酸素飽和度が低下する。

Ⅳ 系統

〔解答〕

問1 旧口動物は原口が口になり，新口動物は原口が肛門になる。

問2 あ．端細胞　い．原体腔　う．真体腔

問3 b，g

問4 1. 神経管　2. 脊椎骨　3. 脊髄

問5 ①B　②C　③A　④D

問6 遺伝情報としてのはたらきをもたない部分。

問7 名称：ミトコンドリア　理由：③，⑤

問8 a. プライマー　b. DNAポリメラーゼ
c. 1024
X. 高温でDNAを合成することができる。

〔出題者が求めたポイント〕

問3 旧口動物で真体腔をもつのは，環形動物，軟体動物，節足動物である。

問5 塩基配列の違いは時間とともに蓄積されることから，塩基配列の違いが大きいほど分岐が早く起こったと考える。BとDが塩基配列の違いの度合いが最も大きく，類縁関係が最も遠いこととなり，①と④のどちらかに位置することがわかる。次に，違いの度合いが最も小さいのは，AとDであることから，④がD，③がAとわかる。すると，①がB，②がCとなる。

問6 DNAの塩基配列の全てが遺伝情報になっているわけではない。自然選択の影響を最も受けない部分はこのような部分である。

問7 ミトコンドリアDNAは核DNAより小さい。塩基の種類は核DNAと同じである。ミトコンドリアは二重膜に包まれているが，紫外線を受ければDNAが損傷する。

平成25年度

問　題　と　解　答

英語

問題

25年度

I [1] ～ [10] の（　　）に入る最も適当な語(句)を①～④より選び，その番号をマークしなさい。

[1] They have been on bad (　　) for years even though they have to work in the same department.
① accounts　② reasons　③ regards　④ terms

[2] One way (　　), Robert will pay for what he's done.
① and other　② but otherwise　③ or another　④ so the other

[3] Three sites are (　　) consideration for the new factory.
① above　② of　③ under　④ with

[4] It is the world's most competitive and (　　) cycling race.
① demand　② demanding　③ demands　④ to demand

[5] I was aware of some of the studies in parapsychology that were being conducted at major universities across the country, but they did not (　　) my attention.
① fold　② hold　③ pay　④ stand

[6] The promotion would make her about $750 a year (　　) off.
① better　② change　③ clear　④ head

[7] "Does he have reasons for not wanting to join the club?"　"None (　　)."
① how he knows of　② that I know of
③ who he knows　④ whom I know

[8] They ask only a (　　) of what a physician would charge.
① flattery　② fraction　③ fracture　④ friction

[9] In the (　　) of any evidence, the police had to let Myers go.
① absence　② case　③ time　④ way

[10] The Foreign Minister held talks with his German (　　).
① alternative　② coincidence　③ counterpart　④ diplomacy

II [11] ～ [15] の英文において，下線部①～④に誤りがあれば，その番号をマークしなさい。

誤りがなければ⑤をマークしなさい。

[11] Neither of my parent① was a big② reader so③ we didn't have that④ many books in the house.

[12] After the TV crew had waited① for better weather for six weeks, it had to② retire defeated③, with its job not done④.

[13] We look forward① to her assuming② a position of greater important③ for environmental concerns④.

[14] Over Greenland, there seems① to have been② more winds blowing③ from south to north rather④ than from west to east.

[15] When sea level falls, the oceans① recede from② the continents, exposed③ vast areas of continental shelf to④ the atmosphere.

III 16【　】～ 25【　】に入る最も適当な語を，【　】内の①～③または①～④より選び，その番号をマークしなさい。

When hospitals want to make a name for themselves, they spend on reputations and technology—on the esteemed surgeon or the top-of-the-line gamma knife and the star radiologist to operate it. Such investments attract publicity as well as patients 16【 ① looking ② providing ③ seeking 】 the best available health care. Lately, though, some hospitals have been making an 17【 ① uncompounded ② undertaken ③ unexpected 】 discovery. The kinds of expenditures that truly improve patient care 18【 ① are ② come ③ comes ④ is 】 often not directed at the top of their pay scale, with the famous specialists, but rather at the bottom, with the 19【 ① anonymous ② infamous ③ unanimous 】 janitors.

Hospitals have reached this realization while trying to cope with an alarming trend. Over the past decade the organisms that cause most infections in 20【 ① hospitalized ② hospitalizing ③ prevented ④ preventing 】 patients have become more difficult to treat. One reason is increasing drug resistance; some infections now respond to only one or two drugs in the vast armamentarium of antibiotics. But the problem also arises because the cast of organisms has changed.

Just a few years ago the poster bug for nasty bacteria that 21【 ① activate ② attack ③ support ④ treat 】 patients in hospitals was MRSA, or methicillin-resistant *Staphylococcus aureus*. Because MRSA clings to the skin, the chief strategy for limiting its spread was 22【 ① careless ② modest ③ thorough 】 hand washing. Now, however, the most dangerous bacteria are the ones that 23【 ① supply ② survive ③ vanish ④ vary 】 on inorganic surfaces such as keyboards, bed rails and privacy curtains. To get rid of these germs, hospitals must rely on the staff members who know every nook and cranny in each room, as well as which cleaning products contain 24【 ① that ② when ③ where ④ which 】chemical compounds.

"Hand hygiene is very, very important," says Michael Phillips, a hospital epidemiologist at New York University Langone Medical Center who has been studying this problem. "But we are 25【 ① becoming ② coming ③ returning ④ visiting 】 to understand that it is one of just several important interventions necessary to break the chain of infection that threatens our patients."

(注) janitor: 清掃作業員
MRSA: メチシリン耐性黄色ブドウ球菌

(出典 Maryn McKenna. The Science of Health. In: Scientific American: Beyond the Limits of Science. September 2012)

IV 次の英文を読んで，以下の設問に答えなさい。

Participatory learning is happening now—not in the future, but now. Those coming into our educational system rely on participatory learning for information about virtually everything in their lives. Adults, too, turn first to the Internet and the "wisdom of crowds" and "smart mobs" to [26] [27] [28] [29] [30] [ ] car to buy, which cell phone service to use, which restaurants to frequent, and even which form of heart surgery promises the best results with the least [31]. Business and other professions turn more and more to collaborative learning forms. Again, this is not the future. This is the condition of life now, in 2009, for a majority certainly in the global north but increasingly through the use of mobile technologies in the global south, too.

This puts education and educators in the position of bringing up the rearguard, of holding desperately to the fragments of an educational system which, in its form, content, and assessments, is deeply rooted in an antiquated [32] of learning. Every university in the global north, of course, is spending large sums of money revamping its technology offerings, creating great wired spaces where all forms of media can be accessed from the classroom. But how many have actually rethought the modes of organization, the structures of [33], and the relationships between and among groups of students, faculty, and others across campus or around the world? That larger challenge—to harness and focus the participatory learning methods in which our students are so accomplished—is only now beginning to be introduced and typically in relatively rare and isolated formats.

Most university education, certainly, is founded on ideas of individual training, discrete disciplines, and isolated achievement and [34]. What we want to ask is how much this very paradigm of individual achievement supports the effective learning styles of today's youth and prepares them for increasingly connected forms of civic participation and global commerce—or how much [記述A]<u>it</u> is at odds with contemporary culture. That needs to be stated more forcefully: The future of [35] learning institutions is past—*it's over*—unless those directing the course of our learning institutions realize, now and urgently, the necessity of fundamental and foundational change.

(注) revamp: make changes in the structure (of something)
harness: gain control over for a particular end

(出典 Cathy N. Davidson/David Theo Goldberg. The Future of Learning Institutions in a Digital Age. Cambridge, Mass.: MIT Press; 2009)

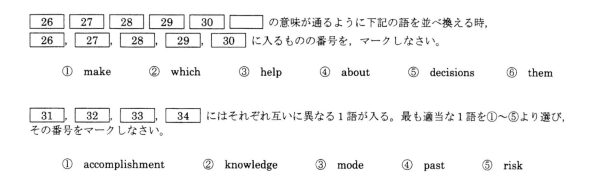

[26] [27] [28] [29] [30] [ ] の意味が通るように下記の語を並べ換える時，[26]，[27]，[28]，[29]，[30] に入るものの番号を，マークしなさい。

① make　② which　③ help　④ about　⑤ decisions　⑥ them

[31]，[32]，[33]，[34] にはそれぞれ互いに異なる1語が入る。最も適当な1語を①～⑤より選び，その番号をマークしなさい。

① accomplishment　② knowledge　③ mode　④ past　⑤ risk

記述A it が指す事柄を表わす語句を本文中より抜き出し，**記述式解答用紙**に書きなさい。

35 に入る最も適当な1語を①〜⑤より選び，その番号をマークしなさい。

① collaborative ② collective ③ competent
④ confident ⑤ conventional

V 次の英文を読んで，以下の設問に答えなさい。

Late one night many years ago, I was in my office at Cornell University putting together the freshman physics final exam that would be given the following morning. Since this was the honors class, I wanted to enliven things a little by giving them one somewhat more challenging problem. But it was late and I was hungry, so rather than carefully working through [36] possibilities, I quickly modified a standard problem that most of them had already encountered, wrote it into the exam, and headed home. (The details hardly matter, but the problem had to do with predicting the motion of a ladder, leaning against a wall, as it loses its footing and falls. I modified the standard problem by having the density of the ladder vary along its length.) During the exam the next morning, I sat down to write the solutions, [37] [38] [39] [40] [41] seemingly [42] [ ] to the problem had made it exceedingly difficult. The original problem took perhaps half a page to complete. This one took me six pages. I write big. But you get the point.

This little episode represents the rule rather than the exception. Textbook problems are very special, being carefully designed so that they're completely solvable with [43] effort. But modify textbook problems just a bit, changing this assumption or dropping that simplification, and they can quickly become intricate or intractable. That is, they can quickly become as difficult as analyzing typical real-world situations.

The fact is, the vast majority of phenomena, from the motion of planets to the interactions of particles, are just too complex to be described mathematically with complete precision. Instead, the task of the theoretical physicist is to figure out which complications in a given context can be discarded, yielding a manageable mathematical formulation that still captures [44] details. In predicting the course of the earth you'd better include the effects of the sun's gravity; if you include the moon's too, [記述 B] the better, but the mathematical complexity rises significantly. (In the nineteenth century, the French mathematician Charles-Eugène Delaunay published two 900-page volumes related to intricacies of the sun-earth-moon gravitational dance.) If you try to go further and account fully for the influence of all the other planets, the analysis becomes [45]. Luckily, for many applications, you can safely disregard [記述 B] but the sun's influence, since the effect of other bodies in the solar system on earth's motion is nominal. Such approximations illustrate my earlier assertion that the art of physics lies in deciding what to [記述 C].

(出典 Brian Greene. The Hidden Reality: Parallel Universes and the Deep Laws of the Cosmos. New York: Vintage Books; 2011)

[36], [43], [44], [45] にはそれぞれ互いに異なる1語が入る。最も適当な1語を①～⑤より選び，その番号をマークしなさい。

① essential　② overwhelming　③ parallel　④ reasonable　⑤ various

[37] [38] [39] [40] [41] seemingly [42] [ ] の意味が通るように下記の語を並べ換える時，[37], [38], [39], [40], [41], [42] に入るものの番号を，マークしなさい。

① that　② find　③ to　④ modification　⑤ my
⑥ only　⑦ modest

2箇所の [記述 B] に共通する適当な1語を，**記述式解答用紙**に書きなさい。

[記述 C] に入る最も適当な1語となるように破線部を補充する時に入る文字を，**記述式解答用紙**に書きなさい。

(破線の数は文字数を表わす)

i _ _ _ _ e

VI 次の英文を読んで，以下の設問に答えなさい。

Sometimes it's helpful to be reminded of the obvious—especially when it involves something that is frightening, unpleasant, or uncomfortable. As you undoubtedly already know, it's easy to look at your list of things to do and avoid, procrastinate, postpone, or even conveniently forget that which you least want to do. Somehow you find [記述 D] a way to save the worst for last.

I've created a habit for myself that has undoubtedly saved me thousands of hours of unnecessary stressful or worrisome thinking. The habit I'm referring to involves attending to the most difficult or uncomfortable parts of my day first, before anything else; getting them out of the way.

For example, I may have to resolve a conflict, make a difficult phone call, deal with a sensitive [46], engage in a confrontation, turn someone down or disappoint them, or something else that I wish I didn't have to do. I've made a [47] to myself that, whenever possible and practical, I make that phone call first—before anything else. I get it over with! That way, I avoid all the stress that [48] [49] [50] [51] had [52] [53]. But even more than that, I find that I'm usually more effective in dealing with the situation because I'm fresher and more alert. I haven't spent the day dreading or rehearsing my conversation. This makes me more responsive to the moment, a key element in solving most problems effectively and gracefully.

Without question, saving the most uncomfortable parts of your day for last is an extremely stressful thing to do. After all, it's not going to go away—so it's hanging over your head. Even if you're not consciously thinking or worrying about [記述 E] it is you have to do (which you probably are), you're still aware of it. It's looming. The longer you wait, the more likely you are to blow it out of proportion, imagine the worst, and get yourself all worked up. While all this mental activity is going on, you remain tense and stressed, which of course, causes you to sweat practically everything that comes your [54]. On a more subtle level, this fear and anxiety that you are feeling is a distraction to your [55]. This affects your performance, judgment, and perspective.

(出典 Richard Carlson. Don't Sweat the Small Stuff at Work: Simple Ways to Minimize Stress and Conflict While Bringing Out the Best in Yourself and Others. New York: Hyperion; 1998)

[記述 D] a way to save the worst for last の和訳を**記述式解答用紙**に書きなさい。

[46], [47], [54], [55] にはそれぞれ互いに異なる 1 語が入る。最も適当な 1 語を①～⑤より選び，その番号をマークしなさい。

① commitment　② concentration　③ issue　④ sigh　⑤ way

[48] [49] [50] [51] had [52] [53] の意味が通るように下記の語を並べ換える時，[48], [49], [50], [51], [52], [53] に入るものの番号を，マークしなさい。

① been　② I　③ inevitable　④ waited　⑤ have　⑥ would

[記述 E] に入る最も適当な 1 語となるように破線部を補充する時に入る文字を，**記述式解答用紙**に書きなさい。
(破線の数は文字数を表わす)

_ _ _ _ _ _ er

VII 英語による記述が指す１語となるように破線部を補充する時に入る文字を，**記述式解答用紙**に書きなさい。（破線の数は文字数を表わす）

記述 F The long thin part of a plant, from which leaves, flowers, or fruit grow: s _ _ _.

記述 G Translate orally the words of another person speaking a different language: in _ _ _ _ _ _ t.

記述 H Break up soil in preparation for sowing or planting: c _ _ _ _ _ _ te.

記述 I Extreme tiredness, typically resulting from mental or physical exertion or illness: f _ _ _ _ _ e.

記述 J The study of the countries, oceans, rivers, mountains, cities etc. of the world: g _ _ _ _ _ _ hy.

記述 K A set of steps built for going from one level of a building to another: s _ _ _ _ s.

VIII 英文が和文の意味を表わすように下記の語を並べ換える時に 56 ～ 75 に入るものの番号を，マークしなさい。（ただし，文頭に来る語の頭字も小文字で示されている）

彼女の手紙を受け取って初めて，彼は彼女の気持ちが十分に分かった。

[56] [57] [58] [59] [60] [61] [   ] he fully understand her feelings.

① received ② did ③ not ④ letter ⑤ her ⑥ he ⑦ until

クリスマスには誰を招待したいとあなたは言ったのですか。

[62] [63] you [64] [65] [66] [67] [68] for Christmas?

① say ② you ③ invite ④ to ⑤ did ⑥ who ⑦ wanted

私は出来るだけいらだちを抑え，修正の作業に取りかかった。

I suppressed my irritation as [69] [70] [71] [72] [73] [74] [75] on the alterations.

① work ② could ③ to ④ and ⑤ I ⑥ set ⑦ best

数 学

問題

25年度

I. 次の問いに答えよ。

1) 正六角形をすき間なく並べ，右の図のように２つの頂点 A，B を定める。辺上を通って A から B へ行く最短経路は何通りあるか求めよ。

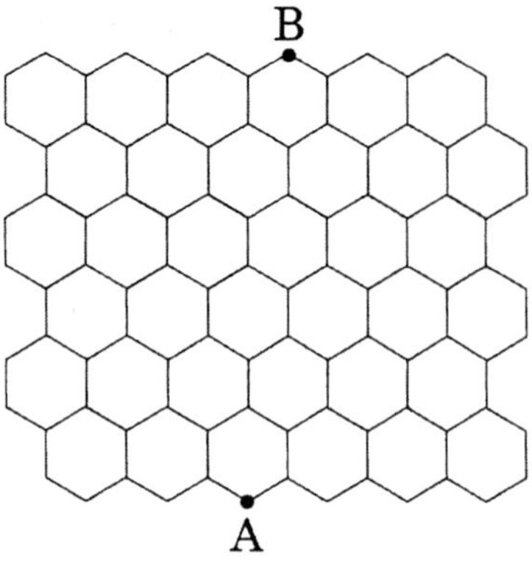

2) $\sin^6 x-\cos^6 x-3\sin^2 x$ のとり得る値の範囲を求めよ。

II. 次の条件によって定められる数列$\{a_n\}$ の一般項を求めよ。

$$a_1 = 1,\ \ a_2 = 2,\ \ a_{n+2} = \sqrt{a_{n+1} \cdot a_n} \quad (n = 1, 2, 3 \cdots)$$

III. 「○」が出る確率が$\frac{1}{3}$，「×」が出る確率が$\frac{2}{3}$のルーレットがある。「○」が 2 回連続して出ると勝ち，「×」が 2 回連続して出ると負けとする。勝負が決まるまで繰り返しこのルーレットを回すとき，次の問いに答えよ。

1) 6 回目で勝つ確率 P_6 を求めよ。

2) 勝負に勝つ確率 P を求めよ。

IV. 座標空間内の 2 点 A(1, 1, 0) および B(1, 2, 0) を両端とする線分 AB を x 軸の周りに 1 回転させてできる図形を S とするとき，次の問いに答えよ。

1) S 上の点 P(1, y, z) から y 軸に下ろした垂線の長さを求めよ。

2) S を y 軸の周りに 1 回転させてできる図形 T の体積 V を求めよ。

物 理

問題

25年度

物理 問題 I

図のように，電車の中に，水平な床となす角が$\theta\left(0<\theta<\dfrac{\pi}{2}\right)$のあらい斜面が固定されており，その上に質量$m$の小さな物体が置かれている。斜面と物体の間の静止摩擦係数，動摩擦係数をそれぞれμ，μ'とし，斜面に沿って下向きにx軸をとる。電車は水平で真っ直ぐな線路上を運動する。重力加速度の大きさをgとし，空気抵抗は無視できるものとして，電車の乗客の立場で次の問いに答えよ。

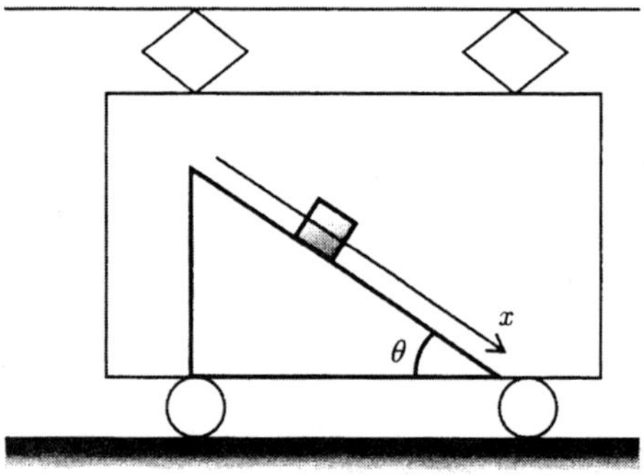

問１．電車が左向きに等速運動しているとき，物体は動き出さなかった。
（１）物体が斜面から受ける垂直抗力の大きさを求めよ。
（２）物体にはたらく摩擦力のx成分を求めよ。
（３）物体が動き出さないためのμの最小値を求めよ。

問２．電車が左向きに一定の大きさaの加速度で加速を始めると，物体は斜面に沿って滑り出した。
（１）物体にはたらく慣性力のx成分を求めよ。
（２）物体が斜面から受ける垂直抗力の大きさを求めよ。
（３）物体が斜面から浮き上がらないためのaの最大値を求めよ。
（４）物体が滑り出すためのaの下限値を求めよ。

問３．問２において，物体が滑り出してから高さがhだけ減少したときの次の量を求めよ。ただし，そのとき物体は床まで到達していないものとする。
（１）物体の重力による位置エネルギーの変化
（２）この間に摩擦力が物体に対し行った仕事
（３）この間に慣性力が物体に対し行った見かけの仕事
（４）乗客から見た物体の運動エネルギー

物理　問題　II

問1．次の文を読み，下の（1）～（4）について答えよ。

図1のように，焦点距離 f の薄い凸レンズの中心をOとして，レンズの左側，距離 x（$x>f$）の位置に，光軸に対して垂直に物体PQを置く。このとき，レンズの右側，距離 y の位置にある光軸に垂直なスクリーン上に物体PQの像ができた。ここでの x, y, f の関係式は［ (1) ］で表される。凹レンズに［ (1) ］の式を適用するには，物体がレンズの前面（左側）にあるときの x の符号を正，像がレンズの前面にあるときの y の符号を［ (a) ］，焦点距離 f の符号を［ (b) ］とすればよい。

凸レンズでは物体が焦点の外側（$x>f$）にあるときにできる像は［ (A) ］，焦点の内側（$x<f$）にあるときにできる像は［ (B) ］，凹レンズでは物体が焦点の外側にあるときにできる像は［ (C) ］，焦点の内側にあるときにできる像は［ (D) ］となる。

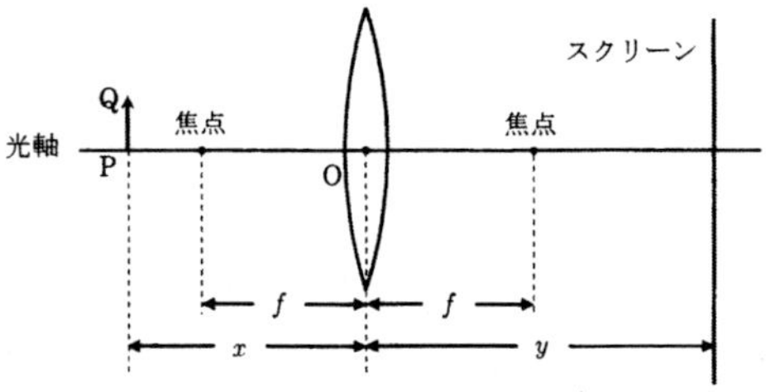

図 1

表1

(2)	(a)	(b)
(ア)	正	正
(イ)	正	負
(ウ)	負	正
(エ)	負	負

表2

(3)	(A)	(B)
(4)	(C)	(D)
(ア)	正立虚像	正立実像
(イ)	正立虚像	倒立実像
(ウ)	正立虚像	正立虚像
(エ)	正立虚像	倒立虚像
(オ)	倒立実像	正立実像
(カ)	倒立実像	倒立実像
(キ)	倒立実像	正立虚像
(ク)	倒立実像	倒立虚像

（1）文中の［ (1) ］にあてはまる式を書け。

（2）文中の［ (a) ］，［ (b) ］の組合せとして適切なものを，表1の（ア）～（エ）の中から1つ選び，記号で答えよ。

（3）文中の［ (A) ］，［ (B) ］の組合せとして適切なものを，表2の（ア）～（ク）の中から1つ選び，記号で答えよ。

（4）文中の［ (C) ］，［ (D) ］の組合せとして適切なものを，表2の（ア）～（ク）の中から1つ選び，記号で答えよ。

図2のように，焦点距離 24 cm の十分大きな薄い凸レンズを光軸が水平になるように置き，光軸上でレンズの中心Oの左側，36 cm の位置に点光源を置いたところ，光軸に垂直なスクリーン上に点光源の像ができた。次の問いに答えよ。ただし，速度と変位については鉛直上向きを正とする。

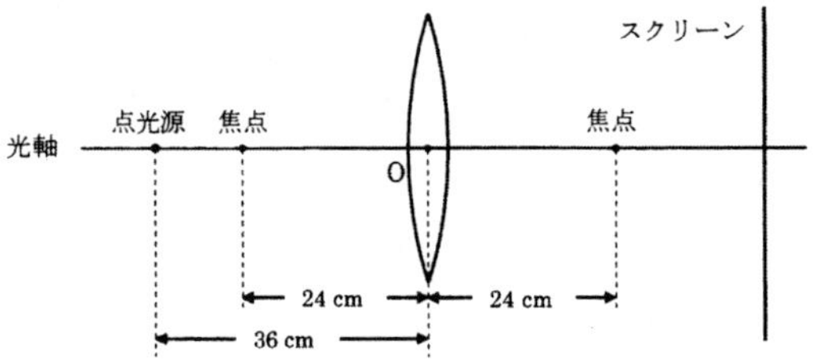

図 2

問2．レンズの中心からスクリーンまでの距離を求めよ。

問3．図2の状態から，点光源を鉛直上方に 0.50 cm/s の一定の速度で 2.0 cm 移動させた。スクリーン上での点光源の像について，次の量を求めよ。

（1）移動中の速度　　　（2）変位

問4．図2の状態から，レンズを鉛直上方に 0.50 cm/s の一定の速度で 2.0 cm 移動させた。スクリーン上での点光源の像について，次の量を求めよ。

（1）移動中の速度　　　（2）変位

問5．図2の状態から，点光源を光軸に沿って移動させてスクリーンからの距離を 150 cm にしたところ，点光源の像はぼやけた。そこで，レンズを点光源に向かってある距離だけ平行に移動させたところ，再びスクリーン上に像ができた。

（1）このときのレンズの中心から点光源までの距離を求めよ。

（2）このとき，点光源の位置に長さ 2.0 cm の物体を鉛直に置いた。スクリーン上での物体の像の長さを求めよ。

物理　問題　Ⅲ

問１．次の文中の［(1)］～［(4)］にあてはまる式を答えよ。ただし，コンデンサーは真空中にあり，コンデンサーの端の影響は無視できるとする。

図１のように，面積 S〔m^2〕の帯電していない極板A，Bを距離 d〔m〕だけ離して平行に置いたコンデンサーがある。真空の誘電率を ε_0〔$C^2/(Nm^2)$〕とすると，コンデンサーの静電容量は［(1)］〔F〕となる。コンデンサーの極板間に電位差 V〔V〕を与えると，蓄えられる電荷は［(2)］〔C〕となり，このときの極板間の電場（電界）の強さは［(3)］〔N/C〕となる。極板間の電場の強さを E〔N/C〕としたとき，［(2)］，［(3)］を用いて蓄えられる電荷を，S, ε_0, E を用いて表すと［(4)］〔C〕となる。

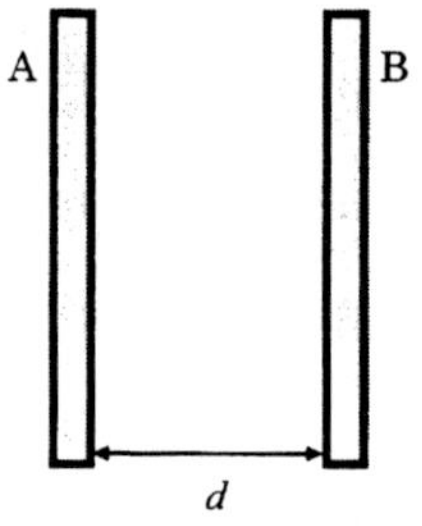

図 1

ここで電気力線について考える。電気力線は目に見えない電場の様子を表すのに用いられる。電場の強さは電気力線の密度に比例し，電場の強さが E〔N/C〕の位置では，電場に垂直な断面を通る電気力線の密度を E〔本/m^2〕とする。電荷と［(4)］の関係から，Q〔C〕の電荷が蓄えられたコンデンサーの極板間の電気力線の本数は $\dfrac{Q}{\varepsilon_0}$〔本〕となる。

問２．図１のコンデンサーに電圧 V_1 の直流電源とスイッチSをつなぎ，図２のようにしてスイッチを閉じた。十分時間が経過した後，コンデンサーに蓄えられた電荷は Q_1 であった。

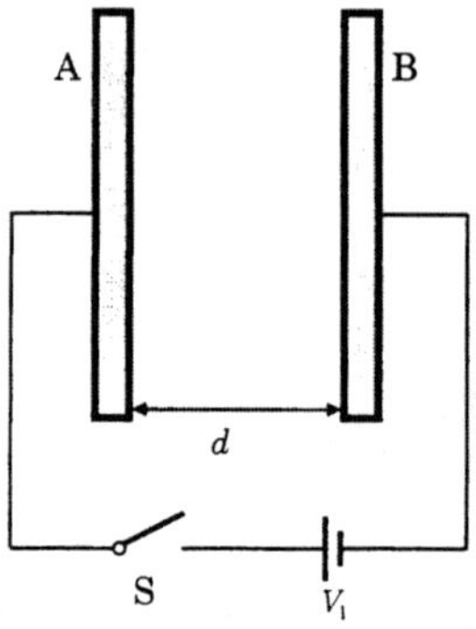

図 2

（1）次の場合の極板間の電気力線の本数を，ε_0, Q_1, V_1 の中から必要なものを用いて表せ。
　（a）スイッチを開いた場合（極板間の距離は d）
　（b）スイッチを開いてから，極板間の距離を d から $2d$ にした場合
　（c）スイッチを閉じたまま，極板間の距離を d から $2d$ にした場合

（2）次の場合のコンデンサーに蓄えられるエネルギーを，ε_0, Q_1, V_1 の中から必要なものを用いて表せ。
　（a）スイッチを開いた場合（極板間の距離は d）
　（b）スイッチを開いてから，極板間の距離を d から $2d$ にした場合
　（c）スイッチを閉じたまま，極板間の距離を d から $2d$ にした場合

問３．図２の状態でスイッチSを閉じて，コンデンサーに蓄えられた電荷が Q_1 になってからスイッチを開いた。そして図３のように，極板間に極板と同じ面積で厚さ $\dfrac{d}{2}$ の帯電していない平らな導体を，極板Aから $\dfrac{d}{6}$ だけ離して平行に挿入した。極板AB間の領域を，左からそれぞれⅠ（極板Aと導体の間），Ⅱ（導体内部），Ⅲ（導体と極板Bの間）とする。

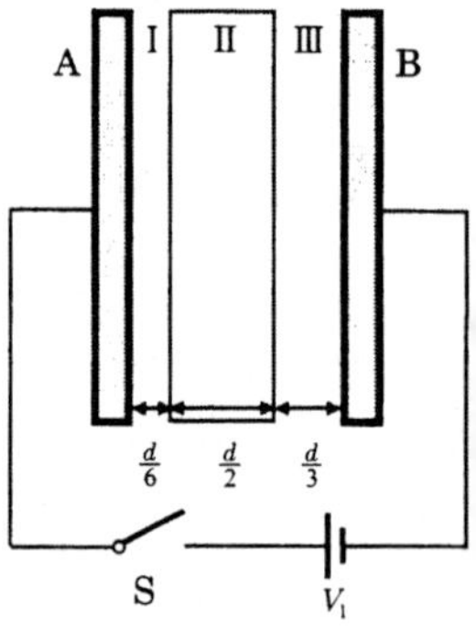

図 3

（1）領域Ⅰ～Ⅲの電気力線の本数を，S, d, ε_0, Q_1 の中から必要なものを用いてそれぞれ表せ。

（2）コンデンサー全体に蓄えられるエネルギーを，S, d, ε_0, Q_1 の中から必要なものを用いて表せ。

問４．図３の状態から，挿入した導体を，極板と平行に保ちながら極板Aから $\dfrac{d}{3}$ だけ離れた位置までゆっくりと右に移動させた。このとき，次の量は導体の移動中にどのように変化したか，下の（ア）～（オ）の中から１つ選び，記号で答えよ。

（1）領域Ⅰにおける電気力線の本数

（2）コンデンサー全体に蓄えられるエネルギー

（ア）増加した　（イ）増加した後減少した　（ウ）変化しない　（エ）減少した　（オ）減少した後増加した

化 学

問題

25年度

【注意】化学　問題　Ⅰ～Ⅳに解答するに当たって，必要があれば次の値を用いよ。
原子量：H = 1.0, C = 12, N = 14, O = 16, Na = 23
気体定数：$R = 8.3\times10^3$〔L･Pa/(K･mol)〕

化学　問題　Ⅰ

次の文章を読み，問１～問５に答えよ。

〔図〕に示すように，耐圧性の３つの容器 A, B, C がコックのついた細管でつながっている。各容器の内容積は，容器 A が 5.0 L，容器 B は 2.0 L，容器 C は 3.0 L であり，装置全体は絶対温度 300 K に保たれている。最初はすべてのコックが閉じられている。容器 A には酸素 O_2 が，容器 B にはプロパン C_3H_8 が，容器 C にはヘリウム He が入っており，それぞれの容器内の圧力は 3.0×10^5 Pa，1.0×10^5 Pa，2.0×10^5 Pa である。

ただし，容器の内容積は温度・圧力によって変化せず，連結部分の細管の内容積，点火装置の体積は無視できるものとする。各物質が気体として存在する場合は，理想気体の状態方程式に従うものとし，各気体の混合のみでは化学反応は起こらないものとする。また，液体の体積，液体への気体の溶解はいずれも無視できるものとする。なお，300 K における水の飽和蒸気圧は 3.6×10^3 Pa である。

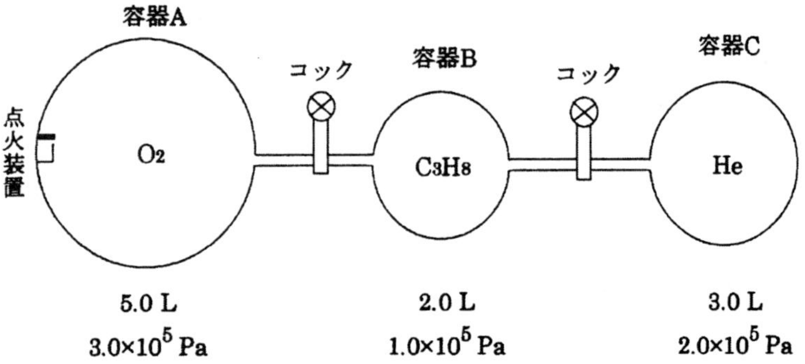

〔図〕実験装置

問１．容器 A 内の酸素の物質量は何 mol か。有効数字２桁で答えよ。

問２．容器 A 内の酸素の質量は何 g か。有効数字２桁で答えよ。

問３．容器 A と B をつなぐコック，および容器 B と C をつなぐコックを両方とも開いて，各気体が十分に混合されるまで放置した。この時，容器内の圧力に関して，次の（1），（2）に答えよ。

（1）酸素，プロパン，ヘリウムの分圧はそれぞれ何 Pa か。有効数字２桁で答えよ。

（2）混合気体の全圧は何 Pa か。有効数字２桁で答えよ。

問４．問３の操作後に，容器 A と B をつなぐコックを再び閉じた後，点火装置により容器 A 内におけるすべてのプロパンを完全燃焼させた。反応終了後，容器をゆっくり冷却して 300 K に保ち，平衡状態になるまで放置した。この時，容器 A 内の圧力に関して，次の（1），（2）に答えよ。

（1）酸素，ヘリウム，二酸化炭素，水蒸気の分圧はそれぞれ何 Pa か。有効数字２桁で答えよ。

（2）混合気体の全圧は何 Pa か。有効数字２桁で答えよ。

問５．問４の操作後に，容器 A と B をつなぐコックを開き，A，B，C すべての容器内が平衡状態になるまで放置した。この時，容器内の混合気体の全圧は何 Pa か。有効数字２桁で答えよ。

化学　問題　II

次の文章を読み，問１～問５に答えよ。

鉄や銅などの金属元素は（　①　）が小さく，価電子を放出しやすい性質をもっている。金属の単体では，原子の価電子は離れやすく，その価電子は特定の原子に所属することなく，金属全体を動き回ることができるようになる。この電子を（　②　）と呼ぶ。（　②　）のために金属は（　③　）伝導性，（　④　）伝導性が大きい。また，（　②　）による結合には方向性がないため，どのような形になっても結合が壊されにくく，そのため金属は（　⑤　）性，（　⑥　）性に富む。

鉄の単体は湿った空気中では，主成分が（　⑦　）である赤さびを生成する。一方，空気中で強熱すると，主成分が（　⑧　）である黒さびを生じる。黒さびは鉄の表面を覆って内部を保護し，腐食が進まないようにしている。（　⑨　）とは腐食しやすい金属の表面を他の金属で覆い，内部を保護する方法である。鉄板に（　⑩　）を（　⑨　）したものはトタンと呼ばれ，鉄板に（　⑪　）を（　⑨　）したものはブリキと呼ばれる。

ある金属元素に他の金属元素または非金属元素を混合したものを合金という。合金は腐食防止の有力な方法の一つである。また，合金にすることによって，単体では得られない優れた特性を持った金属材料を得ることができる。銅の合金は紀元前から斧・剣・壺などに用いられており，この合金は（　⑫　）と呼ばれ，銅 Cu とスズ Sn からなる。その他に銅を含む合金としては，亜鉛 Zn を混合した黄銅，ニッケル Ni を混合した白銅，亜鉛 Zn とニッケル Ni を混合した洋銀などがある。また，貨幣である銀貨に用いられる銀 Ag と銅 Cu の合金（以下，銀貨用合金と記す）などもある。

黄銅（Cu-Zn），白銅（Cu-Ni），銀貨用合金（Ag-Cu）をそれぞれ硝酸に溶解し，水で希釈した水溶液が３つの別々の容器に入っている。どの容器の水溶液がどの合金を溶解したものか不明なため，以下のような化学操作を行い，各々の容器内の水溶液がどの合金を溶解したものかを調べた。

〔操作１〕別々の容器に入っている水溶液をそれぞれ<X>，<Y>，<Z>と名付け，それぞれの水溶液からその一部ずつを取り分けた。取り分けた水溶液にそれぞれ塩化ナトリウム水溶液を加えたところ，<X>だけに白色沈殿が生じた。

〔操作２〕<X>，<Y>，<Z>の残りの水溶液にそれぞれ硫化水素を通じたところ，<X>，<Y>，<Z>すべての水溶液に黒色沈殿が生じた。沈殿をろ過し，ろ液をそれぞれ<X-1>，<Y-1>，<Z-1>と名付けた。

〔操作３〕ろ液<X-1>，<Y-1>，<Z-1>を加熱し，硫化水素を追い出した水溶液を，それぞれ<X-2>，<Y-2>，<Z-2>と名付けた。

〔操作４〕<X-2>，<Y-2>，<Z-2>の水溶液からそれぞれ一部を取り分け，取り分けた水溶液にそれぞれアンモニア水を加えたところ，<Y-2>，<Z-2>から沈殿が生じた。さらに，それぞれにアンモニア水を加えたところ，<Y-2>，<Z-2>から生じた沈殿はいずれも溶解した。

〔操作５〕<X-2>，<Y-2>，<Z-2>の残りの水溶液にそれぞれ水酸化ナトリウム水溶液を加えたところ，<Y-2>，<Z-2>から沈殿が生じた。さらに，それぞれに水酸化ナトリウム水溶液を加えたところ，（　Ⓐ　）。

問１．（　①　）～（　⑫　）に当てはまる適当な語句または物質の名称を記せ。

問２．<X>，<Y>，<Z>はそれぞれどの合金を溶解したものか。元素記号で記せ。

問３．〔操作４〕において<Y-2>の水溶液から沈殿が生じた変化をイオン反応式で表せ。

問４．〔操作４〕において<Y-2>から生じた沈殿が溶解した変化をイオン反応式で表せ。

問５．（　Ⓐ　）に入る文として適当なものはどれか。次の（ア）～（エ）から選び，記号で記せ。

（ア）<Y-2>から生じた沈殿だけ溶解した

（イ）<Z-2>から生じた沈殿だけ溶解した

（ウ）<Y-2>，<Z-2>から生じた沈殿はいずれも溶解した

（エ）<Y-2>，<Z-2>から生じた沈殿はいずれも溶解しなかった

化学 問題 Ⅲ

次の文章を読み，問1～問6に答えよ。

分子中にカルボキシ基をもつ化合物をカルボン酸という。分子中に含まれるカルボキシ基の数が1個のものをモノカルボン酸，2個のものをジカルボン酸と呼ぶ。また，カルボン酸のなかには，二重結合をもつ不飽和カルボン酸や，ヒドロキシ基をもつヒドロキシ酸もある。脂肪族炭化水素基にカルボキシ基1個が結合した構造のカルボン酸は，脂肪酸と呼ばれる。炭素原子の数の多い脂肪酸を高級脂肪酸という。

油脂は，三価アルコールであるグリセリンと高級脂肪酸が（ ① ）したエステルである。高級脂肪酸の炭素数が多いものほど油脂の融点は（ ② ）くなり，炭素数が同じ場合に二重結合の数が多いものほど融点は（ ③ ）くなる。油脂は，常温で固体の（ ④ ）と，常温で液体の（ ⑤ ）に大別される。（ ④ ）には，構成成分としてパルミチン酸やステアリン酸などの飽和脂肪酸が多く含まれ，（ ⑤ ）にはオレイン酸やリノール酸などの不飽和脂肪酸が多く含まれている。（ ⑤ ）にニッケルを触媒として水素を付加させると固体になる。このようにして得られた固体の油脂を（ ⑥ ）という。

いま，〔表〕に示す脂肪酸を含む油脂Aがある。この油脂Aを用いて以下の実験を行った。

〔実験1〕1 molの油脂Aにニッケルを触媒として水素を作用させたところ，標準状態で89.6 Lの水素が付加した。

〔実験2〕1 molの油脂Aに水酸化ナトリウム水溶液とエタノールを加えて加熱した後，この反応溶液に塩酸を加えて酸性にしたところ，2 molの脂肪酸Bと1 molの脂肪酸Cが得られた。

〔実験3〕脂肪酸Bの成分元素の質量百分率は，炭素が77.2%，水素が11.4%であった。

〔実験4〕7.1 mgの脂肪酸Cを完全燃焼させたところ，二酸化炭素 19.8 mgと水 8.1 mgが得られた。

〔表〕

	油脂を構成する脂肪酸
(a)	$C_{17}H_{35}COOH$
(b)	$C_{17}H_{33}COOH$
(c)	$C_{17}H_{31}COOH$
(d)	$C_{17}H_{29}COOH$

問1．（ ① ）～（ ⑥ ）に当てはまる適当な語句を記せ。

問2．カルボン酸に関する次の（ア）～（カ）の記述のうちから正しいものをすべて選び，記号で答えよ。

（ア）酢酸ナトリウムに強酸を反応させると，二酸化炭素が遊離する。

（イ）乳酸のヒドロキシ基をアミノ基に置き換えた化合物は，不斉炭素原子をもつ。

（ウ）アジピン酸は，1分子中にカルボキシ基を2個持つジカルボン酸で，ナイロン66の原料となる。

（エ）安息香酸は，キシレンを酸化することによって得られる。

（オ）テレフタル酸を熱すると，分子内のカルボキシ基2個から水分子が容易に取れて，無水フタル酸が生じる。

（カ）サリチル酸は，分子中にヒドロキシ基とカルボキシ基の2つの官能基をもつヒドロキシ酸で，塩化鉄（Ⅲ）水溶液と反応して呈色する。

問3．〔実験1〕の結果のみから考えられる油脂Aの構造は何種類あるか。ただし，光学異性体も含める。なお，不飽和脂肪酸の幾何異性体については考慮しなくてもよい。

問4．脂肪酸B，脂肪酸Cは何か。〔表〕中の（a）～（d）から選び，それぞれ記号で記せ。

問5．〔実験1〕～〔実験4〕の結果から考えられる油脂Aのすべての構造を，（例）にならって記せ。なお，不斉炭素原子を含む場合は，不斉炭素原子に＊を付すこと。

（例）

$C_{17}H_{29}COOCH_2$
|
$C_{17}H_{29}COOCH$
|
$C_{17}H_{29}COOCH_2$

問6．〔表〕中の脂肪酸（a）のみからなる油脂186 gを完全にけん化するのに必要な水酸化ナトリウムは何gか。有効数字3桁で答えよ。

化学　問題　Ⅳ

次の文章を読み，問 1～問 7 に答えよ。

主な生体高分子には多糖とタンパク質がある。多糖は単糖が縮合重合してできた高分子化合物である。デンプンはグルコースが（　①　）グリコシド結合を形成してできる直鎖構造と，（　②　）グリコシド結合により形成される分枝構造から構成されている。一方，セルロースはグルコースが（　③　）グリコシド結合した直鎖構造をしている。タンパク質はα-アミノ酸が縮合重合してできたポリペプチド構造を持つ高分子化合物であり，生命活動を支える重要な物質である。多糖・タンパク質ともに，分子量が数千から数百万に及ぶ多様な構造をしており，それらの水溶液の多くはコロイドとなる。このようなコロイド粒子は水和しており，少量の電解質を添加しても沈殿せず，親水コロイドと呼ばれる。無機化合物でもコロイドは存在し，(a) 沸騰水中に塩化鉄(Ⅲ)水溶液を加えると，その生成物は凝集し赤褐色の疎水コロイド粒子となる。このようなコロイド溶液に少量の電解質を加えると沈殿を生じる。

問 1．（　①　）～（　③　）に当てはまる結合様式を以下の（ア）～（カ）から選び，記号で記せ。

（ア）α-1,4-　（イ）α-1,6-　（ウ）α-2,4-　（エ）β-1,4-　（オ）β-1,6-　（カ）β-2,4-

問 2．デンプンの分解物であるマルトースの構造式を以下の（ア）～（エ）から選び，記号で記せ。

(ア)　(イ)　(ウ)　(エ)

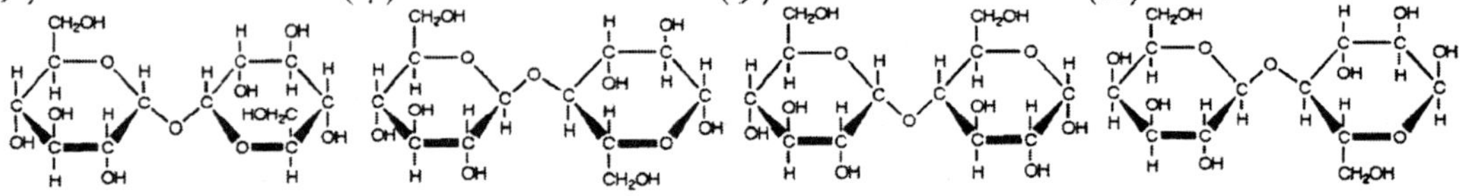

問 3．下線部 (a) で起きる変化を化学反応式で表せ。

問 4．〔図 1〕のグリシンとアラニンの構造式を参考にして，グリシン 1 分子とアラニン 1 分子からなる 3 種類のジペプチドの構造式を記せ。ただし，光学異性体やイオンの状態は考慮しなくてもよい。

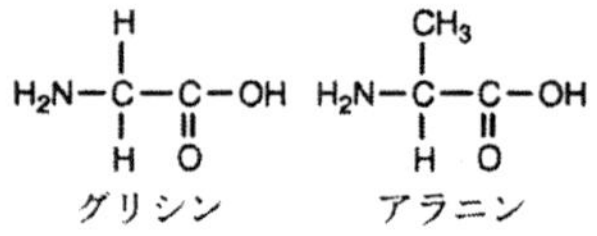

〔図 1〕アミノ酸の構造式

問 5．次の（ア）～（オ）の記述のうちから正しいものをすべて選び，記号で記せ。

（ア）コロイド溶液に少量の電解質溶液を加えて沈殿させたものがゲルである。

（イ）疎水コロイドの凝析を妨げる親水コロイドを保護コロイドという。

（ウ）セッケンのように分子が多数集まって作るコロイドを分散コロイドという。

（エ）コロイド溶液に横からレーザー光線を当てると光散乱が観察される。

（オ）コロイド溶液を限外顕微鏡で観察すると，コロイド粒子が不規則に動いているのが見える。

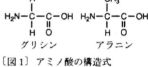

問 6．高分子化合物の分子量測定には浸透圧法が有効である。一定の分子量をもつ高分子化合物 0.50 g を水に溶解し 500 mL とし，その水溶液の浸透圧を 27℃で測定したところ 1.2×10^2 Pa であった。この高分子化合物の分子量はいくらか。有効数字 2 桁で答えよ。

問 7．近年，質量分析装置の開発により，生体高分子の分子量が正確に測定できるようになった。そこで，人工タンパク質を合成し，その分子量の測定を試みた。まず，グリシン分子とアラニン分子が交互にペプチド結合した直鎖状の人工タンパク質を合成した。その人工タンパク質は，分子Aや分子Bなど重合度の異なる複数の分子の混合物であった。その人工タンパク質の分子量を質量分析装置で測定して，その測定結果を〔図 2〕のように横軸を分子量，縦軸を分子の数で表示した。分子Aの分子量M_Aは 6361 であった。

（1）分子Aの重合度（1 分子に含まれるアミノ酸の数）を求めよ。

（2）分子Bは，含まれるアミノ酸が分子Aよりひとつ多い。分子Bの分子量M_Bはいくらか。整数で答えよ。

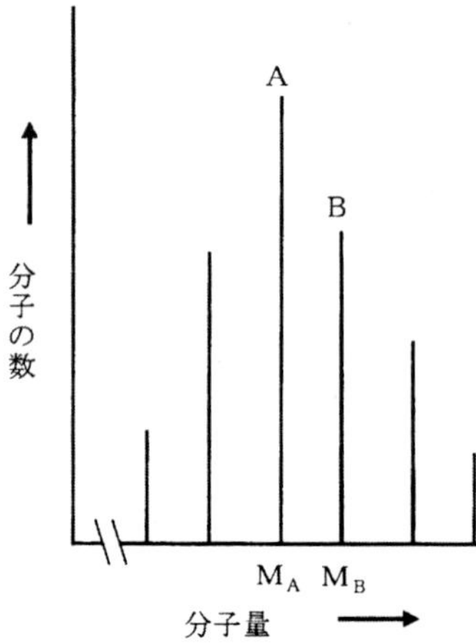

〔図 2〕人工タンパク質の分子量分布

生 物

問題

25年度

生物　問題　I

次の各問について，最も適切なものを１つ選び，カタカナの記号で記せ。

問１．真夏など，高温環境下ではたらく体温調節のしくみについて，適切な説明の組み合わせはどれか。

(A) 交感神経がはたらき，皮膚の血管が収縮する
(B) 副腎皮質刺激ホルモンがはたらき，糖質コルチコイドが分泌される
(C) 甲状腺刺激ホルモンの分泌が減少し，チロキシンの分泌が減少する
(D) 副交感神経がはたらき，発汗が抑制される
(E) 肝臓や筋肉での代謝が抑制される

(ア) A B　(イ) A C　(ウ) A D　(エ) A E　(オ) B C
(カ) B D　(キ) B E　(ク) C D　(ケ) C E　(コ) D E

問２．副交感神経のはたらきについて，適切な説明の組み合わせはどれか。

(A) すい臓でのすい液の分泌を促進する
(B) 小腸のぜん動運動を抑制する
(C) ぼうこうの収縮（排尿）を促進する
(D) 肝臓でのグリコーゲンの分解を促進する
(E) 目の瞳孔を拡大する

(ア) A B　(イ) A C　(ウ) A D　(エ) A E　(オ) B C
(カ) B D　(キ) B E　(ク) C D　(ケ) C E　(コ) D E

問３．血液中のグルコース濃度（血糖値）が低い場合について，適切な説明の組み合わせはどれか。

(A) 空腹を感じることで，糖質コルチコイドの分泌が減少する
(B) 間脳の視床下部で感知されて，交感神経が興奮する
(C) すい臓のランゲルハンス島で感知されて，グルカゴンが分泌される
(D) インスリンのはたらきで，肝臓がグリコーゲンを合成する
(E) 糖質コルチコイドのはたらきで，筋肉や肝臓でグリコーゲンが分解される

(ア) A B　(イ) A C　(ウ) A D　(エ) A E　(オ) B C
(カ) B D　(キ) B E　(ク) C D　(ケ) C E　(コ) D E

問４．血液について，適切な説明の組み合わせはどれか。

(A) 古くなった赤血球はひ臓で破壊される
(B) 外傷によって血液が空気に触れることで，赤血球から血液凝固因子が放出される
(C) ヒトの赤血球は核をもたない
(D) 血しょうはヘモグロビンを多く含む
(E) 白血球はリンパ管で産生される

(ア) A B　(イ) A C　(ウ) A D　(エ) A E　(オ) B C
(カ) B D　(キ) B E　(ク) C D　(ケ) C E　(コ) D E

問5．ヒトの静脈より採血し，血液を試験管に集めた。この血液の凝固を防ぐための方法として，適切な組み合わせはどれか。

(A) 採血後の血液にクエン酸カルシウムを加えて均一にまぜる
(B) 採血後の血液に異なる血液型の血清を加えて均一にまぜる
(C) 採血後の血液をガラス棒でかきまわし，からみついたものを取り除く
(D) 採血後の血液にクエン酸ナトリウムを加えて均一にまぜる
(E) 採血後の血液を25 ℃に保つ

(ア) A B　(イ) A C　(ウ) A D　(エ) A E　(オ) B C
(カ) B D　(キ) B E　(ク) C D　(ケ) C E　(コ) D E

問6．心臓について，適切な説明の組み合わせはどれか。

(A) 心臓の拍動に応じて静脈がふくらむため，手首で脈拍を感じる
(B) 血液中の二酸化炭素の濃度が高まると，交感神経がはたらき，拍動が速くなる
(C) ヒトの血管のうち，酸素をもっとも多く含む血液が流れているのは肺動脈である
(D) カエルの心臓を取り出しリンガー液に浸すと，拍動がしばらく続く
(E) カエルの心臓を取り出しアセチルコリンを含む生理食塩水に浸すと，拍動が速くなる

(ア) A B　(イ) A C　(ウ) A D　(エ) A E　(オ) B C
(カ) B D　(キ) B E　(ク) C D　(ケ) C E　(コ) D E

問7．ヒトの心臓（図1）で，肺動脈はA～Eのうちどれか。またペースメーカーのある部位はF，Gのうちどちらか。

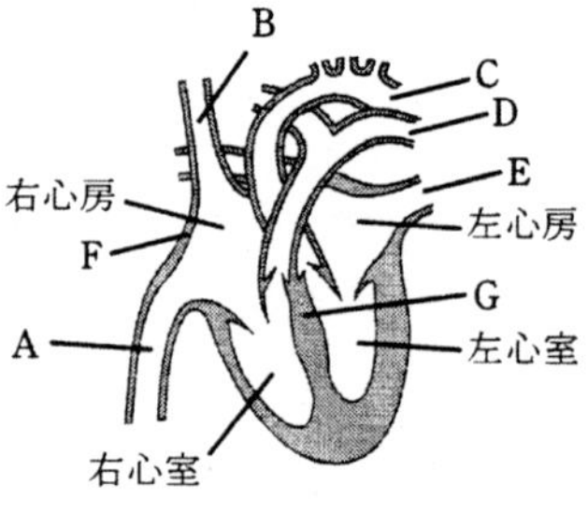

図1

(ア) A F　(イ) A G　(ウ) B F　(エ) B G　(オ) C F
(カ) C G　(キ) D F　(ク) D G　(ケ) E F　(コ) E G

問8．ある人が0.25 L（リットル）の水を飲んだところ，平常時に1.00だった浸透圧（相対値）が0.95に変化した。この人の平常時の血液量は何Lか。ただし，飲んだ水はすべて吸収されて血液に入るものとする。

(ア) 4.25 L　(イ) 4.50 L　(ウ) 4.75 L　(エ) 5.00 L　(オ) 5.25 L
(カ) 5.50 L　(キ) 5.75 L　(ク) 6.00 L　(ケ) 6.25 L　(コ) 6.50 L

生物　問題　Ⅱ

光合成について【A】〜【C】の各問に答えよ。

【A】植物は空気中の二酸化炭素を使って有機物を合成する。これは炭酸同化と呼ばれ，細胞の中にある葉緑体で行われる。葉緑体は外膜と内膜の２枚の膜で包まれている。また，内部には袋状の構造物があり，そのあいだは基質部分で満たされている。葉緑体では光のエネルギーを利用して空気中の二酸化炭素を固定する反応が進行する。この一連の反応は，①光エネルギーを吸収し，クロロフィルを活性化する反応，②水が分解されてH^+が生じる反応，③光リン酸化と呼ばれる反応，④CO_2を固定する反応，から成り立っている。

問１．①の反応について，下記の（ ア ）〜（ エ ）に適切な語句を記入せよ。

光エネルギーを吸収する反応には（ ア ）と（ イ ）と呼ばれる異なる２つの反応過程が存在する。それぞれの反応でクロロフィルが活性化されて，電子が放出される。（ ア ）で放出された電子は（ ウ ）を通り（ イ ）に渡される。（ イ ）では最終的に電子が補酵素Xに渡されて（ エ ）が生成される。

問２．②の反応について，ルーベンが行った実験で使われたものは何か。次の（ア）〜（エ）から２つ選び，記号で記せ。

（ア）水素の同位体を含む水　　（イ）酸素の同位体を含む水
（ウ）炭素の同位体を含む二酸化炭素　　（エ）酸素の同位体を含む二酸化炭素

問３．③の反応で生成されるものを１つ記せ。

問４．④の反応に影響をおよぼす環境要因を２つ記せ。

【B】光合成の反応過程を調べるために，^{14}Cで標識したCO_2を含む空気中に植物を置き，一定時間ごとに植物から有機物を抽出し，^{14}Cで標識されたC_3化合物とC_5化合物の量の変化を調べたところ，下図のような結果が得られた。ただし，図の条件（１）は1%のCO_2を含む空気中で光を照射している。

問１．図の条件（２）〜（５）に当てはまるものを下の（ア）〜（エ）から選び記号で記せ。なお，図中の実線はC_3化合物を，破線はC_5化合物を表している。

（ア）1%　CO_2，光照射
（イ）1%　CO_2，暗黒
（ウ）0.003%　CO_2，光照射
（エ）0.003%　CO_2，暗黒

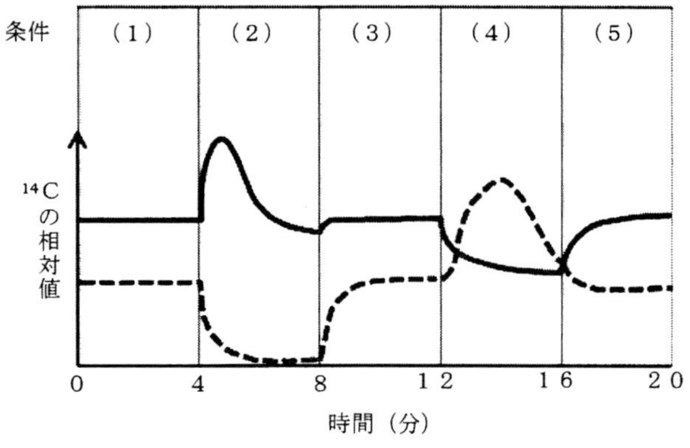

問２．図の条件（４）の時にC_5化合物が増加し，C_3化合物が減少する理由を簡潔に記せ。

問３．C_3化合物ができる葉緑体の部位の名称を記せ。

問４．二酸化炭素が有機物に取り込まれる反応を，CO_2，C_3化合物，C_5化合物を使って次のように表した。（ア）～（エ）に入る数字を記せ。

$$6\,CO_2 \;+\; (ア)\,C_{(イ)} \;\rightarrow\; (ウ)\,C_{(エ)}$$

【Ｃ】クロレラの光合成量を求めるために次の実験を行った。クロレラの懸濁(けんだく)液をよく混ぜ，１Ｌ（リットル）ずつＡ，Ｂ，Ｃの３個の培養ビンに入れ密閉した。培養ビンＡは実験開始時に懸濁液中の酸素量を測定した。培養ビンＢは５時間明所に置いた後に，懸濁液中の酸素量を測定した。培養ビンＣは５時間明所に置き，さらに 19 時間暗所に置いた後に，懸濁液中の酸素量を測定した。その実験結果を表に示す。

培養ビン	A	B	C
測定時間	実験開始時	5 時間明所に置いた後	5 時間明所に置き，さらに 19 時間暗所に置いた後
酸素量	7.6 mg	11.9 mg	9.4 mg

問１．使用したクロレラの真の光合成量を，１Ｌ，１時間あたりの酸素量（mg）で表せ。答えは小数点以下第３位を四捨五入せよ。

問２．培養ビンＡと培養ビンＣのクロレラ（各１Ｌ）の乾燥重量の差はどれくらいと予想されるか。ただし，光合成の産物と呼吸の基質はすべてグルコースであると仮定する。Ｃ＝12，Ｈ＝１，Ｏ＝16 として，答えは小数点以下第３位を四捨五入せよ。

生物　問題　Ⅲ

図１の（ａ）はウシのすい臓から分泌されるリボヌクレアーゼの三次構造を表している。リボヌクレアーゼはＲＮＡを加水分解する消化酵素で，124個のアミノ酸からなる１本のポリペプチド鎖が折りたたまれてできている。このリボヌクレアーゼを８Ｍ尿素と還元剤のβ-メルカプトエタノールで処理すると，図１の（ｂ）のように完全にほどけてランダムコイルと呼ばれる１本のポリペプチド鎖を生じ，酵素活性が失われる。リボヌクレアーゼは４ヶ所にあるＳ-Ｓ結合によって架橋されているが，β-メルカプトエタノール処理によりＳ-Ｓ結合が還元されて切れ，８Ｍ尿素により立体構造やらせん構造が失われて酵素タンパクはランダムコイルになる。ところが，尿素とβ-メルカプトエタノールを除くと，ランダムコイルは図１（ａ）と同じ三次構造に折りたたまれて，ほぼ100％酵素活性を取りもどすのである。一方，還元したリボヌクレアーゼを８Ｍ尿素の中で酸化してＳ-Ｓ結合が形成されてから尿素を除くと，大部分のＳＨ基が誤った相手とＳ-Ｓ結合を形成するために，得られたリボヌクレアーゼの酵素活性は本来のものの１％しかない。以下の各問に答えよ。なお，図中の数字は124個のアミノ酸のうち，ＳＨ基を側鎖にもつアミノ酸の配置を示している。また，図１（ａ）の ●─● はＳ-Ｓ結合を表している。

図１

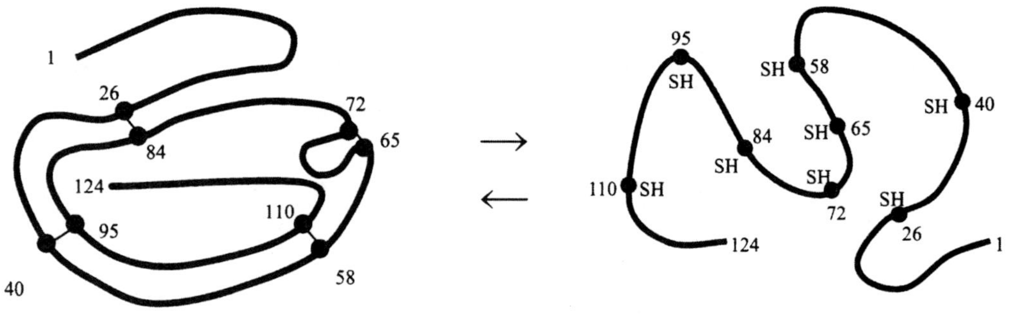

（ａ）　　　　　（ｂ）

問１．タンパク質によっては四次構造をもつものがある。四次構造をもつタンパク質の名称を１つあげよ。また，タンパク質の四次構造とは何か簡単に説明せよ。

問２．リボヌクレアーゼのようにＳ-Ｓ結合によって架橋されているタンパク質には，架橋されていないタンパク質に比べて，どのような利点があると考えられるか。

問３．Ｓ-Ｓ結合の形成に必要なＳＨ基を側鎖にもつアミノ酸の名称を記せ。

問４．図１の矢印（ｂ）→（ａ）の変化は「再生」と呼ばれる。図１の矢印（ａ）→（ｂ）の変化は何と呼ばれているか。

問５．下線部について，反応液中から低分子のβ-メルカプトエタノールと尿素を除去する方法を述べよ。

問６．１分子のリボヌクレアーゼにはＳＨ基が全部で８個含まれている。８個のＳＨ基を使えば４つのＳ－Ｓ結合が形成できる。ランダムコイルを尿素の中で酸化してＳ－Ｓ結合を形成させた場合のように，１分子のリボヌクレアーゼの８個のＳＨ基を自由に組み合わせて４つのＳ－Ｓ結合を形成すると，可能な組み合わせは全部で何通りになるか。

問７．ランダムコイルの状態から活性型のリボヌクレアーゼが再生されるとき，複数のＳ－Ｓ結合の組み合わせが可能なのに，実際には１通りの組み合わせしかできない。この結果はポリペプチド鎖がランダムコイルの状態から特有の立体構造に折りたたまれた後に，近傍のＳＨ基の間でＳ－Ｓ結合ができると考えれば説明できる。この実験からタンパク質の折りたたみに関する，ある重要な一般原理が見出された。タンパク質の折りたたみに関する重要な一般原理とは何か，記せ。

問８．図１（ｂ）のランダムコイルの状態で失われているのは，リボヌクレアーゼの一次構造，二次構造，三次構造のうちどれか。次の（ア）～（キ）より１つ選び，記号で答えよ。

（ア）一次構造のみ失われている　（イ）二次構造のみ失われている　（ウ）三次構造のみ失われている
（エ）一次構造と二次構造が失われている　（オ）二次構造と三次構造が失われている
（カ）一次構造と三次構造が失われている　（キ）一次構造，二次構造，三次構造とも失われている

問９．リボヌクレアーゼのポリペプチド鎖には両端がある。１番目のアミノ酸側の端と124番目のアミノ酸側の端はそれぞれどのようになっているか。端がアミノ基の場合は$-NH_2$と，端がカルボキシル基の場合は-COOHと答えよ。

問10．インスリンはプロインスリン（図２）の形で合成され，プロインスリンから連結ペプチド（図２の点線の部分）が切除されると活性をもつインスリンに変わる。このインスリンをリボヌクレアーゼと同じように８Ｍ尿素と還元剤のβ-メルカプトエタノールで処理すると，３ヶ所のＳ－Ｓ結合が切れて２本のポリペプチド鎖に分かれる。しかし，インスリンの場合は８Ｍ尿素とβ-メルカプトエタノールを除いても，２～３％しか本来の形に再生しない。インスリンはなぜ再生しないのか，その理由を記せ。

図２

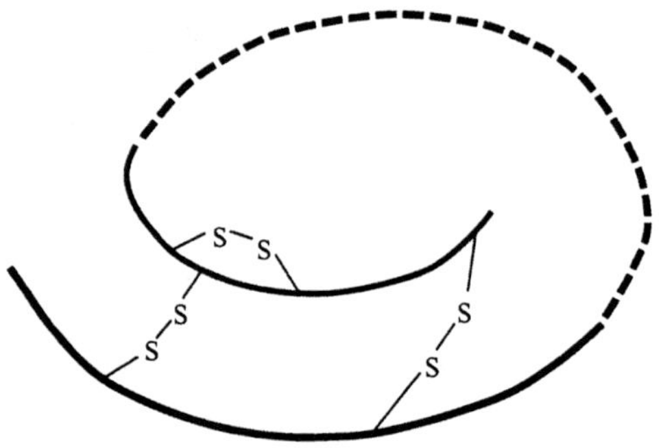

生物　問題 IV

生物は，外界からの異物の侵入を防いだり，侵入した異物を排除するしくみを備えている。異物を非自己物質と認識して，排除するしくみを免疫という。免疫は生まれつき備わっている自然免疫と，生後獲得していく獲得免疫とに分けられる。また，獲得免疫には抗体が関与する体液性免疫とリンパ球などが直接異物の排除に関与する細胞性免疫がある。体液性免疫はＢ細胞によって産生される抗体が抗原と特異的に反応し，抗体と結合した抗原を特殊な白血球が取り込むことによって排除する。また，抗体は血流にのって循環するとともに，だ液や腸内へ分泌され，新たな異物の侵入を阻止する。細胞性免疫は抗原によって刺激されたＴ細胞が病原体に感染した細胞や異物と認識した組織を見つけ出し，攻撃し排除する。このときに重要な役割を果たすのが細胞表面に存在する主要組織適合抗原とよばれるタンパク質である。そのため臓器移植を行う時にはできるだけ主要組織適合抗原の型が一致したものどうしで行われる。

獲得免疫はさまざまな病原体の抗原と自己の抗原を区別し，認識するために巧妙なしくみで多様性をつくりだしている。ヒトのＢ細胞はそのしくみによって数千万種類もの抗体をつくりだすことができると考えられているし，Ｔ細胞の表面にある抗原を認識するタンパク質も同様の仕組みで多様性をつくっている。その中には自己を認識するものもあるため，細胞が分化し成熟していく過程において自己を攻撃する可能性のあるリンパ球は排除されていく。しかし，時には自己に対する抗体ができてしまい，自己免疫疾患をひき起こすことがある。例えば，重症筋無力症はアセチルコリン受容体に対する抗体ができてしまったために脱力がおこり，顕著に筋力が低下する疾患である。

免疫のしくみは，病気の予防，治療，診断にも利用できる。予防接種はあらかじめ病原性を消失させた病原体などをワクチンとして接種することで，発病を予防することができる。例えば，アフリカや南米の一部の国に旅行するためには黄熱の予防接種をする必要がある。治療法としては，毒ヘビにかまれたときなど緊急に毒素を排除しなければならない場合，あらかじめウマなどの動物につくらせた毒素の抗体を含む血清を注射する血清療法がある。診断としては病原体の抗原に対する抗体の量を測定することで病原体に感染しているかどうかがわかる。

問１．結核菌由来のタンパク質を皮下注射すると，結核菌に感染したことがあるヒトの場合は，１～２日後にその部分が赤くはれる。この反応をツベルクリン反応という。ツベルクリン反応は体液性免疫によるものか細胞性免疫によるものかを調べるため，ツベルクリン陽性のモルモットと陰性のモルモットを用いて次の実験を行った。次の（ １ ）～（ ６ ）に「陽性」あるいは「陰性」のいずれか適切な方を選んで入れよ。ただし，答えが陽性の場合は＋と，陰性の場合は－と記せ。

ツベルクリン（ １ ）のモルモットから血清を取り出し，ツベルクリン（ ２ ）のモルモットに注射したところ，ツベルクリン反応は（ ３ ）であった。一方，ツベルクリン（ ４ ）のモルモットのリンパ球をツベルクリン（ ５ ）のモルモットに注射した場合はツベルクリン反応は（ ６ ）になった。このことからツベルクリン反応にはリンパ球が関与していると考えられる。

問２．Ｂ細胞の抗体産生のしくみについて，次の（ ア ）～（ オ ）に適切な数字を記入せよ。

抗体は，免疫グロブリンとよばれるＹ字型のタンパク質で，（ ア ）本のＨ鎖と（ イ ）本のＬ鎖からできている。抗原と結合する部分は可変部とよばれ，抗体の種類によってアミノ酸配列が異なる。そのほかは定常部とよばれ，どの抗体でも同じである。限られた遺伝子から多様な抗原に対応できるのは，抗体の遺伝子が組換えられるからである。未熟なＢ細胞では，可変部をつくるための遺伝子は断片として存在し，グループを形成している。Ｈ鎖の可変部の遺伝子は（ ウ ）つの，Ｌ鎖の可変部の遺伝子は（ エ ）つのグループに分断されて存在し，Ｂ細胞が成熟するにつれ，それぞれの断片の中から１つだけ選ばれ遺伝子が組換えられる。このしくみのおかげで限られた遺伝子から膨大な種類の抗体をつくりだすことができる。また，成熟したＢ細胞は特定の組合せのＨ鎖とＬ鎖の遺伝子を持つことになり，成熟した１つのＢ細胞は（ オ ）種類の抗体しかつくることができない。

問３．アセチルコリン受容体に対する抗体が重症筋無力症をひき起こす理由について，次の（ ア ）〜（ オ ）に適切な語句を記入せよ。

骨格筋は運動神経によって制御されており，運動神経の軸索の末端は骨格筋の表面で（ ア ）を形成している。興奮が伝わると神経終末から（ ア ）間隙にアセチルコリンが放出され，終板に存在するアセチルコリン受容体と結合する。アセチルコリン受容体にはチャネル部位があり，アセチルコリンが結合するとチャネルが開き（ イ ）が細胞内へ流入し，活動電位が生じる。活動電位の刺激によって（ ウ ）に蓄えられている（ エ ）が細胞質へと放出される。（ エ ）が（ オ ）と結合すると，アクチンフィラメントとミオシンフィラメントが相互作用できるようになり，筋肉が収縮する。重症筋無力症患者のアセチルコリン受容体に対する抗体はこの神経と筋肉の接合部の情報伝達を妨げるため，脱力がおこる。

問４．ウマにつくらせた抗毒素血清を用いた治療は同じヒトには何度も行えない。その理由を記せ。

問５．黄熱のワクチンは接種後１０日から有効となり，その後１０年間有効であるとされている。（ａ）なぜ接種後有効となるまでしばらく時間がかかり，（ｂ）なぜ１０年もの長期間有効であるのか，その理由をそれぞれ記せ。

問６．ヒトの主要組織適合抗原は同じ染色体上の近接した６つの遺伝子群（ＨＬＡ－Ａ，－Ｂ，－Ｃ，－ＤＲ，－ＤＱ，－ＤＰ）によってつくられ，これらの遺伝子は優性・劣性の別なく発現する。それぞれの遺伝子群には多数の対立遺伝子が存在し，これら６つの遺伝子間では組換えはほとんど起こらないことが知られている。また，臓器移植に重要なのは６つの遺伝子のうちＨＬＡ－Ａ，－Ｂ，－ＤＲの３つの遺伝子である。以下の問に答えよ。

（ａ）同じ両親から生まれた子の間で主要組織適合抗原が完全に一致する可能性は何分の１か。

（ｂ）臓器移植に重要な主要組織適合抗原の３つの遺伝子群にそれぞれ２０種類の対立遺伝子が存在すると仮定すると，他人と３つのＨＬＡが完全に一致する可能性は何分の１か。

英 語

解答

25年度

Ⅰ 出題者が求めたポイント

[完成した英文の意味]

(1) 彼らは同じ部署で働かなければならないのに、何年も不仲である。
(2) どっちみちロバートはやったことの償いをするだろう。
(3) 新しい工場のために3つの場所が考慮中である。
(4) それは世界で最も競争の激しい過酷な自転車レースである。
(5) 私は全国の主要大学で行なわれている超心理学の研究のいくつかに気づいたが、それらは私の関心を引きつけなかった。
(6) 昇進によって彼女は年間750ドル収入が上がる。
(7)「彼がクラブに入りたくない理由があるのですか。」「私の知る限りありません。」
(8) 彼らは医師が請求するもののほんの一部を要求する。
(9) 証拠がなかったので警察はマイヤーズを釈放せざるを得なかった。
(10) 外務大臣はドイツの外務大臣と会談を行なった。

[解答]

(1) ④ (2) ③ (3) ③ (4) ② (5) ②
(6) ① (7) ② (8) ② (9) ① (10) ③

Ⅱ 出題者が求めたポイント

[英文の意味と誤りの訂正]

(11) 私の両親はどちらも本を読むほうではないので、家にはそんなにたくさんの本はない。
parent → parents
(12) テレビクルーは6週間良い天候を待ったあげく、仕事をしないままの退散を余儀なくされた。
誤りはなし
(13) 私たちは、彼女が環境問題にとってより重要な役職を引き受けてくれるよう、期待している。
important → importance
(14) グリーンランドには、西から東に吹く風より、南から北に吹く風のほうが多かったようだ。
seems → seem
(15) 海面が下がると、海は大陸から後退し、広い面積の大陸棚を大気に晒す。
exposed → exposing

[解答]

(11) ① (12) ⑤ (13) ③ (14) ① (15) ③

Ⅲ 出題者が求めたポイント

[全訳]

有名になりたいとき、病院は評判やテクノロジーにお金をかける。尊敬されている外科医、最新鋭のガンマナイフとそれを操るスターの放射線科医などである。このような投資は、最高の医療を(16)求める患者だけでなく、一般の関心も引きつける。しかし最近、(17)思いもしなかった発見をしている病院もある。患者のための医療を真に向上させる種類の出費は、しばしばその支払い表のトップ、有名なスペシャリストに(18)向けられるのでなく、むしろ底の方、(19)無名の雑用係に向けられる。

病院はある驚くべき傾向に対処するうちに、この認識に到達した。ここ十年にわたり、(20)入院患者の間のほとんどの感染症の原因である有機体が、治療が難しくなってきているのである。ひとつの理由は薬物耐性が強くなっていることだ。今は、広く取り揃えた抗生物質の中の、たったひとつふたつにしか反応しない感染症もある。だが、有機体の顔ぶれが変わったために生じた問題もある。

ほんの数年前、入院患者に(21)襲いかかる手に負えないバクテリアの筆頭はMRSA(メチシリン耐性黄色グドウ球菌)だった。MRSAは皮膚にくっつくため、広がるのを防ぐ主な手段は(22)手洗いだった。しかし今、一番危険なバクテリアは、キーボードやベッド柵や仕切りカーテンなど無機物の表面で(23)生き続けるバクテリアである。これらの病原菌を取り除くには、病院は、どの清掃用品が(24)どの化学成分を含んでいるかを知り、ひとつひとつの部屋の隅という隅、すきまというすきまを知っている病院スタッフに頼らなければならない。

「手の衛生はこの上なく大事です。」と、この問題を研究しているニューヨーク大学ランゴーン医療センターの病院伝染病学者マイケル・フリップスは言っている。「しかし、それが病院の患者さんたちを脅かしている感染の鎖を断つのに必要な、いくつかの重要な介入のうちのひとつだということを、私たちは理解する(25)ようになってきています。」

[解答]

(16) ③ (17) ③ (18) ① (19) ① (20) ①
(21) ② (22) ③ (23) ② (24) ④ (25) ②

Ⅳ 出題者が求めたポイント

[全訳]

参加型学習は今始まっている。将来ではなく今である。われわれの教育制度に入ってくる者たちは、生活の実質すべてに関する情報を取るときに参加型学習に頼る。大人も、どの車を買うか、どの携帯電話サービスを使うか、どのレストランをひいきにするか、果ては、どんな心臓手術法が最小の(31)リスクで最良の結果を約束してくれるかを(26)～(30)決める助けをしてもらおうと、まずはインターネットや「ウィズダムオブクラウズ(集合知)」や「スマートモブズ」に向かう。ビジネスその他の職業も、ますます多くを集合的な学習形態に頼る。もう一度言うが、これは未来の話ではない。これは、北半球では確実に大衆のものとなっている、南半球でもモバイルテクノロジーを通じて次第に大衆のものとなりつつある、2009年現在の生活の状況なのである。

これによって教育や教育者は、退却を余儀なくされる立場、形式、内容、評価法が旧弊な学習(32)方式に根ざした教育制度のかけらに、展望もなく固執する立場に置かれる。もちろん北半球のすべての大学は、多額のお金をテクノロジー科目の改造に使って、すべての形態のメディアに教室からアクセスできるような大きなネットワーク空間を作り出している。しかし、組織のあり方、(33)知識の構造、学生、教職員その他の集団間の関係を実質的に見直しているところが、キャンパス中または世界中でいったいどれくらいあるのだろうか。そのようなより大きな課題、わが学生たちが非常に熟練している参加型学習法を活用しそれに焦点を当てていくという課題は、今やっと、そして概して比較的稀な孤立した形式で、取り組まれ始めたに過ぎない。

確かにほとんどの大学教育は、個人的鍛錬、個別の修行、孤立した業績や(34)実績という考えの上に成り立っている。私たちが問いたいのは、このまさに個人の業績というパラダイムが、今日の若者たちの効率的な学習スタイルをどれほど支えるのか、市民参加とグルーバル商業のしだいに結びつきを深めている形態に対してどれほどの備えをさせるのか、言い換えれば、記述Aこれが今日的な文化とどれほど乖離しているかということだ。もっと強力に主張されるべきはこうだ。(35)伝統的な学習機関の未来はなくなる、終わってしまう。私たちの学習機関の進む道を決める人たちが、今すぐに、根本的基本的な変化の必要性を認識しない限りは。

[解答]

(26)③　(27)⑥　(28)①　(29)⑤　(30)④

(31)⑤　(32)③　(33)②　(34)①　(35)⑤

記述A：

this very paradigm of individual achievement

Ⅴ　出題者が求めたポイント

[全訳]

何年も前のある夜遅く、私はコーネル大学の自分の研究室にいて、次の朝やることになっていた1年生の物理の最終試験の準備をしていた。これは優秀クラスだったので、私はいくぶん難しい問題をひとつ与えて、少し試験を活気づけたいと思った。しかし夜は遅くお腹が空いていた私は、(36)さまざまな可能性を慎重に試してみるのではなく、学生のほとんどがすでに出会ったことのある標準的な問題にちょっと手を加え、それを試験に書き込み、それから家に向かった。(詳細はほとんど重要でないとは思うが、その問題は、壁に立てかけられたはしごが足場を失って倒れる時にどのような動きをするか、その動きを予測するということに関係するものだった。私は、はしごの長さに応じて密度を変えるように標準問題を改変した。)次の朝の試験時間中、私は座って解答を書こうとして、(37)～(42)私の一見ささやかな変更が、問題をとてつもなく難しくしていることに気がついた。元の問題は解き終えるのにおそらく半ページを使った。今度のは私が解くのに6ページ使った。私は大げさに書いている。でも要点はわかっていただけるだろう。

この小さなエピソードは例外というよりむしろ規則というものを表している。教科書の問題はとても特殊で、注意深く仕組まれているので、(43)それなりの努力で完全に解くことができるのである。だが、教科書の問題をほんの少し改変して、この前提を変えあの単純さをなくしたりしていると、問題はすぐに複雑化して手に負えないものになっていく。すなわち、問題はすぐに、よくある現実世界の状況を分析するのと同じくらい難しくなることがあるのだ。

実際、惑星の動きから素粒子の相互作用まで、広範囲にわたる多くの現象は複雑すぎて、数学的に完璧な正確さで記述することはできない。むしろ、理論物理学の仕事というのは、与えられた情況のどの複雑さを無視していいのかを理解し、それを無視してもなお(44)重要な詳細を捉えている、取り扱いのしやすい数学的公式を提示することである。地球のコースを予測する場合、太陽の重力の影響を含めたほうがよい。月の重力も含めるなら、記述Bなおさらよいのだが、数学的複雑さが格段に増す。(19世紀にフランスの数学者シャルル-ユージェヌ・ドロネーは、太陽-地球-月の重力ダンスの複雑さに関する900ページの書物を2冊出した。)さらに進んで、他のすべての惑星の影響を、完全に説明しようとすれば、分析は(45)途方もないものになる。幸いにして、応用の多くでは、太陽の影響以外の記述Bすべては無視しても問題は起こらない。太陽系の他の天体が地球の動きに及ぼす影響は、取るに足らないものだからである。このような近似計算は、物理学の手法は何を記述C無視するかを決めることに存するという、私の以前の主張の例証である。

[解答]

(36)⑤　(37)⑥　(38)③　(39)②　(40)①

(41)⑤　(42)⑦　(43)④　(44)①　(45)②

記述B：all

記述C：ignore

Ⅵ　出題者が求めたポイント

[全訳]

時には明白な事実を思い出させてもらうことはなかなか有益なことだ。特に、ぞっとすること、楽しくないこと、不快なことの場合には。すでにお分かりのように、あなたが自分のやるべきリストを眺めて、一番したくないことを避け、長引かせ、延期にし、果ては都合よく忘れたりするのはたやすいことである。あなたはなんとかして、記述D最悪なものを一番最後にとっておく方法を見つける。

私は独力で、不必要なストレスの多いくよくよ悩みながらの膨大な時間を確実に省いてくれるような習慣を、作り上げた。私の言う習慣とは、その日の最も困難で喜ばしくない部分を、何よりもまず最初に処理して、取り除いてしまうことである。

たとえば、私は、やらなくていいようになってほしいと願いながらも、紛争を解決したり、難しい電話をかけたり、微妙な(46)問題を処理したり、他と対決したり、誰かを拒否して失望させたりしなければならないかもしれない。私は自分に(47)誓っている。可能で現実にできそうなときはいつでも、他の何よりもまず電話をかけようと。私はそれを克服するのだ！ この方法で、私は、(48)～(53)待っていれば避けられなかったであろうすべてのストレスを避けるのである。だが、それ以上に、気持ちが新たになっていて注意力がまだ鋭いので、より効果的に状況に対処することができると気づく。私は会話を心配したり予行演習したりしてその日を使っているのではない。これがその場面での私の反応をより良いものにする。これはたいていの問題を効率よく首尾よく解決するための重要ポイントである。

疑問の余地なく、その日の最も不快な部分を最後にとっておくことは、極めてストレスを生む行動である。結局それはなくなることはなく、いつも頭の上にぶら下がっているのだ。それが何であれ、あなたがそれを意識的に考えたり心配したりしないとしても、あなたはそれでもなおそれに気づいている。

それは無気味である。あなたが長く待てば待つほど、あなたはそれを過度に膨らまし、最悪を想像し、ずっといらいらすることになりやすい。このような精神活動が続く間、あなたは緊張とストレスを感じ続け、このことによって当然、あなたは(54)身に降りかかる実質すべてのことを気に病む。もっと微妙なレベルでは、あなたが感じているこの怖れと心配は、あなたの(55)集中力を逸らす。これがあなたの行動、判断、ものの見方に影響を及ぼす。

[解答]

記述D：最悪なものを一番最後にとっておく方法

(46) ③　(47) ①　(48) ⑥　(49) ⑤　(50) ①

(51) ③　(52) ②　(53) ④　(54) ⑤　(55) ②

記述E：whatever

Ⅵ 出題者が求めたポイント

[全訳]

記述F 植物の長く薄い部分。ここから葉や花や実が成長する。(茎)

記述G 異なる言語を話している人の言葉を口頭で翻訳すること。(通訳する)

記述H 種まきや植え付けの準備として土をほぐすこと。(耕す)

記述I ひどい疲れ。だいたい精神的身体的活動や病気の結果起こる。(疲労)

記述J 世界の国々、海、川、山、都市などの研究。(地理学)

記述K 建物の1つの階から別の階に行くために造られたひと続きの段。(階段)

[解答]

(F) stem　(G) interpret　(H) cultivate

(I) fatigue　(J) geography　(K) stairs

Ⅶ 出題者が求めたポイント

[完成した英文]

・Not until he received her letter did he fully understand her feelings.

・Who did you say you wanted to invite for Christmas ?

・I suppressed my irritation as best I could and set to work on the alteration.

[解答]

(56) ③　(57) ⑦　(58) ⑥　(59) ①　(60) ⑤

(61) ④　(62) ⑥　(63) ⑤　(64) ①　(65) ②

(66) ⑦　(67) ④　(68) ③　(69) ⑦　(70) ⑤

(71) ②　(72) ④　(73) ⑥　(74) ③　(75) ①

数 学

解答

25年度

Ⅰ 出題者が求めたポイント

(1)(数学A・場合の数)

たて線は下に到達すると，必ず下から上へ行くことになるので，たて線を省いて，AからBへ進む道を整理する。

(2)(数学Ⅱ・微分法)

$\sin x = t$とし，tの関数として，微分して，増減表をつくる。tの値の範囲に気をつける。

〔解答〕

(1) たて線を省いて，図を書きなおすと右図になる。AからBまで最短経路は，↗ が4，↖ が3進むことになる。

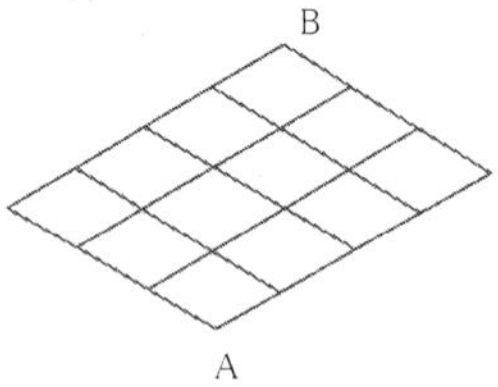

${}_7C_3 = 35$

従って，35通り。

(2) $\sin^2 x = t$とする。$0 \leqq t \leqq 1$

$f(t) = t^3 - (1-t)^3 - 3t$ とする。

$f(t) = 2t^3 - 3t^2 - 1$

$f'(t) = 6t^2 - 6t = 6t(t-1)$

t	0		1
$f'(t)$	0	−	0
$f(t)$		↘	

$f(0) = -1$

$f(1) = -2$

従って，$-2 \leqq \sin^6 x - \cos^6 x - 3\sin^2 x \leqq -1$

Ⅱ 出題者が求めたポイント(数学B・数列)

両辺を底が2の対数にとり，$b_n = \log_2 a_n$とする。

$b_{n+2} + pb_{n+1} + qb_n = 0$は，$x^2 + px + q = 0$の解を$\alpha$，$\beta$とすると，

$b_{n+2} - \beta b_{n+1} = \alpha(b_{n+1} - \beta b_n)$

$b_{n+2} - \alpha b_{n+1} = \beta(b_{n+1} - \alpha b_n)$

2式より，$b_{n+1} - \beta b_n$, $b_{n+1} - \alpha b_n$をnの式で表わし連立方程式で，b_nを求める。

〔解答〕

両辺を底が2の対数にとる。

$$\log_2 a_{n+2} = \frac{1}{2}(\log_2 a_{n+1} + \log_2 a_n)$$

$\log_2 a_n = b_n$ とおくと，$b_{n+2} - \dfrac{1}{2}b_{n+1} - \dfrac{1}{2}b_n = 0$

$x^2 - \dfrac{1}{2}x - \dfrac{1}{2} = 0$ とすると $\left(x + \dfrac{1}{2}\right)(x-1) = 0$

$$b_{n+2} + \frac{1}{2}b_{n+1} = b_{n+1} + \frac{1}{2}b_n = \cdots\cdots\cdots\cdots = b_2 + \frac{1}{2}b_1$$

$$b_{n+1} + \frac{1}{2}b_n = \log_2 2 + \frac{1}{2}\log_2 1 = 1 \cdots\cdots ①$$

$$b_{n+2} - b_{n+1} = -\frac{1}{2}(b_{n+1} - b_n)$$

$$b_2 - b_1 = \log_2 2 - \log_2 1 = 1$$

$$b_{n+1} - b_n = 1\left(-\frac{1}{2}\right)^{n-1} \cdots\cdots ②$$

①②より，$b_n = \dfrac{2}{3} - \dfrac{2}{3}\left(-\dfrac{1}{2}\right)^{n-1}$

従って，$a_n = 2^{\frac{2}{3} - \frac{2}{3}\left(-\frac{1}{2}\right)^{n-1}}$

Ⅲ 出題者が求めたポイント

(数学A・確率，数学Ⅲ・極限値)

(1) 順に，○×○×○○と出る確率。

(2) $2n$回目に勝つ，○×…○×○○確率，$2n+1$回目に勝つ，×○…×○○確率を求める。

それぞれの和を求め，$n \to \infty$のときの極限値を求める。

$$\lim_{n\to\infty}\sum_{k=1}^{n} ar^{k-1} = \frac{a}{1-r} \qquad (|r| < 1\text{のとき})$$

〔解答〕

(1) 順に，○×○×○○と出るとき。

$$P_6 = \frac{1}{3}\cdot\frac{2}{3}\cdot\frac{1}{3}\cdot\frac{2}{3}\cdot\left(\frac{1}{3}\right)^2 = \frac{4}{729}$$

(2) $2n$回目に勝つ確率は，○×が$n-1$回の後に○○

$$\left(\frac{2}{9}\right)^{n-1}\cdot\left(\frac{1}{9}\right) = \frac{1}{9}\left(\frac{2}{9}\right)^{n-1}$$

$2n+1$回目に勝つ確率は，×○がn回の後に○

$$\left(\frac{2}{9}\right)^{n}\cdot\frac{1}{3} = \frac{1}{3}\left(\frac{2}{9}\right)^{n} = \frac{2}{27}\left(\frac{2}{9}\right)^{n-1}$$

よって，

$$\lim_{n\to\infty}\sum_{k=1}^{n}\frac{1}{9}\left(\frac{2}{9}\right)^{k-1} = \frac{\frac{1}{9}}{1 - \frac{2}{9}} = \frac{1}{7}$$

$$\lim_{n\to\infty}\sum_{k=1}^{n}\frac{2}{27}\left(\frac{2}{9}\right)^{k-1} = \frac{\frac{2}{27}}{1 - \frac{2}{9}} = \frac{2}{21}$$

従って，$\dfrac{1}{7} + \dfrac{2}{21} = \dfrac{5}{21}$

Ⅳ 出題者が求めたポイント(数学Ⅲ・積分法)

(1) (x_1, y_1, z_1)，(x_2, y_2, z_2)の距離は，

$$\sqrt{(x_2 - x_1)^2 + (y_2 - y_1)^2 + (z_2 - z_1)^2}$$

(2) y軸との距離rを$r = f(y)$とするとy軸の周りに回転させる回転体の体積は，

$$\int_a^b \pi\{f(y)\}^2 dy$$

空洞となる部分に注意しながら計算していく。

〔解答〕

(1) $P(1, y, z)$からy軸に下した点Qは，$(0, y, 0)$

$$\sqrt{1^2 + (y-y)^2 + z^2} = \sqrt{1 + z^2}$$

(2) Bをx軸に回転させると，$y^2 + z^2 = 4$

この部分をy軸の回りに回転させるときの半径は，

$r^2 = 1 + z^2 = 5 - y^2$

回転体の体積は,

$$\int_{-2}^{2}\pi(5-y^2)\,dy=\pi\left[5y-\frac{1}{3}y^3\right]_{-2}^{2}$$

$$=\pi\left\{\left(10-\frac{8}{3}\right)-\left(-10+\frac{8}{3}\right)\right\}=\frac{44}{3}\pi$$

この回転体で空洞になるのは, $r=1$

$$\int_{-2}^{2}\pi 1^2 dy=\pi[y]_{-2}^{2}=4\pi$$

x軸の回りに回転させるとき空洞になるのは,

$y^2+z^2=1$

この部分をy軸のまわりに回転させるときの半径は

$r^2=1+z^2=2-y^2$

回転体の体積は,

$$\int_{-1}^{1}\pi(2-y^2)\,dy=\pi\left[2y-\frac{1}{3}y^3\right]_{-1}^{1}$$

$$=\pi\left\{\left(2-\frac{1}{3}\right)-\left(-2+\frac{1}{3}\right)\right\}=\frac{10}{3}\pi$$

この回転体で$r=1$の部分は計算してあるので,

$$\int_{-1}^{1}\pi 1^2 dy=\pi[y]_{-1}^{1}=2\pi$$

従って, 図形Tの体積Vは,

$$V=\left(\frac{44}{3}\pi-4\pi\right)-\left(\frac{10}{3}\pi-2\pi\right)=\frac{28}{3}\pi$$

物 理

解答

25年度

問題Ⅰ 出題者が求めたポイント…慣性力，斜面と垂直抗力，仕事とエネルギーの関係

問1 図のように，斜面に垂直に y 軸をとる。

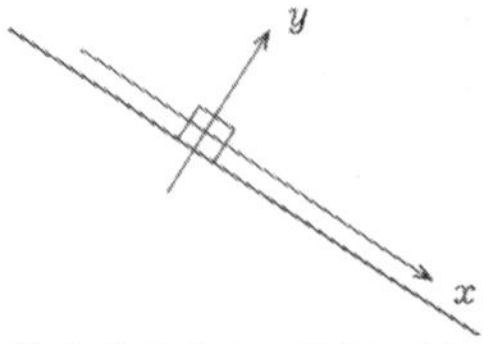

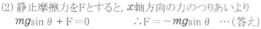

(1) 垂直抗力をNとすると，y軸方向の力のつりあいより

$N-mg\cos\theta=0$

$\therefore N=mg\cos\theta$ …(答え)

(2) 静止摩擦力をFとすると，x軸方向の力のつりあいより

$mg\sin\theta+\mathrm{F}=0$　　$\therefore \mathrm{F}=-mg\sin\theta$ …(答え)

(3) $\mathrm{F}\leqq\mu N$ であるから　$mg\sin\theta\leqq\mu mg\cos\theta$

$\therefore \mu\geqq\dfrac{\sin\theta}{\cos\theta}=\tan\theta$　　$\tan\theta$ …(答え)

問2 慣性力は右向きに大きさmaである。

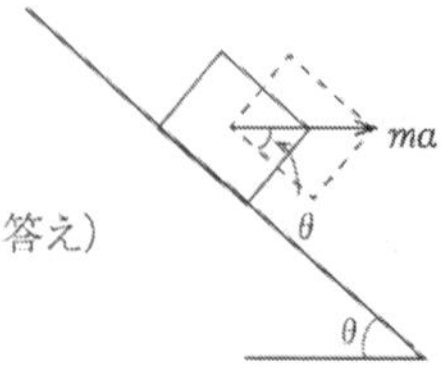

(1) 慣性力のx成分は

$ma\cos\theta$ …(答え)

(2) y軸方向の力のつりあいより

$N'+ma\sin\theta-mg\cos\theta=0$

$\therefore N'=mg\cos\theta-ma\sin\theta$ …(答え)

(3) $N'\geqq0$　であればよいから

$mg\cos\theta-ma\sin\theta\geqq0$　より

$g\dfrac{\cos\theta}{\sin\theta}\geqq a$

aの最大値は　$g\dfrac{\cos\theta}{\sin\theta}=\dfrac{g}{\tan\theta}$ …(答え)

(4) 物体がすべり出すので，$mg\sin\theta+ma\cos\theta\geqq\mu N'$

$mg\sin\theta+ma\cos\theta\geqq\mu(mg\cos\theta-ma\sin\theta)$

を解いて

$a\geqq\dfrac{g(\mu\cos\theta-\sin\theta)}{\cos\theta+\mu\sin\theta}$

aの下限値は$\left(\dfrac{\mu\cos\theta-\sin\theta}{\cos\theta+\mu\sin\theta}\right)g$

$=\left(\dfrac{\mu-\tan\theta}{1+\mu\tan\theta}\right)g$ …(答え)

問3 高さがh変化するとき，斜面の長さ$=\dfrac{h}{\sin\theta}$

(1) $-mgh$　…(答え)

(2) $-\mu'N'\times\dfrac{h}{\sin\theta}$

$=-\mu'(mg\cos\theta-ma\sin\theta)\times\dfrac{h}{\sin\theta}$

$=-\mu'm\left(\dfrac{g}{\tan\theta}-a\right)h$　…(答え)

(3) 慣性力がする仕事$=x$成分のする仕事

$=ma\cos\theta\times\dfrac{h}{\sin\theta}=\dfrac{mah}{\tan\theta}$　…(答え)

(4) 仕事とエネルギーの関係より

$\dfrac{1}{2}mv^2=mgh-\mu'm\left(\dfrac{g}{\tan\theta}-a\right)h+\dfrac{mah}{\tan\theta}$ …(答え)

問題Ⅱ 出題者が求めたポイント…レンズの写像公式

問1. (1) $\dfrac{1}{x}+\dfrac{1}{y}=\dfrac{1}{f}$　(2) (エ)　(3) (キ)　(4) (ウ)

問2. 写像公式より

$\dfrac{1}{36}+\dfrac{1}{y}=\dfrac{1}{24}$　　$\dfrac{1}{y}=\dfrac{1}{24}-\dfrac{1}{36}=\dfrac{1}{72}$

$\therefore y=72\,\mathrm{cm}$　…(答え)

問3. この場合の倍率$=\dfrac{72}{36}=2$倍

(1) $2\times0.50\,\mathrm{cm/s}=1.0\,\mathrm{cm/s}$,　鉛直下方…(答え)

(2) 変位$=2\times2.0\,\mathrm{cm}=4.0\,\mathrm{cm}$,　鉛直下方…(答え)

問 4. レンズを移動させたときは，光軸の移動があるため注意が必要である。レンズに対する相対運動は鉛直下方 2.0 cm の移動であるため，移動後の新光軸に対して鉛直上方に 4.0 cm 移動する。ところが，移動前の像は移動前の光軸上にあったので，像は 2.0 cm + 4.0 cm = 6.0 cm の移動となる。

(1)　移動時間は 4.0 s だから

6.0 cm ÷ 4.0 s = 1.5 cm/s　鉛直上方 …(答え)

(2)　変位　2.0 + 4.0 = 6.0 cm　　鉛直上方 …(答え)

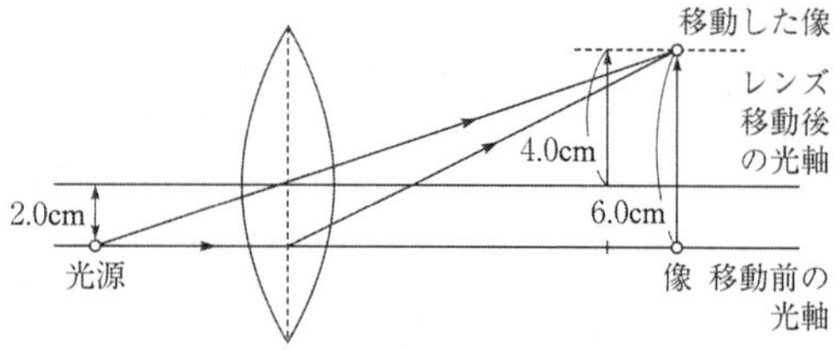

問5. (1) レンズの移動距離をℓとすると写像公式より

$\dfrac{1}{78-\ell}+\dfrac{1}{72+\ell}=\dfrac{1}{24}$

$\therefore \ell^2-6\ell-24\times84=0$

$(\ell-48)(\ell+42)=0$

$\ell>0$だから　$\ell=48\,\mathrm{cm}$

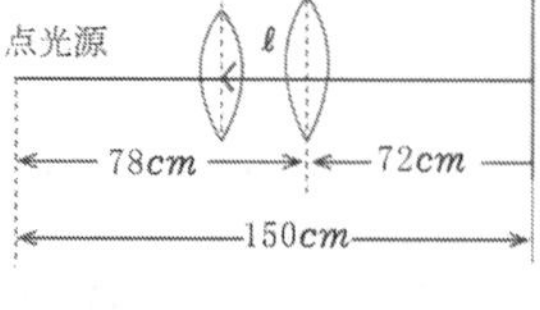

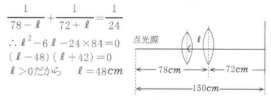

レンズの中心から点光源までの距離$=78-48=30\,\mathrm{cm}$

…(答え)

(2) $x=30$, $y=48+72=120$　だから　倍率$=x/y=4$

$2.0\,\mathrm{cm}\times4=8.0\,\mathrm{cm}$…(答え)

問題Ⅲ 出題者が求めたポイント…コンデンサーの電気容量，内部電場，エネルギー，電気力線本数

問1. (1) $C=\varepsilon_0\dfrac{S}{d}$　(2) $Q=CV=\dfrac{\varepsilon_0 SV}{d}$

(3) $E=\dfrac{V}{d}$　(4) $Q=\dfrac{\varepsilon_0 S}{d}\times Ed=\varepsilon_0 ES$

問2. (1) (a) Q_1に変化なし。$\dfrac{Q_1}{\varepsilon_0}$　…(答え)

(b) Q_1に変化なし。$\dfrac{Q_1}{\varepsilon_0}$　…(答え)

(c) このとき，$C'=\varepsilon_0\dfrac{S}{2d}=\dfrac{1}{2}C$,

たくわえられる電気量$Q'=C'V_1=\dfrac{1}{2}CV_1=\dfrac{1}{2}Q_1$

電気力線本数$=\dfrac{Q'}{\varepsilon_0}=\dfrac{Q_1}{2\varepsilon_0}$　…(答え)

(2) (a) エネルギー$V=\dfrac{1}{2}Q_1V_1$　…(答え)

(b) エネルギー$=\dfrac{Q_1^2}{2C'}=\dfrac{Q_1^2}{2\times\left(\dfrac{C}{2}\right)}=\dfrac{Q_1^2}{C}=Q_1V_1$

$C=\dfrac{Q_1}{V_1}$　だから　$\dfrac{Q_1^2}{C}=Q_1^2\times\left(\dfrac{V_1}{Q_1}\right)=Q_1V_1$…(答え)

(c) エネルギー$=\dfrac{{Q_1'}^2}{2C'}=\dfrac{1}{2\times\left(\dfrac{C}{2}\right)}\times\left(\dfrac{Q_1}{2}\right)^2$

$=\dfrac{Q_1^2}{4C}=\dfrac{1}{4}Q_1V_1$　…(答え)

問3 (1) 極板A，Bの電気量Q_1は変化しない。また，導体内の電場＝0

領域Ⅰ…$\dfrac{Q_1}{\varepsilon_0}$，領域Ⅱ…0，領域Ⅲ…$\dfrac{Q_1}{\varepsilon_0}$

(2) 領域Ⅰの$C_{\rm I}=\varepsilon_0\dfrac{S}{\left(\dfrac{d}{6}\right)}=6C$,

領域Ⅲの$C_{\rm III}=\varepsilon_0\dfrac{S}{\left(\dfrac{d}{3}\right)}=3C$

領域Ⅱの$C_{\rm II}=0$　だから　コンデンサー全体の電気容量C''は

$$\frac{1}{C''}=\frac{1}{C_{\rm I}}+\frac{1}{C_{\rm III}}=\frac{1}{6C}+\frac{1}{3C}=\frac{1}{2C}\qquad\therefore C''=2C$$

エネルギー$=\dfrac{Q_1^2}{2C''}=\dfrac{Q_1^2}{4C}=\dfrac{Q_1^2}{4\left(\varepsilon_0\dfrac{S}{d}\right)}=\dfrac{Q_1^2 d}{4\varepsilon_0 S}$(答え)

問4 (1) Aの電気量は変化しないので，電場も変化しない。
(ウ)　…(答え)

(2) 導体板の移動距離をxとするとき，合成容量C'''は

$$\frac{1}{C'''}=\frac{1}{\varepsilon_0\left(\dfrac{S}{\dfrac{d}{6}+x}\right)}+\frac{1}{\varepsilon_0\left(\dfrac{S}{\dfrac{d}{3}-x}\right)}$$

$=\dfrac{1}{\varepsilon_0 S}\left(\dfrac{d}{6}+x+\dfrac{d}{3}-x\right)=\dfrac{d}{2\varepsilon_0 S}$　となり，

極板の移動にかかわらず，合成容量は変化しない。

エネルギー$=\dfrac{Q_1^2}{2C'''}=$一定　　(ウ)…(答え)

化 学

解答

25年度

1 出題者が求めたポイント……気体の状態方程式、分圧と全圧、化学反応の量的関係

問1. $3.0\times10^5\times5.0=n\times8.3\times10^3\times300$

$\therefore n=0.602\fallingdotseq0.60$ mol

問2. $0.602\times32=19.26\fallingdotseq19$ g

問3.

(1)ボイルの法則から，

O_2；$3.0\times10^5\times5.0=P\times10$，$P=1.5\times10^5$ Pa

C_3H_8；$1.0\times10^5\times2.0=P\times10$，$P=2.0\times10^4$ Pa

He；$2.0\times10^5\times3.0=P\times10$，$P=6.0\times10^4$ Pa

(2)$1.5\times10^5+2.0\times10^4+6.0\times10^4=2.3\times10^5$ Pa

問4. Aに入っている各気体の物質量は，

C_3H_8；$2.0\times10^4\times5.0=n\times8.3\times10^3\times300$

$\therefore n=0.0401\fallingdotseq0.040$ mol

O_2；$1.5\times10^5\times5.0=n\times8.3\times10^3\times300$

$\therefore n=0.301\fallingdotseq0.30$ mol

He；$6.0\times10^4\times5.0=n\times8.3\times10^3\times300$

$\therefore n=0.120\fallingdotseq0.12$ mol

C_3H_8の燃焼式は，

$C_3H_8+5O_2\rightarrow3CO_2+4H_2O$

反応したO_2は，

$0.040\times5=0.20$ mol

残っているO_2は，

$0.30-0.20=0.10$ mol

生成したCO_2とH_2Oは，

CO_2；$0.040\times3=0.12$ mol

H_2O；$0.040\times4=0.16$ mol

生じた水がすべて気体で存在していたとすると，

$P\times5.0=0.16\times8.3\times10^3\times300$

$\therefore P=8.0\times10^4$ Pa

水の飽和水蒸気圧より大きいので，水の一部は液体として存在する。

(1) O_2；$P\times5.0=0.10\times8.3\times10^3\times300$

$\therefore P=4.98\times10^4\fallingdotseq5.0\times10^4$ Pa

He；$P\times5.0=0.12\times8.3\times10^3\times300$

$\therefore P=0.597\times10^5\fallingdotseq6.0\times10^4$ Pa

(問3(1)と同じ)

CO_2；Heと同じであるから，6.0×10^4 Pa

H_2O；飽和水蒸気圧　3.6×10^3 Pa

(2)全圧は，

$5.0\times10^4+6.0\times10^4\times2+0.36\times10^4=17.36\times10^4$

$\fallingdotseq1.7\times10^5$ Pa

問5.

BとCに入っていた各気体は，

C_3H_8；$0.080\times\dfrac{5.0}{10}=0.040$ mol

O_2；$0.60\times\dfrac{5.0}{10}=0.30$ mol

He；$0.24\times\dfrac{5.0}{10}=0.12$ mol

ここにAに入っていた気体が加わる。

CO_2；0.12 mol，He；0.12 mol，O_2；0.10 mol

H_2Oは，0.16 mol存在するので，その分圧は，

$8.0\times10^5\times\dfrac{5.0}{10}=4.0\times10^4$ Pa

水の飽和蒸気圧より大きいので，一部が液体として存在する。

H_2Oを除いた気体の物質量を示すと，

C_3H_8；0.040 mol　O_2；$0.30+0.10=0.40$ mol

He；$0.12+0.12=0.24$ mol　CO_2；0.12 mol

これらの全物質量は，0.80 mol

この圧力は，

$P\times10=0.80\times8.3\times10^3\times300$

$\therefore P=1.992\times10^5$ Pa

したがって，全圧は，

$1.992\times10^5+3.6\times10^3=2.028\times10^5\fallingdotseq2.0\times10^5$ Pa

[解答]

問1. 0.60 [mol]　問2. 19 [g]

問3. (1)酸素；1.5×10^5 [Pa]

プロパン；2.0×10^4 [Pa]

ヘリウム；6.0×10^4 [Pa]

(2) 2.3×10^5 [Pa]

問4. (1)酸素；5.0×10^4 [Pa]　ヘリウム；6.0×10^4 [Pa]

二酸化炭素；6.0×10^4 [Pa]　水蒸気；3.6×10^3 [Pa]

(2) 1.7×10^5 [Pa]

問5. 2.0×10^5 [Pa]

2 出題者が求めたポイント……金属の性質，合金の分析，金属イオンの反応

問1. ①イオン化エネルギーが小さいと，陽イオンになりやすい。価電子を放出しやすいと言える。解答の③と④，⑤と⑥は順不同である。⑦赤さびは，$Fe_2O_3\cdot nH_2O$　と表される。⑧黒さびは，Fe_3O_4　である。トタンとブリキの覚え方は，ト亜(亜鉛)ブス(スズ)と語呂合わせがいいであろう。

問2. [操作1] NaCl aqを加えたとき沈殿を生じるのは，$Ag^++Cl^-\rightarrow AgCl$　だけである。したがって，XはCuとAgの合金である。

[操作2] X，Y，ZいずれもCu^{2+}を含むので，

$Cu^{2+}+H_2S\rightarrow CuS+2H^+$

CuSの黒色沈殿を生じる。これでCu^{2+}が除かれる。

[操作4] この反応を示すイオンは，Zn^{2+}とNi^{2+}　である。

[操作5] この沈殿は，$Zn(OH)_2$，$Ni(OH)_2$　である。これに過剰のNaOH aqを加えると，$Zn(OH)_2$が溶解する。

$Zn(OH)_2+2OH^-\rightarrow[Zn(OH)_4]^{2-}$

〈X〉は明らかにCuとAgの合金と言える。

しかし，〈Y〉と〈Z〉の識別は，操作4と操作5の結果だけからではできない。沈殿の色が示されれば判定できるが，それが示されていない。高校化学では，

Ni^{2+}については詳しく扱われていないので，問3及び問4は，Zn^{2+}について要求しているものと判断し，解答に示す。

〈Y〉は，CuとZn 〈Z〉はCuとNi

問3. $Zn^{2+} + 2OH^- \rightarrow Zn(OH)_2$

$Ni^{2+} + 2OH^- \rightarrow \underset{(緑色)}{Ni(OH)_2}$

問4. $Zn(OH)_2 + 4NH_3 \rightarrow [Zn(NH_3)_4]^{2+} + 2OH^-$

$Ni(OH)_2 + 6NH_3 \rightarrow \underset{(青紫色)}{[Ni(NH_3)_6]^{2+}} + 2OH^-$

問5. YにZn^{2+}が入っているとすれば，(ア)

ZにZn^{2+}が入っているとすれば，(イ)

となるが，解答にはYにZn^{2+}が入っているものとして示す。

[解答]

問1.①イオン化エネルギー ②自由電子 ③電気 ④熱 ⑤展 ⑥延 ⑦酸化鉄(III) ⑧四酸化三鉄 ⑨メッキ ⑩亜鉛 ⑪スズ ⑫青銅

問2.〈X〉Cu，Ag 〈Y〉Cu，Zn 〈Z〉Cu，Ni

問3. $Zn^{2+} + 2OH^- \rightarrow Zn(OH)_2$

問4. $Zn(OH)_2 + 4NH_3 \rightarrow [Zn(NH_3)_4]^{2+} + 2OH^-$

問5.(ア)

3 出題者が求めたポイント……カルボン酸，油脂，元素分析，化学反応の量的関係

問1. 油脂を構成する脂肪酸の不飽和度が高いと，分子間力が弱くなり，常温で液体になっている。これは，>C=C<の存在により分子が直線構造になりにくくなるためである。

問2. 正しいのは(イ)(ウ)(カ)である。

(イ)このアミノ酸はアラニンである。

(ウ)アジピン酸は，

$HOOC-CH_2-CH_2-CH_2-CH_2-COOH$

(カ)赤紫色に呈色する。

問3. 反応したH_2は，$\dfrac{89.6}{22.4} = 4.0$ mol

したがって，1分子中に，>C=C<を4つもつ。

(a)～(d)を組み合わせると，

①(a)(b)(d) ②(a)(c)(c) ③(b)(b)(c) の三つ。

①3種類の異性体がある。また，それぞれ不斉炭素原子を1個もつので，$3 \times 2 = 6$種類。

②2種類の異性体がある。このうち不斉炭素原子をもつのは1種類だけである。したがって，

$1 \times 2 + 1 = 3$種類。

③2種類の異性体がある。このうち不斉炭素原子をもつのは1種類だけである。したがって，3種類

合計$6 + 3 + 3 = 12$種類

問4. [実験3]より，

原子数比は，

$$C : H : O = \frac{77.2}{12} : \frac{11.4}{1.0} : \frac{11.4}{16} =$$

$$= 6.4 : 11.4 : 0.71 \fallingdotseq 9 : 16 : 1$$

組成式は，$C_9H_{16}O$

Oを2個含むので，分子式は，$C_{18}H_{32}O_2$

示性式は，$C_{17}H_{31}COOH$ ∴(c)

[実験4]より

燃焼で生じたCO_2とH_2Oの物質量は，

CO_2；$\dfrac{19.8}{44} = 4.5 \times 10^{-4}$ mol

H_2O；$\dfrac{8.1}{18} = 4.5 \times 10^{-4}$ mol

∴C：H＝1：2

炭素数が18であるから水素数は36，したがって，(a)が該当する。

問5. $A + 3NaOH \rightarrow C_3H_5(OH)_3 + \underset{(B)}{2C_{17}H_{31}COONa}$

$+ \underset{(C)}{C_{17}H_{35}COONa}$

問6.

$C_3H_5(OCOC_{17}H_{35})_3 + 3NaOH \rightarrow$

油脂の分子量は，890である。

$890 : 3 \times 40 = 186 : x$，$x = 25.07 \fallingdotseq 25.1$ g

[解答]

問1.①縮合 ②高 ③低 ④脂肪 ⑤脂肪油 ⑥硬化油

問2.(イ)，(ウ)，(カ) 問3. 12種類

問4. B-(c)，C-(a)

問5.

$C_{17}H_{31}COOCH_2$	$C_{17}H_{31}COOCH_2$
$C_{17}H_{31}COOC^*H$	$C_{17}H_{35}COOCH$
$C_{17}H_{35}COOCH_2$	$C_{17}H_{31}COOCH_2$

問6. 25.1 [g]

4 出題者が求めたポイント……糖，アミノ酸とタンパク質，コロイド，重合度

問1. デンプンはアミロースとアミロペクチンから成る。アミロースは，α-グルコースが，1, 4結合で直鎖状になった高分子である。アミロペクチンは，1, 4結合の他に，1, 6結合により枝分かれ構造をしている。

セルロースは，β-グルコースが，1, 4結合により高分子になったものである。

問2. マルトースはα-グルコースどうしが，α-1, 4-グリコシド結合した二糖類である。

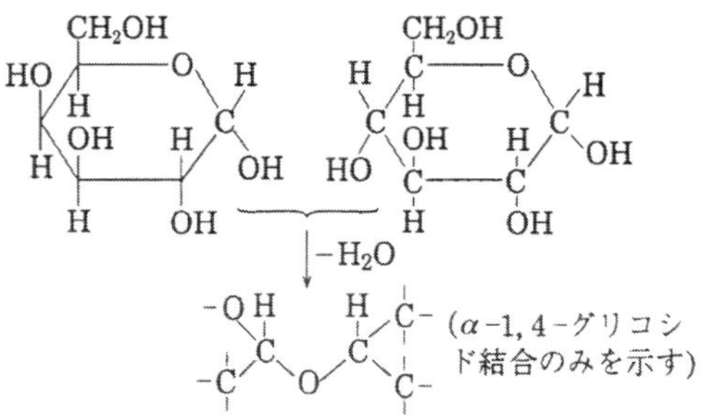

(ウ)が該当する。

問3. 加水分解が急激に起こり，コロイド粒子$\{Fe(OH)_3\}_n$が形成される。化学反応式で厳密に示すことは困難である。そこで解答のように示す。

問4. 3種類のジペプチドが存在する。

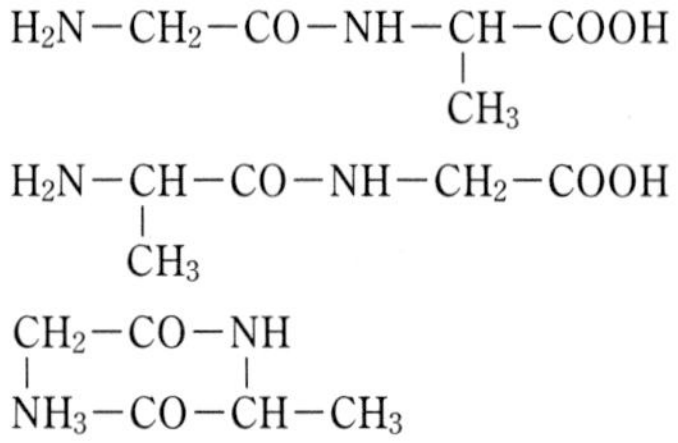

問5. 正しいのは，(イ)，(エ)，(オ)

(イ)親水コロイドが疎水コロイドを取り囲むため安定になる。

(エ)チンダル現象という。粒子が大きいためである。

(オ)ブラウン運動という。溶媒の熱運動によって起こる現象で，熱運動の間接的証明である。

問6.

$$\pi V = \frac{w}{M}RT \quad より \quad M = \frac{wRT}{\pi V}$$

数値を代入すると，

$$M = \frac{0.50 \times 8.3 \times 10^3 \times 300}{1.2 \times 10^2 \times 0.500} = 2.075 \times 10^4$$

$$\fallingdotseq 2.1 \times 10^4$$

問7. (1) このタンパク質は，

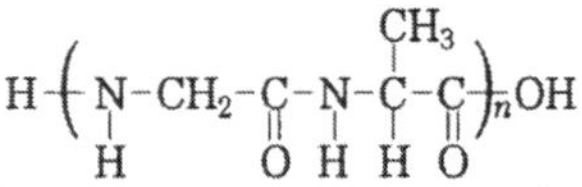

と表わされる。

(　　)内の式量は，128 であるから，

$128n + 18 = 6361$，$n = 49.55 \fallingdotseq 50$

アミノ酸の数は，$50 \times 2 = 100$

(2)(1) に示したポリマーに，グリシン1分子が縮合すると，分子Bの分子量は，$6361 + 75 - 18 = 6418$

[解答]

問1. ①(ア) ②(イ) ③(エ)　　問2. (ウ)

問3. $FeCl_3 + 3H_2O \rightarrow Fe(OH)_3 + 3HCl$

問4.

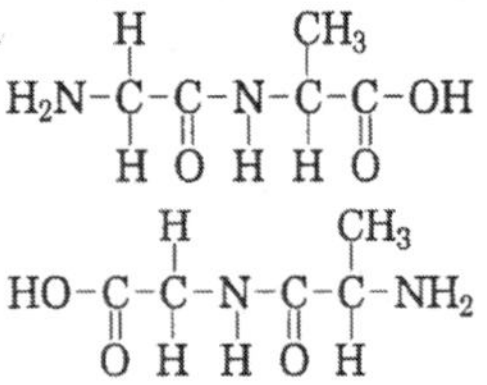

問5. (イ)，(エ)，(オ)

問6. 2.1×10^4

問7. (1) 100 (2) 6418

生 物

解答

25年度

Ⅰ 出題者が求めたポイント(Ⅰ・恒常性)

恒常性の範囲における小問集合。内容は標準的。

問1.皮膚の血管の収縮と糖質コルチコイドの分泌は低温環境下ではたらく体温調節のしくみ。汗腺には副交感神経は分布しない。

問2.B、D、Eは交感神経のはたらき。

問3.血糖値が低い場合、糖質コルチコイドの分泌は増加する。インスリンは血糖値が高い場合にはたらく。糖質コルチコイドはタンパク質を分解する。

問4.血管が損傷すると、血小板から血液凝固因子が放出される。ヘモグロビンを含むのは赤血球。血球は骨髄で産生される。

問5.ガラス棒でかきまわすことでフィブリンが除去される。クエン酸ナトリウムを加えるとクエン酸カルシウムとなり、カルシウムイオンが沈殿する。その他、低温にしてトロンビンの活性を低下させる方法もある。

問6.心拍に応じてふくらむのは動脈。酸素を最も多く含むのは肺静脈。アセチルコリンは拍動を遅くする。

問7.A、Bは大静脈、Cは大動脈、Eは肺静脈。ペースメーカーは右心房にある。

問8. $\dfrac{X}{X+0.25}=0.95$ より、$X=4.75$

【解答】

問1.(ケ)　問2.(イ)　問3.(オ)

問4.(イ)　問5.(ク)　問6.(カ)

問7.(キ)　問8.(ウ)

Ⅱ 出題者が求めたポイント(Ⅱ・光合成)

光合成に関する標準的な内容の問題。

【A】①光エネルギーの吸収によるクロロフィルの活性化、②水の分解、③光リン酸化(ATPの合成)は葉緑体のチラコイドで、④CO_2の固定は葉緑体のストロマで行われる。

問2.ルーベンは$H_2{}^{18}O$を用いたときに$^{18}O_2$が発生し、$C^{18}O_2$を用いたときにO_2が発生したことから、光合成で発生する酸素は水に由来することを証明した。

問4.CO_2の固定はカルビン・ベンソン回路と呼ばれ、酵素反応による。

【B】

問1.実線はPGA(グリセリン酸リン酸)、破線はRuBP(リブロース二リン酸)である。カルビン・ベンソン回路では、1分子のRuBPと1分子の二酸化炭素から、1分子のPGAが生じる。PGAは、チラコイドで生じたATPとNADPH + H^+によってグリセルアルデヒドリン酸を経てRuBPになる。(2)光照射がないと、RuBP→PGAの反応が止まる。CO_2が十分にあれば、一時PGAの濃度が上昇する。(4)CO_2が少ないとRuBP→PGAの反応が止まる。光照射があれば、一時RuBPの濃度が上昇する。(3)と(5)は(1)と同条件である。

【C】

問1.真の光合成速度なので、見かけの光合成速度に呼吸速度を加えて求める。

$$\frac{(11.9-7.6)}{5}+\frac{(11.9-9.4)}{19}\fallingdotseq 0.9915$$

問2.培養ビンCのO_2量は実験開始時より1.8 mg増加している。光合成で$C_6H_{12}O_6$(分子量180)が1モル合成されるときに発生するO_2(分子量32)は6モルである。

$180:32\times 6=X:1.8$ から $X\fallingdotseq 1.6875$

【解答】

【A】

問1.(ア)光化学系Ⅱ　(イ)光化学系Ⅰ
　(ウ)電子伝達系　(エ)NADPH + H^+

問2.(イ)(エ)

問3.ATP

問4.温度、二酸化炭素濃度

【B】

問1.(2).(イ)　(3).(ア)　(4).(ウ)　(5).(ア)

問2.CO_2の量が少ないためカルビン・ベンソン回路があまり進まずC_5化合物が増加する。光照射によりC_3化合物からC_5化合物への反応が進みC_3化合物が減少する。

問3.ストロマ

問4.(ア)6　(イ)　5　(ウ)12　(エ)3

【C】

問1. 0.99 mg

問2. 1.69 mg

Ⅲ 出題者が求めたポイント(Ⅱ・タンパク質)

タンパク質に関して教科書を超えた内容を含む問題。クリスチャン・アンフィンセン(米)は、リボヌクレアーゼの立体構造を尿素(変性剤)とβ－メルカプトエタノール(還元剤)を加えて壊し、その後、透析によって溶液の条件を元に戻すと立体構造が再生するという実験を行った。再生したタンパク質は元のタンパク質と同じ立体構造と酵素活性をもっていることがわかった。立体構造を壊したときに残されていたのはポリペプチド鎖のアミノ酸配列(一次構造)だけで、タンパク質の立体構造はアミノ酸配列によって決定付けられることを示した。タンパク質は自発的に熱力学的に最も安定な立体構造をとるという考えに至った。タンパク質がアミノ酸配列によって立体構造をとることはフォールディングと呼ばれる。また、一部のタンパク質は自発的にフォールディングせずシャペロンの補助を必要とするものも知られる。

問1.タンパク質の構造は、アミノ酸配列が一次構造、α－ヘリックス構造やβ－シート構造の水素結合が二次構造、S－S結合や疎水結合などの立体構造が三次構造である。三次構造で機能するタンパク質と複数の三次構造が集まり四次構造をもつタンパク質がある。四次構造をもつタンパク質にはインスリン、カタラーゼ、ミオシン、コラーゲンなどもある。

問2. S－S結合(ジスルフィド結合)は－SH基どうしの共有結合である。

問3. －SH基をもつアミノ酸はシステイン。

問6. 8個の－SH基が2つずつペアになる組合せを求める。${}_8C_2 \times {}_6C_2 \times {}_4C_2/4! = 105$

問9. タンパク質のアミノ酸配列はN末端(アミノ基)側から数える。

問10. インスリンは2本のポリペプチド鎖から成る。S－S結合が切れると、2本のポリペプチド鎖は離れてしまい、再び同じ場所で結合することは難しくなる。

【解答】

問1. ヘモグロビン、複数のポリペプチドによって構成される立体構造。

問2. S－S結合が無い場合に比べて立体構造を保つことができる。

問3. システイン

問4. 変性

問5. 透析

問6. 105通り

問7. フォールディング

問8.(オ)

問9.1番目：$-NH_2$　124番目：－COOH

問10. ポリペプチド鎖が2本あるため、S－S結合が一度切れると元の場所で結合する確率が極端に少なくなるなってしまうから。

Ⅳ 出題者が求めたポイント(Ⅱ・免疫)

免疫に関する標準的な内容の問題。一部に筋収縮に関する問題も含む。

問1. ツベルクリン反応は、細胞性免疫による。ツベルクリン陽性モルモットの血清(抗体)をツベルクリン陰性モルモットに注射してもツベルクリン反応は陰性だが、リンパ球を注射するとツベルクリン反応は陽性となる。

問2. 抗体の可変部を発現する遺伝子は、H鎖では、VID、Jの3領域、L鎖ではV、Jの2領域で再構成が行われ、膨大な種類の抗体をつくりだすことができる。

問6.(a)6つの遺伝子間で組換えがほとんど起こらないことから1/4となる。(b)3つの遺伝子の組合せは20^3＝6400万となる。

【解答】

問1.(1)＋　(2)－　(3)－　(4)＋
(5)－　(6)＋

問2.(ア)2　(イ)2　(ウ)3　(エ)2
(エ)1

問3.(ア)シナプス　(イ)Na^+　(ウ)筋小胞体
(エ)Ca^{2+}　(オ)トロポニン

問4. ウマの抗毒素血清を注射したヒトの体内に、ウマの血清中の成分に対する抗体がつくられてしまうから。

問5.(a)ワクチン接種後、抗体が産生されるまでに時間がかかるため。(b)黄熱抗原に対する記憶細胞が残るから。

問6. (a) $\frac{1}{4}$

(b) $\frac{1}{6400}$万

平成24年度

問　題　と　解　答

英 語

問題

24年度

I [1] ～ [10] の ( ) に入る最も適当な語(句)を①～④より選び，その番号をマークしなさい。

[1] The coach found the players were lacking ( ) fundamental skills and made them practice the basics thoroughly.

① on ② of ③ for ④ in

[2] Folk wisdom ( ) great emphasis on the eyes as a clue to how a person feels.

① does ② lies ③ takes ④ places

[3] Thompson had two strategies, ( ) seems to have worked very well.

① both of those ② either of whom ③ not anybody ④ neither of which

[4] The exhibition features Japanese screens that are lavishly decorated with colorful paintings, ( ) a beautiful glimpse into Japan's rich history.

① offering ② offer ③ being offered ④ offered

[5] This tour uses the largest boat the company owns, which ( ) up to 50 passengers.

① integrates ② compromises ③ accommodates ④ customizes

[6] A rectangle is a four-sided shape that is made up of two pairs of parallel lines and that has four ( ) angles.

① right ② acute ③ half ④ straight

[7] The muscles of the face are subject in varying degrees ( ) voluntary control.

① in ② to ③ of ④ as

[8] The mother is the initial, and ( ) the principal, teacher: she can even instruct the youngster in carrying out novel patterns of behavior.

① remaining ② reminding ③ remains ④ reminds

[9] I see that your visa will ( ) in January—be sure to extend it if you plan to stay longer.

① exclude ② expire ③ extinguish ④ exhaust

[10] Of all the gifts ( ) which individuals may be endowed, none emerges earlier than musical talent.

① in ② with ③ of ④ for

II [11] ～ [15] の英文において，下線部①～④に誤りがあれば，その番号をマークしなさい。
誤りがなければ⑤をマークしなさい。

[11] An average movie theater will not show a film if it can attract at least 1,500 people over a two-week run.
① show　② if　③ over　④ run

[12] The overwhelming majority of those present were in favor of the plan.
① overwhelming　② present　③ were　④ of

[13] Last year the director has been rewarded for his effort with ten nominations for Academy Awards.
① has been　② his effort　③ with　④ for

[14] During the winter dry season of 1987, the frogs that live in the mossy rainforests one and a half kilometer above the sea began to disappear.
① During　② rainforests　③ kilometer　④ began

[15] My random observation of the discarded fresh leaf is still one of my favorite scientific trophy because it led to a counterintuitive discovery that would otherwise not have been predicted.
① random observation　② trophy　③ led to　④ otherwise

III [16]【　】～ [25]【　】に入る最も適当な語(句)を，【　】内の①～③または①～④より選び，その番号をマークしなさい。

What would happen if we were to start thinking about food as less of a thing and more of a relationship? In nature, that is of course precisely what eating has always been: relationships among species in systems we [16]【 ① call　② refer　③ regard 】 food chains, or food webs, that reach all the way down to the soil. Species coevolve with the other species [17]【 ① that　② what　③ how 】 they eat, and very often there develops a relationship of interdependence: *I'll feed you if you spread around my genes.* A gradual process of mutual adaptation transforms something like an apple or a squash [18]【 ① for　② into　③ of　④ with 】 a nutritious and tasty food for an animal. Over time and through trial and error, the plant becomes tastier (and often more conspicuous) in order to gratify the animal's needs and desires, while the animal gradually [19]【 ① deserts　② relies　③ acquires 】 whatever digestive tools (enzymes, for example) it needs to make optimal use of the plant.

Similarly, the milk of cows did not start out as a nutritious food for humans; in [20]【 ① between　② fact　③ case 】, it made them sick until people who lived around cows evolved the ability to digest milk as adults. The gene for the production of a milk-digesting enzyme called lactase used to [21]【 ① switch　② switching　③ being switched 】 off in humans shortly after weaning until about five thousand years ago, when a mutation that kept the gene switched on appeared and quickly spread through a population of animal herders in north-central Europe. Why? Because the people 22【 ① possessing ② possessing by ③ possessed ④ possessed with 】 the new mutation then had access to a terrifically nutritious new food source and as a consequence were able to produce more offspring than the people who lacked it. This development proved much to the 23【 ① adventure ② advantage ③ advertisement 】 of both the milk drinkers and the cows, whose numbers and habitat (and health) greatly improved as a result of this new symbiotic relationship.

Health is, among other things, the product of being in these sorts of relationships in a food chain—a great many such relationships in the case of an omnivorous creature like man. It 24【 ① assumes ② considers ③ follows 】 that when the health of one part of the food chain is disturbed, it can affect all the other creatures in it. If the soil is sick or in some way deficient, so will be the grasses that grow in that soil and the 25【 ① vegetarians ② bacteria ③ cattle 】 that eat the grasses and the people who drink the milk from them.

(注) wean : gradually stop feeding a baby with its mother's milk

(出典 Michael Pollan. In Defense of Food: An Eater's Manifesto. New York: Penguin Books; 2009)

IV 次の英文を読んで，以下の設問に答えなさい。

I have been impressed over the years by how bilinguals excel at choosing the appropriate language and how proficient they are in [26] their other languages. Suddenly, bi- or multilinguals who have two or more languages at their disposal can become speakers of a single language. I often think of tennis champion Roger Federer, who gives interviews in four languages (Swiss German, German, English, and French) and usually does so without [27] his other languages intervene. In such situations, he is most often in a monolingual mode, as he can't expect that the interviewers, and especially the public he is speaking to, will know his other languages.

Bilinguals who manage to stay in a monolingual mode and, in addition, who speak that language fluently and have no accent in it, can often "pass" as monolinguals. I was quite surprised one day, several years ago, when I heard the baker's wife down the road from where I live answer the phone in fluent Swiss German. I had known her for some ten years and had always believed that she was Swiss French. I would have expected that she would have to struggle with German like most Swiss French do (not to mention with Swiss German, which the Swiss French rarely speak). But she was [28] a fluent conversation in what, I was to find out, was her mother tongue. I was just as surprised when I learned that the actress Natalie Wood, who starred in the 1961 movie *West Side Story*, and whom I had thought of as a totally monolingual person, was in fact born into a Russian-speaking family and was bilingual in Russian and English. Many examples come to mind of this "miracle" of bilingualism—the [記述A] languages that people know but have never used in our presence.

Choosing a base language and sticking to it for monolingual communication, whether when speaking or writing, is just part of being a bilingual. Sometimes more than communication is at stake, and [29] to the monolingual mode is all the more crucial. Olivier Todd, the Franco-English journalist and writer, describes in his autobiography how his British mother and he had missed the last boat to England when the Germans invaded France. They remained in France for the duration of the war and his mother was in partial hiding, as she would have been sent to an internment camp if the Germans had known her nationality. Todd explains how they had agreed not to speak English in public—on the street, in cafés, on the bus. If an English word or sentence ever escaped her, Todd, who was a child at the time, was to squeeze her hand. The problem was that his mother was very anti-German, and one day on the Métro she burst out against the occupiers in English, right in front of a German officer. Todd tells us that they were lucky that day and nothing happened. Olivier Todd's mother [   ] [30] [   ] the war [31] [   ] [32] as a British subject.

(出典 François Grosjean. Bilingual: Life and Reality. Cambridge, Mass.: Harvard University Press; 2010)

26, 27, 28, 29 にはそれぞれ互いに異なる 1 語が入る。最も適当な 1 語を①〜⑤より選び，その番号をマークしなさい。

① communicating　② keeping　③ letting　④ conducting
⑤ deactivating

記述A に入る最も適当な 1 語となるように破線部を補充する時に入る文字を，**記述式解答用紙**に書きなさい。
（破線の数は文字数を表わす）

hi _ _ _ n

[　] [30] [　] the war [31] [　] [32] の意味が通るように下記の語を並べ換える時，
30, 31, 32 に入るものの番号を，マークしなさい。

① identified　② through　③ being　④ it　⑤ without　⑥ made

a〜c の記述のうち，本文の内容に合うものを**正**，合わないものを**誤**とする時に得られる組み合わせを①〜⑧より選び，その番号を 33 にマークしなさい。

a. 語り手は，ドイツ語には苦労するのだろうと思われたパン屋の奥さんが，スイスドイツ語を流暢に話すのを聞いてとても驚いた。

b. 女優のナタリー・ウッドは，1961 年の映画「ウェストサイド物語」に出演したことで，ロシア語と英語が話せるようになった。

c. ジャーナリストにして作家のオリヴィエ・トッドの母親は，ドイツ軍がフランスに侵攻した際には英国に滞在していた。

① a — 正　b — 正　c — 正
② a — 正　b — 正　c — 誤
③ a — 正　b — 誤　c — 正
④ a — 正　b — 誤　c — 誤
⑤ a — 誤　b — 正　c — 正
⑥ a — 誤　b — 正　c — 誤
⑦ a — 誤　b — 誤　c — 正
⑧ a — 誤　b — 誤　c — 誤

V　次の英文を読んで，以下の設問に答えなさい。

WE ARE ALL SAD when we think of the wondrous potentialities that human beings seem to have and when we contrast these potentialities with the small accomplishments that we have. Again and again people have thought that we could do much better. People in the past had, in the nightmare of their [34], dreams for the future, and we of their future have, although many of those dreams have been surpassed, to a large extent the same dreams. The hopes for the future today are in a great measure the same as they were in the past. At some time people thought that the potential that people had was not developed because everyone was ignorant, and that education was the solution to the problem, that if all people were educated, we could perhaps all be Voltaires. But it turns out that falsehood and evil can be taught as easily as good. Education is a great power, but it can work either way. I have heard it said that the communication between nations should lead to an understanding and thus a solution to the problem of developing the potentialities of man. But the means of communication can be channeled and choked. What is communicated can be lies as well as truth, [35] as well as real and valuable information. Communication is a strong force, also, but either for good or evil. The applied sciences, for a while, were thought [記述B]<u>to free men of material difficulties at least</u>, and there is some good in the record, especially, for example, in medicine. On the other hand, scientists are working now in secret laboratories to develop the [36] that they were so careful to control.

Everybody dislikes war. Today our dream is that peace will be the solution. Without the expense of armaments, we can do whatever we want. And peace is a great force for good or for evil. How will it be for evil? I do not know. We will see, if we ever get [37]. We have, clearly, peace as a great force, as well as material power, communication, education, honesty, and the ideals of many dreamers. We have more forces of this kind to control today than did the ancients. And maybe we are doing it a little bit better than most of them could do. But what we ought to be able to do seems gigantic compared to our confused [記述 C]. Why is this? Why can't we conquer ourselves? Because we find that even the greatest forces and abilities don't seem to carry with them any clear instructions on how to use them. As an example, the great accumulation of understanding as to how the physical world behaves only convinces one that this behavior has a kind of [記述 D] about it. The sciences do not directly teach good and bad.

(注) Voltaire : (1694-1778) French writer, dramatist, and poet

(出典 Richard P. Feynman. The Meaning of It All: Thoughts of a Citizen-Scientist. New York: Basic Books; 1998)

[34], [35], [36], [37] にはそれぞれ互いに異なる1語が入る。最も適当な1語を①～⑤より選び，その番号をマークしなさい。

① attitude ② diseases ③ peace ④ propaganda ⑤ times

[記述B] <u>to free men of material difficulties at least</u> の和訳を**記述式解答用紙**に書きなさい。

[記述 C] に入る最も適当な1語を本文中より抜き出し，**記述式解答用紙**に書きなさい。

[記述 D] に入る最も適当な1語となるように破線部を補充する時に入る文字を，**記述式解答用紙**に書きなさい。(破線の数は文字数を表わす)

mean _ _ _ _ _ _ _ ness

VI 次の英文を読んで，以下の設問に答えなさい。

Today was not the best of mornings to ride my bike to work. It was humid and overcast, cool enough that I chose not to wear shorts (my usual commuting wear during the summer months), but still humid enough that my jeans were sticking to my legs by the time I arrived at Friends University, my destination, about 25 minutes later. It could have been worse, of course; it could have been raining. In some ways, I actually prefer the rain when I'm riding in the warm, creeping dampness that you so often experience on cloudy days. A real downpour can make navigating city streets and sidewalks a little tricky, but a good clean, moderate rainfall has never caused me any serious navigation trouble. Besides, the [38] it can bring is refreshing, especially in contrast to those days when the moisture in the air seems to surround you with a stale stillness, no matter how fast you're moving. Still, I rode my bike, as I do most days when there isn't ice on the streets or I don't have an appointment that requires me to travel to the other side of Wichita. I was happy to do so.

On the best days – and [39]<u>much as</u> I like autumn, my favorites are hot, cloudless, blue-skied summer ones in July, bright days where the horizon on all sides of you lays revealed – my ride to work and home again is a quiet delight, a stream of reminders from my senses with every rotation of my wheel of the world of [40] and human deeds (good and bad) around me. But even on not so good days – like this morning – I mount my Trek 7100 to make my six-mile journey and don't give it much of another thought. It has become habitual for me. There is no *need* to give it much thought, because [41] [42] [   ] [43] [   ] myself, pretty much every morning and evening during the work week, is the time I get to keep my thoughts completely to myself.

I am not thinking about refilling the gas tank, I am not thinking about changing the oil, I am not thinking about how the jerk in front of me is slowing down just when I need to change lanes so that I don't miss my exit; on the contrary, I am thinking about whatever strikes my [44], or about nothing memorable at all, because my bicycle – my relatively simple locomotion machine – is capable of getting me to [45] I need to be without obliging me to deal with complex realities. It is slower than commuting by car, of course, but that slowness itself gives me the opportunity to let my mind wander over the day ahead of me or the day just past, let my eyes wander over the world around me – both its busy parts and the parts which remain still – without having lost anything in the meantime. Issues of [46] need not plague me. After all, I've already unplugged myself from the oil economy more than most people in Wichita: I'm riding a bike.

(出典 Russell Arben Fox. Bicycling and the Simple Life. In Jesús Ilundáin-Agurruza/Michael W. Austin (Eds.) Cycling – Philosophy for Everyone: A Philosophical Tour de Force. Chichester: Wiley-Blackwell; 2010)

[38], [40], [44], [46] にはそれぞれ互いに異なる１語が入る。最も適当な１語を①～⑤より選び，その番号をマークしなさい。

① efficiency　② fancy　③ bike　④ coolness　⑤ nature

[39] much as とほぼ同じ意味の語(句)を①～④より選び，その番号をマークしなさい。

① although　② since　③ if only　④ in that

[41] [42] [　] [43] [　] の意味が通るように下記の語を並べ換える時，[41], [42], [43] に入るものの番号を，マークしなさい。

① half-hour　② I　③ the　④ to　⑤ have

[45] に入る最も適当な１語を①～⑤より選び，その番号をマークしなさい。

① why　② when　③ where　④ how　⑤ which

VII　英語による記述が指す１語となるように破線部を補充する時に入る文字を，**記述式解答用紙**に書きなさい。
（破線の数は文字数を表わす）

[記述 E] Easily discovered, seen, or understood: ob _ _ _ _ s.

[記述 F] Give support, confidence, or hope to someone: en _ _ _ _ _ g _.

[記述 G] A collection of valuable things such as gold, silver, and jewelry: tr _ _ _ _ re.

[記述 H] The state of being or living alone: so _ _ _ _ de.

[記述 I] Lasting or intended to last or be used only for a short time: tem _ _ _ _ _ y.

[記述 J] A thing that is used for transporting people or goods from one place to another, such as a car or truck: v _ _ _ cle.

VIII 英文が和文の意味を表わすように下記の語を並べ換える時に[47] ～ [55]に入るものの番号を，マークしなさい。

私に要るものはナプキンだけだったが，それがたっぷりとあるのを見て私は安心した。

All I needed were napkins, which I [ ] [47] [ ] [ ] [ ] [48] [ ] [49].

① find ② of ③ had ④ to ⑤ was ⑥ plenty ⑦ relieved ⑧ we

問題があることに彼らが気付くのを待つだけでは，十分ではない。

Just [ ] [50] [ ] [ ] [51] [ ] [52] a problem isn't enough.

① realize ② for ③ there's ④ waiting ⑤ them ⑥ that ⑦ to

私たちは，過ぎ去った時代の記憶を共有する者には，近しさを感じる。

We feel [ ] [53] [ ] [ ] [54] [ ] [55] with us memories of a time gone by.

① people ② common ③ to ④ in ⑤ close ⑥ who ⑦ have

数 学

問題

24年度

I.　$\lim_{x \to -1} \frac{f(x)}{x+1} = 15$，$\lim_{x \to 2} \frac{f(x)}{x-2} = 3$ を満たす多項式 $f(x)$ のうち，その次数が最小となるものを求めよ。

II.　x の関数 $f(x) = 2^{1+\log_5 x} \cdot x^{\log_5 4} + 5 \cdot x^{\log_5 4} - 2^{3+\log_5 x} - 3 \cdot 2^{\log_5 x} + 4$ について，次の問いに答えよ。

1)　$t = 2^{\log_5 x}$ とおくとき，$x^{\log_5 4}$ を t の式で表せ。

2)　x の方程式 $f(x) = 0$ を解け。

III.　AB=4，AC=3，$\angle A = \frac{\pi}{2}$ の三角形 ABC に対して，3 直線 l_1，l_2，l_3 は以下の条件を満たす。

i)　l_1, l_2, l_3 はいずれも三角形 ABC の内部を通る。

ii)　l_1 と AB, l_2 と BC, l_3 と CA はそれぞれ平行である。

iii)　l_1 と AB, l_2 と BC, l_3 と CA の間の距離は全て等しい。

l_1 と直線 AB ではさまれる領域を P, l_2 と直線 BC ではさまれる領域を Q, l_3 と直線 CA ではさまれる領域を R とする。条件 iii) で与えられた距離を x とするとき，和集合 $P \cup Q \cup R$ と三角形 ABC の共通部分の面積 $S(x)$ を求め，そのグラフをかけ。

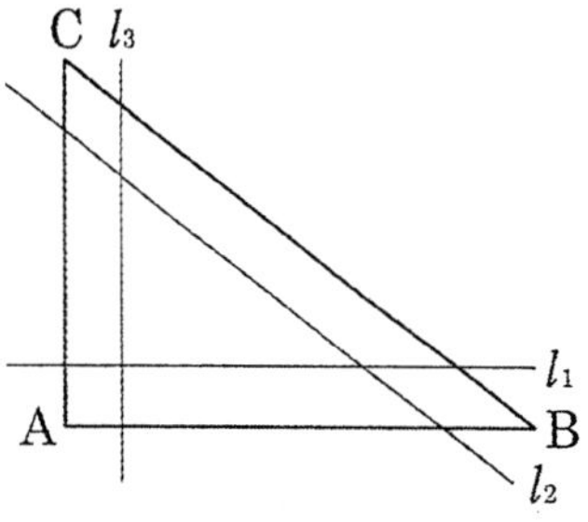

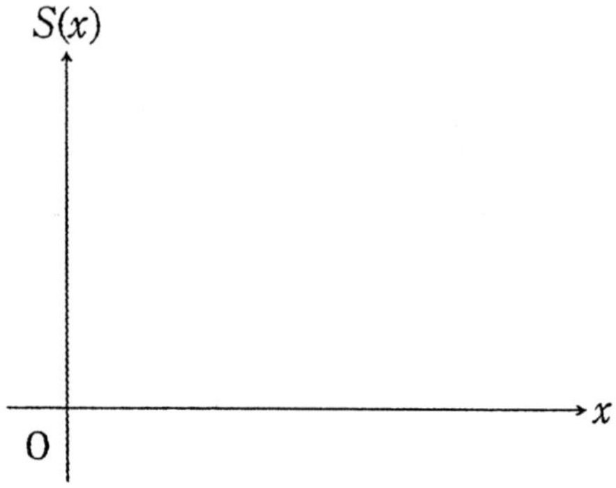

IV. 3以上の自然数 n について，和が n 以下になる異なる2つの自然数の組合せの総数を，i) n が奇数のとき，ii) n が偶数のときに分けて n で表せ。

V. 座標空間内に3点 A(2, 0, 2)，B(1, 1, 0)，C(0, 0, 3) がある。三角形 ABC を z 軸の周りに1回転させてできる回転体の体積 V を求めよ。

物 理

問題

24年度

問1．図1のように，あらい底面となめらかな側面をもつ容器内で質量 m，長さ L，断面積 S の一様な細い棒ABの一端Aを側面に立てかけたところ，棒と側面のなす角が30°のとき棒は静止していた。重力加速度を g とする。

（1）棒にはたらく次の力によるAのまわりの力のモーメントの大きさを求め，向きを下の選択肢の中から選び，番号で答えよ。

（a）重心にはたらく重力

（b）底面から受ける垂直抗力

（c）棒の端Bにはたらく摩擦力

＜選択肢＞　① 時計回り（右回り）　② 反時計回り（左回り）

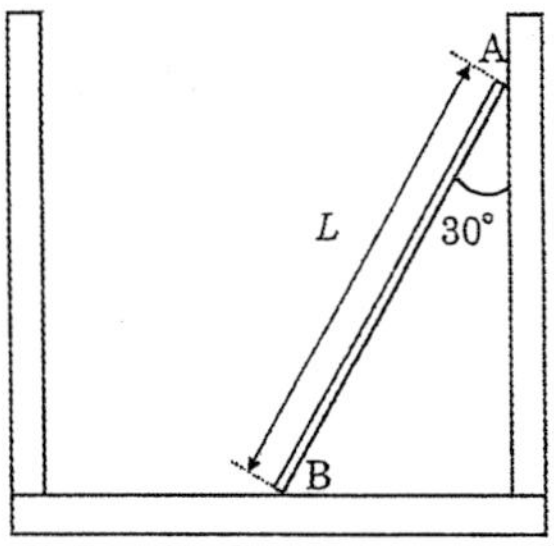

図1

（2）棒の端Bにはたらく摩擦力の大きさを求めよ。

（3）棒と側面のなす角が30°を超えたとき，棒は底面をすべり出した。棒と底面との間の静止摩擦係数を求めよ。

問2．図2のように，容器の側面と棒の一端Aを，なめらかに動いて大きさが無視できる軽いちょうつがいを用いて固定した。このときの棒と側面のなす角は30°であった。それから容器に密度 ρ の液体を徐々に入れていき，深さ $\frac{\sqrt{3}}{4}L$（液体に浸かった棒の長さが $\frac{L}{2}$）まで入れたところ，棒の端Bは底面に接していた。

（1）棒の密度を，L，m，S を用いて表せ。

（2）このときに棒にはたらく浮力の大きさを，g，L，S，ρ を用いて表せ。

（3）浮力によるAのまわりの力のモーメントの大きさを，g，L，S，ρ を用いて表せ。

（4）容器に入った液体がこの深さを超えたとき，棒は底面から離れて浮いた。棒の密度を，ρ を用いて表せ。

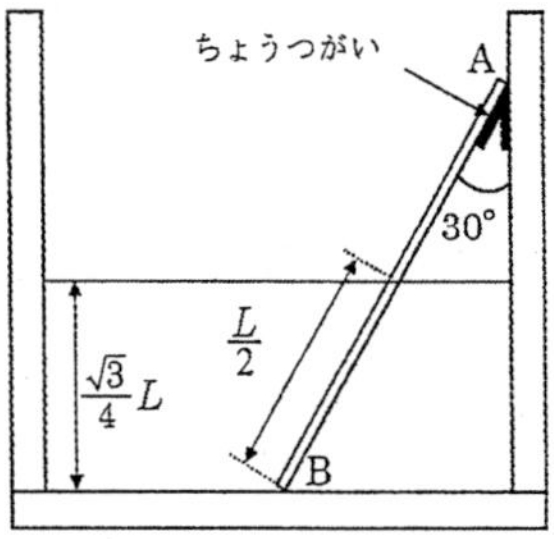

図2

問3．次に，容器内の液体をすべて出した後，図3のように棒の重心の位置に軽い糸を用いて底面と接触しないように質量 $3m$ の球をつるした。それから容器に密度 2ρ の液体を徐々に入れたところ，深さが $\frac{\sqrt{3}}{4}L$ を超えたとき，球が完全に液面下に沈んだ状態で棒は底面から離れて浮いた。

（1）液体の深さが $\frac{\sqrt{3}}{4}L$ のとき，棒を引く糸の張力の大きさを，g，m，ρ の中から必要なものを用いて表せ。

（2）液体の深さが $\frac{\sqrt{3}}{4}L$ のとき，球にはたらく浮力の大きさを，g，m，ρ の中から必要なものを用いて表せ。

（3）球の密度を，g，m，ρ の中から必要なものを用いて表せ。

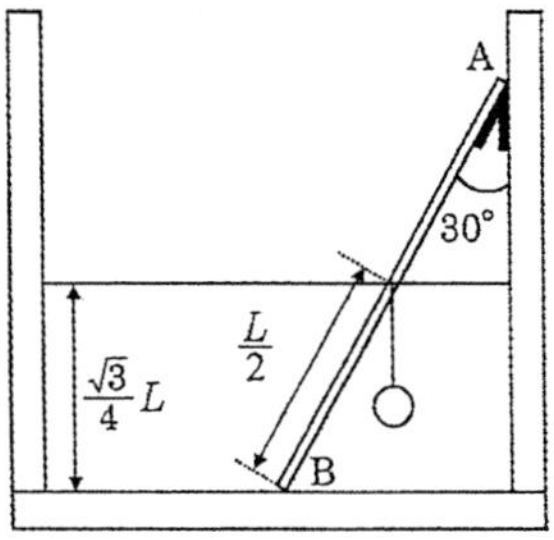

図3

問1．となり合うスリットの間隔が d の薄い回折格子シートがある。図1のように，波長 λ の平行光線を回折格子シートに対して垂直に入射させると，それぞれのスリットから出る光は特定の方向で強め合い，遠くにあるスクリーン上に干渉縞を生じる。このとき直進する光を除いて，入射光の方向に対して最も小さい角度で強め合う光を1次回折光という。ここでとなり合うスリットから出る1次回折光の角度は θ_1 であった。

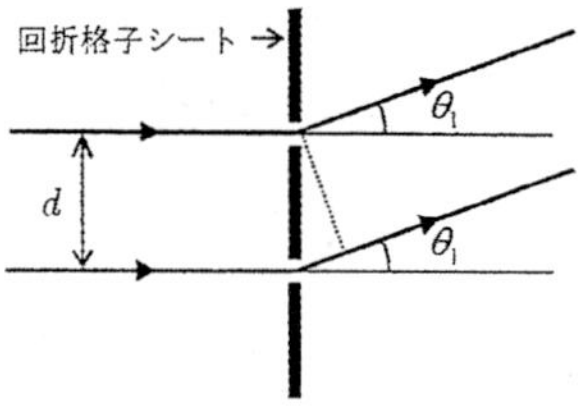

図1

（1）となり合うスリットを通る1次回折光の経路差を，d，θ_1 を用いて表せ。

（2）$\sin\theta_1$ を，d，λ を用いて表せ。

問2．次に，図2のように，波長 λ の平行光線を回折格子シートに対して入射角 i で入射させたところ，1次回折光の角度が大きくなった。このときの回折角は θ_2 であった。

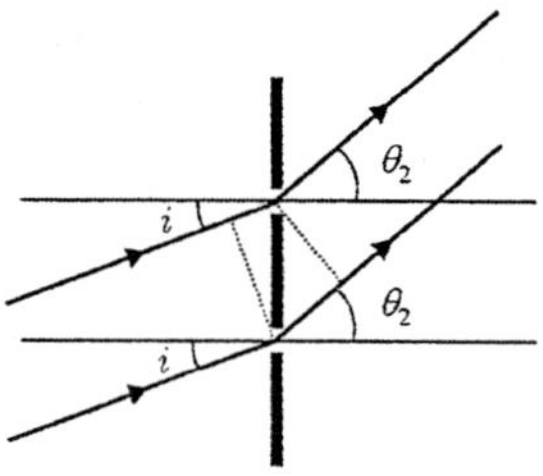

図2

（1）となり合うスリットを通る1次回折光の経路差を，d，i，θ_2 を用いて表せ。

（2）$\sin\theta_2$ を，d，i，λ を用いて表せ。

問3．図3のように，屈折率 n の両面が平行なガラス板の右側に，となり合うスリットの間隔が d の薄い回折格子シートを取り付けた。そして波長 λ の平行光線をガラス面に対して入射角 i で入射させたところ，屈折角 r で屈折してガラス内を通過し，回折格子によって1次回折光は角度 θ_3 で回折した。空気の屈折率を1とし，ガラス板の厚さは，スリットの間隔 d に比べて十分に厚いものとする。

（1）ガラス内での光の波長を，n，λ を用いて表せ。

（2）$\sin i$ を，n，r を用いて表せ。

（3）屈折率 n のガラス内を光が距離 L 進む時間に，屈折率が1の空間を光が進む距離（光学距離）を，n，L，λ の中から必要なものを用いて表せ。

（4）となり合うスリットを通る光の，回折格子の両側での1次回折光の光学距離の差を，d，n，r，θ_3 を用いて表せ。

（5）$\sin\theta_3$ を，d，i，n，λ の中から必要なものを用いて表せ。

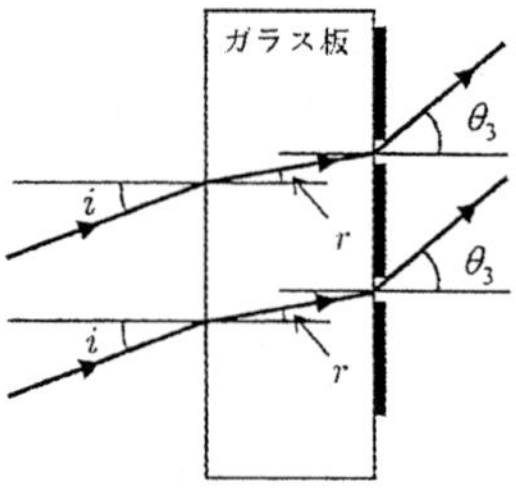

図3

問4．次に，図4のように，回折格子シートを取り外してガラス板の左側に取り付けた。そして波長 λ の平行光線を回折格子シートに対してある入射角 i_0 で入射させたところ，1次回折光はガラス内を直進した後，ガラス面の右側で屈折角 θ_4 で屈折した。

（1）となり合うスリットを通る光の，回折格子の両側での1次回折光の光学距離の差を，d，i_0，n を用いて表せ。

（2）$\sin i_0$ を，d，n，λ を用いて表せ。

（3）$\sin\theta_4$ を，d，i_0，λ を用いて表せ。

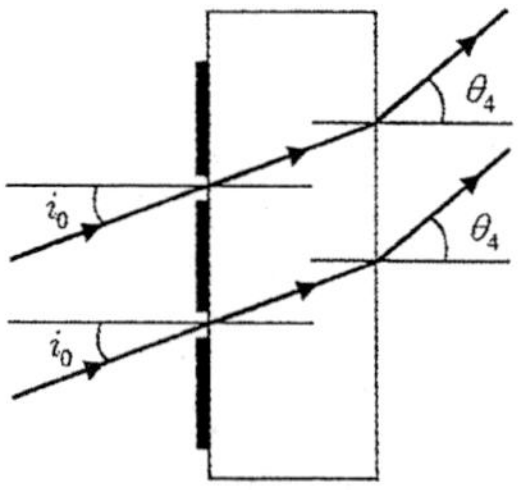

図4

質量 m，電荷 $q\,(q>0)$ の粒子の運動に関する次の問いに答えよ。重力の影響は無視してよい。

問1．図1のように，紙面上に x，y 軸をとり，紙面と垂直に裏から表の向きに z 軸をとる。z の負の向きに磁束密度 B の一様な磁界（磁場）がある。粒子が原点Oから y の正の向きに速さ v で入射し，等速円運動を行った。

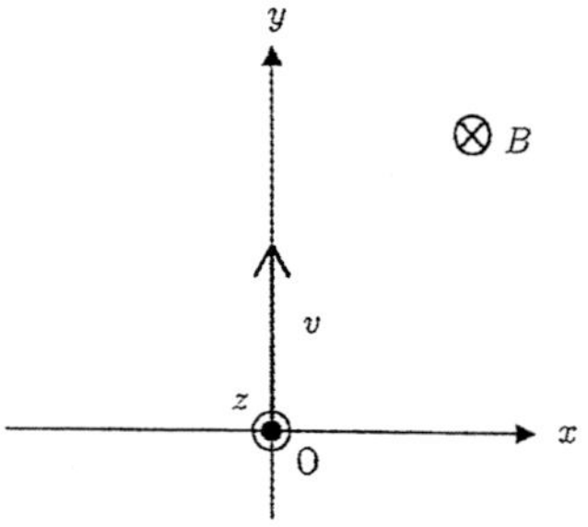

図1

（1）粒子の円運動の半径を求めよ。

（2）粒子の円運動の角速度を求めよ。

（3）粒子が原点Oに入射してから時間 t が経過したときを考える。粒子の円運動の半径を r_0，角速度を ω_0 とする。

（a）粒子の位置の x 座標と y 座標を，r_0, ω_0, t の中から必要なものを用いて表せ。

（b）粒子にはたらく力の x 成分と y 成分を，q, v, B, ω_0, t の中から必要なものを用いて表せ。

問2．次に，原点Oから入射した粒子の速度が y 軸からずれた場合を考える。図2のように，粒子が原点Oから yz 面内で，y 軸と角 $\theta\left(0<\theta<\dfrac{\pi}{2}\right)$ をなす方向に速さ v で入射した。入射後，粒子はらせん運動を行った。粒子の軌道を z 軸からみると，等速円運動をしていた。

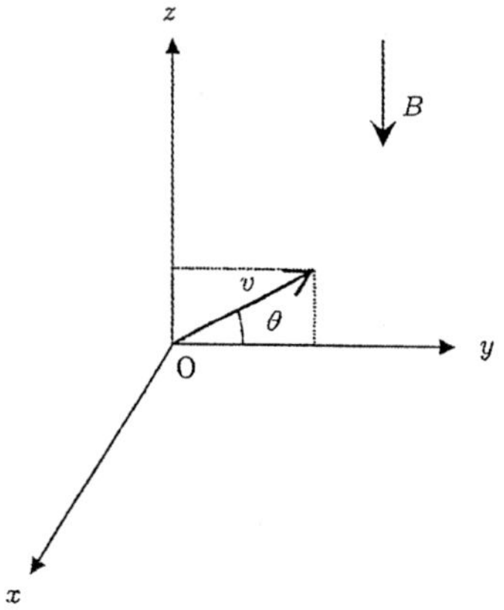

図2

（1）粒子が原点Oに入射した直後に，粒子にはたらく力の大きさを，m, q, v, B, θ の中から必要なものを用いて表せ。

（2）z 軸からみた粒子の円運動の半径を，m, q, v, B, θ の中から必要なものを用いて表せ。

（3）z 軸からみた粒子の円運動の周期を，m, q, v, B, θ の中から必要なものを用いて表せ。

（4）粒子が入射した後，最初に xz 平面に達したときの x 座標と z 座標を，m, q, v, B, θ の中から必要なものを用いて表せ。

（5）粒子が原点Oに入射してから時間 t が経過したときの粒子の運動を考える。z 軸からみた粒子の円運動の角速度を ω とする。

（a）このときの粒子の速さを，v, t, ω, θ の中から必要なものを用いて表せ。

（b）このときの粒子の速度の x，y，z 成分をそれぞれ v_x, v_y, v_z とする。粒子の速度が xy 平面となす傾き $\dfrac{v_z}{\sqrt{{v_x}^2+{v_y}^2}}$ を，v, t, ω, θ の中から必要なものを用いて表せ。

（c）粒子が原点Oに入射してから時間 t が経過する間に移動した距離を，v, t, ω, θ の中から必要なものを用いて表せ。

（6）粒子が原点Oに入射してから時間 t が経過する間に，磁界が粒子にした仕事を求めよ。

化 学

問題

24年度

> 【注意】化学　問題　Ⅰ～Ⅳに解答するに当たって，必要があれば次の値を用いよ。
> 原子量：H = 1.0，C = 12，N = 14，O = 16，Al = 27，S = 32，K = 39
> 気体定数：$R = 8.31 \times 10^3$〔L・Pa/(K・mol)〕

化学　問題　Ⅰ

次の文章を読み，問1～問12に答えよ。

ある無機化合物の結晶をつくり，その物質の化学的性質を調べるために，以下の実験操作〔ⅰ〕～〔ⅹ〕を行った。

〔ⅰ〕アルミニウム金属箔約 1 g をビーカーに入れ，水酸化カリウム水溶液を加えたところ，気体Aを発生して完全に溶解した。

〔ⅱ〕この溶液をかき混ぜながら希硫酸を徐々に加えたところ，沈殿Bが生成した。

〔ⅲ〕さらに希硫酸を加え続けたところ，沈殿Bが溶解した。

〔ⅳ〕沈殿Bが溶解したところで，溶液を加熱し，液量が約半分になるまで濃縮した。

〔ⅴ〕濃縮した溶液を室温で放置し，さらに容器を氷水で冷却したところ，結晶Cが析出した。

〔ⅵ〕結晶Cをろ過し，結晶Cをメタノールで洗浄した後，室温で乾燥した。

〔ⅶ〕乾燥した結晶Cの質量を測定したところ 9.48 g であった。

〔ⅷ〕この結晶Cを 300℃に加熱したところ無水物Dとなり，室温に戻した後の質量は 5.16 g に減少していた。

〔ⅸ〕結晶Cを純水 100 mL に溶解し，この水溶液Eの pH を測定した。

〔ⅹ〕水溶液Eに塩化バリウム水溶液を加えたところ，沈殿Fを生じた。

問1．実験操作〔ⅰ〕で起こった反応を化学反応式で表せ。

問2．実験操作〔ⅰ〕で溶液中に生成した物質の名称を記せ。

問3．気体Aを捕集するのに適した方法の名称を記せ。

問4．沈殿Bを化学式で記せ。

問5．沈殿Bの化学的性質として正しいものを次の（ア）～（ク）のうちからすべて選び，記号で記せ。

（ア）空気中で 800℃に加熱すると単体になる。
（イ）空気中で 800℃に加熱すると酸化物になる。
（ウ）空気中で 800℃に加熱すると二酸化硫黄を発生する。
（エ）高温の水蒸気と反応し，水素を発生する。
（オ）アンモニア水を加えると溶解する。
（カ）水酸化ナトリウム水溶液を加えると溶解する。
（キ）塩酸を加えると，水素を発生して溶解する。
（ク）濃硝酸に溶解しない。

問6．実験操作〔ⅲ〕で起こった反応をイオン反応式で表せ。

問7．無水物Dを化学式で記せ。

問8．結晶Cを化学式で記せ。

問9．水溶液Eの性質として正しいものを次の（ア）～（オ）のうちから選び，記号で記せ。

（ア）強酸性　（イ）弱酸性　（ウ）中性　（エ）弱塩基性　（オ）強塩基性

問10．実験操作〔ⅹ〕で起こった反応をイオン反応式で表せ。

問11．沈殿Fは何色か。次の（ア）～（オ）のうちから選び，記号で記せ。

（ア）白色　（イ）黄色　（ウ）赤橙色　（エ）赤褐色　（オ）淡青色

問12．結晶Cの溶解度は 25℃で 7.2 である。水 100 g に結晶Cを溶解し飽和水溶液をつくるためには，何 mol の結晶Cが必要か。有効数字2桁で答えよ。

化学 問題 II

次の文章を読み，問1～問7に答えよ。

ヨウ素I_2は，常温で黒紫色の固体であるが，加熱すると昇華して紫色の気体になる。水素H_2とヨウ素の混合気体を密閉容器の中で高温に保つと，無色のヨウ化水素 HI が時間とともに生成してくる。この反応は (A) 式で表される可逆反応であり，あるところまでヨウ化水素が生成すると，水素とヨウ素からヨウ化水素が生成する速度と，ヨウ化水素が分解して水素とヨウ素が生じる速度とが等しくなり，見かけ上は反応が止まった状態になる。このような状態を平衡状態という。

$$H_2 + I_2 \rightleftarrows 2\,HI \quad \cdots\cdots \text{(A)}$$

ここで，ヨウ化水素の生成反応を正反応，ヨウ化水素の分解反応を逆反応とする。

〔実験〕水素 1.00 mol とヨウ素 1.00 mol の混合気体を容積 10.0 L の密閉された反応容器に入れて，温度を 600 K に保ったところ，(A) 式に示す反応が進み，平衡状態に達した。このとき，反応容器の中の水素とヨウ素のモル濃度が反応開始時と比べ，それぞれ 80.0%ずつ減少していた。

なお，以下の問題を解くに当たり，必要な場合には，H－H，I－I および H－I の結合エネルギーとして，それぞれ 432 kJ/mol，149 kJ/mol および 295 kJ/mol を用いよ。また，水素，ヨウ素およびヨウ化水素のモル濃度 (mol/L) は，それぞれ [H_2]，[I_2] および [HI] を用いて表すものとする。

問1．(A) 式の反応について，次の（1）～（4）に答えよ。

（1）水素とヨウ素を 1.00 mol ずつ反応させたときの正反応の反応熱は何 kJ か。整数で答えよ。

（2）正反応は発熱反応か，それとも吸熱反応かを答えよ。

（3）正反応の反応速度と速度定数を v と k，逆反応の反応速度と速度定数を v' と k' としたとき，正反応および逆反応の反応速度を，速度定数を用いて表せ。

（4）この反応の平衡定数 K を k，k' を用いて表せ。

問2．〔実験〕の反応において，次の（1）および（2）の正反応の反応速度を，速度定数 k を用いて表せ。答えに数値が含まれる場合は，数値は有効数字2桁で記せ。

（1）反応開始直後の反応速度 v_0

（2）平衡状態における反応速度 v_e

問3．〔実験〕の反応において，反応開始から t 秒後のヨウ化水素のモル濃度は n mol/L であった。反応開始から t 秒間の水素の平均反応速度〔mol/(L·s)〕を求めよ。

問4．〔実験〕の反応が平衡状態にあるとき，容器内のヨウ化水素の物質量は何 mol か。有効数字2桁で答えよ。

問5．〔実験〕の反応の平衡定数 K を有効数字2桁で答えよ。

問6．〔実験〕の反応が平衡状態にあるとき，容器内の3種類の混合気体の全圧 P とヨウ化水素の分圧 P(HI) はそれぞれ何 Pa か。有効数字2桁で答えよ。ただし，3種類の気体は理想気体として扱うものとする。

問7．〔実験〕の反応が平衡状態にあるとき，次の〔i〕～〔v〕の操作を行った。このとき，(A) 式の平衡はどうなるか。それぞれ (ア) ～ (ウ) のうちから適当なものを選び，記号で記せ。

〔i〕反応容器の容積を一定に保って，温度を上げる。

〔ii〕温度を一定に保って，反応容器の圧力を上げる。

〔iii〕温度を一定に保って，反応容器にアルゴン Ar 0.50 mol を加える。

〔iv〕温度を一定に保って，反応容器に水素 0.50 mol を加える。

〔v〕温度を一定に保って，反応容器に対して体積が無視できる量の白金触媒を加える。

(ア) 正反応の方向へ進む　(イ) 変化しない　(ウ) 逆反応の方向へ進む

次の文章を読み，問１～問５に答えよ。

化合物Ａは，炭素，水素，酸素からなる有機化合物であり，元素分析値は質量百分率で炭素 80.67%，水素 5.88%，分子量は 238 である。化合物Ａについて，次のような実験結果を得た。

化合物Aを水酸化ナトリウム水溶液中で加熱して加水分解を行った。反応混合物が十分に冷えてから，ガラス器具Xに移し，ジエチルエーテルを加えてよく振り混ぜたのち放置したところ，（ｉ）層と（ⅱ）層に分離した。（ｉ）層からは化合物Bが得られた。化合物Bは分子式 C_7H_8O で表される芳香族化合物であり，金属ナトリウムと反応して水素を発生したが，塩化鉄(Ⅲ)水溶液とは呈色反応を示さなかった。一方，（ⅱ）層に希塩酸を加えて溶液を酸性にしたところ，芳香族化合物である化合物Cが析出した。化合物Cを炭酸水素ナトリウム水溶液に加えると，気泡を発生しながら溶解した。また，化合物Cのクロロホルム溶液に臭素溶液を加えると，分子内に不斉炭素原子を２個持つ無色の化合物Dが生じ，溶液の色は消失した。

問１．化合物Aの分子式を記せ。

問２．ガラス器具Xとして最も適当なものは何か。名称を記せ。

問３．（ｉ）および（ⅱ）に当てはまる用語，並びにガラス器具X内における各層の位置関係として最も適当な組み合わせを，下の解答群（ア）～（エ）のうちから選び，記号で記せ。

	（ｉ）	（ⅱ）	ガラス器具X内における各層の位置関係
（ア）	エーテル	水	エーテル層は上層，水層は下層
（イ）	エーテル	水	エーテル層は下層，水層は上層
（ウ）	水	エーテル	エーテル層は上層，水層は下層
（エ）	水	エーテル	エーテル層は下層，水層は上層

問４．分子式 C_7H_8O で表される芳香族化合物にはいくつかの異性体が存在する。そのうち次の（１）および（２）に当てはまるものはそれぞれ何種類考えられるか。数字で答えよ。

（１）塩化鉄(Ⅲ)水溶液によって呈色反応を示すもの。

（２）金属ナトリウムと反応して水素を発生するもの。

問５．化合物A，化合物B，化合物C，化合物Dの構造式を記入例にならって記せ。ただし，立体異性体の区別をしなくてよい。

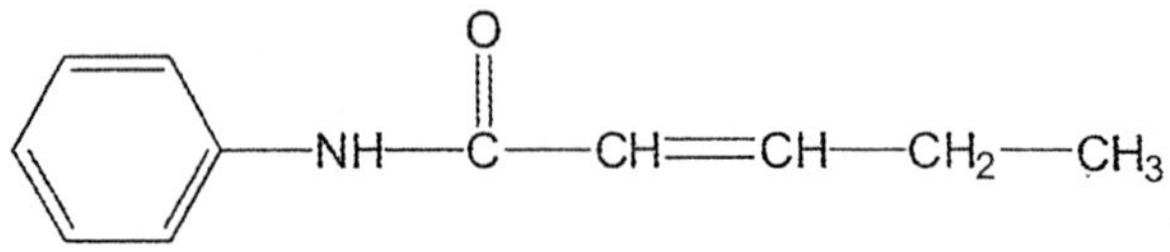

構造式の記入例

次の文章を読み，問 1～問 6 に答えよ。

α－アミノ酸（以下，アミノ酸）は，図 1 に示す一般式で表され，側鎖（－R）の違いによってそれぞれ固有の名称がつけられている。

$$\mathrm{R{-}CH(NH_2){-}COOH}$$

図 1　α－アミノ酸の一般式

A，B，C，D，E および F の 6 種類のアミノ酸があり，それらは表に示したアミノ酸のうちのいずれかである。これらの 6 種類のアミノ酸について，以下の〔ⅰ〕～〔ⅶ〕のことがわかっている。

〔ⅰ〕分子内の不斉炭素原子の数は，アミノ酸 A が 0 個，アミノ酸 F が 2 個，他の 4 種類のアミノ酸は 1 個である。

〔ⅱ〕6 種類のアミノ酸の混合物について，中性付近の pH の緩衝溶液に浸したろ紙上で電気泳動を行ったところ，アミノ酸 B は陽極に，アミノ酸 C は陰極に移動した。一方，他の 4 種類のアミノ酸はほとんど移動しなかった。これは，緩衝溶液の pH が，4 種類のアミノ酸の（ ① ）付近にあるため，各アミノ酸は主として（ ② ）イオンの形で存在していることによる。

〔ⅲ〕アミノ酸 B 21.0 mg をメタノールに溶かし，少量の濃硫酸を加えて加熱したところ，エステル化された化合物が 25.0 mg 得られた。

〔ⅳ〕アミノ酸 C 1.00 g 中の窒素をすべてアンモニアに変化させたところ，標準状態で 515 mL であった。

〔ⅴ〕アミノ酸 D のアミノ基をヒドロキシ基に置き換えた化合物は，乳酸である。

〔ⅵ〕アミノ酸 E に濃硝酸を加えて加熱すると黄色になり，さらに，アンモニア水を加えて塩基性にすると，橙黄色になる。また，アミノ酸 E は側鎖の中にヒドロキシ基をもつ。

〔ⅶ〕アミノ酸 F は，炭化水素基のみを側鎖にもつ。

表　アミノ酸の名称，側鎖および分子量

名称	側鎖（－R）	分子量
アスパラギン酸	$-CH_2COOH$	133
アラニン	$-CH_3$	89
アルギニン	$-(CH_2)_3NHC(=NH)NH_2$	174
イソロイシン	$-CH(CH_3)CH_2CH_3$	131
グリシン	$-H$	75
グルタミン酸	$-(CH_2)_2COOH$	147
システイン	$-CH_2SH$	121
セリン	$-CH_2OH$	105
チロシン	$-CH_2-C_6H_4-OH$	181
トレオニン	$-CH(OH)CH_3$	119
フェニルアラニン	$-CH_2-C_6H_5$	165
リシン	$-(CH_2)_4NH_2$	146
ロイシン	$-CH_2CH(CH_3)_2$	131

問 1．（ ① ）と（ ② ）に当てはまる適当な語句を記せ。

問 2．アミノ酸 A～F は何か。表中から選び，名称で記せ。

問 3．塩酸で pH を 1.0 に調整したアミノ酸 A の水溶液に，水酸化ナトリウム水溶液を滴下したときの pH の変化を図 2 に示す。pH 1，pH 6，pH 12 のそれぞれにおいて，アミノ酸 A は主としてどのような形で存在しているか。図 1 に示す α－アミノ酸の一般式を参考にして，それぞれ記せ。

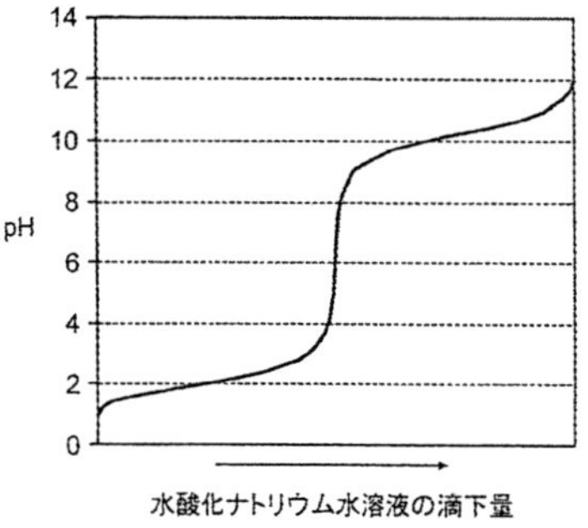

図 2　アミノ酸 A の水溶液の pH 変化

問 4．2 分子のアミノ酸 A と 1 分子のアミノ酸 D からなる鎖状トリペプチドの異性体は何種類あるか。ただし，光学異性体も含める。

問 5．アミノ酸 A とアミノ酸 D から構成される直鎖状のポリペプチド X がある。ポリペプチド X は，その分子量が 8343 であり，アミノ酸 A とアミノ酸 D の物質量の比が 2：1 である。1 分子のポリペプチド X に含まれるアミノ酸 A とアミノ酸 D の個数を求めよ。

問 6．アミノ酸 A と無水酢酸を反応させると，化合物 Y と酢酸が生成する。化合物 Y の構造式を記せ。

生 物

問題

24年度

　生体で見られる化学反応は酵素と呼ばれる触媒によって穏やかな条件においても速やかに進行する。酵素は主にアミノ酸が多数つながったポリペプチドで構成されている。ポリペプチドはアミノ酸のアミノ基と他のアミノ酸のカルボキシル基が結合し（　ア　）で表されるペプチド結合でつながっている。ポリペプチドが形成されたのち，アミノ酸間の相互作用によりポリペプチドが折りたたまれ固有の立体構造をとる。また，硫黄を含むアミノ酸であるシステインどうしは（　イ　）結合により強く結びつけられ立体構造の維持に重要な働きをする。酵素にはその活性に（　ウ　）と呼ばれる比較的遊離しやすい低分子物質やＡＴＰのエネルギーが必要なものもある。酵素を構成するポリペプチドの一次構造は遺伝子にコードされている。そのため，バイオテクノロジーを使って，遺伝子に変異を加え，任意のアミノ酸を別のアミノ酸に変えることが可能である。そこで，この手法を用いてアミノ酸を変化させ，酵素の活性がどのように変化するか，野生型の酵素Ｚと変異酵素Ｚ１，Ｚ２，Ｚ３を用いて下記の実験１～４を行った。ただし，酵素Ｚは物質Ａから物質Ｂを合成するために必須の酵素であり，それ以外に物質Ｂを合成する経路はないものとする。また，野生型の遺伝子ｚ，変異を加えた変異遺伝子ｚ１，ｚ２，ｚ３からはそれぞれ遺伝子産物である野生型の酵素Ｚ，変異酵素Ｚ１，Ｚ２，Ｚ３が合成される。

［実験１］ 酵素Ｚの機能を詳しく調べるため，バイオテクノロジーを使って変異を加えた変異酵素遺伝子ｚ１，ｚ２，ｚ３を作製した。変異酵素Ｚ１は２４０番目のアミノ酸を，Ｚ２は７５番目のアミノ酸をそれぞれ別のアミノ酸に変え，Ｚ３は１５５番目のアミノ酸に対応したコドンを終止コドンに変えた。（図１）

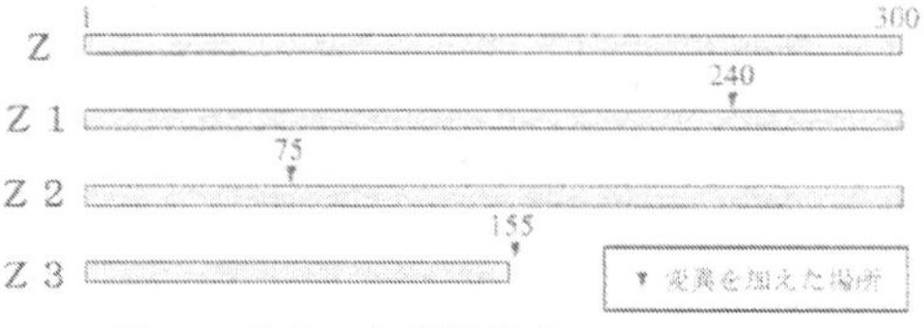

図１　酵素Ｚと変異酵素Ｚ１，Ｚ２，Ｚ３

［実験２］ 酵素Ｚを欠損した大腸菌に野生型の遺伝子ｚおよび変異遺伝子ｚ１，ｚ２，ｚ３を導入し，得られたクローンからそれぞれ野生型の酵素Ｚおよび変異酵素Ｚ１，Ｚ２，Ｚ３を精製し，同じモル濃度になるよう調整した。得られた酵素Ｚおよび変異酵素Ｚ１，Ｚ２，Ｚ３をそれぞれ同量ずつ使って，物質Ａの濃度と酵素反応速度の関係を調べたところ，図２のグラフが得られた。ただし，酵素Ｚと変異酵素Ｚ３は同じ結果が得られたため，一本の実線で表してある。

［実験３］ 実験２で得られた同量の酵素Ｚおよび変異酵素Ｚ３に物質Ａを加えて反応時間と物質Ｂの生成量の関係をそれぞれ調べたところ，酵素Ｚと変異酵素Ｚ３との間に差はなく，図３の破線のグラフになった。

［実験４］ 実験３と同じ条件で，さらに酵素Ｙを加えて実験を行い，反応時間と物質Ｂの生成量の関係をそれぞれ調べたところ，図３の実線の結果が得られた。ただし，酵素Ｙは物質Ｂを物質Ｃに変える酵素であり，酵素Ｚ，Ｙは酵素の特異性が異なり互いに直接影響を及ぼさないものとする。

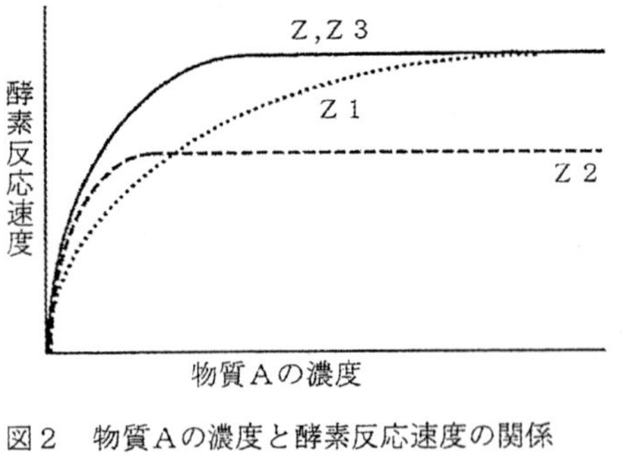

図２　物質Ａの濃度と酵素反応速度の関係

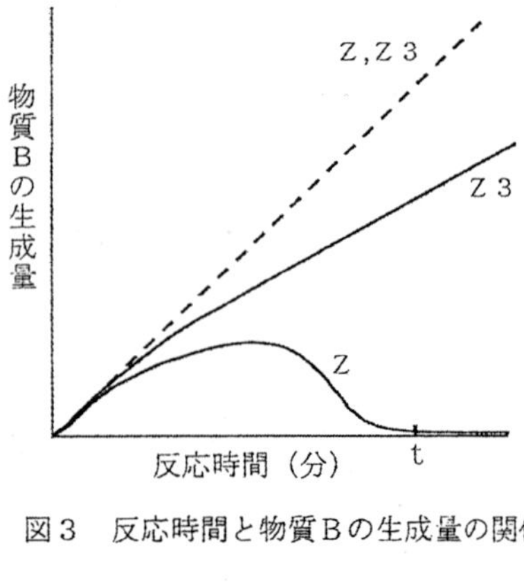

図３　反応時間と物質Ｂの生成量の関係

問１．本文中の（　ア　）～（　ウ　）に最も適切な化学式（構造式）または語句を入れよ。

問２．タンパク質について次の（１）～（５）の記述うち，正しいものをすべて選び，番号で答えよ。

（１）ヒトは全アミノ酸のうち８種類のアミノ酸は体内で合成できないため食物から摂取する必要がある

（２）タンパク質の機能はタンパク質に含まれるアミノ酸の種類とその割合によって決まる

（３）すべてのタンパク質は約９０℃の熱で変性してしまい，そのあと温度を下げてもその活性はもどらない

（４）タンパク質を構成しているアミノ酸は２０種類あり，その種類は側鎖によって決まる

（５）ポリペプチドの一部がらせん状になったり，平行に並んでジグザグ状になったりする構造を三次構造という

問３．本文中の下線部について次の（１）～（５）の記述のうち，正しいものをすべて選び，番号で答えよ。

（１）あるアミノ酸に対応しているコドンの３つの塩基に１つだけ別の塩基を加えると，その部分のアミノ酸だけが変わる

（２）あるアミノ酸に対応しているコドンの３つの塩基のうち１つだけ除くと，その部分のアミノ酸だけが変わる

（３）あるアミノ酸に対応しているコドンの３つの塩基のうち２つ以上の塩基を変えないとアミノ酸は変わらない

（４）あるアミノ酸に対応しているコドンの３つの塩基のうち２番目の塩基を変えても終止コドンにはならない

（５）あるアミノ酸に対応しているコドンの３つの塩基のうち３番目の塩基を変えてもアミノ酸が変わらない場合がある

問４．酵素Ｚが物質Ａを物質Ｂに変える反応式は以下のように表すことができる。

$$\mathrm{Z + A} \underset{b}{\overset{a}{\rightleftarrows}} \mathrm{Z \cdot A} \xrightarrow{c} \mathrm{Z + B}$$

（１）Ｚ・Ａは酵素Ｚと物質Ａが結合していることを表している。Ｚ・Ａは何と呼ばれているか，名称を記せ。

（２）図２のグラフから，変異酵素Ｚ１とＺ２のそれぞれの変異が酵素活性に与えた影響は反応式中のどの反応か。ａ～ｃの中から１つずつ選び記号で答えよ。また，その変化について適切な説明を（ア）～（カ）より選び記号で答えよ。

（ア）ＺとＡが結合できなくなった　　（イ）ＺとＡとの結合速度が遅くなった

（ウ）Ｚ・ＡからＺとＡに解離できなくなった　　（エ）Ｚ・ＡからＺとＡへの解離速度が遅くなった

（オ）Ｚ・ＡからＺとＢへの反応速度が速くなった　　（カ）Ｚ・ＡからＺとＢへの反応速度が遅くなった

問５．酵素の働きを阻害する物質（阻害剤）にはさまざまな種類がある。以下の反応式で表すことができる阻害剤はどのように酵素Ｚの活性を阻害しているのか説明せよ。ただし，阻害剤はＩで表記されている。

$$\mathrm{Z + A + I} \rightleftarrows \mathrm{Z \cdot A} \longrightarrow \mathrm{Z + B}$$
$$\mathrm{Z + A + I} \rightleftarrows \mathrm{Z \cdot I}$$

問６．実験３と実験４の結果（図３）をもとに下記の問に答えよ。

（１）実験４において，酵素Ｚおよび変異酵素Ｚ３を用いた時の反応時間と物質Ｃの生成量の関係のグラフを作成するとどのようになると考えられるか。右の図中の１～６から適切なものをそれぞれ１つずつ選び番号で答えよ。

（２）実験３では酵素Ｚと変異酵素Ｚ３の物質Ｂの生成量は同じであったにも関わらず，実験４では酵素Ｚを用いた場合はｔ分後に物質Ｂがなくなっていた。物質Ｂがなくなってしまった理由を酵素Ｚの性質を考慮して記せ。

（３）実験の結果から変異酵素Ｚ３が欠失している部分（１５５～３００番目のアミノ酸で構成されている部分）は，酵素Ｚではどのような役割をしていると考えられるか，記せ。

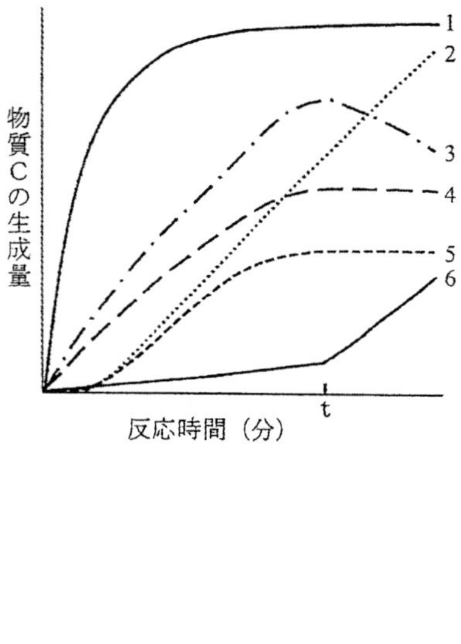

突然変異について，次の【A】と【B】に答えよ。

【A】図１は遺伝性の難聴の家系を示し，男性は四角，女性は丸で，健常者は白ぬき，難聴の人は黒ぬりで示してある。図１のＡで示す男性の両親は健常者で，その２人のいずれかの生殖腺（精巣または卵巣）で配偶子が形成された際に，難聴を引き起こす突然変異が生じ，それがこの家系の始まりとなった。次の（ア）～（キ）の文の中から，最も適切なものを２つ選び記号で記せ。

図１

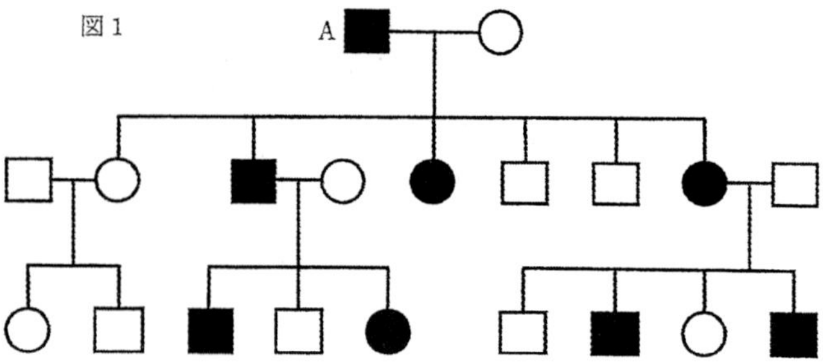

（ア）この突然変異は優性である　（イ）この突然変異は劣性である
（ウ）この突然変異は優性とも劣性とも言えない　（エ）この突然変異は常染色体上に起こった
（オ）この突然変異はＸ染色体上に起こった　（カ）この突然変異はＹ染色体上に起こった
（キ）この突然変異はミトコンドリアDNA上に起こった

【B】キイロショウジョウバエの野生型（正常型）の眼の色はレンガ色である。これに対して，遺伝子の突然変異によって生じた変異体に，白色の眼のハエがある。これはモーガンによって最初に発見されたが，その後の研究により，中間の色の眼をもつ変異体が多数みつかり，深紅色，ルビー色，朱色，サンゴ色，アンズ色，淡黄褐色，淡紅色と呼ばれる。白色も含めたこれら８つの表現型は，すべて劣性である。つまり突然変異が生じた遺伝子についてホモ接合体である場合に限って，眼の色がレンガ色以外の色になる。これらの突然変異が同一の遺伝子座に起こったものか，それとも違う遺伝子座に起こったものかを調べるために，８つの変異体のホモ接合体どうしを相互に交雑して，子（雑種第一代 F_1）の眼の色を調べた。結果は表１に，野生型のレンガ色の眼は（＋）で，それ以外の色の眼は（－）で示してある。以下の問に答えよ。ただし，親の雌雄の表現型を入れ替えることは結果に影響を与えず，また，子（F_1）や孫（F_2）の表現型には雌雄で差がないものと仮定する。

表１

	白色	深紅色	ルビー色	朱色	サンゴ色	アンズ色	淡黄褐色	淡紅色
白色	－	＋	＋	＋	－	－	－	＋
深紅色		－	＋	＋	＋	＋	＋	＋
ルビー色			－	＋	＋	＋	＋	＋
朱色				－	＋	＋	＋	＋
サンゴ色					－	－	－	＋
アンズ色						－	－	＋
淡黄褐色							－	＋
淡紅色								－

問１．白色の眼のハエとサンゴ色の眼のハエを交雑させたところ，レンガ色の眼をもつ子（F_1）は生じなかった。子（F_1）どうしをかけあわせたとき，孫（F_2）にあらわれる表現型の分離比をもとめよ。ただし，分離比は（レンガ色）:（レンガ色以外）で答えよ。

問２．白色の眼の原因となる突然変異が生じた遺伝子を遺伝子Ｗとする。このとき，遺伝子Ｗに突然変異が生じたことによって起こった眼の色の表現型は白色を除いて全部で何種類あるか。

問３．眼の色を決める遺伝子座は全部で何種類あるか。ただし，白色の眼の原因となる突然変異が生じた遺伝子を遺伝子Ｗとして，遺伝子Ｗを含めたすべての遺伝子座の数を記せ。

問４．あらたにサクランボ色の眼のハエが見つかり，それは表１に示した変異体と同じく劣性であった。サクランボ色の眼のハエを白色の眼のハエと交雑させたところ，レンガ色の眼をもつ子（F_1）は生じなかった。サクランボ色の眼のハエを表２に示すハエとそれぞれ交雑させた場合，その子（F_1）はどのような色の眼をもつか。次の表２の（ア）～（カ）に，レンガ色の眼は（＋）で，それ以外の色の眼は（－）で示し，表を完成させよ。

表2

	深紅色	ルビー色	朱色	サンゴ色	アンズ色	淡黄褐色
サクランボ色	（ア）	（イ）	（ウ）	（エ）	（オ）	（カ）

問5．問4で，サクランボ色の眼のハエを白色の眼のハエと交雑させたところ，子（F_1）はすべてサクランボ色の眼であった。このとき次の（ア）～（ス）の文の中から，考え方として適切なものを4つ選び記号で記せ。

（ア）白色の眼の遺伝子からつくられるタンパク質は，酵素活性を持っていない
（イ）サクランボ色の眼の遺伝子からつくられるタンパク質は，酵素活性を持っていない
（ウ）白色の眼の遺伝子からつくられるタンパク質は，眼を白くする酵素活性を持っている
（エ）白色は，サクランボ色に対して劣性である
（オ）サクランボ色は，白色に対して劣性である
（カ）サクランボ色と白色のあいだには，優性と劣性の関係は存在しない
（キ）子（F_1）どうしをかけあわせると，孫（F_2）はすべてサクランボ色である
（ク）子（F_1）どうしをかけあわせると，孫（F_2）の総数の約16分の1は白色である
（ケ）子（F_1）どうしをかけあわせると，孫（F_2）の総数の約16分の7は白色である
（コ）子（F_1）どうしをかけあわせると，孫（F_2）の総数の約4分の1は白色である
（サ）サクランボ色の眼の遺伝子と白色の眼の遺伝子は，同じ染色体上に連鎖して存在する
（シ）サクランボ色の眼の遺伝子と白色の眼の遺伝子は，異なる染色体上に存在する
（ス）サクランボ色の眼の遺伝子と白色の眼の遺伝子は，互いに対立遺伝子である

問6．問4で，サクランボ色の眼のハエと淡紅色の眼のハエを交雑させたところ，子（F_1）はすべてレンガ色の眼であった。子（F_1）どうしをかけあわせたとき，孫（F_2）にあらわれる表現型の分離比をもとめよ。ただし，遺伝子間の位置関係により表現型の分離比は2通り予想できる。分離比は（レンガ色）：（レンガ色以外）として2通りの分離比をもとめよ。また，染色体の間の乗換え（交差）による遺伝子の組換えは起こらないものと仮定する。

動物の浸透圧調節について，次の【A】と【B】に答えよ。

【A】生物は海で誕生し，生活環境を水中から陸上へと広げ，体制も単細胞から多細胞へと複雑にしてきた。それとともに体内の細胞を取りまく環境を一定に保つ仕組みを獲得した。体内の細胞は体液に浸されていて，環境から直接の影響を受けにくいようになっている。下のグラフは種々の動物の外界の浸透圧の変化に対する，体液の浸透圧の変化を表したものである。グラフを参考にして以下の各問に答えよ。

問1．動物の進化過程において，水中生活から陸上生活に移り変わるときに，動物が直面したいくつかの困難な問題点がある。それは，（　　　a　　　），（　　　b　　　），（　　　c　　　），浸透圧調節能力の獲得，老廃物の処理方法の改変，重力の作用の増大に対する体の支持構造の確立，急激な温度の変化に対する対応などである。a，b，cに入れるべき事柄は何か，それぞれ簡潔に記せ。

問2．問1の下線部の老廃物の処理方法の改変について，両生類（カエル）の個体発生と関連させて述べよ。

問3．次の（a）～（e）の説明に該当するグラフを下のA～Fから1つずつ選び記号で記せ。
（a）高塩濃度では浸透圧を調節しなくても生きられるが，淡水中では生きられない
（b）低塩濃度では浸透圧調節ができるが，海水中では生きられない
（c）高塩濃度では浸透圧調節ができるが，淡水中では生きられない
（d）低塩濃度では浸透圧を調節しなくても生きられるが，海水中では生きられない
（e）淡水から海水までの塩濃度の変化に対して浸透圧調節ができる

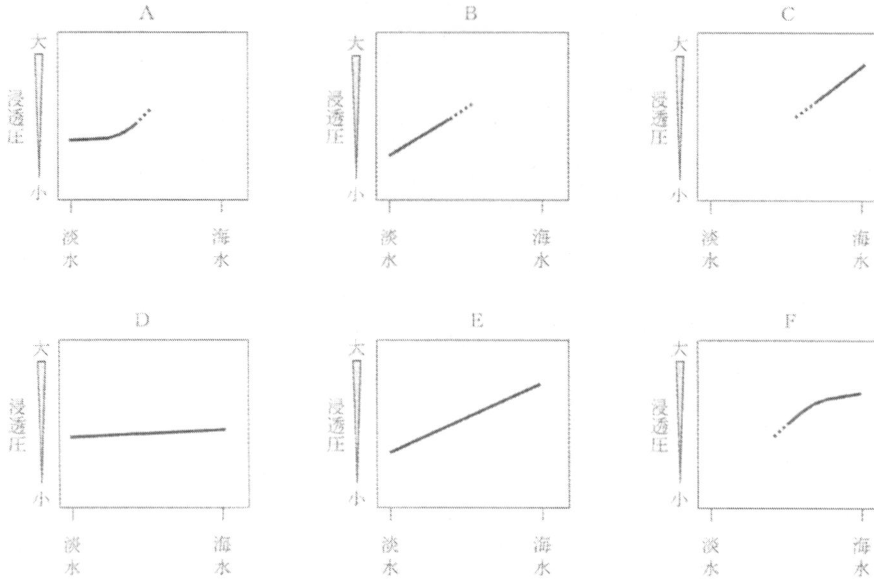

問4．次の（1）～（10）の記述のうち，海水魚だけに当てはまり，淡水魚には当てはまらないのはどれか，すべて選び番号で記せ。

（1）周囲の水分を飲まない

（2）周囲の水分を飲んで取り入れる

（3）えらから無機塩類を積極的に取り込む

（4）えらから無機塩類を積極的に排出する

（5）腎臓では水の再吸収が抑制され，無機塩類の再吸収が促進される

（6）腎臓では水の再吸収が抑制され，無機塩類の再吸収も抑制される

（7）腎臓では水の再吸収が促進され，体液よりも低張の多量の尿が排出される

（8）腎臓では水の再吸収が促進され，体液よりも低張の少量の尿が排出される

（9）腎臓では水の再吸収が促進され，体液と等張の少量の尿が排出される

（10）腎臓では水の再吸収が促進され，体液と等張の多量の尿が排出される

【B】ヒトの腎臓は背側に一対あり，血液中から老廃物をろ過して尿をつくるはたらきをしている。ろ過は腎小体で行われる。腎小体の糸球体の毛細血管に腎動脈から血液が送り込まれ，血しょう中の一部の成分を除いた残りがボーマン嚢（のう）へとろ過されて原尿となる。原尿中の必要な成分は細尿管（腎細管）を通る間に再吸収される。水や無機塩類はろ過された後に大部分が再吸収されるが，再吸収される量はいつも一定ではない。ナトリウムの再吸収は（　1　）から分泌される（　2　）により調節されており，水の再吸収は（　3　）から分泌される（　4　）により調節されている。なお，下の表はヒトの血しょう，原尿，尿の成分を比較したものである。以下の各問に答えよ。ただし，計算問題の答えは小数点以下を切り捨てて示せ。

問1．上の文中の（　1　）～（　4　）に適切な語句を入れよ。

問2．下の表からみて，尿の成分で最も濃縮された物質について，その濃縮率をもとめよ。

問3．下の表からカリウムの再吸収の割合（%）をもとめよ。ただし，クレアチニンは再吸収されないものとする。

表

成分	血しょう	原　尿	尿
グルコース	０．１	０．１	０
ナトリウム	０．３２	０．３２	０．３５
カリウム	０．０２	０．０２	０．１５
尿　素	０．０３	０．０３	２
クレアチニン	０．００１	０．００１	０．０７５

g／１００ml

【A】　イカは生物界でも最大級の神経繊維をもつ。イカの巨大軸索は長さ10cmにおよび，直径は哺乳類の軸索の100倍以上，鉛筆の芯ほどもある（１）。1930年代に，科学者は神経細胞の電気生理学的な研究にイカの巨大軸索を利用し始めた。比較的大きいおかげで軸索中に電極が挿入でき，電気的活動の測定や，活動電位の記録ができたからである。活動電位の発生と伝導にはどんなイオンが重要なのか，活動電位が通過するとき膜の透過性はどう変わるのか，この膜電位の変化がどのようにしてイオンの透過性を調節するのかなど，ニューロンの膜の電気伝導性についてのさまざまな問題に，この実験系を使って取り組むことができた。イカの軸索は非常に大きくて丈夫なので，練り歯磨きをチューブから押し出すようにして細胞質を軸索から取り除き，空になった軸索をNa^+，K^+，Cl^-などの純粋溶液で満たすこと（灌流，かんりゅう）ができる。外液のイオンは灌流液にはかかわりなくさまざまに変えられる。一連の実験によって，Na^+とK^+の濃度が細胞内外の自然の濃度に近いとき（２）に限って，軸索は正常な活動電位を生じることが発見された。図１はその１つで，外液のNa^+の濃度と活動電位の関係を示す実験結果である。こうして，活動電位に必要な要素は，細胞膜，Na^+とK^+，膜をはさんだこれらのイオンの濃度勾配だと分かった。一方，外液のK^+濃度を変えることにより静止状態の膜電位はK^+の平衡電位に近いこと，つまり静止状態の膜はK^+に対して透過性があり，K^+は膜のチャネルを通り抜けて漏れていることが明らかになった。なお，これらの実験系では代謝エネルギー源など，ほかの要素はすべて灌流によって除かれている（３）。以下の各問に答えよ。

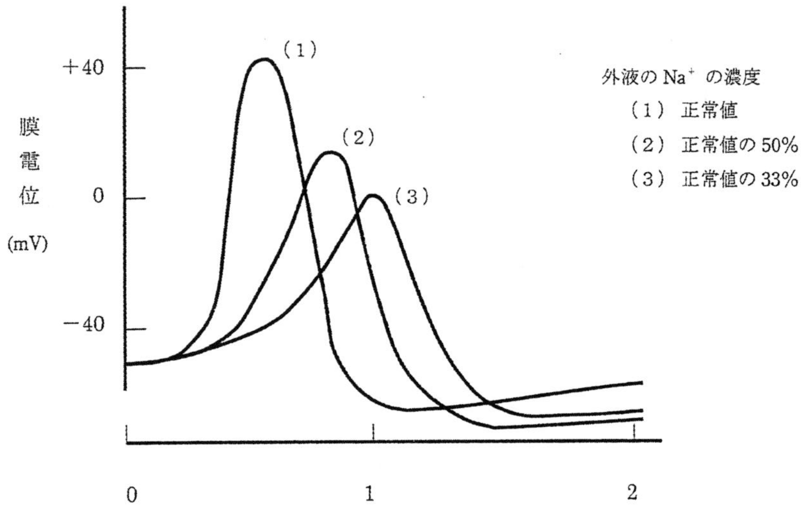

図１

問１．動物にとって太い軸索は細い軸索に比べてどのような利点があるか。

問２．下線部（１）が示すように，哺乳類の軸索はイカの軸索に比べると格段に細いが，哺乳類は細い軸索の不利な側面をどのような方法で補っているか。

問３．下線部（２）のNa^+とK^+の濃度が細胞内外の自然の濃度に近いときとは，どのような状態のことを指すのか。

問４．図１で（A）外液のNa^+濃度を変えると変化するのは何か。また（B）外液のNa^+濃度を変えても変化しないのは何か。

問５．下線部（３）が示すように，代謝エネルギー源がすべて除かれているにもかかわらず，活動電位が発生するのはなぜか。

問６．興奮していない静止状態にある細胞で，細胞膜をはさんで内外に電位差が生じるのはなぜか。

【B】 イカの神経細胞内に ^{22}Na (Naの放射性同位体) で標識したNaCl溶液を注入し，時間を追って外液中の放射能の値を測定することにより，細胞内から細胞外へ輸送されるNa^+の量を調べた。下の図2に示すように，外液に電子伝達系の阻害剤であるＫＣＮ（シアン化カリウム，青酸カリ）を加えると，Na^+の輸送速度は著しく減少したが，細胞内にＡＴＰを注入すると，Na^+の輸送速度が一時的に増加した。しかし，ＡＴＰを外液に加えた場合にはNa^+の輸送速度の増加は起こらなかった。また，外液に添加するＫＣＮの量を２倍に増やして同じように実験してみたところ，Na^+の輸送速度はやはり著しく減少したが，Na^+の輸送を完全に止めることはできなかった。

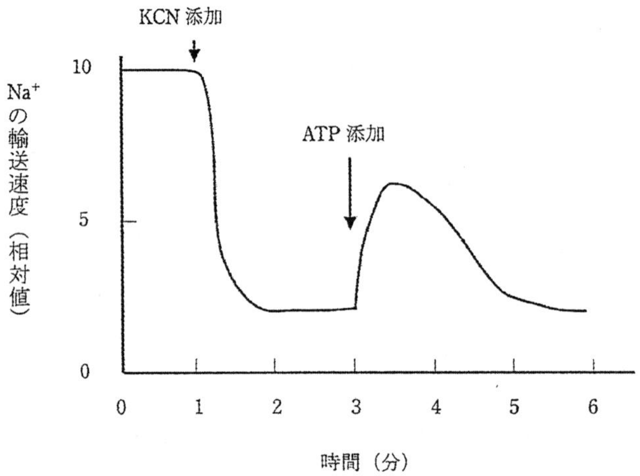

図２

問１．イカの神経細胞で細胞内から細胞外へNa^+の輸送を行っているものは何か。

問２．問１のような輸送は一般に何と呼ばれているか。

問３．イカの神経細胞でＫＣＮを添加したことにより，Na^+の輸送速度が低下したのはなぜか。

問４．イカの神経細胞でＡＴＰを細胞内に注入するとNa^+の輸送速度が増加するが，外液にＡＴＰを加えても増加しないのはなぜか。

問５．イカの神経細胞で添加するＫＣＮの量を増やしても，Na^+の輸送を完全に止めることができないのはなぜか。

英 語

解答

24年度

Ⅰ 出題者が求めたポイント

[完成した英文の訳]

1. コーチは選手たちに基本的な技術が欠けているとわかったので、基礎練習を十分にさせた。
   be lacking in ：「～に欠けている」
2. 民族の知恵は、人の感じていることを知る手がかりとして、目を大いに強調している。
   place a great emphasis on ～：「～を大いに強調する」
3. トンプソンには2つの戦略があったが、そのどちらもあまりうまく行くようには思えない。
4. 展示は、色とりどりの絵が惜しげもなく施されている日本の屏風の特集であり、日本の豊かな歴史を美しく垣間見ることができる。
   offer a glimpse of[into] ～：「～を垣間見せる」
5. このツアーは会社所有の最も大きい船を使うが、これは乗客を50人まで乗せられる。
   accommodate ：「収容する」
6. 長方形は2組の平行線からなる四辺形で、4つの直角の角を持つ。
   right angle ：「直角」
7. 顔の筋肉はさまざまな具合に自在にコントロールできる。
   subject to ～：「～を受けやすい」
8. 母親は最初の先生であり、そしてずっと第一の先生であり続ける。新しい行動パターンを実行するのを若者に教えることさえできる。
9. あなたのビザは1月で切れます。もっと滞在する予定なら、必ず延長してください。
   expire ：「期限が切れて無効になる」
10. 個々人が賦与されるすべての才能の中で、音楽の才能ほど早く現れるものはない。
   be endowed with ～：「～(才能など)を与えられる、持っている」

[解答]

(1)④ (2)④ (3)④ (4)① (5)③
(6)① (7)② (8)③ (9)② (10)②

Ⅱ 出題者が求めたポイント

[全訳]

11. 普通の映画館は、2週間の上映で最低1500人を呼び寄せることができなければ、その映画は上映しない。
   if → unless
12. 出席していた圧倒的多数はその計画に賛成だった。
13. 昨年、監督は努力のかいがあって、10個のアカデミー賞ノミネートを与えられた
   has been → was
14. 1987年冬の乾季に、海抜1.5キロのこけで覆われた雨林に住むかえるたちは、姿を消し始めた。
   kilometer → kilometers
15. 捨てられた若葉を手当たり次第に観察することは、いまなお私の好きな科学的記念物のひとつである。なぜなら、それがあったがために、そうでなければ予測されなかった反直観的な発見に至ったからである。
   trophy → trophies

[解答]

(11)② (12)⑤ (13)① (14)③ (15)②

Ⅲ 出題者が求めたポイント

[正しい選択肢を入れた英文の訳]

もし私たちが食物を物としてではなく関係として考えようとすれば、どうなるだろうか。自然においては、食べることは当然のことながら、常にまさにそれだった。つまり、私たちが食物連鎖あるいは食物連鎖網と(16)<u>呼ぶ</u>、下っていくと土にまでたどり着く体系における、種どうしの関係であったのだ。種は、それが(17)<u>食べる別の種</u>と共に進化するが、そこに依存の関係が発達することが、非常にしばしばある。私の遺伝子を撒き散らしてくれるなら餌を与えましょうというわけだ。相互の適応が少しずつ進んでいく過程で、りんごやかぼちゃのようなものは、動物のための栄養豊かでおいしい食べ物(18)<u>に変わる</u>。時間をかけ試行錯誤を経て、植物は、動物の必要と欲求を満足させるためにおいしく(そしてしばしば目につきやすく)なる。一方、動物は、植物を最大限利用するために必要となるどんな消化の道具(たとえば酵素)でも、次第に(19)<u>獲得して</u>いく。

同じように、牛のミルクは人間の栄養食として始まったわけではない。(20)<u>実は</u>、牛の周辺に住む人々が大人になってからもミルクを消化できるように能力を進化させるまで、ミルクは人々を具合悪くした。ミルクを消化するラクトースと呼ばれる酵素を作る遺伝子はかつては、人間の場合乳離れ後すぐに(21)<u>働かなく</u>なっていたが、約5000年前にこの遺伝子を働かせ続ける突然変異が現れ、ヨーロッパ中央北部の動物の群れに瞬く間に広がった。これはなぜだろうか。この新しい突然変異を(22)<u>持ち</u>、その結果このおそろしく栄養豊かな新しい食物源を利用できるようになった人々は、これを持っていない人々よりも多くの子孫を残すことができたからだ。この進化はミルクを飲む人たちと牛の両方の(23)<u>利益</u>にとって大きな意味を持つことがわかった。どちらもこの新しい共生関係の結果、数と生息地を(と健康)を大きく改善したのだった。

何にもまして健康は、食物連鎖でこのような種類の関係性の中にいることで生まれる。人間のような雑食性の生き物の場合は、このような関係性は非常に多い。その結果として、食物連鎖の一部の健康が乱されると、連鎖の中の他のすべての生き物に影響することがある。土が病んでいたり、なんらかの意味で不十分だったり

すると、その土に生える草も、草を食う牛も、牛からのミルクを飲む人々もそうなるだろう。

[解答]

(16) ① (17) ① (18) ② (19) ③ (20) ②
(21) ① (22) ① (23) ② (24) ③ (25) ③

Ⅳ 出題者が求めたポイント

[全訳]

私は長年、バイリンガルの人が適切な言語の選ぶのにどんなに優れているか、別の言語を(26)活動させないのにどんなに熟練しているかに、感動を覚えてきた。自在に操れる2つまたはそれ以上の言語を持つバイリンガル、マルチリンガルの人は、突然、ひとつの言語をしゃべりだすことができる。私がよく思うのはテニスのチャンピオンのロジャー・フェデラーで、彼はインタビューに4つの言語(スイスドイツ語、ドイツ語、英語、フランス語)で応じる。しかもたいていは彼の別の言語に干渉(27)されることなくである。このような状況の時、彼はほとんどの場合、モノリンガル(単一言語)のモードになっている。インタビュアーが、そして特に彼が話しかけている一般大衆が、彼の別の言語を知っているだろうとは期待できないからだ。

なんとかモノリンガルモードでいられるバイリンガルの人は、加えて、その言語を流暢に訛りなく話す人は、しばしばモノリンガルとして「通る」ことが可能だ。数年前のある日、私は、住んでいるところからすぐのパン屋の奥さんがぺらぺらのスイスドイツ語で電話に応えたのに、本当にびっくりした。私は10年位彼女を知っていて、てっきり彼女はフランス系スイス人だとずっと思っていたのだ。私は、ほとんどのフランス系スイス人のように彼女もドイツ語と格闘しなければならないだろうと思っていたのだろう。(フランス系スイス人がめったに話さないスイスドイツ語は言うまでもない。)しかし彼女は、母国語だと私が理解した言語で流暢な会話を(28)していた。1961年の「ウェストサイド物語」という映画でスターになった、そして私が完全にモノリンガルの人だと思っていた女優ナタリー・ウッドが、実はロシア語を話す家庭に生まれ、ロシア語と英語のバイリンガルだと知った時にも、私は同じように驚いたのだった。このようなバイリンガルの「奇跡」の多くの例が頭に浮かんでくる。人々が知ってはいるが私たちがいるところでは決して使わない(記述A)隠れた言語のことである。

モノリンガルのコミュニケーションのためにベースになる言語を選びそれに固執することは、話すときであれ書くときであれ、バイリンガルであることのほんの一部にすぎない。時にはコミュニケーション以上のことが問題になり、モノリンガルモードに(29)固守することがよりいっそう重要になる。フランス系イギリス人のジャーナリストで作家のオリビエ・トッドは自伝の中で、彼のイギリス人の母親と彼が、ドイツがフランスに侵攻してきたとき、どのようにしてイギリス行きの最後のボートに乗り損ねたかを書いた。彼らは戦争が続いている間フランスに留まっていたが、母親は、ドイツ人が国籍を知ったら彼女は収容所に送られるかもしれないので、部分的に隠れている状態にあった。トッドは、どのようにして母と自分が、通りやカフェやバスなどの公の場で英語を話さないようにしようと取り決めたのかを説明している。もし英語の語や文が彼女の口からぽろりと漏れ出ようものなら、当時子どもだったトッドは、母の手をぎゅっと握ることになっていた。問題は母親が非常にドイツ嫌いであることだった。そしてある日地下鉄で、彼女は占領者に向かって英語で、ドイツ人将校の目の前で、いきなり怒鳴ったのだった。その日彼らは幸運で、なにも起こらなかったとトッドは私たちに語っている。オリビエ・トッドの母はイギリス国民だとばれることなく戦争を乗り切ったのだ。

[解答]

(26) ⑤ (27) ③ (28) ④ (29) ②
(記述A) hidden
(30) ④ (31) ⑤ (32) ①
(並べかえでできたた英文は Olivier Todd's mother made it through the war without being identified as a British subject.)
(33) ④

Ⅴ 出題者が求めたポイント

[全訳]

人間が持っていると思われる驚くべき可能性のことを思う時、そしてこれらの可能性を私たちがなした小さな業績と比べる時、私たちはみんな悲しい気持ちになる。くりかえしくりかえし、人々は、もっとうまくやれるだろうと思ってきた。過去の人々は悪夢のような(34)時代にあって未来に夢を持ち、彼らの未来である私たちは、それらの夢の多くが乗り越えられてきたというのに、ほとんど変わらない夢を持っている。今日持っている、未来に対する希望は、大部分が過去にあった希望と同じである。人々が持っている可能性はみんなの無知のせいで広がらないのだとか、教育が問題に対する解決だとか、もしすべての人々が教育を受けたら私たちはみんなヴォルテールになれるのだとか、人々は考えたこともある。しかし偽りや邪悪も、良きこととおなじくらいたやすく教えられるのだとわかっている。教育は偉大な力だが、違う方向に作用することもある。国家間のコミュニケーションは理解へとつながり、人の可能性を発展させるという問題の解決へとつながっていくはずだと言われるのを聞いたことがある。コミュニケーション手段は、道をうがって通すこともできるし、ふさぐこともできる。コミュニケーションされるものは、真実であると同様に嘘もあり得る。現実の貴重な情報であると同様に(35)プロパガンダでもあり得る。コミュニケーションはまた、良きことと邪悪なことのための強い力である。しばらくの間応用科学は、(記述B)少なくとも物質的な困難から人間を解放すると思われ、記録にはいくつかは良いことが、特に医学においてはある。一方で、今科学者たちは、コントロールに非常に注意を要する(36)病気を開発するために、秘密の研究室で働いている。

誰でも戦争を嫌う。今日私たちの夢は、平和が解決策になることである。武器の出費がなければ、私たちは望むことを何でもすることができる。そして平和は良きことと邪悪なことのための偉大な力である。どういうわけで邪悪のためなのだろうか。私にはわからない。(37)平和を得ればわかるようになるかもしれない。私たちは明らかに、物質的力、コミュニケーション、教育、正直、多くの夢のための理想と同じように、偉大な力として平和を持っている。コントロールするためのこの種の力は、昔の人々よりも今の私たちのほうが多く持っている。そしておそらく私たちは、昔の大方の人たちよりも、少しはうまくこれをやっている。しかし、私たちができるようにすべきことは、私たちの混乱した(記述C)やってきたことと比べて,途方もなく大きいように思える。どうしてそうなのだろうか。どうして私たちは私たち自身を克服できないのか。なぜなら、最も偉大な力と能力でさえ、それらをどう使うのかについてのなんら明白な指針を、持ってきてはくれないようだということが、私たちにわかるからである。例としてあげると、物理の世界がどのように働くかについての理解の大きな蓄積は、この働きにはある種(記述D)無意味なところがあるということを、人に納得させるだけである。科学は直接善悪を教えるものではない。

[解答]

(34)⑤　(35)④　(36)②　(37)③

(記述B)「少なくとも物質的な困難から人間を解放する」

(記述C)　accomplishments

(記述D)　meaninglessness

Ⅵ　出題者が求めたポイント

[全訳]

今日は自転車に乗って仕事に行く朝としては最適ではなかった。湿気が高く、雲に覆われ、ショートパンツ(夏季月間の私の通常の通勤着)をはかないと決めたくらい涼しかったが、それでも、約25分後に目的地のフレンズ大学に着くころには、ジーンズが脚にへばりついていたくらいじめじめしていた。もちろん、もっと悪いことになっていたかもしれない。つまり雨に降られていたかもしれない。ある意味で、私は雨のほうが好きだ。曇りの日によくあるような、暖かいじわじわと這い上がってくるような湿気の中を走っている時には。本当のどしゃ降りだと、町の大通りや横道に自転車を走らせるのがいくぶんやりにくくなるが、さわやかで穏やかな雨では、運転していてどんな深刻な問題にもなったことがない。その上、特に、どんなに速く動こうと空気中の湿気が腐ったような静けさで周りを取り囲んでいるような、そんな日々にあっては、雨がもたらす(38)涼しさは爽快である。雨でも私は自転車に乗った。通りに氷がない、あるいはウィチタの向こう端まで行く必要のある約束がないほとんどの日にそうするように。私はそうして幸せだった。

最もいい時期には—私は秋がとても好きだ(39)けれども、お気に入りは7月の暑い、雲ひとつない、青空の夏の日々で、輝く毎日の中で見渡す限りはっきり地平線が見えている—自転車で仕事に行き家に帰るのは、静かな喜びであり、車輪のひとこぎ毎の感覚から、私を取り巻く(40)自然と人間の行い(良きも悪しきも)への思いが湧き出してくるのだ。だが、それほど良い時期でなくても—ちょうど今日の朝のように—私は6マイルの旅をするために愛車Trek7100に乗り、他のことはあまり考えない。それが私の習慣になってしまった。多くを考える必要はない。なぜなら、自分だけの30分、仕事の週に毎朝毎夕というかなり多いその30分は、私が考えを完全に自分だけに向ける時間だからだ。ガソリンの補充のことを考えているのではない。オイル交換のことを考えているのではない。私が出口を見失わないようにレーンを変えなければならないときに、前のばか者がどうやってスピードダウンしているのかを考えているのではない。反対に、私は何でも私の空想を刺激するもののことを考えている。あるいは記憶すべきものは全く何も考えない。なぜなら、私の自転車、私の比較的単純な移動マシンは、複雑な現実に対処することを私にを強いることなく、必要な(45)ところに私を連れて行くことができるからだ。もちろん車通勤よりも遅いが、この遅さが、これからの日や過ぎ去った日に心をさまよわせ、周りの世界に目をさまよわせる－忙しい部分と静かなままの部分の両方の－機会を私に与えてくれる。その間、何も失うものはないのだ。(46)効率性の問題は私を悩ませる必要はない。なんといっても、私はすでに、ウィチタのほとんどの人々より、石油経済の悩みから解放されているのだから。

[解答]

(38)④　(39)①　(40)⑤　(41)③　(42)①

(43)⑤　(44)②　(45)③　(46)①

Ⅶ　出題者が求めたポイント

[全訳]

E. 簡単に発見され、見られ、理解されること

F. 人に支持と自信と希望を与えること

G. 金、銀、宝石などの貴重な品々のコレクション

H. 1人でいる、あるいは住んでいる状態

I. 短期間だけ続く、続くように意図される、あるいは使われること

J. 人や物をひとつの場所から別の場所に運ぶのに使われる、車やトラックのようなもの

[解答]

(記述E) obvious　(記述F) encourage

(記述G) treasure　(記述H) solitude

(記述I) temporary　(記述J) vehicle

Ⅷ 出題者が求めたポイント

[完成した英文]

· All I needed were napkins, which I was relieved to find we had plenty of.

· Just waiting for them to realize that there's a problem isn't enough.

· We feel close to people who have n common with us memories of a time gone by.

[解答]

(47) ⑦ (48) ③ (49) ② (50) ② (51) ①
(52) ③ (53) ③ (54) ⑦ (55) ②

数　学

解答　　24年度

Ⅰ 出題者が求めたポイント(数学Ⅲ・極限値)

$f(x)$は$x+1$, $x-2$という因数をもつ。
$f(x)=(x+1)(x-2)g(x)$とする。
$g(a)=b$, $g(c)=d(\neq b)$なら$g(x)$は最低でも1次式である。

〔解答〕
$f(-1)=0$, $f(2)=0$ より
$f(x)=(x+1)(x-2)g(x)$とする。
$(-1-2)g(-1)=15$ より $g(-1)=-5$
$(2+1)g(2)=3$ より $g(2)=1$
よって, $g(x)$は最小の次数は1次である。
$g(x)=ax+b$ とする。
$-a+b=-5$, $2a+b=1$
2式より, $a=2$, $b=-3$

$$f(x)=(x+1)(x-2)(2x-3)$$
$$=2x^3-5x^2-x+6$$

Ⅱ 出題者が求めたポイント(数学Ⅱ・対数関数)

(1) 両辺を底が5の対数にとる。
$\log_c M^r = r\log_c M$を有効に使う。
(2) $f(x)$をtの式で表わし, 因数分解をする。

〔解答〕
(1) $t=2^{\log_5 x}$ より $\log_5 t=\log_5 2^{\log_5 x}$
$\log_5 t=\log_5 x\cdot\log_5 2$ の両辺を2倍すると,
$2\log_5 t=\log_5 x\cdot(2\log_5 2)$
$\log_5 t^2=\log_5 x\cdot\log_5 4=\log_5 x^{\log_5 4}$
従って, $x^{\log_5 4}=t^2$

(2) $f(x)=2\cdot t\cdot t^2+5t^2-8t-3t+4$
$=2t^3+5t^2-11t+4$
$2t^3+5t^2-11t+4=0$
$(t-1)(t+4)(2t-1)=0$
$t=1,\ -4,\ \dfrac{1}{2}$
$t=1$のとき, $2^{\log_5 x}=1$ より $\log_5 x=0$
よって, $x=5^0=1$
$t=\dfrac{1}{2}$のとき, $2^{\log_5 x}=\dfrac{1}{2}$ より $\log_5 x=-1$
よって, $x=5^{-1}=\dfrac{1}{5}$
$t=-4$のとき, $2^{\log_5 x}=-4$ は不適
従って, $x=1,\ \dfrac{1}{5}$

Ⅲ 出題者が求めたポイント(数学Ⅱ・図形と方程式)

ABをa軸, ACをb軸, Aを原点として,
直線AB上の点のbをaで表わす。
ℓ_1とℓ_3の交点をD, ℓ_1とℓ_2の交点をE, ℓ_2とℓ_3の交点をFとする。ℓ_2とb軸の交点をMとする。
M$(0,\ m)$としてmをxで表わす。
$(a_0,\ b_0)$と$pa+qb+r=0$との距離は,
$$\frac{|pa_0+qb_0+r|}{\sqrt{p^2+q^2}}$$
よって, ℓ_2の方程式を求め, DE, DFを求める。
S(x)=△ABCの面積−△DEFの面積
S(x)のグラフを描く。

〔解答〕
ABをa軸, ACをb軸, Aを原点とする。
ℓ_1とℓ_3の交点をD, ℓ_1とℓ_2の交点をE, ℓ_2とℓ_3の交点をFとし, ℓ_2とb軸の交点をM$(0,\ m)$とする。
ℓ_1とABの距離をxとする。
直線BCは
$b=-\dfrac{3}{4}a+3$
$3a+4b-12=0$
$\ell_1:b=x$
$\ell_3:a=x$
D$(x,\ x)$
M$(0,\ m)$とする。

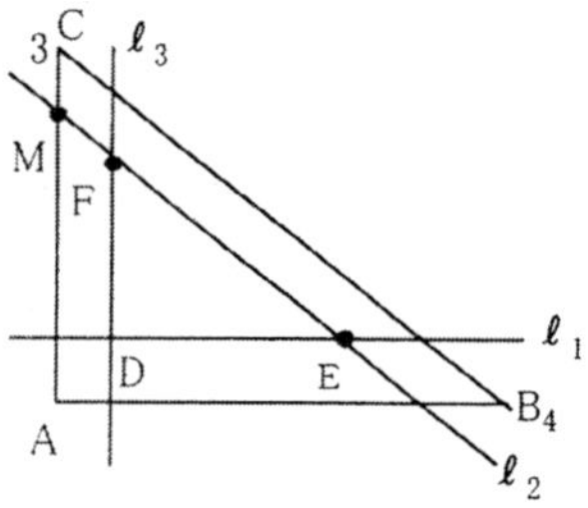

$$\frac{|0+4m-12|}{\sqrt{3^2+4^2}}=x$$
$m<3$より
$12-4m=5x$
よって, $m=3-\dfrac{5}{4}x$
$\ell_2:b=-\dfrac{3}{4}a+3-\dfrac{5}{4}x$
Fは$a=x$, $b=3-2x$　　∴F$(x,\ 3-2x)$
Eは$b=x$, $a=4-3x$　　∴E$(4-3x,\ x)$
DE$=4-3x-x=4(1-x)$
DF$=3-2x-x=3(1-x)$
$$S(x)=\frac{1}{2}4\cdot3-\frac{1}{2}4\cdot3(1-x)^2$$
$$=-6(x-1)^2+6$$
$$=-6x^2+12x$$
$(x\leqq1)$

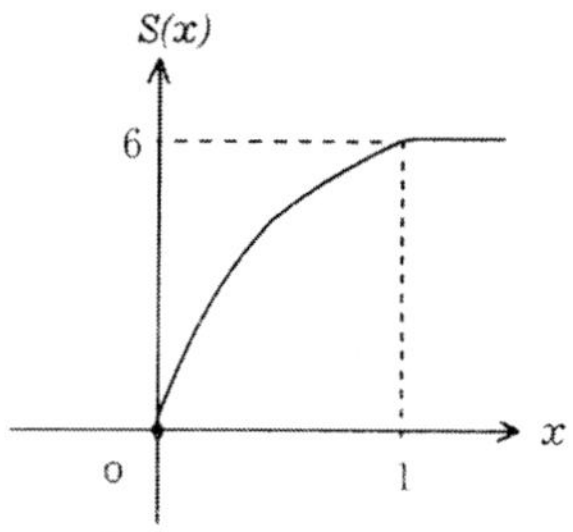

S$(x)=6$　$(x>1)$
グラフは右図

Ⅳ 出題者が求めたポイント(数学B・数列)

(i) nが奇数のとき, $n=2m-1$とする。2つの自然数をx, $y(x<y)$とし, $x\geqq m$のときyはないことを示して, $x=m-k$のとき, yの値の数をkで表わす。kの値の範囲をmで表わし, 合計を計算する。mをnで表わし代入してnの式にする。

$$\sum_{k=1}^{m} k=\frac{1}{2}m(m+1)$$

(ii) nが偶数のとき, $n=2m$とする。あとは(i)と同様に計算していく。

〔解答〕

(i) $n=2m-1$とする。

2つの自然数をx, y $(x<y)$とする。

$x\geqq m$のとき, $x+y>m+m=2m>2m-1$

よって, このようなx, yはない。

$x=m-k$のとき, $y=m-k+1$ から

$m-k+y=2m-1$ より $y=m+k-1$ までであるので,

$m+k-1-(m-k+1)+1=2k-1$個ある。

kは1から, $m-k=1$ より $k=m-1$まである。よって,

合計の個数は,

$$\sum_{k=1}^{m-1}(2k-1)=2\frac{(m-1)m}{2}-1(m-1)=(m-1)^2$$

$$m=\frac{n+1}{2}\text{なので,}\left(\frac{n+1}{2}-1\right)^2=\frac{(n-1)^2}{4}\text{個}$$

(ii) $n=2m$とする。

2つの自然数をx, y $(x<y)$とする。

$x\geqq m$のとき, $x+y>m+m=2m$

よって, このようなx, yはない。

$x=m-k$のとき, $y=m-k+1$から

$m-k+y=2m$ より $y=m+k$までであるので

$m+k-(m-k+1)+1=2k$個ある。

kは1から, $m-k=1$ より $k=m-1$ まである。よって,

合計の個数は

$$\sum_{k=1}^{m-1}2k=2\frac{(m-1)m}{2}=m^2-m$$

$$m=\frac{n}{2}\ \text{なので}\ \left(\frac{n}{2}\right)^2-\frac{n}{2}=\frac{n(n-2)}{4}\text{個}$$

V 出題者が求めたポイント

(数学B・ベクトル, 数学Ⅲ・積分法)

2点(x_1, y_1, z_1), (x_2, y_2, z_2)を通る直線は,

方向ベクトル$(x_2-x_1, y_2-y_1, z_2-z_1)$より

$x=(x_2-x_1)t+x_1$, $y=(y_2-y_1)t+y_1$

$z=(z_2-z_1)t-+z_1$

直線上の点(x, y, z)からz軸への距離dは,

tをzで表わし, x, yに代入し, zで表わして,

$d^2=x^2+y^2$で求める。

平面上で距離が最大となるものをzで積分したものから平面上で距離が最小となるものを積分したもの(空洞部分)を引く。

最大, 最小は直線上の点である。

〔解答〕

直線ABは, $\overrightarrow{AB}=(-1, 1, -2)$

$x=-t+2$, $y=t$, $z=-2t+2$

$t=-\dfrac{z}{2}+1$ より, $x=\dfrac{1}{2}z+1$, $y=-\dfrac{1}{2}z+1$

$$x^2+y^2=\left(\frac{1}{2}z+1\right)^2+\left(-\frac{1}{2}z+1\right)^2=\frac{1}{2}z^2+2$$

直線BCは, $\overrightarrow{BC}=(-1, -1, 3)$

$x=-t+1$, $y=-t+1$, $z=3t$

$t=\dfrac{z}{3}$より, $x=-\dfrac{1}{3}z+1$, $y=-\dfrac{1}{3}z+1$

$$x^2+y^2=2\left(-\frac{1}{3}z+1\right)^2=\frac{2}{9}z^2-\frac{4}{3}z+2$$

直線CAは, $\overrightarrow{CA}=(-2, 0, 1)$

$x=-2t+2$, $y=0$, $z=t+2$

$t=z-2$ より $x=-2z+6$, $y=0$

$x^2+y^2=(-2z+6)^2=4z^2-24z+36$

$0\leqq z\leqq 2$の部分は, 直線ABと直線BC

$$\frac{1}{2}z^2+2-\frac{2}{9}z^2+\frac{4}{3}z-2=\frac{5}{18}z^2+\frac{4}{3}z\geqq 0$$

$2\leqq z\leqq 3$の部分は, 直線CAと直線BC

$$4(z-3)^2-\frac{2}{9}(z-3)^2=\frac{34}{9}(z-3)^2\geqq 0$$

$$\pi\int_0^2\left(\frac{1}{2}z^2+2\right)dz+\pi\int_2^3(4z^2-24z+36)\,dz$$

$$=\pi\left[\frac{1}{6}z^3+2z\right]_0^2+\pi\left[\frac{4}{3}z^3-12z^2+36z\right]_2^3$$

$$=\left(\frac{4}{3}+4\right)\pi+\left(36-\frac{104}{3}\right)\pi=\frac{20}{3}\pi$$

$$\pi\int_0^3\left(\frac{2}{9}z^2-\frac{4}{3}z+2\right)dz$$

$$=\pi\left[\frac{2}{27}z^3-\frac{2}{3}z^2+2z\right]_0^3$$

$$=(2-6+6)\pi=2\pi$$

従って, $V=\dfrac{20}{3}\pi-2\pi=\dfrac{14}{3}\pi$

物 理

解答　　24年度

問題I 出題者が求めたポイント…たてかけた棒のつりあい, 浮力のモーメント

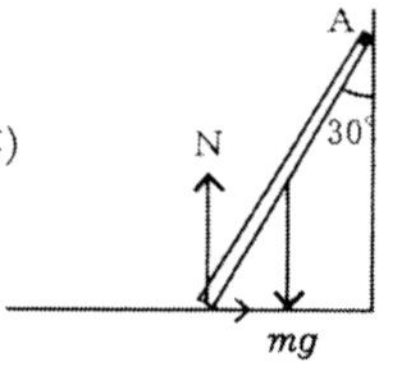

問1. (1) (a) $mg\times\frac{L}{2}\sin30^\circ$

$=\frac{1}{4}mgL$　②　…(答)

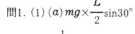

(b) 力のつりあいより $N=mg$

$N\times L\sin30^\circ\ =\frac{1}{2}mgL$

①　…(答)

(c) 棒が静止しているので, 力のモーメントの和$=0$

∴棒の端Bにはたらく摩擦力によるモーメント$=\frac{1}{4}mgL$

②　…(答)

(2) $fL\cos30^\circ\ =\frac{1}{4}mgL$

$\therefore f=\frac{1}{4}mg\times\frac{2}{\sqrt{3}}=\frac{\sqrt{3}}{6}mg$　…(答)

(3) このとき最大摩擦力であるから $f=\mu N$ が成り立つ。

$\mu=\frac{f}{N}=\frac{\sqrt{3}}{6}$　…(答)

問2. (1) 棒の密度$=\frac{m}{LS}$　…(答)

(2) 浮力の大きさ$=\rho\times S\times\frac{L}{2}g=\frac{1}{2}\rho SLg$　…(答)

(3) 浮力の作用点は, 棒の水中部分の中点になる。

力のモーメントの大きさ$=\frac{1}{2}\rho SLg\times\frac{3}{8}L$

$=\frac{3}{16}\rho SL^2g$　…(答)

(4) 力のモーメントの和$=0$ より

$mg\times\frac{L}{2}\sin30^\circ\ -\frac{3}{16}\rho SL^2g=0$

$\therefore\rho=\frac{4m}{3SL}$　$\therefore\rho_0=\frac{m}{SL}=\frac{3}{4}\rho$　…(答)

問3. (1) 力のモーメントの和$=0$ より

$\frac{1}{4}mgL+T\times\frac{1}{4}L-\frac{3}{16}\times2\rho SL^2g=0$

$\therefore T=\frac{3}{2}\rho SLg-mg$

(4)の答えより $SL=\frac{4m}{3\rho}$ を用いて

$T=\frac{3}{2}\rho\times\frac{4m}{3\rho}g-mg=mg$　…(答)

(2) 球にはたらく力のつりあいより, 浮力Fは

$F+T=3mg$　$\therefore F=3mg-T=2mg$　…(答)

(3) 球の体積をV, 密度をρ_0とすると

$\rho_0V=3m$　…(答)

また, 浮力$F=2mg=2\rho Vg$ より $V=\frac{m}{\rho}$

$\therefore\rho_0=\frac{3m}{V}=\frac{3m}{\left(\frac{m}{\rho}\right)}=3\rho$　…(答)

問題II 出題者が求めたポイント…回折格子による光の干渉, 光学距離, 屈折の法則

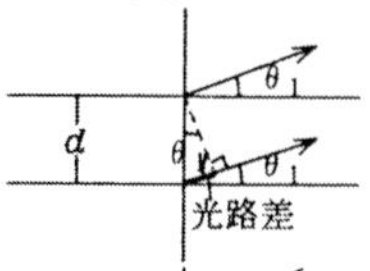

問1. (1) 光路差$=d\sin\theta_1$…(答)

(2) $d\sin\theta_1=1\cdot\lambda$

$\therefore\sin\theta_1=\frac{\lambda}{d}$　…(答)

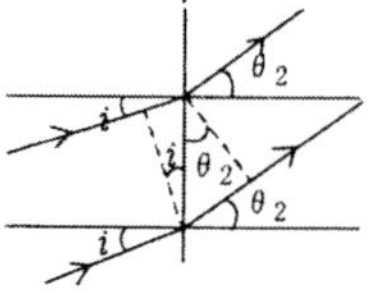

問2. (1) 光路差$=d\sin\theta_2-d\sin i$

(2) 干渉条件より

$d\sin\theta_2-d\sin i=\lambda$

$\therefore\sin\theta_2=\sin i+\frac{\lambda}{d}$　…(答)

問3. (1) ガラス内での光の波長$\lambda'=\frac{\lambda}{n}$　…(答)

(2) 屈折の法則より $\sin i=n\sin r$…(答)

(3) 真空中の光速をcとすれば, 屈折率nのガラス内を光が

距離L進む時間$=\frac{L}{\left(\frac{c}{n}\right)}=n\times\frac{L}{c}$

∴求める距離$=c\times\frac{nL}{c}=nL$…(答)

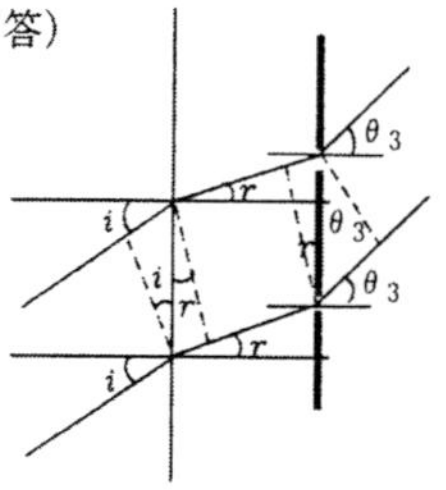

(4) (2)の答えも用いて,

光学距離の差

$=d\sin\theta_3-d\sin i$

$=d\sin\theta_3-nd\sin r$　…(答)

(5) 干渉条件より

$d\sin\theta_3-d\sin i=\lambda$

$\therefore\sin\theta_3=\sin i+\frac{\lambda}{d}$…(答)

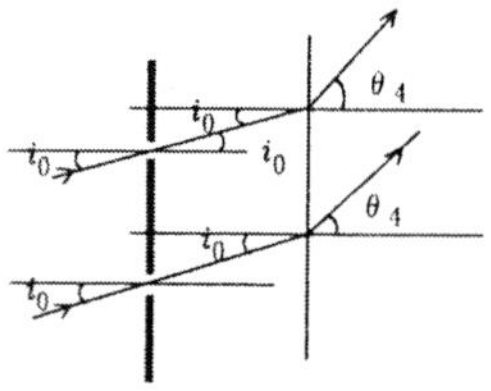

問4. (1) ガラス板の中では,

光学距離の差$=0$ である。

光学距離の差

$=d\sin\theta_4-d\sin i_0$…①

屈折の法則より

$n\sin i_0=\sin\theta_4$…②

2式より

光学距離の差$=nd\sin i_0-d\sin i_0$…(答)

(2) 干渉条件より $d\sin i_0(n-1)=\lambda$

$\therefore\sin i_0=\frac{\lambda}{d(n-1)}$　…(答)

(3) ②と上の答えより nを消去して

$\sin\theta_4=n\sin i_0=\left(\frac{\lambda}{d\sin i_0}+1\right)\sin i_0=\frac{\lambda}{d}+\sin i_0$…(答)

問題III 出題者が求めたポイント…磁場中の荷電粒子の運動(らせん運動も含む)

問1. (1) 運動方程式 $m\dfrac{v^2}{r}=qvB$ $\therefore r=\dfrac{mv}{qB}$ …(答)

(2) 角速度 $\omega=\dfrac{v}{r}=\dfrac{m}{qB}$ …(答)

(3) 粒子は原点Oにおいて, x軸負の向きに力を受けるから粒子は$(-r_0,\ 0)$を中心とする角速度ω_0の円運動をする。

(a) $x=r_0\cos\omega_0 t-r_0,\ y=r_0\sin\omega_0 t$ …(答)

(b) $F=qvB$

$$\left.\begin{array}{l} x\text{成分}\cdots -F\cos\omega_0 t=-qvB\cos w_0 t \\ y\text{成分}\cdots -F\sin\omega_0 t=-qvB\sin w_0 t \end{array}\right\}$$ …(答)

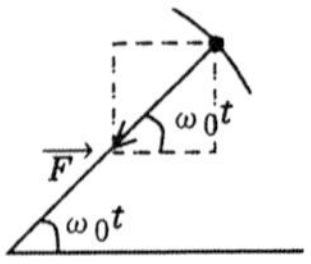

問2. (1) 磁場に垂直な速度成分$=v\cos\theta$ であるから

$q(v\cos\theta)B=qvB\cos\theta$ …(答)

(2) 運動方程式 $m\dfrac{(v\cos\theta)^2}{r}=qvB\cos\theta$

$\therefore r=\dfrac{mv\cos\theta}{qB}$ …(答)

(3) 周期$T=\dfrac{2\pi r}{v\cos\theta}=\dfrac{2\pi}{v\cos\theta}\left(\dfrac{mv\cos\theta}{qB}\right)$

$=\dfrac{2\pi m}{qB}$ …(答)

(4) 粒子は, z軸からみると $(-r,\ 0)$を中心とする円運動をしながら, z軸正の向きに$v\sin\theta$ の等速運動をする。

$$\therefore \left.\begin{array}{l} x=-2r=-\dfrac{2mv\cos\theta}{qB} \\ z=v\sin\theta\times\dfrac{T}{2}=v\sin\theta\times\dfrac{1}{2}\times\dfrac{2\pi m}{qB}=\dfrac{\pi mv\sin\theta}{qB} \end{array}\right\}$$

…(答)

(5)

(a) ローレンツ力は仕事をしないから, 速さは変化しない。

(b) $v_x=-v\sin\omega t,\ v_y=v\cos\omega t$ v …(答)

$v_z=v\sin\theta$

$\therefore$ 傾き$=\dfrac{v_z}{\sqrt{v_x^2+v_y^2}}$

$=\dfrac{v\sin\theta}{v}=\sin\theta$ …(答)

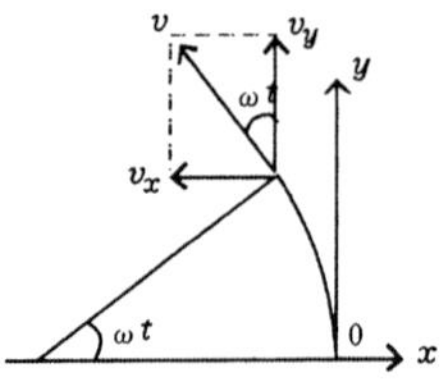

(c) 移動距離$=\sqrt{(vt\sin\theta)^2+(vt\cos\theta)^2}$

$=vt$ …(答)

(6) 磁界は粒子に仕事をしない。 0…(答)

化 学

解答 24 年度

I 出題者が求めたポイント……無機化合物の合成と性質、化学式の決定、化学反応式、溶解度

問 1. 半反応式を用いて導く。

$Al \rightarrow Al^{3+} + 3e^-$

$2H_2O + 2e^- \rightarrow H_2 + 2OH^-$

この2式よりe^-を消去すると,

$2Al + 6H_2O \rightarrow 2Al^{3+} + 6OH^- + 3H_2$

$Al^{3+} + 3OH^- \rightarrow Al(OH)_3$

$KOH + Al(OH)_3 \rightarrow K[Al(OH)_4]$

この3式より

$2Al + 2KOH + 6H_2O \rightarrow 2K[Al(OH)_4] + 3H_2$

問 2. $K[Al(OH)_4]$ 錯塩

テトラヒドロキソアルミン酸カリウム

問 3. 気体AはH_2である。水上置換法で捕集する。

問 4. $[Al(OH)_4]^- + H^+ \rightarrow Al(OH)_3 + H_2O$

水酸化アルミニウムが沈殿する。

問 5.

(イ) $2Al(OH)_3 \rightarrow Al_2O_3 + 3H_2O$

酸化アルミニウム(アルミナ)を生成する。

(カ) $Al(OH)_3 + NaOH \rightarrow Na^+ + [Al(OH)_4]^-$

または $Na[Al(OH)_4]$

問 6. $Al(OH)_3 + 3H^+ \rightarrow Al^{3+} + 3H_2O$

化学反応式で示すと

$2Al(OH)_3 + 3H_2SO_4 \rightarrow Al_2(SO_4)_3 + 6H_2O$

問 7, 8. 結晶Cの化学式を, $AlK(SO_4)_2 \cdot nH_2O$ とする。

この結晶を加熱すると,

$AlK(SO_4)_2 \cdot nH_2O \rightarrow AlK(SO_4)_2 + nH_2O$

9.48(g) 5.16(g)

(C) (D)

これより次式が成り立つ。

$(258 + 18n) : 258 = 9.48 : 5.16$

$\therefore n = 12$

結晶Cの化学式は, $AlK(SO_4)_2 \cdot 12H_2O$

硫酸カリウムアルミニウム十二水和物である。

問 9. 結晶Cを水に溶かすと, Al^{3+}は,

$[Al(H_2O)_6]^{3+}$ 水和イオンとして溶けている。

このイオンが,

$[Al(H_2O)_6]^{3+} \rightarrow [Al(OH)(H_2O)_5]^{2+} + H^+$

のように電離する。加水分解である。この結果, 弱酸性を示す。

問 10. 結晶Cを水に溶かすと,

$AlK(SO_4)_2 \rightarrow Al^{3+} + K^+ + 2SO_4^{2-}$

この水溶液に$BaCl_2$水溶液を加えると,

$Ba^{2+} + SO_4^{2-} \rightarrow BaSO_4$

硫酸バリウムは水に難溶である。

問 12. 水和物を含む結晶の溶解度は, 無水塩が水100gに何g溶けるかで示される。「結晶Cの溶解度は25℃で7.2である」の意味は, 無水塩の溶解度と考えるべきである。

$AlK(SO_4)_2 \cdot 12H_2O$ がx(g)溶けたとする。次式が成り立つ。

$$\frac{x \times \frac{258}{474}}{100 + x} = \frac{7.2}{100 + 7.2} \qquad \therefore x = 14.0$$

したがって,

$$\frac{14.0}{474} = 0.0295 \fallingdotseq 3.0 \times 10^{-2}\,(mol)$$

[解答]

問 1. $2Al + 2KOH + 6H_2O \rightarrow 2K[Al(OH)_4] + 3H_2$

問 2. テトラヒドロキソアルミン酸カリウム

問 3. 水上置換　問 4. $Al(OH)_3$　問 5. (イ), (カ)

問 6. $Al(OH)_3 + 3H^+ \rightarrow Al^{3+} + 3H_2O$

問 7. $AlK(SO_4)_2$　問 8. $AlK(SO_4)_2 \cdot 12H_2O$

問 9. (イ)

問 10. $Ba^{2+} + SO_4^{2-} \rightarrow BaSO_4$　問 11. (ア)

問 12. 3.0×10^{-2} (mol)

II 出題者が求めたポイント……反応熱, 反応速度式, 平衡定数, 混合気体の分圧, 平衡移動

問 1.

(1) $H_2 + I_2 = 2HI + QkJ$

$Q = 2 \times 295 - (432 + 149) = 9kJ$

(2) Qの値が正であるから発熱反応。

(3) 反応速度は反応物質のモル濃度の積に比例する。

(4) 平衡状態では, 正反応の反応速度と逆反応の反応速度が等しい。

$v = k[H_2][I_2]$, $v' = k'[HI]^2$

$v = v'$ とおくと,

$k[H_2][I_2] = k'[HI]^2$

これより,

$$\frac{[HI]^2}{[H_2][I_2]} = \frac{k}{k'} = K$$

問 2.

(1) 反応物の初濃度は,

$$[H_2] = [I_2] = \frac{1.00}{10.0} = 0.100\,(mol/L)$$

$v_0 = k[H_2][I_2] = k \times 0.100 \times 0.100 = k \times 1.0 \times 10^{-2}$

(2) 平衡状態における各成分の濃度は,

$[H_2] = [I_2] = 0.020\,(mol/L)$

$v_e = k \times 0.020 \times 0.020 = k \times 4.0 \times 10^{-4}$

問 3. t秒後のHIの物質量は,

$n \times 10 = 10n\,(mol)$

したがって, 反応したH_2は, $5n$ (mol)

反応開始からt秒間の水素の平均反応速度は,

$$v = -\frac{\frac{1.00 - 5n}{10} - \frac{1.00}{10}}{t} = \frac{n}{2t} = \frac{0.5n}{t}\,(mol/L \cdot s)$$

問 4. H_2が0.80 mol反応しているので, HIは,

$0.80 \times 2 = 1.6\,(mol)$ 存在する。

問5. $K=\dfrac{(1.6/10)^2}{(0.20/10)(0.20/10)}=\dfrac{1.6^2}{0.20^2}=64$

問6. 容器内の全物質量は，

$1.0\times2=2.0\,(\text{mol})$

または，$0.20\times2+1.6=2.0\,(\text{mol})$

全圧を P(Pa) とすると，

$P\times10.0=2.0\times8.31\times10^3\times600$

$\therefore P=9.97\times10^5=1.0\times10^6\,(\text{Pa})$

ヨウ化水素の分圧は，

$9.97\times10^5\times\dfrac{1.6}{2.0}=7.97\times10^5\fallingdotseq8.0\times10^5\,(\text{Pa})$

問7.

(i) 吸熱反応がより多く起こるので，平衡は左に移動する。つまり，逆反応の方向へ進む。

(ii) 左辺2分子，右辺2分子で，物質量が変化しない。したがって圧力を上げても移動しない。

(iii) アルゴンを加えても，H_2，I_2 及び HI の濃度は変化しない。したがって平衡移動は起こらない。

(iv) 水素を減らす方向，つまり正反応の方向へ進む。

(v) 触媒は平衡状態に達する時間を短くする働きをもつが，平衡状態を移動させることはできない。

[解答]

問1. (1) 9(kJ)　(2) 発熱反応

(3) $v=k[H_2][I_2]$，$v'=k'[HI]^2$

(4) $K=\dfrac{k}{k'}$

問2. (1) $v_0=k\times1.0\times10^{-2}$　　(2) $v_e=k\times4.0\times10^{-4}$

問3. $\dfrac{0.5n}{t}$(mol/L·s)

問4. 1.6 (mol)　　問5. 64

問6. 全圧；1.0×10^6 (Pa)

分圧；8.0×10^5 (Pa)

問7. (i) ウ　(ii) イ　(iii) イ　(iv) ア　(v) イ

Ⅲ 出題者が求めたポイント……芳香族化合物の推定，実験器具

問1. 原子数比は，

$C:H:O=\dfrac{80.67}{12}:\dfrac{5.88}{1}:\dfrac{13.45}{16}$

$=6.72:5.88:0.841$

$=8:7:1$

組成式は，C_8H_7O

$(C_8H_7O)\times n=238$ の関係より $n=2$

したがって，分子式は　$C_{16}H_{14}O_2$

問3. 水溶液とジエチルエーテルを分液ロート(ろうと)に入れよく振り静置すると，2層に分かれる。水層が下で，ジエチルエーテル層が上である。

(i) エーテル層

(ii) 水層――化合物Cがナトリウム塩となって溶けているので，希塩酸を加えて酸性にすると化合物Cが遊離する。

問4. 考えられる異性体は以下の通りである。

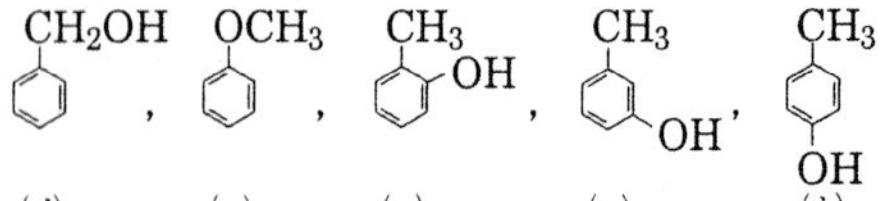

(イ)　(ロ)　(ハ)　(ニ)　(ホ)

(1) $FeCl_3$ 水溶液によって呈色するのは，フェノール性ヒドロキシ基をもつ物質である。

(ハ)，(ニ)，(ホ)が該当する。

(2) 金属ナトリウムと反応して H_2 を発生するのは，

(イ)のベンジルアルコール

(ハ)，(ニ)，(ホ)のフェノール性ヒドロキシ基をもつ物質

(ロ)はアニソールといい，エーテルであるから反応しない。

問5.

Aはエステルで，加水分解により

B(アルコール)とC(カルボン酸)を生じる。

Cは Br_2 が付加するので，>C=C< をもつ。

Dは不斉炭素原子を2個もっている。

これらの条件より解答に示した構造式が得られる。

[解答]

問1. $C_{16}H_{14}O_2$　　問2. 分液ロート　　問3. ア

問4. (1) 3種類　(2) 4種類

問5. A.

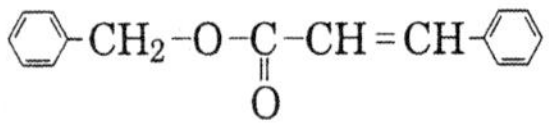

B.

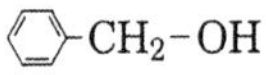

C.

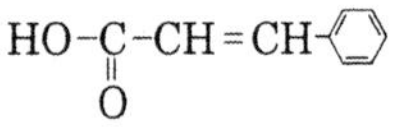

D.

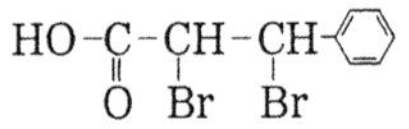

Ⅳ 出題者が求めたポイント……アミノ酸の推定，トリペプチドの異性体，ポリペプチドの構成

問1. 中性アミノ酸は中性付近の pH では，主に双性イオンとして存在する。この状態が等電点である。

問2.

[i] アミノ酸Aは不斉炭素原子がないので，グリシンである。不斉炭素原子が2個あるアミノ酸Fは，イソロイシンとトレオニンのいずれかである。

[ii] 中性付近の pH で，

陽イオンになっているのは，リシンとアルギニン

陰イオンになっているのは，グルタミン酸とアスパラギン酸である。

電気泳動の結果から，

アミノ酸Bはグルタミン酸またはアスパラギン酸

アミノ酸Cはリシンまたはアルギニン

である。

[iii] アミノ酸Bをグルタミン酸と仮定すると，

2つの $-COOH$ が $-COOCH_3$ になるので，エステルの分子量は175　となる。

グルタミン酸21.0 mgから得られるエステルは，

$\dfrac{21.0\times10^{-3}}{147}(\text{mol})\times175=25.0\times10^{-3}(\text{g})$

$=25.0(\text{mg})$

条件に一致する。
したがって，Bはグルタミン酸である。
[iv]アミノ酸Cをアルギニンと仮定すると，

$$\frac{1.0}{174}\,(\mathrm{mol})\times4\times22.4\times10^3(\mathrm{mL/mol})=515\,(\mathrm{mL})$$

条件に一致する。
したがって，Cはアルギニンである。
[v]

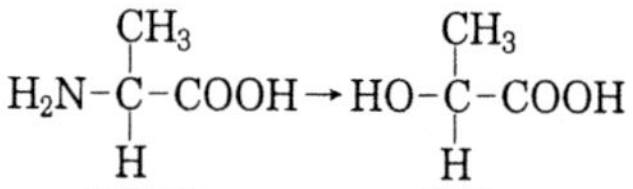

アラニン　乳酸

アミノ酸Dはアラニンである。
[vi]キサントプロテイン反応が陽性であるから，ベンゼン環をもつ。側鎖の中にヒドロキシ基をもつのは，チロシンである。
[vii]側鎖が炭化水素基のみであるから，
アミノ酸Fは，イソロイシンである。
問3. pH 1の酸性下では陽イオン，pH 6の等電点付近では双性イオン，pH 12の塩基性下では陰イオンとして存在する。
問4. アミノ酸AをGly，アミノ酸DをAla　と表わす。
考えられるトリペプチドは，
Gly-Gly-Ala，Gly-Ala-Gly
(イ)　(ロ)
(イ)は，N末端とC末端の2種類がある。
(ロ)は1種類である。
合計3種類で，それぞれ1個の不斉炭素原子をもつので，光学異性体を含めると，3×2＝6種類ある。
問5. ポリペプチドXが，
グリシン　x個，アラニン　y個
から成るとする。分子量は，

$$75x+89y-(x+y-1)\times18=8343$$

条件より，$x:y=2:1$　であるから　$x=2y$
2つの式より，
$x=90$，$y=45$　と求められる。
問6. この反応は，

$$HOOC-CH_2-NH_2+(CH_3CO)_2O$$
$$\rightarrow HOOC-CH_2-NHCOCH_3+CH_3COOH$$

(Y)

[解答]
問1. ①等電点　②双性
問2. A. グリシン　B. グルタミン酸　C. アルギニン
D. アラニン　E. チロシン　F. イソロイシン
問3.
pH1

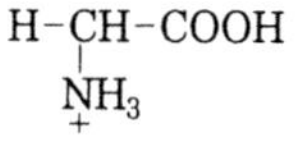

pH6

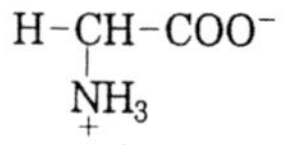

pH12

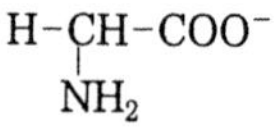

問4. 6種類
問5. アミノ酸A―90個，アミノ酸B―45個

問6.

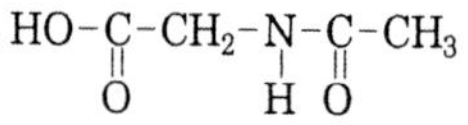

生 物

解答 24年度

Ⅰ 出題者が求めたポイント(Ⅰ・Ⅱ・酵素)

酵素の構造と働きに関する問題。競争的阻害やフィードバック阻害(アロステリック効果)、変異酵素など発展的な内容も含んでいる。

問2.(1) ヒトの必須アミノ酸は、バリン、ロイシン、イソロイシン、トレオニン、メチオニン、フェニルアラニン、トリプトファン、リシンの8種類。(3) 超好熱菌が生産する酵素は90℃でも変性しない。(5) 二次構造である。

問3.1塩基の付加や欠如は、その後のコドンがずれていくので、アミノ酸が大きく変わることが考えられる。1つの塩基が置換されると、アミノ酸が変わることもあるし、終止コドンになることもある。

問4.酵素Z1のはたらきは酵素Zに比べて、基質濃度が低濃度で反応速度が小さく、高濃度で反応速度が変わらなくなる。このグラフは、競争的阻害剤を加えたときと同じグラフである。酵素Z2の場合は、基質濃度が低い場合の反応速度に変化がないが、基質濃度が高くなっても、反応速度は低いままである。これは、酵素と基質の反応は阻害されないが、その後の反応が遅くなると考えられる。

問6.物質Bがなくなるということは、酵素Zの働きがなくなったと考えることができる。これは、物質Cが増加することで酵素Zの活性を抑制していると考えることができる。活性部位と別の部分(アロステリック部位)に生成物から作られた物質が結合することで、活性部位が変化する(アロステリック効果)酵素がある。これは、基質と結合できなくなることで生産量を調節するしくみであり、フィードバック阻害と呼ばれる。

【解答】

問1.(ア)
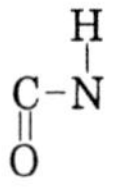
(イ) S−S(ジスルフィド)
(ウ) 補酵素

問2.(4)

問3.(5)

問4.(1) 酵素-基質複合体
(2) Z1：a, (イ)　Z2：c, (カ)

問5.酵素Zの活性部位に結合し、酵素Zと基質Aが結合することを妨げる。

問6.(1) 酵素Z：5　酵素Z3：2
(2) 物質Bは酵素Yのはたらきで物質Cに変化する。酵素Zは、物質Cが増えることで働きが抑制され、物質Bが生成されなくなるから。
(3) 物質Cが増加したというシグナルを受ける部分(アロステリック部位)。

Ⅱ 出題者が求めたポイント(Ⅰ・遺伝)

ヒトのある家系に生じた突然変異遺伝子の推測と、キイロショウジョウバエの眼の色の突然変異に関する標準的な内容の問題。

【A】Aの両親のいずれかに生じた突然変異であり、Aに症状が出ていることから、常染色体の優性遺伝子またはX染色体上に起きた優性または劣性の遺伝子である。Aの子供の男女両方に症状が出ていることから、X染色体上に起こった突然変異は否定される。

【B】

問1.F_1にレンガ色眼をもつ子が生じなかったということは、白色眼とサンゴ色眼のどちらも野生眼の遺伝子をもっていない。

問2.白色眼の個体と交雑してレンガ色眼が生じない場合が、白色眼の突然変異と同じ遺伝子座に生じた突然変異である。

問3.白色眼、深紅色眼、ルビー色眼、朱色眼、淡紅色眼は各々相互の交雑でレンガ色眼を生じることから、別々の遺伝子座に生じた突然変異である。

問4.サクランボ色眼は白色眼と同じ遺伝子座に生じた突然変異と考えられる。

問5.サクランボ色の眼の遺伝子と白色の眼の遺伝子がヘテロになるとサクランボ色の眼になることから考える。

問6.淡紅色眼の遺伝子はサクランボ色眼の遺伝子と別の遺伝子座に起きた突然変異である。また、サクランボ色眼の遺伝子は白色眼の遺伝子と同じ遺伝子座に起きた突然変異である。それぞれの遺伝子型を次のように考える。野生型(W)、サクランボ色(w)、淡紅色遺伝子座の野生型(A)、淡紅色(a)。このときサクランボ色眼の遺伝子型はwwAA、淡紅色眼の遺伝子型はWWaaとなる。wとA(Wとa)が連鎖している場合と独立の場合を考える。

【解答】

【A】(ア)(エ)

【B】

問1.レンガ色：レンガ色以外＝0：1

問2.3種類

問3.5

問4.(ア)＋　(イ)＋　(ウ)＋　(エ)－
(オ)－　(カ)－

問5.(ア)(エ)(コ)(ス)

問6.レンガ色：レンガ色以外＝1：1
レンガ色：レンガ色以外＝3：1

Ⅲ 出題者が求めたポイント(Ⅰ・浸透圧調節)

無脊椎動物、脊椎動物の魚類とヒトの浸透圧調節に関する標準的な問題。導入に動物の陸上進出を取り上げている。

【A】

問1.陸上生活へ適応するために、体内に水を保持し、体表面から水が蒸発することを防ぐため、粘膜やウロコ、皮膚や体毛を獲得していった。さらに、胚を乾燥から保護するため、羊膜やしょう膜などの胚膜を獲得し、殻のある卵を生んだり、胎生へと進化していった。また、大気中でガス交換を行うために、肺や気管を獲得した。

問3. 淡水から海水へ浸透圧の増加に比例して体内の浸透圧が変化する場合は、体内の浸透圧の調節が行われていない。B、C、Eが浸透圧を調節しないグラフと考えられる。

【B】

問2. クレアチニンの濃縮率は、0.075/0.001 = 75。

問3. クレアチニンは再吸収されないので、尿100 mlあたりの原尿の量は、100 × 75 = 7500 mlとなる。原尿7500 ml中に含まれるカリウムの量は、0.02 × 75 = 1.5gである。尿100 ml中に排出されたカリウムは0.15gなので、1.5 − 0.15 = 1.35gが再吸収されたことになる。よって再吸収率は、1.35/1.5 × 100 = 90％となる。

【解答】

【A】

問1. a. 体表からの水分の蒸発を抑制　b. 大気中でのガス交換　c. 胚膜の形成

問2. 水中生活する幼生はアンモニアで排出し、変態して陸上生活ができる成体になると尿素で排出する。

問3. (a) C　(b) A　(c) F　(d) B　(e) D

問4. (2) (4) (9)

【B】

問1. (1) 副腎皮質　(2) 鉱質コルチコイド
(3) 脳下垂体後葉　(4) バソプレシン

問2. クレアチニン　濃縮率75

問3. 90％

Ⅳ 出題者が求めたポイント（Ⅰ・神経）

イカの神経細胞を題材に、興奮の伝導速度、静止電位や活動電位の成因、細胞膜に存在する輸送タンパク質についての問題。一部に詳細な内容を含んでいる。

【A】

問1. 軸索が太い方が伝導速度は速い。

問3.6. Na^+-K^+-ATPアーゼはATPのエネルギーで能動的に働き、3分子のNa^+を細胞内から細胞外へ輸送すると同時に、2分子のK^+を細胞外から細胞内へ輸送する。細胞膜は静止状態において、K^+の透過性があり、K^+は受動的に細胞内から細胞外へ拡散していく。すると細胞内が負になる。このとき生じる電位が膜電位となる。

問4. 図1から、外液のNa^+が低下するにつれて、活動電位の大きさが小さくなり、電位差が最大になるまでの時間がかかるようになっている。また、静止電位に戻るまでの時間もかかることがうかがえる。神経細胞や筋細胞の膜電位を静止電位という。

問5. K^+ほどではないが、Na^+も細胞膜を透過することができる。ただし、この受動的な拡散で濃度差が元に戻ることはない。

【B】

問4. Na^+-K^+-ATPアーゼのATPアーゼの働きは、細胞膜の細胞内側に存在する。

問5. 細胞膜はわずかであるがNa^+に対する透過性ももつ。

【解答】

【A】

問1. 伝導速度が速い。

問2. 絶縁体の髄鞘をもち、跳躍伝導によって伝導速度を速めている。

問3. 細胞内液は細胞外液に比べてNa^+が低く、K^+が高い状態。

問4. 変化する：活動電位の大きさ。活動電位が最大になるまでの時間。
変化しない：静止状態の膜電位の大きさ。

問5. 活動電位の発生に関与する、Na^+チャネルとK^+チャネルはエネルギーを必要としないから。

問6. 静止状態の細胞膜はK^+に対する透過性がある。細胞内外の濃度差でK^+は細胞外に拡散する。そのため細胞膜の内外に電位差が生じる。

【B】

問1. Na^+-K^+-ATPアーゼ(Na^+-K^+ポンプ)

問2. 能動輸送

問3. KCNの影響で電子伝達系が阻害され、生成されるATPが減少し、Na^+-K^+-ATPアーゼのはたらきが止まってしまうから。

問4. Na^+-K^+-ATPアーゼのATPアーゼのはたらきは、細胞内のATPを使って行われるから。

問5. 細胞膜にはエネルギーを使わないで受動輸送を行うNa^+チャネルが存在するから。

平成23年度

問　題　と　解　答

英語

問題

23 年度

I [1] ～ [10] の（　）に入る最も適当な語(句)を①～④より選び，その番号をマークしなさい。

[1] Manholes are round (　　) they were any other shape, their covers might easily fall through the hole.
① if　② because　③ because if　④ because of

[2] (　　) you get a place at university, how are you going to finance your studies?
① Being assumed that　② Assuming that　③ Assumedly　④ On assuming

[3] Don't expect (　　) for you this time.
① me to cover　② me cover　③ me covering　④ I cover

[4] It was such a loud noise (　　) everybody in the house.
① as to wake　② as waking　③ that wake　④ that of waking

[5] This year the team has failed to (　　) people's expectations.
① live to　② live upon　③ live in　④ live up to

[6] The tremendous weight of the glacier causes the ice on the very bottom (　　).
① will melt　② has melted　③ is melting　④ to melt

[7] Cancellations will be accepted (　　) up to two days prior to arrival.
① charge free　② free charge　③ charge of free　④ free of charge

[8] At this rate, our landfills will be filled up (　　).
① at times　② in no time　③ at no time　④ between times

[9] Don't hesitate (　　) me if you need any more information.
① contact　② contacting　③ to contact　④ being contacted

[10] Domestic dogs, (　　) descendants of wild dogs, still retain some of the wild dog's natural instincts.
① are　② were　③ being　④ to be

II 11 ～ 15 の英文において，下線部①～④に誤りがあれば，その番号をマークしなさい。
誤りがなければ⑤をマークしなさい。

11 Until(①) the middle of the sixteenth century, the European new year began on(②) March 25, the day when(③) marked the beginning of(④) spring.

12 In ancient times the god Jupiter was thought(①) to have dominion over matters(②) involved(③) health and healing(④).

13 Aluminum foil is made by flattening blocks of aluminum into(①) thin sheets and then passes(②) these sheets between two highly(③) polished steel rollers, two sheets at a time(④).

14 There was no holding(①) the children when we got to(②) the ice cream parlor – they were so(③) hungry and hot they just went wild(④).

15 The quarrels of my colleagues are enough(①) to drive(②) me to despair – it is quite impossible(③) to get any work do(④).

III 16( ) ～ 25( ) に入る最も適当な1語を，( )内の①～③より選び，その番号をマークしなさい。

A picture is the most powerful method for conveying an idea. Instead of booting up your computer, take out a napkin. Some of the most successful business ideas have been sketched on the back of a napkin. One could 16(① argue ② persuade ③ resist) that the napkin has been more important to the world of business ideas than PowerPoint. I used to think that "napkin stories" were just that—stories, from the imagination of journalists. That is 17(① after ② until ③ why) I met Richard Tait, the founder of Cranium. I prepared him for an interview on CNBC. He told me that during a cross-country flight from New York to Seattle, he took out a small cocktail napkin and sketched the idea of a board game in 18(① fact ② that ③ which) everyone had a chance to excel in at least one category, a game that would give everyone a chance to shine. Cranium became a worldwide 19(① imagination ② presentation ③ sensation) and was later purchased by Hasbro. The original 20(① conceit ② concept ③ conflict) was simple enough to write on a tiny airline napkin.

One of the most famous corporate napkin stories 21 (① involves ② narrates ③ navigates) Southwest Airlines. A lawyer at the time, Herb Kelleher met with one of his clients, Rollin King, at the St. Anthony's Club, in San Antonio. King owned a small charter airline. He wanted to start a low-cost commuter airline that avoided the major hubs and instead 22 (① served ② observed ③ reserved) Dallas, Houston, and San Antonio. King sketched three circles, wrote the names of the cities inside, and connected the three—a strikingly simple 23 (① drought ② passenger ③ vision). Kelleher understood immediately. Kelleher signed on as legal counsel (he later became CEO), and the two men 24 (① discovered ② founded ③ located) Southwest Airlines in 1967. King and Kelleher would go on to reinvent airline travel in the United States and build a corporate culture that would earn Southwest's place among the most admired companies in the world. Never 25 (① estimate ② overestimate ③ underestimate) the power of a vision so simple that it can fit on a napkin!

(出典 Carmine Gallo. The Presentation Secrets of Steve Jobs: How to Be Insanely Great in Front of Any Audience. New York: McGraw-Hill; 2010)

IV 次の英文を読んで，以下の設問に答えなさい。

The benefits which would flow from the existence of a global language are considerable; but several commentators have pointed to possible risks. Perhaps a global language will cultivate an elite monolingual linguistic class, more complacent and dismissive in their attitudes towards other languages. Perhaps those who have such a language at their disposal – and especially those who have it as a mother-tongue – will be more able to think and work quickly in it, and to manipulate it to their own advantage at the [26] of those who do not have it, thus maintaining in a linguistic guise the chasm between rich and poor. Perhaps the [27] of a global language will make people lazy about learning other languages, or reduce their opportunities to do so. Perhaps a global language will hasten the [28] of minority languages, or – the ultimate threat – make **all** other languages unnecessary. 'A person needs only one language to talk to someone else', it is sometimes argued, 'and [29] [ ] [ ] [ ] [ ] [30] [ ], other languages will simply die away'. Linked with all this is the unpalatable face of linguistic triumphalism – the danger that some people will celebrate one language's success at the [26] of others.

It is important to face up to these fears, and to recognize that they are widely held. There is no shortage of mother-tongue English speakers who believe in an evolutionary view of language ('let the fittest survive, and if the fittest happens to be English, then so be it') or who refer to the present global status of the language as a 'happy accident'. There are many who think that all language learning is a [記述A] of time. And many more who see nothing wrong with the vision that a world with just one language in it would be a very good thing. For some, such a world would be one of unity and peace, with all [31] washed away – a widely expressed hope underlying the movements in support of a universal artificial language (such as Esperanto). For others, such a world would be a desirable [32] to the 'innocence' that must have been present among human beings in the days before the Tower of Babel.

(注) complacent: self-satisfied

(出典 David Crystal. English as a Global Language. Cambridge: Cambridge University Press; 2003)

[27], [28], [31], [32] にはそれぞれ互いに異なる1語が入る。最も適当な1語を①～⑤より選び，その番号をマークしなさい。

① return ② presence ③ communication ④ disappearance
⑤ misunderstanding

2箇所の[26]に共通する最も適当な1語を①～④より選び，その番号をマークしなさい。

① end ② mercy ③ sight ④ expense

[29] [ ] [ ] [ ] [ ] [30] [ ] の意味が通るように下記の語を並べ換えた時に [29], [30] に入るものの番号を，マークしなさい。

① language ② is ③ place ④ a ⑤ world ⑥ once ⑦ in

[記述A] に入る最も適当な1語となるように破線部を補充し，補充された文字を，**記述式解答用紙**に書きなさい。（破線の数は文字数を表わす）

w _ _ _ _

V 次の英文を読んで，以下の設問に答えなさい。

I was waiting in line to register a letter in the post office at Thirty-third Street and Eighth Avenue in New York. I noticed that the clerk appeared to be bored with the job—weighing envelopes, handing out stamps, making change, issuing receipts—the same monotonous grind year after year. So I said to myself: "I am going to try to make that clerk like me. Obviously, to make him like me, I must say something nice, not about myself, but about him." So I asked myself, "What is there about him that I can honestly admire?" That is sometimes a hard question to answer, especially with strangers; but, in this case, it happened to be easy. I instantly saw something I admired no end.

So while he was weighing my envelope, I remarked with [33]: "I certainly wish I had your head of hair."

He looked up, half-startled, his face beaming with smiles. "Well, [記述B]it isn't as good as it used to be," he said modestly. I assured him that although it might have lost some of its pristine glory, nevertheless it was still magnificent. He was immensely pleased. We carried on a pleasant little conversation and the last thing he said to me was: "Many people have admired my hair."

I'll bet that person went out to lunch that day walking on [34]. I'll bet he went home that night and told his wife about it. I'll bet he looked in the mirror and said: "It is a beautiful head of hair."

I told this story once in [35] and a man asked me afterwards: "What did you want to get out of him?"

What was I trying to get out of him!!! What was I trying to get out of him!!!

If we are so contemptibly selfish that we can't radiate a little happiness and pass on a bit of honest appreciation without trying to get something out of the other person in return—if our souls are no bigger than sour crab apples, we shall meet with the [36] we so richly deserve.

Oh yes, I did want something out of that chap. I wanted something [記述C]. And I got it. I got the feeling that I had done something for him without his being able to do anything whatever in [37] for me. That is a feeling that flows and sings in your memory long after the incident is past.

（出典 Dale Carnegie. How to Win Friends & Influence People. New York: Pocket Books; 1982)

[33], [34], [35], [37] にはそれぞれ互いに異なる1語が入る。最も適当な1語を①～⑤より選び，その番号をマークしなさい。

① public　② air　③ return　④ trouble　⑤ enthusiasm

[36] に入る最も適当な1語を①～④より選び，その番号をマークしなさい。

① clerk　② glory　③ failure　④ happiness

[記述B] it が指す事柄を，日本語で，**記述式解答用紙**に書きなさい。

[記述C] に入る最も適当な1語となるように破線部を補充し，補充された文字を，**記述式解答用紙**に書きなさい。（破線の数は文字数を表わす）

price _ _ _ _

VI 次の英文を読んで，以下の設問に答えなさい。

Burnout is a major topic of conversation in the business world. We discuss it, dread it, and have theories about why it exists. Estimates are that seven out of ten of us feel burned out at any given time, and virtually everyone will experience burnout at some point in their career. The most common reaction to burnout, however, is our fear surrounding it. We worry and wonder, When will it happen to me?

But have you ever stepped back far enough to see the [記述D] side of burnout? Often, burnout is a signal that something new, exciting, and profitable is just around the corner! After all, why would you make major changes in your life in the [38] of these types of feelings? You probably wouldn't. If you always felt great about your career and current direction, you may spend the rest of your life doing the very same thing.

There was a time in my life when I thought I was going to make it as a professional tennis player. Yet after many years of aches and pains, as well as some noticeable shortcomings in my game, I began to feel burned out. Had [記述E] for these feelings, I surely would have continued on the same path, which included a great deal of struggle, frustration, and little chance of major success. If not for my burnout, I would have been missing out on a great [39] and a personally fulfilling career. As I look back on my life, I can see that virtually every positive fork in the road was preceded by a certain degree of burnout. And in retrospect, it was all positive burnout.

The point here is that it's not at all necessary to freak out or worry when you feel burned out. Instead, try to keep things in [40]. Remember that negative feelings can be deceptive. Often they are positive signals disguised as negative feelings. As you worry less, two things will happen. First, you'll discover that most burnout is [41] [ ] [ ] [ ] [ ] [42] [43] too seriously. If you don't worry too much about it, it will probably go away and you'll regain your enthusiasm for your work within a short period of time. Second, the less you worry about burnout, the less [44] you give it, the clearer you will be about any needed changes in your life. In other words, you'll know what to do.

（出典 Richard Carlson. Don't Sweat the Small Stuff About Money. New York: Hyperion; 2001）

[38], [39], [40], [44] にはそれぞれ互いに異なる1語が入る。最も適当な1語を①～⑤より選び，その番号をマークしなさい。

① perspective　② retrospect　③ energy　④ absence　⑤ education

[41] [ ] [ ] [ ] [ ] [42] [43] の意味が通るように下記の語を並べ換えた時に [41], [42], [43] に入るものの番号を，マークしなさい。

① bad ② taken ③ mood ④ more ⑤ nothing ⑥ a
⑦ than

[記述 D] に入る最も適当な1語を本文中より抜き出し，**記述式解答用紙**に書きなさい。

[記述 E] に入る適当な3語を，**記述式解答用紙**に書きなさい。

VII 各組の2箇所の（　）に共通する1語を，**記述式解答用紙**に書きなさい。

[記述 F] a. A *furoshiki* is a (　　　) piece of cloth used to wrap things.

b. Japan's total land area is now 378 thousand (　　　) kilometers.

[記述 G] a. Please (　　　) out your tongue and say "ah."

b. A walking (　　　) is a long, thin piece of wood that you use when you are walking.

[記述 H] a. His style, (　　　) simple, is pleasant to read.

b. There is little (　　　) any good evidence for flying saucers.

VIII 英文が和文の意味を表わすように下記の語(句)を並べ換えた時に [45] ～ [53] に入るものの番号を，マークしなさい。

彼は，警官にはまさに打って付けの背丈である。

He is just [ ] [45] [ ] [46] [ ] [ ] [47].

① policeman ② to ③ a ④ height ⑤ be ⑥ the ⑦ right

私たちは，子供たちに遊べる庭があるようにと，田舎に引っ越した。

We moved to the country so that [ ] [48] [ ] [49] [ ] [50] [ ] [ ].

① a garden ② play ③ would ④ which ⑤ the children ⑥ in
⑦ to ⑧ have

私たちの日常から消えてしまうのがいたって多いことの一つは，良質の笑いである。

One of the things too [ ] [51] [ ] [ ] [52] [ ] [ ] [53].

① our days　② laugh　③ from　④ a　⑤ good　⑥ is　⑦ missing

⑧ often

数学

問題

23年度

I. $x^2-xy-6y^2+x+ay-2=0$ が 2 本の直線を表すような定数 a の値を求めよ。

II. 1 から 30 までの番号を書いた 30 枚のカードの中から同時に 2 枚取り出すとき，
カードに書かれた 2 つの数の積が 6 で割り切れる確率を求めよ。

III. 多項式 $f(x)$ が等式 $f(x)=f'(x)f''(x)$ を満たすとき，方程式 $f(x)=0$ は 3 重解を持つことを示せ。
＜注＞例えば，方程式 $(x-5)^3(x+2)^2=0$ の解 $x=5$ をこの方程式の 3 重解という。

IV. 数列 $\{x_n\}$ と $\{y_n\}$ は次の式に従って作られている。ただし，r は定数である。

$$x_1=3,\quad y_1=1,\quad x_{n+1}=2\mathrm{r}x_n+\mathrm{r}y_n,\quad y_{n+1}=(\mathrm{r}-\frac{1}{2})x_n+(\frac{1}{2}\mathrm{r}+1)y_n$$

このとき，次の問いに答えよ。

1) 1 本の直線があって，点 $P_n(x_n,\ y_n)$ $(n=1,2,3,\ldots)$ はすべてその上にあることを示し，
その直線の方程式を求めよ。

2） 数列 $\{x_n\}$ と $\{y_n\}$ が収束する r の範囲を求め，n を限りなく大きくしたとき，
点 P_n が近づいていく点の座標を求めよ。

V. 点 O を中心とする半径 r の円に内接する正 n 角形がある。この正 n 角形の n 個の頂点をそれぞれ $A_0, A_1, A_2, \dots, A_{n-1}$ とするとき，次の問いに答えよ。

1） 内積 $\overrightarrow{OA_0}\cdot\overrightarrow{A_0A_k}$ $(k=1, 2, 3, \dots, n-1)$ を求めよ。

2） 極限値 $\displaystyle\lim_{n\to\infty}\frac{1}{n}\sum_{k=1}^{n-1}\overrightarrow{OA_0}\cdot\overrightarrow{A_0A_k}$ を求めよ。

3） 点 B_n を $\overrightarrow{A_0B_n}=\dfrac{1}{n}(\overrightarrow{A_0A_1}+\overrightarrow{A_0A_2}+\cdots+\overrightarrow{A_0A_{n-2}}+\overrightarrow{A_0A_{n-1}})$ により定める。n を限りなく大きくしたとき，
点 B_n が近づいていく点の座標を求めよ。

物 理

問題

23 年度

物理 問題 I

図 1 のように，鉛直線となす角がθのなめらかな斜面がある。ばね定数k，自然長がl_0のばねの一端に質量mの小さな物体をつけ，他端を斜面上の壁に固定して，斜面に沿って静かに置いたところ，ばねは少し伸びて物体は静止した。この物体の位置を原点Oとし，斜面に沿って上向きにx軸をとる。ばねは曲がったりねじれたりしないものとし，重力による位置エネルギーは原点Oを基準とする。重力加速度をgとして，次の問いに答えよ。

問 1．物体が原点で静止しているこの状態での次の量を求めよ。

（1）ばねの長さ

（2）物体が斜面から受ける垂直抗力

この静止した状態から，物体をx軸に沿ってLだけ少し引き下げて物体を離したところ，物体は斜面上を往復運動した。

問 2．運動中の物体が座標xの位置にあるときの次の量を求めよ。

（1）ばねの長さ

（2）物体に働く力のx軸方向の成分

（3）物体の重力による位置エネルギー

（4）ばねの弾性力による位置エネルギー

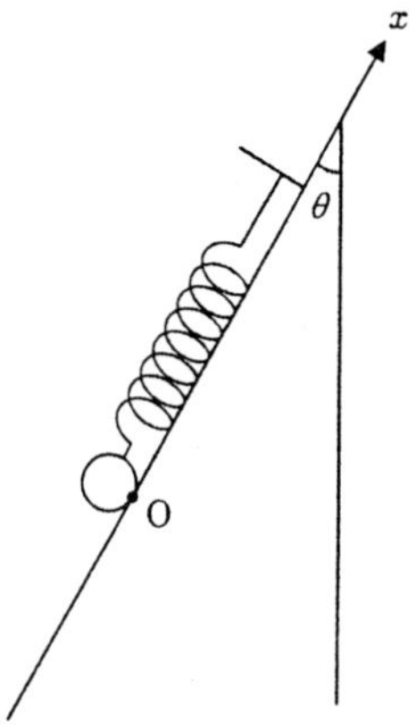

図 1

問 3．物体が最も高い位置にあるときの次の量を求めよ。

（1）物体の重力による位置エネルギーとばねの弾性力による位置エネルギーの和

（2）物体の加速度

問 4．物体の速さが最大になるときの次の量を求めよ。

（1）物体の速さの最大値

（2）物体の加速度

問 5．物体を離してから，最初に物体が最も高い位置に達するまでの時間を求めよ。

次に，ばねを斜面から取りはずし，図 2 のように，ばねの上端を支点Pに固定し，ばねと鉛直線がなす角度θを一定に保ちながら，物体を同じ高さで等速円運動させた。

問 6．このときのばねの長さを求めよ。

問 7．このときのばねの長さをlとして，物体の角速度を，l, g, θを用いて表せ。

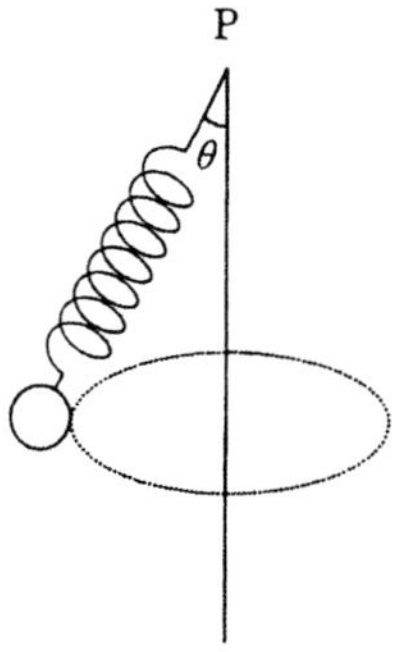

図 2

物理　問題　II

図のような半円と直線でできた軌道を，振動数fの音波を発生する音源が反時計回りに速さvで運動する。原点Oとx軸，y軸を図のようにとる。軌道の半円部分の半径はrで，中心は$O_1(0,r)$と$O_2(0,-r)$とする。直線部分AB, CDの長さはともに$2r$で，各点の座標は，$A(-r,r)$, $B(-r,-r)$, $C(r,-r)$, $D(r,r)$とする。x軸上の点$P\left(\left(2+\sqrt{3}\right)r, 0\right)$には静止した観測者がいる。音速を$V$として，次の問いに答えよ。

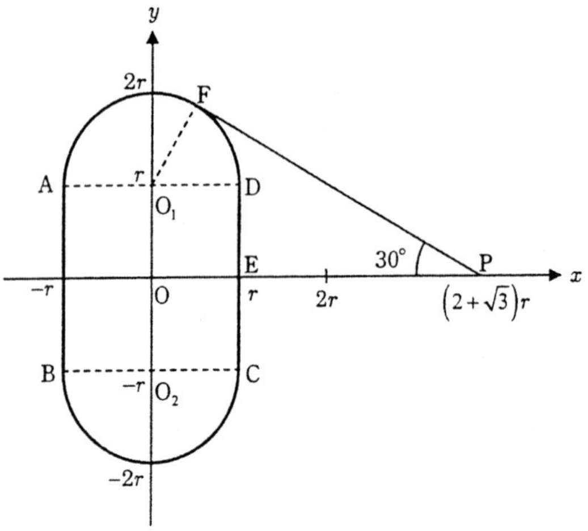

問1．静止しているときの音源が出す音波の波長を求めよ。

問2．音源がx軸上の点$E(r,0)$を通過したときに発生した音波を点Pで観測したときの振動数を求めよ。

問3．音源が軌道を一周する間に発生する音波を点Pで観測するとき，振動数が問2で求めたものと同じになる音源の位置は点E以外に何カ所あるか。

問4．半円O_1上の点 F を音源が通過したときに発生した音波を点Pで観測したときの振動数を求めよ。ただし，$\angle OPF = 30°$とする。

問5．音源が軌道を一周する間に発生した音波を点Pで観測するときの振動数の最大値を求めよ。

問6．点Pで最大の振動数が観測されるとき，その音波を発生した音源の位置から点Pまでの距離を求めよ。

問7．点Pで，最大の振動数が観測されてから最初に最小の振動数が観測されるまでの時間を求めよ。

次に，観測者が原点$O(0,0)$で静止している場合を考える。

問8．軌道を一周する間に音源が発生した音波について，点Oで観測される振動数の最大値を求めよ。

問9．点Oで，最大の振動数が観測されてから次に最大の振動数が観測されるまでの時間を求めよ。

物理　問題　III

次の文中の［(A)］～［(D)］は適切な語句の番号を選び，［(1)］，［(2)］は下の回路群（a）～（f）の中から適切な回路の記号を選べ。また，（ア）～（ク）に入る数値を有効数字3桁で求めよ。回路群の回路のA_1，A_2は電流計を表している。なお，電流計は測定可能な範囲内でのみ使用できるものとする。ただし，計器の誤差や導線の抵抗は無視できるものとする。

内部抵抗の無視できる電圧1.50 Vの直流電源Aと抵抗をつなぎ，電流計を使って抵抗に流れる電流を測定したい。電流計Pは内部抵抗が2.00 Ωで，最大300 mAまで測定可能である。抵抗に流れる電流を測定するときは，測定したい抵抗に対して電流計を［(A) ①直列，②並列］につなぐ。直流電源Aにつないだ未知の抵抗Xの電流を電流計Pで測定すると，75.0 mAを示した。ここから計算すると，電流計Pの内部抵抗を考慮しない見かけの抵抗値は（　ア　）Ω，内部抵抗を考慮した真の抵抗値は（　イ　）Ωとなる。

電流計は，電圧計の代わりとして使用可能な場合がある。もし電流計をそのまま電圧計として使用するときは，電圧の測定対象となる電源や抵抗に対して電流計を[(B) **①直列，②並列**]につなぐ。電流計 P を使って測定できる最大電圧は（　ウ　）V である。

いま電流計 P に加えて内部抵抗が10.0 Ω で，最大100 mA まで測定可能な電流計 Q がある。直流電源 A につないだ未知の抵抗 Y に対して，電流計 P，Q の一方を電流計，他方を電圧計として使用したところ，同時に測定が可能であった。このときの回路は[　(1)　]であり，電圧計として使用したのは電流計[(C) **①P，②Q，③PとQどちらも可能**]である。この回路で電流計 P は 300 mA，電流計 Q は（　エ　）mA を示した。電流計 P，Q の内部抵抗を考慮しない抵抗 Y の見かけの抵抗値は，電流値と換算した電圧値を用いて計算すると（　オ　）Ω となる。直流電源 A を用いたこの回路で，電流値と換算した電圧値を用いて計算したときの，測定可能な見かけの抵抗の最大値は（　カ　）Ω となる。

電流計を電圧計として使用するときは，電流計と抵抗を組み合わせると測定範囲が広がり利用しやすくなる。電流計 Q で測定できる最大電圧を15.0 V にしたいときは電流計に対して（　キ　）Ω の抵抗を[(D) **①直列，②並列**]につなぐ。これを電流計 Q' とする。内部抵抗の無視できる電圧15.0 V の直流電源 B につないだ未知の抵抗 Z に対して，電流計 P を電流計，電流計 Q' を電圧計として使用したところ，電流計 P は75.0 mA を示した。このときの回路は[　(2)　]であり，この回路での抵抗 Z の電流計の内部抵抗を考慮した真の抵抗値を R_0，内部抵抗を考慮しない見かけの抵抗値を R_1 とすると，$\left|\frac{R_1}{R_0}-1\right|$ =（　ク　）となる。

回路群

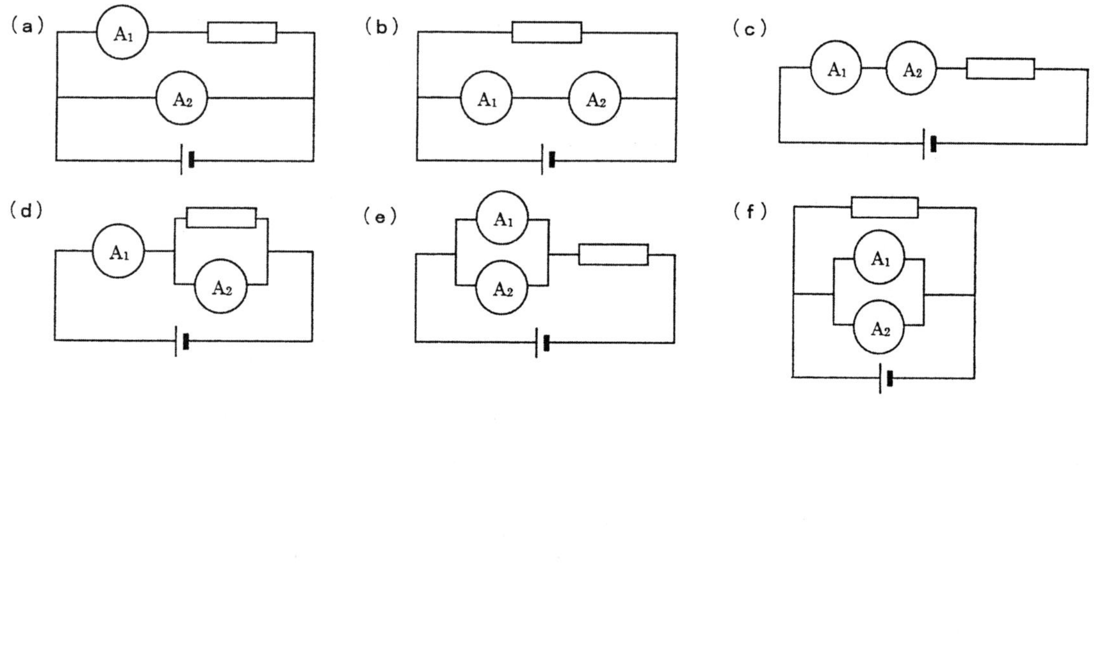

化 学

問題

23 年度

【注意】化学 問題 Ⅰ～Ⅳに解答するに当たって，必要があれば次の値を用いよ。
原子量：H=1.0，C=12.0，O=16.0
気体定数：$R = 8.31 \times 10^3$〔L·Pa/(K·mol)〕

化学 問題 Ⅰ

次の文章を読み，問1～問9に答えよ。

三酸化硫黄は中心にある硫黄原子に3個の酸素原子がそれぞれ（ ① ）結合してできた分子である。三酸化硫黄は水によく溶け，硫酸となることから（ ② ）酸化物である。一般に，分子中に酸素原子を含む無機化合物の酸を（ ③ ）酸といい，（ ② ）酸化物が水と反応すると（ ③ ）酸が生じる。

（A），（B），（C），（D），（E）はいずれも（ ③ ）酸の塩であり，炭酸ナトリウム，亜硝酸アンモニウム，硫酸ナトリウム，塩素酸カリウム，クロム酸カリウムのいずれかである。（A）～（E）について次の〔ⅰ〕～〔ⅴ〕が分かっている。

〔ⅰ〕（A），（B），（C）の各々の水溶液に塩化バリウム水溶液を加えると，（A），（B）から白色沈殿が，（C）から黄色沈殿が生じる。（D），（E）の各々の水溶液に塩化バリウム水溶液を加えても，沈殿は生じない。

〔ⅱ〕〔ⅰ〕で（B），（C）から生じた各々の沈殿に希塩酸を加えると，④（B）から生じた沈殿は⑤ 気体を発生して溶解し，無色の溶液となり，⑥（C）から生じた沈殿は溶解し，十分に希塩酸を加えると（ ⑦ ）色の溶液となる。しかし，〔ⅰ〕で⑧（A）から生じた沈殿に希塩酸を加えても溶解しない。

〔ⅲ〕（D）の水溶液を加熱すると気体が発生する。

〔ⅳ〕⑨（E）と酸化マンガン(Ⅳ)を混合し加熱すると気体が発生する。

〔ⅴ〕（B）は工業的に（ ⑩ ）と呼ばれる方法で製造され，原料として（ ⑪ ），（ ⑫ ），アンモニア，水が用いられる。

問1．（ ① ），（ ② ），（ ③ ）に当てはまる適当な語句を記せ。

問2．下線部④，⑥，⑧の沈殿をそれぞれ化学式で記せ。

問3．下線部⑤の気体を化学式で記せ。

問4．（ ⑦ ）に当てはまるものを，次の（ア）～（カ）のうちから選び，記号で記せ。
（ア）赤紫　（イ）青　（ウ）緑　（エ）黄　（オ）橙赤　（カ）無

問5．下線部⑨の反応について以下の（1），（2）に答えよ。
（1）この反応を化学反応式で表せ。
（2）このとき酸化マンガン(Ⅳ)はどのような役割を果たしているか。次の（ア）～（オ）のうちから最も適当なものを選び，記号で記せ。
（ア）酸化剤　（イ）還元剤　（ウ）酸　（エ）塩基　（オ）触媒

問6．（ ⑩ ）に当てはまる製造法を記せ。

問7．（ ⑪ ）および（ ⑫ ）に当てはまる適当な物質の名称を記せ。なお，記入順序は問わない。

問8．複数の酸化数をとる元素では，結合する酸素原子数の違いで複数の種類の（ ③ ）酸ができる。塩素では（ア）HClO，（イ）$HClO_2$，（ウ）$HClO_3$，（エ）$HClO_4$ ができる。以下の（1）～（3）に答えよ。
（1）（ア）～（エ）のうちで最も強い酸はどれか，記号で記せ。
（2）その酸の名称を記せ。
（3）その酸の塩素の酸化数を記せ。

問9．（ ③ ）酸である H_3PO_4，H_2SO_4，$HClO_4$ では，中心原子 P，S，Cl にそれぞれ4個の酸素原子が結合しており，これらの中心原子は周期表で同一周期の元素である。以下の（1），（2）に答えよ。
（1）H_3PO_4，H_2SO_4，$HClO_4$ を酸の強い順に並べたとき，どのような順序になるか。次の（ア）～（カ）のうちから選び，記号で記せ。
（ア）$H_3PO_4 > H_2SO_4 > HClO_4$　（イ）$H_3PO_4 > HClO_4 > H_2SO_4$　（ウ）$H_2SO_4 > H_3PO_4 > HClO_4$
（エ）$H_2SO_4 > HClO_4 > H_3PO_4$　（オ）$HClO_4 > H_3PO_4 > H_2SO_4$　（カ）$HClO_4 > H_2SO_4 > H_3PO_4$
（2）この順序は（ ③ ）酸の中心原子の元素のどのような性質を反映しているか。次の（ア）～（オ）のうちから最も適当なものを選び，記号で記せ。
（ア）イオン化エネルギーの小さい順　（イ）電子親和力の小さい順　（ウ）原子半径の大きい順
（エ）電気陰性度の大きい順　（オ）水素化合物の沸点の高い順

化学　問題　Ⅱ

次の文章を読み，問１～問７に答えよ。

物質には，固体，液体，気体という３つの状態がある。これを物質の三態という。物質の状態は，構成粒子の集合状態の違いの現れであり，粒子の熱運動の激しさと粒子間に働く引力の強さによってきまり，温度や圧力に応じて状態が変化する。図は，水が種々の温度や圧力においてどのような状態にあるかを表したもので，このような図を状態図という。ただし，状態図の軸の目盛りは均等ではなく，任意の縮尺で描かれている。

３つの状態のうち，２つの状態が平衡状態で存在するとき，温度と圧力の関係は曲線で表される。曲線 TA，TB，TC 上ではその両側の状態が共存する。点Ｔで交わる３本の曲線で隔てられた領域Ⅰ，Ⅱ，Ⅲでは，水は固体，液体，気体のいずれかの状態で存在する。図において，例えばⅠからⅡへの状態変化を（ ① ），その逆のⅡからⅠへの状態変化を（ ② ），ⅡからⅢへの状態変化を（ ③ ）という。

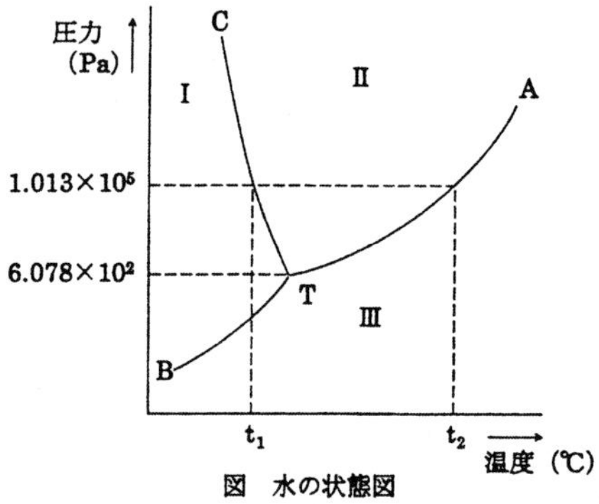

図　水の状態図

分子の形や構造が似ている物質についてみれば，一般に分子量の大きい分子ほど沸点が（ ④ ）くなる。これは，分子量の増加にともなって，ファンデルワールス力が大きくなるためである。しかし，水の沸点は，同じ 16 族元素の水素化合物である H_2S，H_2Se，H_2Te などに比べて異常に（ ④ ）くなっている。この性質は水分子間に存在する（ ⑤ ）結合から理解することができる。

酸素原子が本来もっている価電子のうち（ ⑥ ）とよばれる電子２個は，それぞれ価電子を１個もつ水素原子との間に電子対を形成し，水分子をつくる。水分子の中の酸素原子は，水素原子との結合に関与しない（ ⑦ ）とよばれる電子対を（ ⑧ ）組もっている。酸素原子は特に（ ⑨ ）が大きいため，酸素原子と水素原子の間で共有された電子対は酸素原子の方に偏って存在している。さらに，水分子はその形状から，分子全体として強い極性を示す。こうして，水分子の中のいくらか（ ⑩ ）の電荷を帯びた水素原子が，別の水分子の中の酸素原子に静電気的な引力で引きつけられる。酸素原子のように（ ⑨ ）の大きな原子が水素原子を仲立ちとして生じたこのような結合を（ ⑤ ）結合という。

氷は，水分子どうしが互いに（ ⑤ ）結合して規則正しく配列してできた正四面体構造の結晶で，すき間の多い構造になっている。氷が（ ① ）すると四面体構造が部分的に壊れ，すき間に入り込む水分子もできるため，かえって密度が増加し，4℃で密度が最大となる。さらに，温度が上がると分子の熱運動の活発化にともなって体積が増加し，密度は小さくなる。なおも温度を上げ続けると，残った（ ⑤ ）結合も熱運動で切断され，水は（ ③ ）して，ばらばらの分子になる。

問１．（ ① ）～（ ⑩ ）に当てはまる適当な語句または数字を記せ。

問２．図の中の点Ｔについて，以下の（1），（2）に答えよ。

（1）点Ｔの名称を記せ。

（2）点Ｔに関する記述として正しいものを，次の（ア）～（ウ）のうちから１つ選び，記号で記せ。

（ア）点Ｔに到達する経路によって，固体または液体または気体となる。

（イ）固体と液体と気体が共存する状態である。

（ウ）固体と液体と気体の区別ができない状態である。

問３．図の中のⅠ，Ⅱ，Ⅲの状態の名称を記せ。

問４．外圧を 1.013×10^5 Pa より低くしたとき，図の中の温度 t_1，t_2 はそれぞれどのように変化するか。次の（ア）～（ウ）のうちから最も適当なものを選び，記号で記せ。

（ア）高くなる　（イ）低くなる　（ウ）変化しない

問５．水が液体として存在するために必要な外圧 P (Pa) の条件として最も適当なものを，次の（ア）～（オ）のうちから選び，記号で記せ。

（ア）$P < 6.078\times10^2$　（イ）$P \leqq 1.013\times10^5$　（ウ）$6.078\times10^2 \leqq P \leqq 1.013\times10^5$

（エ）$P \geqq 6.078\times10^2$　（オ）$P > 1.013\times10^5$

問６．次の分子のうち，極性分子をすべて選び，分子式で記せ。

アンモニア，　一酸化窒素，　水素，　窒素，　二酸化炭素，　フッ化水素，　メタン

問７．物質の状態変化には熱の出入りが伴う。いま，1.013×10^5 Pa のもとで t_1℃の氷（固体）36.0 g を，すべて t_2℃の水蒸気（気体）にした。以下の（1），（2）に答えよ。ただし，1.013×10^5 Pa のもとで，t_1℃において氷を水にするのに必要な熱エネルギーは 6.01 kJ/mol，水の温度を 1℃上昇させるのに必要な熱エネルギーは温度によらず 7.54×10^{-2} kJ/mol，t_2℃において水を水蒸気にするのに必要な熱エネルギーは 40.7 kJ/mol とする。

（1）このとき生じる水蒸気の体積は何Ｌか。有効数字３桁で答えよ。

（2）このとき何 kJ の熱エネルギーが必要か。有効数字３桁で答えよ。

化学　問題　III

次の文章を読み，問1～問6に答えよ。

化合物Ⓐは，炭素，水素および酸素からなるベンゼンの二置換化合物で，分子量は300以下である。16.4 mg のⒶを酸化銅(II)とともに乾燥酸素によって完全燃焼させ，発生した気体を塩化カルシウム管，次にソーダ石灰管に通したところ，塩化カルシウム管の質量が 7.2 mg 増加し，ソーダ石灰管の質量は 39.6 mg 増加した。さらに，Ⓐに関連して以下の〔i〕～〔vi〕の事実が明らかになった。

〔i〕Ⓐの水溶液に塩化鉄(III)水溶液を加えたところ，呈色反応を示した。

〔ii〕Ⓐに炭酸水素ナトリウム水溶液を加えたところ，Ⓐは気泡を発生しながら溶解した。

〔iii〕Ⓐにメタノールと少量の濃硫酸を加えて加熱すると，化合物Ⓑが生じた。

〔iv〕ある金属を触媒としてⒶに水素を作用させると，ベンゼン環以外の炭素-炭素間の不飽和結合に水素が付加し，化合物Ⓒが生じた。

〔v〕Ⓐは加熱しても分子内脱水を起こさなかった。一方，Ⓐのシス-トランス異性体である化合物Ⓓは，直ちに分子内脱水を起こし化合物Ⓔに変化した。すなわち，Ⓓの分子中の（ ① ）基と（ ② ）基とが（ ③ ）結合をつくることで，新たな環を形成したものがⒺである。

〔vi〕ある金属を触媒としてⒺに水素を作用させると，ベンゼン環以外の炭素-炭素間の不飽和結合に水素が付加し，化合物Ⓕが生じた。続いてⒻを酸で加水分解するとⒸが生じた。

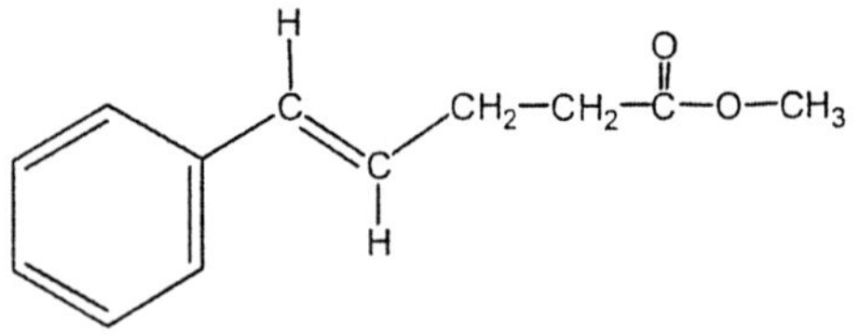

構造式の記入例

問1．塩化カルシウム管内で吸収される物質（a)，ソーダ石灰管内で吸収される物質（b）の化学式をそれぞれ記せ。

問2．Ⓐの分子式を記せ。

問3．（ ① ）～（ ③ ）に当てはまる最も適当な名称を記せ。なお，（ ① ），（ ② ）の記入順序は問わない。

問4．Ⓐにおけるベンゼン環上の2つの置換基の位置は，オルト位，メタ位，パラ位のうちどれか。

問5．Ⓐ，Ⓒ，Ⓔの構造式を書け。なお，シス-トランス異性体が存在する場合は，それらが区別できるように記入例にならって記せ。

問6．〔iii〕の反応において，Ⓐ 3.28 g から Ⓑ 1.78 g が得られたとする。このときのⒷの収率は何%か。小数第1位を四捨五入し，整数で答えよ。ただし，収率とは，反応が完全に進行した時に得られる生成物の質量（理論収量）に対し，実際に得られた生成物の質量（収量）の割合をいい，以下の式で表される。

$$収率 = \frac{収量}{理論収量} \times 100\,(\%)$$

化学 問題 Ⅳ

次の文章を読み，問１～問４に答えよ。

糖類は，主に炭素，水素および酸素からなる天然有機化合物であり，（　①　）とも呼ばれる。生体内では，植物中のデンプンや動物組織中の（　②　）のような多糖がエネルギー源として貯蔵されている。他に植物中では細胞壁の多糖成分として（　③　）が存在し，植物体の 30～50％を占めている。これらは多数のグルコースが脱水縮合した重合体であり，一般式　（　④　）と表される。ただし，デンプンはα-グルコースからなり，（　③　）はβ-グルコースを構造単位としている。単糖であるグルコースは水溶液中でα-グルコース，β-グルコースの環状構造および鎖式構造が平衡状態にある混合物になる。<u>フェーリング液にグルコース水溶液を加え加熱すると赤色沈殿が生じる。</u>この反応はグルコースの鎖式構造中に（　⑤　）基が存在し，（　⑥　）性を示すためである。

α-グルコースをA，β-グルコースをB，鎖式構造をSとしたときの平衡状態を下図に示す。Sの濃度はAやBの濃度に比べ，きわめてわずかである。A→S，S→A，S→B，B→Sの反応速度をそれぞれ v_1，v_2，v_3，v_4 とする。

1.80 g の A をすばやく純水に溶かし，100 mL の水溶液とした。この溶液の A の割合を温度一定の下で，溶解後 30 分ごとに測定し，その結果を表に示した。平衡状態（時間＝∞）での水溶液中の A の割合は 37.5％であった。

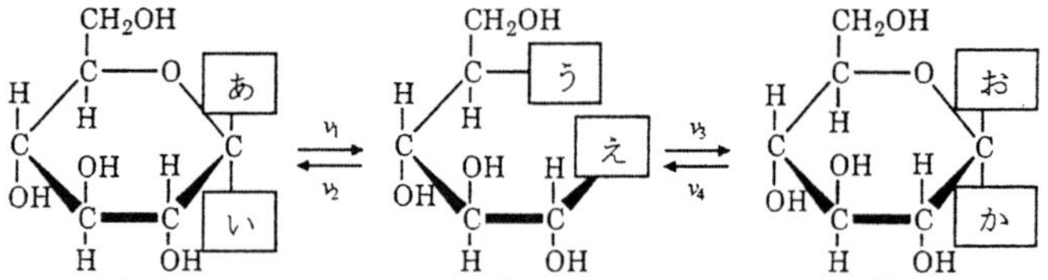

A　　S　　B

図　水溶液中でのグルコースの構造

表　水溶液中の A の割合の変化

時間（分）	0	30	60	90	…	∞
A の割合（％）	100	89.1	80.1	72.7	…	37.5

問１．（　①　）～（　⑥　）に当てはまる適当な語句または化学式を記せ。

問２．図中の あ ～ か に当てはまる原子あるいは原子団を記せ。

問３．下線部の反応について，以下の（１）～（３）に答えよ。ただし，加えたグルコース水溶液は平衡状態にあるとする。

（１）赤色沈殿は何か。化学式で記せ。

（２）この反応が起こっている時，v_1 と v_2，v_3 と v_4 の間にはどのような関係があるか。次の（ア）～（ケ）のうちから正しいものを選び，記号で記せ。

（ア）$v_1 = v_2$，$v_3 = v_4$　（イ）$v_1 = v_2$，$v_3 > v_4$　（ウ）$v_1 = v_2$，$v_3 < v_4$　（エ）$v_1 > v_2$，$v_3 = v_4$　（オ）$v_1 > v_2$，$v_3 > v_4$
（カ）$v_1 > v_2$，$v_3 < v_4$　（キ）$v_1 < v_2$，$v_3 = v_4$　（ク）$v_1 < v_2$，$v_3 > v_4$　（ケ）$v_1 < v_2$，$v_3 < v_4$

（３）グルコースと同様に（　⑥　）性を示す分子を次の（ア）～（オ）のうちからすべて選び，記号で記せ。

（ア）マルトース　（イ）スクロース　（ウ）フルクトース　（エ）無水酢酸　（オ）セロビオース

問４．表のグルコース水溶液について，以下の（１）～（３）に答えよ。

（１）反応物 A と生成物 B に比べ S の濃度が無視できるとした場合，A と B の間の平衡定数 K を小数第２位まで求めよ。

（２）溶解後 90 分に 0.90 g の B を加え，溶解させた。このときの v_1 と v_2，v_3 と v_4 の間には，どのような関係があるか。次の（ア）～（ケ）のうちから正しいものを選び，記号で記せ。

（ア）$v_1 = v_2$，$v_3 = v_4$　（イ）$v_1 = v_2$，$v_3 > v_4$　（ウ）$v_1 = v_2$，$v_3 < v_4$　（エ）$v_1 > v_2$，$v_3 = v_4$　（オ）$v_1 > v_2$，$v_3 > v_4$
（カ）$v_1 > v_2$，$v_3 < v_4$　（キ）$v_1 < v_2$，$v_3 = v_4$　（ク）$v_1 < v_2$，$v_3 > v_4$　（ケ）$v_1 < v_2$，$v_3 < v_4$

（３）β-グルコースを特異的に酸化する酵素とその働きを助ける物質（補酵素）を，平衡状態にあるグルコース水溶液に添加した。このときの v_1 と v_2，v_3 と v_4 の間には，どのような関係があるか。次の（ア）～（ケ）のうちから正しいものを選び，記号で記せ。

（ア）$v_1 = v_2$，$v_3 = v_4$　（イ）$v_1 = v_2$，$v_3 > v_4$　（ウ）$v_1 = v_2$，$v_3 < v_4$　（エ）$v_1 > v_2$，$v_3 = v_4$　（オ）$v_1 > v_2$，$v_3 > v_4$
（カ）$v_1 > v_2$，$v_3 < v_4$　（キ）$v_1 < v_2$，$v_3 = v_4$　（ク）$v_1 < v_2$，$v_3 > v_4$　（ケ）$v_1 < v_2$，$v_3 < v_4$

生 物

問題

23年度

生物　問題　I

生物体を構成する主な有機物は，炭水化物，脂質，タンパク質，核酸である。生物は有機物を分解することによりエネルギーを得て，生命活動に必要なATPを生成している。このはたらきを呼吸と呼び，多くの酵素が関係している。酸素が少ない環境条件で，有機物を分解してエネルギーを取り出すはたらきを嫌気呼吸と呼ぶ。その１つに，グルコースからエタノールを生じる反応があり，アルコール発酵と呼ばれる。乳酸発酵もその１つで，どちらの反応も呼吸基質のグルコースはピルビン酸にまで分解される。利用できる酸素が十分ある場合には好気呼吸を行う。好気呼吸は3段階に分けられる反応系を経て有機物を無機物にまで分解し，エネルギーを取り出す。呼吸基質が分解されるとき，放出されたCO_2の体積を，吸収されたO_2の体積で割った値を呼吸商と呼ぶ。呼吸基質によって呼吸商の値が異なるので，呼吸商から呼吸基質を推定できる。また，好気呼吸と嫌気呼吸の割合を推定することもできる。以下の各問に答えよ。

問１．下線部の３段階に分けられる反応系の名称を反応が進む順に記せ。２番目の反応と３番目の反応に関与する酵素のある場所はミトコンドリアのうちのどこか。図１の記号ア～エから選び，その名称も記せ。

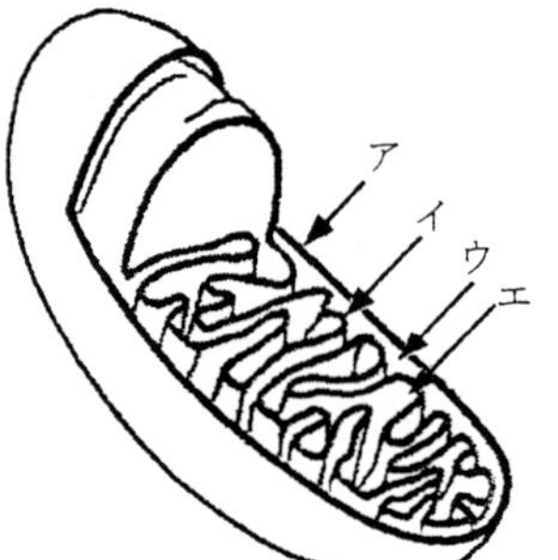

図１

問２．ミトコンドリアが好気性細菌に由来する（共生説）と考えられる根拠を２つ記せ。

問３．トリパルミチン（$C_{51}H_{98}O_6$）とイソロイシン（$C_6H_{13}NO_2$）が好気呼吸の呼吸基質として使われたときの化学反応式をそれぞれ記せ。また，それぞれの呼吸商を，小数第３位を四捨五入して小数第２位まで求めよ。

問４．等量の発芽種子を入れた図２の装置を２つ用意して，ある植物の種子の呼吸商を求める実験をした。装置１では中央のビーカーに水を，装置２では10％水酸化カリウム溶液を入れ，暗黒下に一定時間置いた後に気体の体積を測定した。その結果，装置１では 2.7 m*l*，装置２では，9.0 m*l* 減少した。この植物の種子の呼吸商を計算せよ。また，この場合，炭水化物，タンパク質，脂肪のうちどれが呼吸基質として使われたと推定されるか。１つ選び名称を記せ。

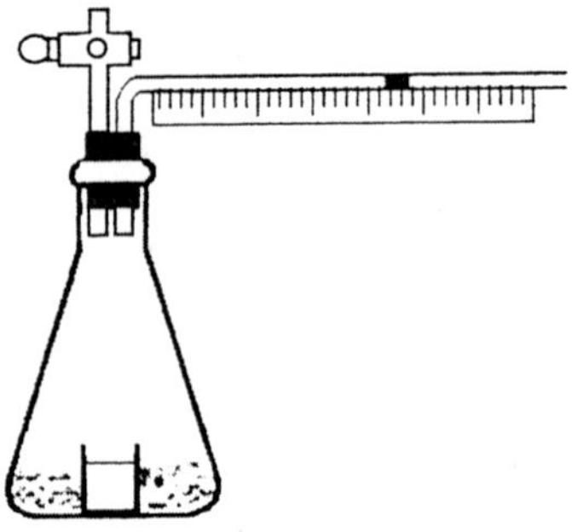
図２

問５．図２と同じ装置を使い，５％のグルコース溶液に酵母菌を加えたものを使って問４と同様に実験したところ，呼吸商は 2.5 であった。このとき溶液中で進んだと考えられる好気呼吸と嫌気呼吸の化学反応式を記せ。反応後，33 mg のグルコースが消費されていた。それぞれの反応で消費されたグルコースの量（mg）と，得られた ATP の量（ミリモル）を求めよ。原子量はC＝12，H＝1，O＝16 として，小数第２位を四捨五入して，小数第１位まで求めよ。なお，好気呼吸ではグルコース１モルあたり 38 モルの ATP が生成されるものとする。

生物　問題　Ⅱ

乳酸脱水素酵素（ＬＤＨ）は脊椎動物の組織に広く分布し，ピルビン酸を還元して乳酸を生成する反応と乳酸を酸化してピルビン酸を生成する反応を可逆的に触媒する酵素である。この酵素は２種類のポリペプチドが４本集まってできた４量体(テトラマー)である。ポリペプチドにはアミノ酸配列の異なるＡ鎖とＢ鎖があり，それぞれが異なった遺伝子によりコードされている。ＬＤＨを構成するＡ鎖とＢ鎖の本数の違いにより５種類のＬＤＨができるが，５種類はまとめてアイソザイムと呼ばれ，それぞれはA_4，A_3B，A_2B_2，AB_3，B_4の記号で表される。Ｂ鎖はＡ鎖よりも強く負に帯電しているために，電流を流すとＢ鎖の本数が多いＬＤＨほど陽極側へ移動しやすい性質があり，電気泳動により５種類のアイソザイムを区別することができる。ＬＤＨは同一個体内でも組織によりアイソザイムのパターンが異なり，同じ組織でも発生段階によりアイソザイムのパターンが変化することが知られている。 図１はラットの７種類の組織から得られたＬＤＨを電気泳動により５つのアイソザイムに分け，ＬＤＨの酵素活性を利用して染色したもので，組織によりアイソザイムのパターンが異なっていることが分かる。図２は出産の９日前（－９）から出産の２１日後（＋２１）にかけてのマウスの胎児と子供および成体の心臓から得られたＬＤＨを電気泳動により５つのアイソザイムに分けて染色したもので，同じ組織でも発生段階によりアイソザイムのパターンが変化することを示している。以下の各問に答えよ。

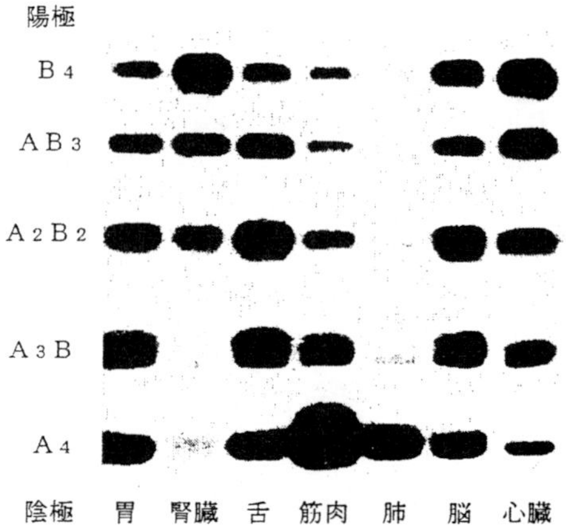

図１

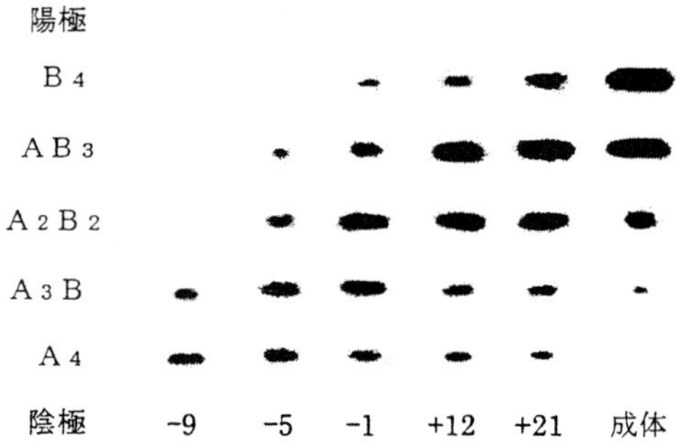

図２

問１． ピルビン酸を還元して乳酸を生成する反応と，乳酸を酸化してピルビン酸を生成する反応を１つの化学反応式で示せ。ただし，乳酸脱水素酵素の補酵素はＸまたは$X\cdot H_2$と表記せよ。

問２． 図１の実験結果から判断して，A_4が多い組織または器官の名称を２つ，B_4が多い組織または器官の名称を２つ記せ。

問３． もし，仮にＡ鎖とＢ鎖が等量ずつ含まれていたとすると，５種類のアイソザイムはどのような比で存在するか。

問４．図１の実験結果から判断して，次の（ア）～（ス）の記述のうち正しいと思われるものをすべて選び出し，記号で答えよ。

（ア） A_4は酸素消費量の多い組織に多く含まれ，B_4は酸素消費量の少ない組織に多く含まれている

（イ） B_4は酸素消費量の多い組織に多く含まれ，A_4は酸素消費量の少ない組織に多く含まれている

（ウ） A_2B_2はすべての組織に等量ずつ含まれている

（エ） AB_3はB_4よりも酸素消費量の多い組織に多く含まれている

（オ） A_3BはA_4よりも酸素消費量の少ない組織に多く含まれている

（カ） A$_4$の性質は低濃度の乳酸をピルビン酸に酸化するのに都合がよい

（キ） A$_4$の性質は低濃度のピルビン酸を乳酸に還元するのに都合がよい

（ク） B$_4$の性質は低濃度のピルビン酸を乳酸に酸化するのに都合がよい

（ケ） B$_4$の性質は低濃度の乳酸をピルビン酸に還元するのに都合がよい

（コ） A鎖はB鎖に比べると酸性側鎖をもつアミノ酸の数が多いと思われる

（サ） A鎖はB鎖に比べると塩基性側鎖をもつアミノ酸の数が少ないと思われる

（シ） B鎖はA鎖に比べると酸性側鎖をもつアミノ酸の数が多いと思われる

（ス） B鎖はA鎖に比べると塩基性側鎖をもつアミノ酸の数が多いと思われる

問5．色々な組織でA鎖とB鎖の合成量を調べてみたところ，転写，翻訳レベルではほとんど差が見られず，合成速度は組織による差がないことが分かった。合成量に差がないのに組織間でA鎖とB鎖の含有量が違ってくるのはなぜか，その理由を推察せよ。

問6．組織によりポリペプチドの構成が異なるLDHは，同じ組織でも発生段階によりポリペプチドの構成が変化することが知られている。図2の実験結果から判断して，マウスの心臓のLDHは出産の前後でどのように変化しているか。胎児を取りまく環境の変化も含めて述べよ。

問7．ヘモグロビンもLDHと同じように，2種類のポリペプチドが4本集まってできた四量体であるが，アイソザイムは存在しない。成人型ヘモグロビンを構成するポリペプチドはα鎖とβ鎖であり，胎児型ヘモグロビンを構成するポリペプチドはα鎖とγ鎖である。成人型ヘモグロビンと胎児型ヘモグロビンのポリペプチドの構成をLDHにならって記号で記せ。

生物 問題 Ⅲ

図1a

図1b

図1c

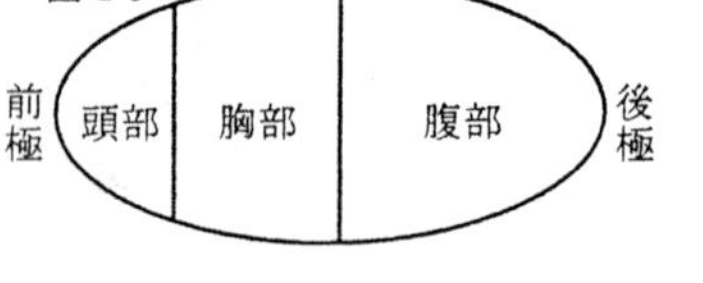

図1d

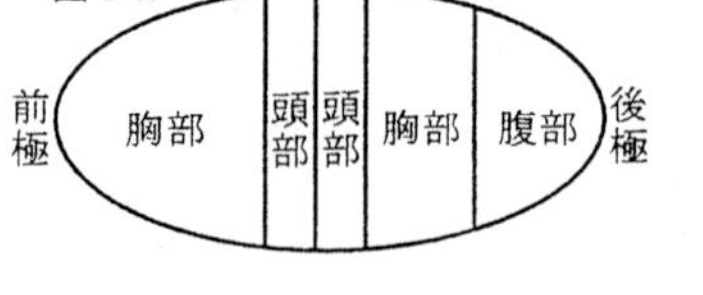

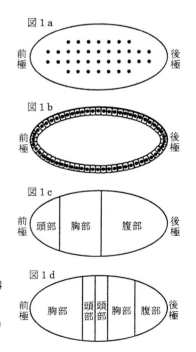

キイロショウジョウバエの発生では，卵割期に受精卵の内部で核の分裂だけがまず進行する（図1a）。この多核の状態において，卵黄を含む細胞質の中を高分子物質は，比較的自由に移動できると考えられる。その後，約400個の核が卵の表層に移動して，それらがさらに分裂すると約6000個の核が表層に並ぶようになる。続いて，卵の細胞膜がそれぞれの核を包むように落ち込んで，一層の細胞のシートからなる胞胚となる（図1b）。卵には形態的に区別できる前端（前極）と後端（後極）による前後軸，および背腹の軸があり，胚が発生すると頭部，胸部，腹部の違いが生じる（図1c）。キイロショウジョウバエの発生に関する【A】～【C】に答えよ。

【A】胚の前後軸の形成には，卵の前極や後極に局在する細胞質成分がはたらくと考えられている。以下の問に答えよ。

（実験1）細いピペットを用いて，卵割期の正常な卵の前極から細胞質を抜き取ると，発生する胚には頭部と胸部が形成されなかった。また，前極の細胞質を抜き取り，そこに別の正常な卵の後極から抜き取った細胞質を注入すると，そこに腹部の構造が形成されたため，胚には2つの腹部が鏡像対象的に形成された。

（実験2）bcd^{-}は常染色体上にある劣性遺伝子で，bcd^{-}をホモにもつ雌（bcd^{-}/bcd^{-}）が，野生型の雄（bcd^{+}/bcd^{+}）と交尾して生んだヘテロの受精卵（bcd^{+}/bcd^{-}）は，発生の途中ですべて死んでしまう。この胚を観察すると，腹部は正常であったが頭部と胸部は形成されなかった。

（実験3）bcd^{-}をヘテロにもつ雄（bcd^{+}/bcd^{-}）と雌（bcd^{+}/bcd^{-}）どうしを交配すると，そのうち約25%はbcd^{-}をホモにもつ受精卵（bcd^{-}/bcd^{-}）となるが，それらの胚は正常に発生した。

（実験4）実験2のbcd^{-}をホモにもつ雌（bcd^{-}/bcd^{-}）が産んだヘテロの受精卵（bcd^{+}/bcd^{-}）の前後軸の中央部に，別の正常な卵の前極から抜き取った細胞質を注入すると，その部分に頭部と胸部の構造が鏡像対象的に形成された（図1d）。

問1．実験2の bcd^- をホモにもつ雌が産んだ受精卵（bcd^+/bcd^-）の前極に，別の正常な卵の前極から抜き取った細胞質を注入すると，胚はどのように発生するだろうか。次の（ア）～（カ）の中から，最も適切なものを1つ選び記号で記せ。

（ア）前極側に胸部が形成される　（イ）前極側に頭部と胸部が鏡像対象的に形成される

（ウ）前極側に腹部が形成される　（エ）前極側に頭部と胸部が形成される

（オ）前極側に大きな頭部が形成される　（カ）発生が停止する

問2．実験2と実験3の結果などから，野生型の遺伝子 bcd^+ の mRNA は，いつどこで合成されると考えられるか。次の（ア）～（カ）の中から，最も適切なものを1つ選び記号で記せ。

（ア）卵割期に卵の前極で合成される　（イ）卵割期に卵の全体で合成される

（ウ）胞胚期に卵の前極で合成される　（エ）卵割期に卵の後極で合成される

（オ）雄親の精巣の中で合成される　（カ）雌親の卵巣の中で合成される

問3．実験4の結果などから，卵割期の卵の前極の細胞質には，どのようなはたらきがあると考えられるか。次の（ア）～（エ）の中から，最も適切なものを1つ選び記号で記せ。

（ア）頭部と胸部の形成を抑制する　（イ）頭部と胸部の形成を促進する

（ウ）腹部の形成を促進する　（エ）頭部の形成を促進し胸部の形成を抑制する

【B】胚の前後軸の形成にはたらく遺伝子Pの mRNA は，卵割期の卵の前極に局在している。また，合成されたタンパク質Pは卵の中で不均一な分布を示す。図2aで，実線のグラフは正常な卵のタンパク質Pの濃度分布を前後軸に沿って示し，図2bはそのとき生じる正常な胚の頭部，胸部，腹部の構造形成のパターンを模式的に示している。また，タンパク質Pの濃度を人為的に過剰にした場合は，図2aの点線のグラフで示す濃度分布となり，このとき生じる胚のパターンは図2cのようになった。さらに遺伝子Pをホモで欠失した雌親から生まれた卵では，遺伝子Pの mRNA やタンパク質は検出されず，発生した胚からは腹部だけが分化した。以下の問に答えよ。

図2a

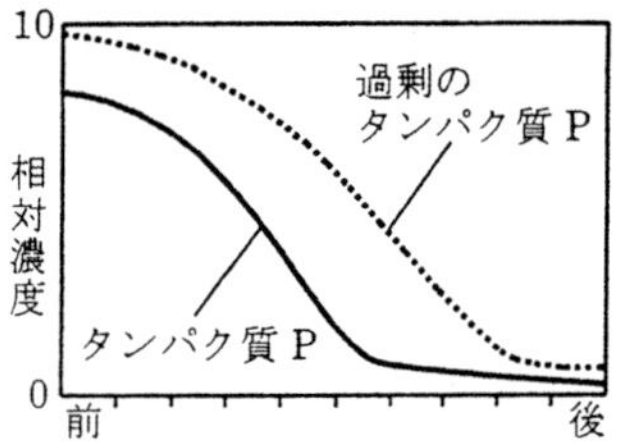

図2b

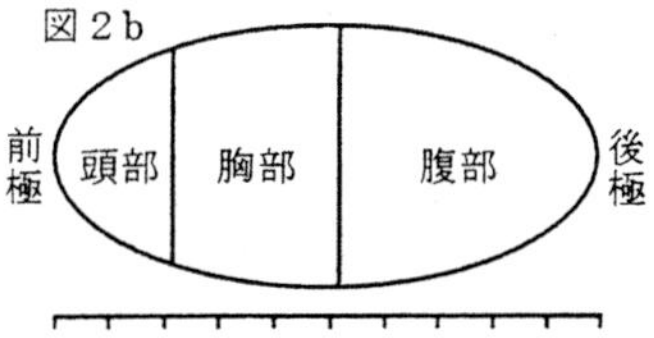

図2c

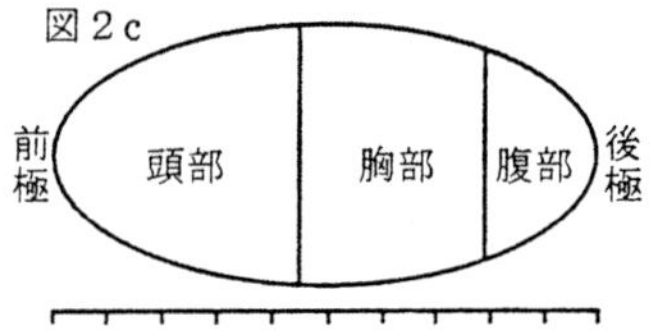

図2d

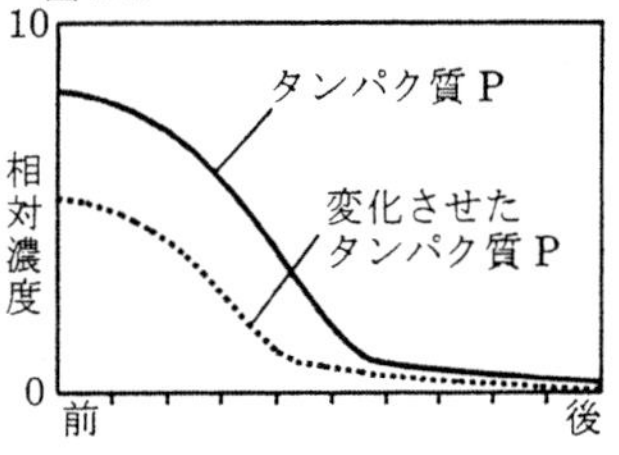

問1．遺伝子Pの mRNA と合成されたタンパク質Pについて，どのようなことが考えられるか。次の（ア）～（カ）の中から，最も適切なものを2つ選び記号で記せ。

（ア）タンパク質Pは，前側で分解される

（イ）遺伝子Pの mRNA は，濃度の違いによる勾配を形成する

（ウ）タンパク質Pは，後側で分解される

（エ）遺伝子Pの mRNA は，拡散しながら少しずつ分解される

（オ）タンパク質Pは，前極で合成されたあと拡散する

（カ）タンパク質Pは，濃度の違いによる勾配を形成する

問2．タンパク質Pの濃度を人為的に図2dの点線のグラフのように変化させた場合，どのような胚が生じるか。解答欄に，胚のパターンを精密に図示せよ。

【C】胚の前後軸の形成にはたらく遺伝子Xと遺伝子Yがある。図3のように，卵割期に遺伝子Xの mRNA は，卵の後方に片寄って分布していて，遺伝子Yの mRNA は卵全体に均一に分布している。また合成されるタンパク質Xとタンパク質Yは卵の中に不均一に分布している。遺伝子Xをホモで欠失した雌親から生まれた胚は，腹部の構造をもたない。遺伝子Yをホモで欠失した雌親から生まれた胚は，正常な前後軸のパターンをもつ。しかし，人為的にタンパク質Yを卵の後方で増やすと，胚は腹部の構

造をもたない。また，遺伝子Xと遺伝子Yを両方ともホモで欠失した雌親から生まれた胚は，正常な前後軸のパターンをもつ。以下の問に答えよ。

図3

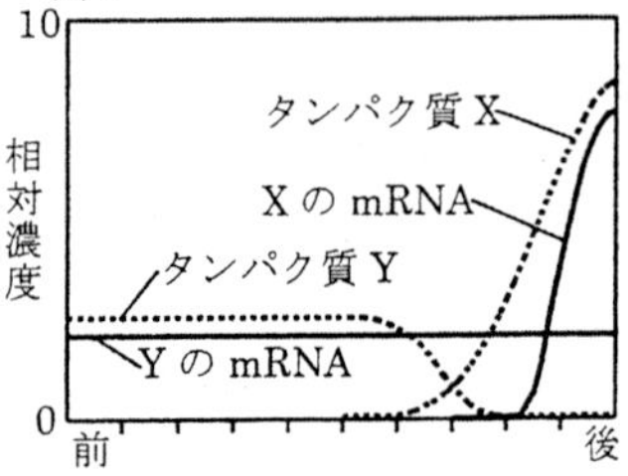

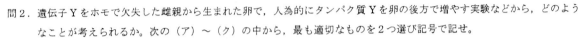

問1．遺伝子Xと遺伝子YのmRNAと合成されたタンパク質について，どのようなことが考えられるか。次の（ア）～（エ）の中から，最も適切なものを1つ選び記号で記せ。

（ア）タンパク質Xは，YのmRNAの翻訳を促進する

（イ）タンパク質Xは，YのmRNAの翻訳を阻害する

（ウ）タンパク質Xは，YのmRNAの転写を促進する

（エ）タンパク質Xは，YのmRNAの転写を阻害する

問2．遺伝子Yをホモで欠失した雌親から生まれた卵で，人為的にタンパク質Yを卵の後方で増やす実験などから，どのようなことが考えられるか。次の（ア）～（ク）の中から，最も適切なものを2つ選び記号で記せ。

（ア）タンパク質Xは，タンパク質Yを分解する　　（イ）タンパク質Xは，タンパク質Yを分解しない

（ウ）タンパク質Yは，タンパク質Xに結合する　　（エ）タンパク質Yは，タンパク質Xのはたらきを促進する

（オ）タンパク質Yは，腹部の形成を促進する　　（カ）タンパク質Yは，腹部の形成を抑制する

（キ）タンパク質Xは，腹部の形成を抑制する　　（ク）タンパク質Xは，胸部の形成を抑制する

問3．遺伝子Xをホモで欠失した雌親から生まれた卵では，タンパク質Yは前後軸に沿って，どのような濃度で分布しているのか。YのmRNAのグラフを参考にして，解答欄に，タンパク質Yの濃度分布のグラフを点線で記せ。

生物　問題　Ⅳ

遺伝子組換え技術を用いれば他の生物にヒトの遺伝子を大量に発現させることができる。そこで，あるヒト遺伝子Hがコードするタンパク質を大腸菌と酵母に発現させる実験を行った。以下の各問に答えよ。

【A】大腸菌を使って遺伝子Hを発現させる実験

［実験1］　遺伝子Hを発現しているヒトの細胞からmRNAを精製し，逆転写酵素（RNAを鋳型にDNAを合成する酵素）を使ってDNAを合成した。

［実験2］　実験1で得られたDNAを鋳型にヒト遺伝子Hに特異的なプライマー（DNAの相補鎖を合成するときの出発点となる短いヌクレオチド鎖）を用いてPCR反応を行い，遺伝子HをコードするDNAを増幅した。

［実験3］　増幅したDNAを制限酵素で処理した後，同じ制限酵素であらかじめ処理したプラスミドに組込み，大腸菌に導入した。得られた大腸菌のクローンを培養し，ヒト遺伝子Hを発現させた。また，培養したクローンから遺伝子Hを組込んだプラスミドDNAを取り出し，塩基配列を調べた。

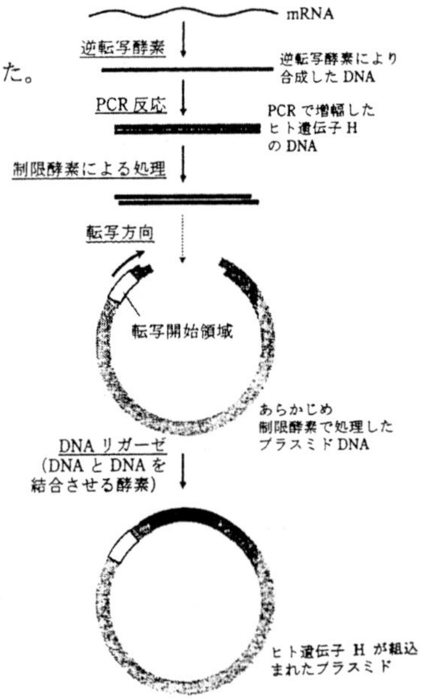

図1　遺伝子Hをプラスミドに組込む手順

問1．さまざまな生物において遺伝子発現のしくみには多くの共通点がある。その中で，遺伝子組換え技術を用いて大腸菌や酵母にヒトの遺伝子を発現させることを可能にしている最も重要な共通点を述べよ。

問2．一般的に大腸菌を用いてヒトの遺伝子を発現させる場合，ヒト細胞の核のDNAを用いないで，実験1のようにmRNAを鋳型にして合成されたDNAを用いる。その理由を説明せよ。

問3．この実験で用いたプラスミドには組込んだ遺伝子を大腸菌で発現させるための転写開始領域が1つあり，転写の方向が決まっている。このためプラスミドに組込まれた遺伝子の向きがきわめて重要となる。その理由を説明せよ。

問4．実験2で用いたPCR法とは耐熱性のDNAポリメラーゼを利用したDNA増幅法であり，1回の反応でDNAを2倍に増幅することができる。PCR法により，遺伝子Hをコードする100pg（ピコグラム）のDNAを1μg（マイクログラム）以上に増幅したい。最低何回増幅反応を行えばよいか計算せよ。ただし，反応効率は100%とする。また，1pgは$1x10^{-12}$g，1μgは$1x10^{-6}$gのことである。

問5．大腸菌で遺伝子Hを発現させたところ合成されたタンパク質は予想されるサイズより小さなものしかできなかった。そこで，プラスミドに組込まれた遺伝子HのDNA塩基配列を調べたところ，タンパク質をコードしている部分の塩基配列中に，ある塩基が別の塩基に置換されている変異が1ヶ所見つかった。図2に示す変異前の遺伝子Hの塩基配列の中で，どの塩基に変異が起きたのかを図3の遺伝暗号表を用いて見つけ出し，変異後の塩基名を記せ。また，その変異のあった塩基を解答欄の塩基配列の中から1つ選び○で囲んで示せ。ただし，この塩基以外プラスミドには変異はないものとする。なお，図2の2本鎖DNAのうち，下線を引いたDNA鎖はmRNA合成の鋳型としてはたらく。

図2　変異が見つかった部分のDNA塩基配列（変異前）

転写方向 →

… A A A T A G C G A T T C A T A C C G A G C C C A A T A A T T C T C …
… T T T A T C G C T A A G T A T G G C T C G G G T T A T T A A G A G …

図3　遺伝暗号表

1番目の塩基	2番目の塩基 U		2番目の塩基 C		2番目の塩基 A		2番目の塩基 G		3番目の塩基
U	UUU	フェニルアラニン	UCU	セリン	UAU	チロシン	UGU	システイン	U
	UUC		UCC		UAC		UGC		C
	UUA	ロイシン	UCA		UAA	終止コドン	UGA	終止コドン	A
	UUG		UCG		UAG		UGG	トリプトファン	G
C	CUU		CCU	プロリン	CAU	ヒスチジン	CGU	アルギニン	U
	CUC		CCC		CAC		CGC		C
	CUA		CCA		CAA	グルタミン	CGA		A
	CUG		CCG		CAG		CGG		G
A	AUU	イソロイシン	ACU	トレオニン	AAU	アスパラギン	AGU	セリン	U
	AUC		ACC		AAC		AGC		C
	AUA		ACA		AAA	リシン	AGA	アルギニン	A
	AUG	メチオニン	ACG		AAG		AGG		G
G	GUU	バリン	GCU	アラニン	GAU	アスパラギン酸	GGU	グリシン	U
	GUC		GCC		GAC		GGC		C
	GUA		GCA		GAA	グルタミン酸	GGA		A
	GUG		GCG		GAG		GGG		G

【B】酵母を使って遺伝子Hを発現させる実験

酵母を使って遺伝子Hを発現させる場合，合成されたタンパク質を細胞内にとどめたり，細胞外へと分泌させたりすることができる。これは本来，細胞には合成したタンパク質を細胞内外の適切な場所に運び，機能を発揮させるメカニズムが存在し，それを利用したものである。細胞質基質以外に局在するタンパク質には，細胞内の小器官へ移行するもの，細胞膜に局在するもの，細胞外へと分泌されるものなどがあり，様々な経路によって運ばれる。タンパク質のアミノ酸配列にはそのタンパク質がどこに運ばれるかを指示する配列が含まれていることがあり，それを選別シグナルと呼ぶ。選別シグナルには連続したアミノ酸配列（シグナル配列）によるものとタンパク質が高次構造をとったときに現れるシグナルパッチがよく知られている。

問1．この酵母の発現系を使ってヒトのタンパク質を細胞外に分泌させるには発現させるタンパク質のアミノ末端にシグナル配列を結合させなければならない。遺伝子HのDNAのどの部分にシグナル配列をコードするDNAを挿入すればよいか。適切なものを次の(a)～(e)の中から1つ選び記号で答えよ。

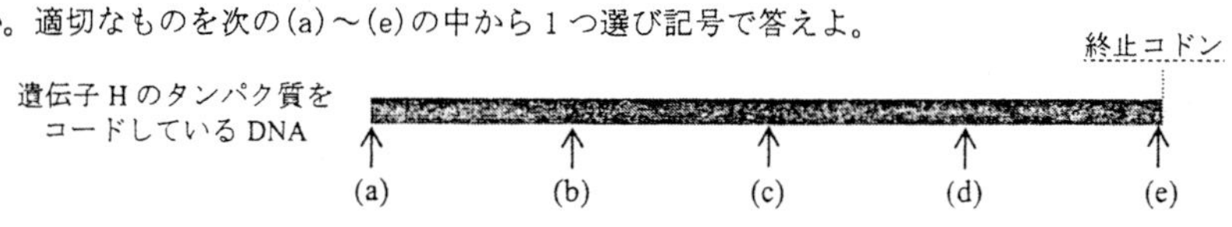

問２．タンパク質が合成され，細胞外へ分泌される経路について，（　1　）～（　5　）に適切な語句を入れよ。

核から細胞質へ運ばれた mRNA に（　1　）が結合しタンパク質の合成が始まる。タンパク質の合成途中でシグナル配列が現れると合成途中の mRNA と（　1　）は（　2　）へ運ばれ，合成されたタンパク質は（　2　）の中へ取り込まれる。次に分泌タンパク質は（　2　）から（　3　）へ運ばれる。（　3　）は分泌がさかんな細胞で発達しており，複雑な糖鎖の加工が行われる。分泌タンパク質は（　3　）の周辺部から切れてできる（　4　）に集められ，（　5　）に輸送される。最終的に（　4　）の膜と（　5　）の膜が融合し，その内容物が細胞外へ放出される。

問３．次の（ア）～（オ）のタンパク質のうち，選別シグナルを持つタンパク質をすべて選び，記号で答えよ。

（ア）インスリン　（イ）ヘモグロビン　（ウ）免疫グロブリン　（エ）コラーゲン　（オ）ミオシン

英　語

解答　　23 年度

I 出題者が求めたポイント

[英文の意味と解法のヒント]

1. マンホールは丸い形状をしているが、もし他の形状だったら、蓋が穴から簡単に落ちてしまうかもしれないからである。
   because節の中に仮定法の表現が入っている形
2. 大学へ行くとして、学費はどうするつもりですか。
   Assuming that ～：「～と仮定して」
3. 今回は私が代わってくれると当てにしないで。
   expect ＋ O ＋ to do：「Oが～することを期待する」
4. それはとてもうるさい音だったので、家中の誰もが目を覚ました。
   such ～ as to wake everybody：「みんなを起こすほど～だ」
5. 今年、チームは人々の期待に応えることができなかった。
   「～の期待に添う」は live up to ～
6. 氷河のとてつもない重さのために、最下部の氷は溶ける。
   cause ＋ O ＋ to do ：Oが～する原因となる
7. キャンセルは出発の2日前まで無料で受けつけます。
   「無料で」は free of charge
8. この調子では、私たちの埋立地はあっという間にいっぱいになるだろう。
   「あっという間に」は in no time
9. もっと情報が必要であれば、遠慮なく私に連絡ください。
   hesitate to do：「～するのをためらう」
10. 人に飼われる犬は野生の犬の子孫なので、野生犬の自然の本能をまだ持ちつづけている。
   文中に入っている分詞構文

[解答]

(1)③　(2)②　(3)①　(4)①　(5)④
(6)④　(7)④　(8)②　(9)③　(10)③

II 出題者が求めたポイント

[英文の意味と訂正個所]

11. 16世紀中頃まで、ヨーロッパの新年は3月25日に始まっていた。これが春の始まりとされる日だった。
   ③は the day を先行詞とし marked に続く関係詞節の始まりの部分で、主格が来るべきところ。よって when → which または that
12. 古代において、ジュピター神は、健康と癒しを始めとする事柄を治めていると考えられた。
   ③の「～を始めとする」は involving ～
13. アルミホイルは、アルミの塊を平たく伸ばして薄いシートにして、これらのシートを2枚一緒に、高度に磨かれたシートローラーの間に通すことによって作られる。
   ②は flattening と並列なので passing の形が正しい。
14. アイスクリーム屋さんに行くと、子どもたちを抑えておくことができなかった。おなかが空いて興奮し、手がつけられなくなった。(誤りなし)
15. 同僚たちの口論は私が落ち込むのに十分だ。どんな仕事も手につかない。
   ④は正しくは get ＋ O(物) ＋ 過去分詞

[解答]

(11)③　(12)③　(13)②　(14)⑤　(15)④

III 出題者が求めたポイント

[全訳]

絵はアイディアを伝えるもっとも効果的な方法である。コンピューターをブートアップする代わりにナプキンを取り出そう。もっとも成功したビジネスアイディアのいくつかはナプキンの裏にスケッチされた。ナプキンはビジネスアイディアの世界では、パワーポイントよりも重要だったと(16)<u>主張して</u>もよい。私はかつて、「ナプキンストーリー」はただの、ジャーナリストの想像から作られた話だと思っていた。(17)だがそれは、Cranium の制作者のリチャード・タイトに会うまでの話だ。私は CNBC で彼をインタビューした。ニューヨークからシアトルまでの横断飛行の間に、彼は小さいカクテル用のナプキンを取り出して、あるボードゲームのアイディアをスケッチした。(18)<u>このゲームではだれもが少なくともひとつの分野で抜きん出るチャンスがある。</u>だれにでも輝くチャンスを与えるゲームである。Cranium は世界的な(19)<u>評判</u>となり、後に Hasbro に買収された。元々の(20)<u>概念</u>は飛行機のちっぽけなナプキンに書けるほど単純だったのだ。

もっとも有名な会社ナプキンストーリーのひとつは、サウスウェスト航空に(21)<u>関係している</u>。当時弁護士だったハーブ・ケレハーは、サンアントニオのセイントアンソニークラブで偶然彼の顧客のひとり、ローリング・キングと出合った。キングは小さなチャーター機会社を所有していた。彼は、主要なハブ空港を避けてダラス、ヒューストン、サンアントニオに(22)<u>就航する</u>低コストの通勤路線を始めたいと思っていた。キングは3つの円を描き、円の中に都市の名前を書き込んで、その3つを結んだ。驚くほど単純な(23)<u>構想</u>であった。ケレハーはただちに理解した。ケレハーは法律顧問として契約し(後に CEO になった。)、二人は1967年にサウスウェスト航空を(24)<u>設立した</u>。キングとケレハーはそれから、アメリカに飛行機旅行を復活させ、サウスウェスト航空に世界でもっとも賞賛される会社のひとつという評判を与えるような会社文化を作ることになる。ナプキンにぴったり合うほど簡単な構想の力を(25)<u>侮る</u>なかれ。

[解答]
(16) ① (17) ② (18) ③ (19) ③ (20) ②
(21) ① (22) ① (23) ③ (24) ② (25) ③

Ⅳ 出題者が求めたポイント

[全訳]

世界語が存在することから生じる利益はかなりある。しかし、何人かの評論家はリスクの可能性を指摘してきた。世界語はおそらく、他の言語に対する態度が自己満足的で温かみのない、エリートのモノリンガルな言語階級を育てるだろう。おそらく、このような言語を自由に使える人たち、特にこれが母語である人たちは、この言葉ですばやく考えたり働いたりが人よりもできるし、これを操って、この言葉を持たない人たちを(26)犠牲にして自分自身の利益を図ることができ、そうすることで言語の問題に見せかけて金持ちと貧乏の隔たりを維持するだろう。おそらく、世界語が(27)あれば、人々は他の言語を学ぶことに怠惰になるだろうし、また、学ぶ機会も減ることになるだろう。おそらく、世界語は少数言語の(28)消滅を早め、あるいは、究極の恐れだが、他のすべての言語を必要ないものにするだろう。時々言われることだが、「人は他の人と話すのに、ひとつの言語しか必要としていない。そして、(29)(30)ひとたび世界語がその位置に来れば、他の言語は簡単に死滅するだろう。」 これのすべてと結びついているのが、言語的勝利宣言のいやな相貌、つまり、他を(26)犠牲にして言語的に勝ったのを祝うという危険性である。

このような恐れに立ち向かい、恐れが広く広がっているのを認識することが大事である。英語を母語とする話し手で、進化論的な言語観(適者生存なのだから、適者がたまたま英語なのだったらそれはそれ)を信じている人たち、あるいは、言語が現在世界語の地位にあることを「幸せな偶然」と見なす人たちには事欠かない。言語を学ぶことは全くの時間の(A)無駄と考える人たちは多い。ただひとつの言語しかない世界はとても良いものだという見解には、何も問題はないと考える人たちはもっと多い。ある人たちにとって、そのような世界は、すべての(31)誤解が取り払われた統合と平和の世界なのだろう。(エスペラント語のような)世界共通の人工語を支持する運動の底に流れる、広く喧伝されている希望なのである。またある人たちにとって、そのような世界は、バベルの塔より前の時代に人間のあいだに存在していたに違いない「無垢」への、喜ばしい(32)回帰なのだろう。

[解答]
(26) ④ (27) ② (28) ④
(29) ⑥ (30) ⑦ (once a world language is in place)
(31) ⑤ (32) ①
(記述 A) waste

Ⅴ 出題者が求めたポイント

[全訳]

私はニューヨークの33番ストリートと3番アヴェニューの角の郵便局で手紙を書留にするのに並んで待っていました。私は係の人が仕事に退屈しているようだと気づきました。封書を計り、切手を渡し、お釣りを用意し、レシートを出すという来る年も来る年も続く同じ単調な苦行。私は心の中で言いました。「あの係の人が私を好きになるようにやってみよう。明らかに、私を好きにさせるためには、何かステキなことを言わなければならない。私のことではなく彼のことで。」だから私は自分に問いかけました。「彼のことで、私が正直、誉めてあげられることって何があるだろう。」 これは時には答えるのが難しい質問です。特に相手が見知らぬ人の場合は。でも、この場合はたまたま簡単でした。私は誉めそやすものをすぐに見つけました。

そして、彼が私の封書を計っている間に、私は熱意を込めて言いました。「私があなたの髪のようだったら本当にいいんですけどね。」

彼は目を上げ、半分驚いて、顔をほころばせました。「いえ、昔ほどではありませんよ。」と、彼は謙遜して言いました。昔の輝きは幾分なくなったかも知れないけど、それでもまだ見事ですよと、私は彼に請け合いました。彼は非常に喜びました。私たちは楽しい会話をちょっと続け、彼は最後にこう言いました。「いろんな人が私の髪を誉めるんですよ。」

あの人はきっと、その日はうきうきしながらランチに出かけて行ったでしょう。きっと、その夜家に帰って奥さんにこのことを話したでしょう。きっと鏡をのぞいて、「きれいな髪だなあ。」と言ったことでしょう。

一度この話を人前でしたことがあるのですが、後である人が私に尋ねました。「彼から何をもらいたかったのですか。」

彼から何をもらおうとしたのかって!!! 彼から何をもらおうとしたのかって!!!

もし私たちが見下げ果てた利己主義者であるがために、ほんの少しの幸せを放射したり、わずかばかりの正直なほめことばを伝えたりすると必ず、人から何かを見返りにもらおうとするのだとしたら、つまり、私たちの魂がすっぱい野生りんご並みの大きさしかなかったとしたら、私たちは当然の報いの失敗を喫することになるでしょう。

そう、私は確かに、あの彼から何かを期待しました。値段のつけられないものをほしがりました。そしてそれを手に入れました。彼が何もお返しにしてくれることができなくても、私は彼のためにあることをしてあげたのだという気持ちを持ちました。それは、出来事が過ぎたずっと後になって、あなたの思い出の中に満ちてきて歌を奏でる気持ちなのです。

[解答]
(33) ⑤ (34) ② (35) ① (36) ③ (37) ③
(記述 B) 頭の髪の毛
(記述 C) less

Ⅵ 出題者が求めたポイント

[全訳]

燃え尽きはビジネス界の会話の大きな話題である。私たちはそれを論じ、恐れ、なぜそれが存在するのかについての意見を持っている。推測では、私たちの10人に7人がいつなんどき燃え尽きを感じるかも知れず、実質誰でもみんな、キャリアの中のどこかの地点で燃え尽きを経験するだろうという。しかし燃え尽きに対するもっともよくある反応は、それをとりまいている私たちの不安である。私たちは心配し、いぶかる。それはいつ私に起こるのかと。

だがあなたは、燃え尽きの(D)ポジティブな面がわかるくらい、一歩後ろに下がったことがあるだろうか。しばしば、燃え尽きは、何か新しい、わくわくする、得になることが、すぐそこに来ていることの証なのだ。結局のところ、この種の感情が(38)ない時、あなたは人生において大きく変化することはあるのだろうか。おそらくはないだろう。もしあなたが、自分のキャリアと現在の方向性に常に非常に満足しているなら、あなたは全く同じ事をして残りの人生を過ごしていくだろう。

人生のある時期、私はプロのテニス選手としてやっていこうと思ったことがあった。私の試合のいくつかの顕著な欠点もあり、長年の痛みに悩まされもして、私は燃え尽きを感じた。もしこのような感情が(E)なければ、私は相変わらず同じ道をたどり続け、そこには多くの苦闘や不満があり、そして大成功のチャンスはほとんどなかったろう。燃え尽きがなければ、私はすばらしい(39)教育と自分で実現するキャリアを得るチャンスを逃していただろう。自分の人生を振り返ってみるとき、事実上、良き方向への道の分岐点の前には、必ずある程度の燃え尽きがあったのだとわかる。そして振り返ると、それはすべてポジティブな燃え尽きだった。

ここでの要点は、燃え尽きを感じたときには、興奮することも気に病むことも全く必要ないということだ。そうではなくて、物事を(40)客観的に捉えるようにしなさい。ネガティブな感情はまやかしかもしれないと覚えておきなさい。しばしばそれは、ネガティブな感情に隠されたポジティブな徴なのだ。思い煩うことが少なくなると、2つのことが起こる。ひとつは、ほとんどの燃え尽きは深刻に受け止めすぎた(41)(42)(43)悪い気分にすぎないということを、あなたが発見するだろうということ。心配しすぎなければ、それはおそらくなくなり、あなたは短い期間の内に、仕事に対する情熱をまた取り戻すだろう。ふたつ目には、心配が少なくなればなるほど、それにとられる(44)エネルギーが少なくなり、あなたの人生に必要な変化は何かということが、よりはっきりわかるようになるだろう。別の言葉で言うと、あなたは何をすればいいかがわかるだろうということだ。

[解答]

(38) ④　(39) ⑤　(40) ①

(41) ⑤　(42) ③　(43) ②

(並べかえて完成した英文は… nothing more than a bad mood taken …)

(44) ③

(記述 D) positive　(記述 E)it not been

Ⅶ 出題者が求めたポイント

[全訳]

記述 F

a.「ふろしき」は物を包むために使われる四角の布切れである。

b. 日本の国土の総面積は今、37万8000平方キロメートルである。

記述 G

a. 舌を突き出して「あー」と言ってください。

b. 杖は歩くときに使う長く細い木である。

記述 H

a. 彼の文体は簡素だが読んで楽しい。

b. 空飛ぶ円盤の信頼に足る証拠は、たとえあったとしてもごくわずかだ。

[解答]

(記述 F) square　(記述 G) stick　(記述 H) if

Ⅷ 出題者が求めたポイント

[完成した英文]

・He is just the right height to be a policeman.

・We moved to the country so that the children would have a garden in which to play.

・One of the things too often missing from our days is a good laugh.

[解答]

(45) ⑦　(46) ②　(47) ①　(48) ③　(49) ①　(50) ④

(51) ⑦　(52) ⑥　(53) ②

数 学

解答 23年度

Ⅰ 出題者が求めたポイント(数学Ⅰ・式の計算)

xについて，降べきの順に並べる。解の公式で √ の中が2乗となる。よって，Dを計算し，yについて降べきの順に並べて，D=0となる a を求める。

〔解答〕

$x^2-(y-1)x-6y^2+ay-2=0$

$D=(y-1)^2-4(-6y^2+ay-2)$

$\quad=25y^2-2(2a+1)y+9$

$D=\{2(2a+1)\}^2-4\cdot25\cdot9=4\{(2a+1)^2-15^2\}$

$\quad=4(2a+16)(2a-14)=16(a+8)(a-7)$

$16(a+8)(a-7)=0$ より $a=-8,\ 7$ …………(答)

〔補足〕

$a=-8$のとき，$(x-3y-1)(x+2y+2)=0$

$a=7$のとき，$(x-3y+2)(x+2y-1)=0$

Ⅱ 出題者が求めたポイント(数学A・確率)

6の倍数の集合をA, 3の倍数で6の倍数でない数の集合をB, 2の倍数で6の倍数でない数の集合をCとする。A, B, Cの要素の個数を数える。

6の倍数は，①Aから1つと，A以外から1つ，②Aから2つ，③Bから1つとCから1つ

〔解答〕

6の倍数の集合をAとする。$30\div6=5$

$n(\mathrm{A})=5$, $n(\overline{\mathrm{A}})=30-5=25$

3の倍数で6の倍数でない数の集合をBとする。

$30\div3=10$, $n(\mathrm{B})=10-5=5$

2の倍数で6の倍数でない数の集合をCとする。

$30\div2=15$, $n(\mathrm{C})=15-5=10$

積が6の倍数となるのは，次の3通り。

①Aから1つと$\overline{\mathrm{A}}$から1つ。$5\times25=125$

②Aから2つ。${}_5\mathrm{C}_2=10$

③Bから1つとCから1つ。$5\times10=50$

$\dfrac{125+10+50}{{}_{30}\mathrm{C}_2}=\dfrac{185}{435}=\dfrac{37}{87}$

Ⅲ 出題者が求めたポイント(数学Ⅱ・高次方程式)

$f(x)$を n 次の多項式として，$f(x)=f'(x)f''(x)$ より n を求める。$n=3$となるので，

$f(x)=ax^3+bx^2+cx+d$として，$f'(x)$, $f''(x)$ を求め，$f(x)=f'(x)f''(x)$より係数を比較する。

aは値を求め，c, dはbで表わす。

〔解答〕

$f(x)$を n 次の多項式とすると，$f'(x)$は$n-1$次，$f''(x)$は$n-2$次なので，$n=n-1+n-2$

よって，$n=3$, $f(x)$は3次の多項式である。

$f(x)=ax^3+bx^2+cx+d$とする。

$f'(x)=3ax^2+2bx+c$, $f''(x)=6ax+2b$

$f'(x)f''(x)=18a^2x^3+18abx^2+(4b^2+6ac)x+2bc$

$a=\dfrac{1}{18}$, $c=6b^2$, $d=12b^3$

$f(x)=\dfrac{1}{18}x^3+bx^2+6b^2x+12b^3$

$\quad=\dfrac{1}{18}(x^3+18bx^2+108b^2x+216b^3)$

$\quad=\dfrac{1}{18}(x+6b)^3$

$f(x)=0$ は $\dfrac{1}{18}(x+6b)^3=0$となり

$x=-6b$が3重解となる。

Ⅳ 出題者が求めたポイント(数学B・数列)

(1) 係数から，$x_{n+1}-2y_{n+1}$を計算してみる。

(2) y_nをx_nで表わし，x_{n+1}の式へ代入する。

$x_{n+1}=px_n+q$は，$\alpha=p\alpha+q$よりαを求め，

$(x_{n+1}-\alpha)=p(x_n-\alpha)$ より $x_n-\alpha=p^{n-1}(x_1-\alpha)$

〔解答〕

(1)

$$\begin{array}{rrl} & x_{n-1}= & 2r\,x_n+r\,y_n \\ -) & 2y_{n-1}= & (2r-1)x_n+(r+2)y_n \\ \hline x_{n+1}-2y_{n-1}= & & x_n-2\,y_n \end{array}$$

よって，$x_{n-1}-2y_{n-1}=x_n-2y_n=3-2=1$

$x_n-2y_n=1$ より $y_n=\dfrac{1}{2}x_n-\dfrac{1}{2}$

直線の方程式は，$y=\dfrac{1}{2}x-\dfrac{1}{2}$

(2) $x_{n+1}=2rx_n+r\left(\dfrac{1}{2}x_n-\dfrac{1}{2}\right)=\dfrac{5}{2}rx_n-\dfrac{1}{2}r$

$\alpha=\dfrac{5}{2}r\alpha-\dfrac{1}{2}r$とすると，$\alpha=\dfrac{r}{5r-2}$

$x_{n+1}-\dfrac{r}{5r-2}=\dfrac{5}{2}r\left(x_n-\dfrac{r}{5r-2}\right)$

よって，収束するのは $\left|\dfrac{5}{2}r\right|<1$のとき，

従って，収束する範囲は，$-\dfrac{2}{5}<r<\dfrac{2}{5}$

$x_n=\dfrac{r}{5r-2}+\left(3-\dfrac{r}{5r-2}\right)\left(\dfrac{5}{2}r\right)^{n-1}$

$n\to\infty$ だと，$\left(\dfrac{5}{2}r\right)^{n-1}\to0$ だから

$x_n\to\dfrac{r}{5r-2}$, $y_n=\dfrac{1}{2}x_n-\dfrac{1}{2}$ だから

$y_n\to\dfrac{1}{2}\left(\dfrac{r-5r+2}{5r-2}\right)=\dfrac{1-2r}{5r-2}$

従って，$\mathrm{P}_n\to\left(\dfrac{r}{5r-2},\ \dfrac{1-2r}{5r-2}\right)$

Ⅴ 出題者が求めたポイント(数学B・ベクトル)

(1) $\angle \mathrm{A_0OA}_k=\dfrac{2\pi k}{n}$, $\angle \mathrm{OA_0A}_k=\dfrac{\pi-\angle \mathrm{A_0OA}_k}{2}$

$\mathrm{A_0A}_k^2=\mathrm{OA}_0^2+\mathrm{OA}_k^2-\mathrm{OA_0}\cdot\mathrm{OA}_k\cos\angle \mathrm{A_0OA}_k$

$\overrightarrow{\mathrm{OA}_0}\cdot\overrightarrow{\mathrm{A_0A}_k}=\mathrm{OA_0}\cdot\mathrm{A_0A}_k\cos(\pi-\angle \mathrm{OA_0A}_k)$

$$\frac{1-\cos 2\alpha}{2}=\sin^2\alpha,\ \cos\left(\frac{\pi}{2}+\alpha\right)=-\sin\alpha$$

(2) $\displaystyle\lim_{n\to 0}\frac{1}{n}\sum_{k=1}^{n-1} f\left(\frac{k}{n}\right)=\int_0^1 f(x)dx$

(3) 正n角形なので, $\displaystyle\sum_{k=0}^{n-1}\overrightarrow{\mathrm{OA}_k}=\vec{0}$

〔解答〕

(1) $\angle \mathrm{A_0OA}_k=\dfrac{2\pi k}{n}$

$$\angle \mathrm{OA_0A}_k=\frac{1}{2}\left(\pi-2\frac{\pi k}{n}\right)=\frac{\pi}{2}-\frac{\pi k}{n}$$

$\mathrm{OA_0}=r$, $\mathrm{OA}_k=r$

$$\mathrm{A_0A}_k^2=r^2+r^2-2r^2\cos\frac{2\pi k}{n}$$
$$=2r^2\left(1-\cos 2\frac{\pi k}{n}\right)=2r^2\left(2\sin^2\frac{\pi k}{n}\right)$$
$$=4r^2\sin^2\frac{\pi k}{n}$$

$$\mathrm{A_0A}_k=2r\sin\frac{\pi k}{n}$$

$$\overrightarrow{\mathrm{OA_0}}\cdot\overrightarrow{\mathrm{A_0A}_k}=r\left(2r\sin\frac{\pi k}{n}\right)\cos\left(\pi-\frac{\pi}{2}+\frac{\pi k}{n}\right)$$
$$=-2r^2\sin^2\frac{\pi k}{n}$$

(2) $\displaystyle\lim_{n\to\infty}\frac{1}{n}\sum_{k=1}^{n-1}\left(-2r^2\sin^2\frac{\pi k}{n}\right)=-\int_0^1 2r^2\sin^2\pi x\,dx$

$\theta=\pi x$とする。$x=0\to 1$, $\theta=0\to\pi$

$$\frac{d\theta}{dx}=\pi,\ dx=\frac{1}{\pi}d\theta$$

$$-\int_0^1 2r^2\sin^2\pi x\,dx=-\frac{r^2}{\pi}\int_0^\pi 2\sin^2\theta\,d\theta$$
$$=-\frac{r^2}{\pi}\int_0^\pi(1-\cos 2\theta)\,d\theta$$
$$=-\frac{r^2}{\pi}\left[\theta-\frac{1}{2}\sin 2\theta\right]_0^\pi$$
$$=-r^2$$

(3) $\displaystyle\overrightarrow{\mathrm{A_0B}_n}=\frac{1}{n}\sum_{k=1}^{n-1}\left(\overrightarrow{\mathrm{OA}_k}-\overrightarrow{\mathrm{OA_0}}\right)$

$$=\frac{1}{n}\sum_{k=0}^{n-1}\left(\overrightarrow{\mathrm{OA}_k}-\overrightarrow{\mathrm{OA_0}}\right)$$
$$=\frac{1}{n}\sum_{k=0}^{n-1}\overrightarrow{\mathrm{OA}_k}-\frac{n}{n}\overrightarrow{\mathrm{OA_0}}=\vec{0}-\overrightarrow{\mathrm{OA_0}}$$

よって, $\overrightarrow{\mathrm{OB}_n}-\overrightarrow{\mathrm{OA_0}}=-\overrightarrow{\mathrm{OA_0}}$　　$\therefore\ \overrightarrow{\mathrm{OB}_n}=\vec{0}$

従って, $n\to\infty$ のとき, B_n は O に近づく。

物 理

解答　23 年度

Ⅰ 出題者が求めたポイント……斜面上の単振動、円錐ばね振り子

問 1.(1) 重力 mg の斜面方向成分 $= mg\cos\theta$

$$mg\cos\theta = k(l - l_0) \quad \therefore l = l_0 + \frac{mg\cos\theta}{k}$$ …答

(2) 斜面に垂直な方向の力のつり合いより、
垂直抗力 $N = mg\sin\theta$ …答

問 2.(1) ばねの長さ $X = l - x = l_0 + \dfrac{mg\cos\theta}{k} - x$ …答

(2) $-mg\cos\theta + k(X - l_0) = -kx$ …答

(3) 重力による位置エネルギー $U_1 = mgx\cos\theta$ …答

(4) 弾性力による位置エネルギー

$$U_2 = \frac{1}{2}k(X - l_0)^2 = \frac{1}{2}k\left(\frac{mg\cos\theta}{k} - x\right)^2$$ …答

問 3.(1) 最も高い位置にあるときも運動エネルギー $= 0$ であるから、力学的エネルギー保存則より、求める

$$答え = mg(-L)\cos\theta + \frac{1}{2}k\left(\frac{mg\cos\theta}{k} + L\right)^2$$ …答

(2) 問 2(2) より、物体は原点 O を中心とする単振動をする。したがって、最上点の座標は $+L$ となる。

$$加速度 = \frac{F}{m} = \frac{-kL}{m}$$ …答

問 4.(1) 物体の速さが最大になるのは振動の中心を通過するときである。力学的エネルギー保存則より、

$$mg(-L)\cos\theta + \frac{1}{2}k\left(\frac{mg\cos\theta}{k} + L\right)^2$$
$$= \frac{1}{2}mv^2 + \frac{1}{2}k\left(\frac{mg\cos\theta}{k} - 0\right)^2$$
$$\therefore v = L\sqrt{\frac{k}{m}}$$ …答

(2) 加速度 $= \dfrac{F}{m} = \dfrac{0}{m} = 0$ …答

問 5. 振動の $\dfrac{1}{2}$ 周期に等しい。

$$\frac{1}{2} \times 2\pi\sqrt{\frac{m}{k}} = \pi\sqrt{\frac{m}{k}}$$ …答

問 6.(1) 弾性力を f とするとき、鉛直方向の力のつり合いより、$mg = f\cos\theta$

また、ばねの長さを y とすると、$k(y - l_0) = f$

2 式より、$y = l_0 + \dfrac{mg}{k\cos\theta}$ …答

(2) 回転半径 $r = l\sin\theta$ と水平方向の力のつり合い $mr\omega^2 = f\sin\theta$ より求める。

$$\therefore \omega = \sqrt{\frac{g}{l\cos\theta}}$$ …答

Ⅱ 出題者が求めたポイント……音源の速度ベクトルが、音源と観測者を結ぶ直線上にないときのドップラー効果

問 1. $\lambda = \dfrac{V}{f}$ …答

問 2. 音波の観測者に向かう速度成分が 0 である。f …答

問 3. $(0, 2r)$ と $(-r, r)$ の間、$(-r, 0)$、$(-r, -r)$ と $(0, -2r)$ の間の計 3 回　3 カ所 …答

問 4. 直線 PF は傾き $= -\dfrac{\sqrt{3}}{3}$ で、$(2r, r)$ を通るから、

$$y - r = -\frac{\sqrt{3}}{3}(x - 2r)$$ と表され、

点 O_1 を中心とする円は、$x^2 + (y - r)^2 = r^2$ と表される。

2 式より、y を消去して変形すると、$(2x - r)^2 = 0$ となるので、直線 PF は点 O_1 を中心とする円の接線であり、F の座標は

$\left(\dfrac{r}{2}, r + \dfrac{\sqrt{3}r}{2}\right)$ であることが分かる。

そこで、音源は観測者からみたとき、点 F を通過した瞬間は速さ v で遠ざかる。

$$\therefore \quad 求める振動数 = \frac{V}{V + v}f$$ …答

問 5. 観測者からみた音源の速さが $+v$ で最大になるとき、振動数は最大になる。

$$\therefore \quad 求める振動数 = \frac{V}{V - v}f$$ …答

問 6. このときの音源の位置は、x 軸に関して点 F の対称点である。問 4. の答えより、

$$求める距離 = 2 \times \left(1 + \frac{\sqrt{3}}{2}\right)r = (2 + \sqrt{3})r$$ …答

問 7. これは、音源が最大の振動数の音波を発した位置から点 F まで音源が移動する時間に等しい。

$$\therefore 求める時間 = 2 \times \frac{r + 2\pi r \times \frac{1}{6}}{v}$$
$$= \frac{2(3 + \pi)r}{3v}$$ …答

問 8. 音源の位置から点 O に向かう向きの、音源の速度成分が最大のときに発した音波が最大の振動数となる。これは点 A と点 C で発した音波である。

$$\therefore 求める振動数 = \frac{V}{V - \frac{v}{\sqrt{2}}}f = \frac{\sqrt{2}Vf}{\sqrt{2}V - v}$$

問 9. $AO = CO$ なので、音源が点 A から点 C まで移動する時間に等しい。

$$\therefore 求める時間 = \frac{2r + \pi r}{v}$$ …答

Ⅲ 出題者が求めたポイント……電流計と電圧計として用いた電流計による抵抗の測定

(A) ① 直列 …答

ア　$R = \dfrac{V}{I} = \dfrac{1.50}{75 \times 10^{-3}} = 20.0[\Omega]$ …答

イ　$R = \dfrac{1.50 - 0.0750 \times 2.00}{75 \times 10^{-3}} = \dfrac{1.35}{75 \times 10^{-3}} = 18.0[\Omega]$ …答

(B)②並列 …答

ウ　$V=RI=2.00\times0.300=0.600[V]$

6.00×10^{-1} …答

(1) 電流計 Q は $10.0\times0.100=1.00[V]$ まで測定可能である。

また、電流計は抵抗に直列に、電圧計は抵抗に並列に接続するので、a または d が答えとなりうる。

a の回路を選んだ場合、電圧計に加わる電圧が 1.50〔V〕となり、電流計 P, Q の測定範囲を超える。

d …答

(C) A_1 に電流計 Q を使った場合、測定抵抗を R とすると合成抵抗は $10+\dfrac{2R}{2+R}$ であるから、

回路に流れる電流 $=\dfrac{1.50}{10+\dfrac{2R}{2+R}}=\dfrac{3+1.50R}{20+12R}$ となる。

Q は 100mA 以下しか測定できないので、

$$\frac{3+1.50R}{20+12R}<0.100 \qquad \therefore R<-\frac{10}{3}$$

このような抵抗は存在しないから、A_1 に電流計 Q を使うことはできない。　②Q　…答え

エ　電流計 Q には $1.50-2.00\times0.300=0.90[V]$ が加わる。

$$\frac{0.900}{10}=90.0[mA]$$ 90.0…答

オ　$R=\dfrac{0.900}{0.300}=3.00[\Omega]$　3.00 …答

カ　電流計 P に流れる電流を I、電流計 Q に加わる電圧を V とすると、$2I+V=1.5$ を満たす。これより、

測定抵抗値　$R=\dfrac{V}{I}=\dfrac{1.5-2I}{I}=\dfrac{1.5}{I}-2$ …(1)

電圧 V は、$V\leq0.100\times10=1$ であるから、

$V=1.5-2I\leq1$

$\therefore I\geq0.25$ …(2)

(1)、(2) より、R の最大値は 4.00〔Ω〕($I=0.25$ のとき)

4.00 …答

キ　$R=\dfrac{15-1}{0.100}=140$　1.40×10^2 …答

(D)　①直列 …答

(2)　(a) …答

(注)(d) も可能であるが、この次の問で電圧計の内部抵抗は考慮されていないので(a)が答となる。

ク　(a) を選択して、A_1 に電流計 P, A_2 に電圧計 Q' を使用すると、

$$R_1=\frac{15.0}{75.0\times10^{-3}}=2.00\times10^2[\Omega]$$

また、$R_0=\dfrac{15.0-2\times0.075}{75.0\times10^{-3}}=1.98\times10^2[\Omega]$

したがって、$\left|\dfrac{R_1}{R_0}-1\right|=\left|\dfrac{200}{198}-1\right|=0.01010$

1.01×10^{-2} …答

化 学

解答

23 年度

Ⅰ 出題者が求めたポイント……無機小問集合

問2. (A)～(E)は塩化物の沈殿は生じないので，Ba^{2+} について考えればよい。$BaCO_3$(白色)，$BaSO_4$(白色)，$BaCrO_4$(黄色)の沈殿が生成する

問3. $BaCO_3 + 2HCl \rightarrow BaCl_2 + H_2O + CO_2$

問4. 二クロム酸イオン(橙赤色)になる

問5. 酸素の製法

問6. 炭酸ナトリウムの工業的製法はアンモニアソーダ法(ソルベー法)

問8. 分子中の酸素原子数が多いほど強い酸になる。

問9. 電気陰性度の大きい順になる。

[解答]

問1. ①共有 ②酸性 ③オキソ

問2. ④$BaCO_3$ ⑥$BaCrO_4$ ⑧$BaSO_4$

問3. CO_2 問4. (オ)

問5. (1) $2KClO_3 \rightarrow 2KCl + 3O_2$

(2) (オ)

問6. アンモニアソーダ法(ソルベー法)

問7. ⑪塩化ナトリウム ⑫二酸化炭素 (順不同)

問8. (1) (エ) (2) 過塩素酸 (3) +7

問9. (1) (カ) (2) (エ)

Ⅱ 出題者が求めたポイント……状態図，物質の三態

問2. 固体・液体・気体の3つの状態が共存する温度・圧力を示す点を三重点という

問4, 5. 状態図から読み取る

問6. アンモニア，一酸化窒素，フッ化水素が極性分子

問7. (1) $\dfrac{36.0}{18.0} = 2\ \text{mol}$

$2 \times 22.4 \times \dfrac{373}{273} \fallingdotseq 61.2\ \text{L}$

(2) $(6.01 \times 2) + (7.54 \times 10^{-2} \times 2 \times 100) + (40.7 \times 2)$

$= 108.5\ \text{kJ}$

$\fallingdotseq 109\ \text{kJ}$

[解答]

問1. ①融解 ②凝固 ③蒸発 ④高 ⑤水素

⑥不対電子 ⑦非共有電子対 ⑧2

⑨電気陰性度 ⑩正

問2. (1) 三重点 (2) (イ)

問3. Ⅰ固体 Ⅱ液体 Ⅲ気体

問4. t_1 (ア) t_2 (イ)

問5. (エ)

問6. NH_3, NO, HF

問7. (1) 61.2 L (2) 109 kJ

Ⅲ 出題者が求めたポイント……有機物の推定

問1. 塩化カルシウム管では水，ソーダ石灰管では二酸化炭素が吸収される

問2. $39.6 \times \dfrac{12.0}{44.0} = 10.8\ \text{mg}$

$7.2 \times \dfrac{2.0}{18.0} = 0.8\ \text{mg}$

$16.4 - (10.8 + 0.8) = 4.8\ \text{mg}$

$\dfrac{10.8}{12.0} : \dfrac{0.8}{1.0} : \dfrac{4.8}{16.0} = 9 : 8 : 3$

分子量が300以下なので $C_9H_8O_3$

問5. 問題文からⒶはフェノール類，カルボン酸，炭素原子間の不飽和結合があることがわかる。

問6. 理論収量は $\dfrac{3.28}{164} \times 178 = 3.56\ \text{g}$

収率 $= \dfrac{1.78}{3.56} \times 100 = 50\ \%$

[解答]

問1. (a) H_2O (2) CO_2 問2. $C_9H_8O_3$

問3. ①ヒドロキシ ②カルボキシ (順不同)

③エステル

問4. オルト位

問5.

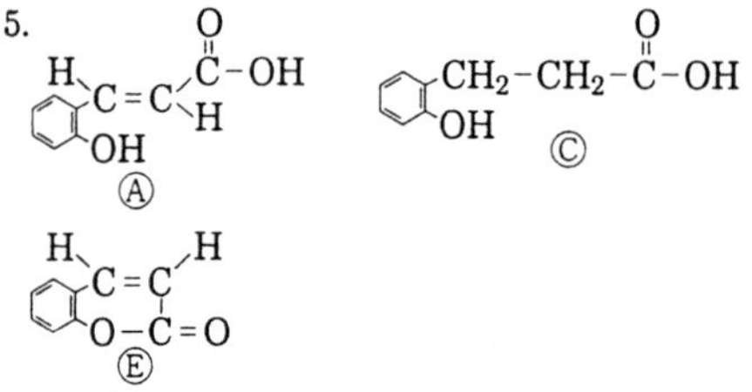

問6. 50 %

Ⅳ 出題者が求めたポイント……糖，化学平衡

問3. 鎖式構造のアルデヒド基が還元性を示す

問4. (1) $\dfrac{[B]}{[A]} = \dfrac{100 - 37.5}{37.5} \fallingdotseq 1.67$

(2) 溶解後90分でAは 7.27×10^{-3} mol

Bは 7.73×10^{-3} mol

$\dfrac{7.73 \times 10^{-3}}{7.27 \times 10^{-3}} \fallingdotseq 1.06 < 1.67$

よって，B側に反応は進む

(3) Bが消費されれば，SからBに反応が進み，更にAからSに反応が進むことになる

[解答]

問1. ①炭水化物 ②グリコーゲン ③セルロース

④$(C_6H_{10}O_5)_n$ ⑤アルデヒド ⑥還元

問2. あ H い OH う OH え CHO お OH か H

問3. (1) Cu_2O (2) (カ) (3) (ア) (ウ) (オ)

問4. (1) 1.67 (2) (オ) (3) (オ)

生　物

解答　23年度

Ⅰ 出題者が求めたポイント(Ⅱ・呼吸)

呼吸に関する問題。用語を求めるのは問1だけで、化学反応式や計算が多く、難易度を高めている。

問1. 解糖系に関与する酵素は細胞質基質、クエン酸回路に関与する酵素はミトコンドリアのマトリックス、電子伝達系に関与する酵素はミトコンドリアの内膜にある。

問4. 水酸化カリウムはCO_2を吸収する。従って、装置2で減少した量は、消費したO_2量となる。装置1は消費したO_2量と発生したCO_2量の差である。呼吸商は、6.3/9.0 = 0.7。呼吸基質と呼吸商の関係は、炭水化物は1、タンパク質は0.8、脂肪は0.7である。

問5. 消費するグルコース1モルに対し、好気呼吸では消費するO_2と発生するCO_2はどちらも6モル、嫌気呼吸では発生するCO_2が2モルである。問題中の呼吸商は2.5であることから、酵母は好気呼吸と嫌気呼吸の両方を行ったことがわかる。両呼吸の呼吸商を合わせて2.5になることから、好気呼吸によるグルコース消費量と嫌気呼吸によるグルコース消費量の割合を1：xとすると、6 + 2X/6 = 2.5となる。X = 4.5から、嫌気呼吸では好気呼吸の4.5倍グルコースが消費されたことがわかる。それぞれの反応で消費されたグルコース量は、(好気呼吸)33 × 1/5.5 = 6mg、(嫌気呼吸)33 × 4.5/5.5 = 27mgとなる。生成されるATP量は、消費するグルコース1モル(分子量180)に対し、好気呼吸は38モル、嫌気呼吸は2モルである。それぞれの反応で得られたATP量は、(好気呼吸)38 × 6/180 = 1.266・・ミリモル、(嫌気呼吸)2 × 27/180 = 0.3ミリモルとなる。

【解答】

問1. 解糖系、クエン酸回路－エ、電子伝達系－イ

問2. 核のDNAとは異なる独自のDNAを持つ。
　内外で異質の2重膜に包まれた構造を持つ。

問3. 反応式：$2C_{51}H_{98}O_6 + 145O_2 \rightarrow 102CO_2 + 98H_2O$
　呼吸商：0.70
　反応式：$2C_6H_{13}NO_2 + 15O_2 \rightarrow 12CO_2 + 10H_2O + 2NH_3$
　呼吸商：0.80

問4. 0.7、脂肪

問5. 好気呼吸：$C_6H_{12}O_6 + 6O_2 + 6H_2O \rightarrow 6CO_2 + 12H_2O$
　嫌気呼吸：$C_6H_{12}O_6 \rightarrow 2C_2H_5OH + 2CO_2$
　グルコース量：(好)6mg　(嫌)27mg
　ATP量：(好)1.3ミリモル　(嫌)0.3ミリモル

Ⅱ 出題者が求めたポイント(Ⅱ・タンパク質、酵素)

乳酸脱水素酵素を題材に、電気泳動、タンパク質の構造などを含めた問題。内容は標準よりやや高い。

問1. 補酵素XはNAD⁺　である。

問2. バンド(染色された部分)が濃く(大きく)出ているほうが酵素量が多い。

問3. 組織中のA鎖とB鎖が等量であるとすれば、B_4とA_4、AB_3とA_3Bが等量となる。

問4. 酸素消費が盛んで嫌気的になりやすい組織にはA_4が多く含まれる。そのため、A_4は高濃度のピルビン酸を乳酸に酸化するのに都合がよい。B鎖はA鎖より負に帯電しているので、B鎖の方が酸性アミノ酸が多い。

問5. LDHは四量体である。A鎖とB鎖の量は、ポリペプチドの合成まで差がないということなので、分解されて差ができると考える。

問7. ヘモグロビンは2種類のポリペプチドが2本ずつ集まってできた四量体である。

【解答】

問1. $C_3H_4O_3 + X \cdot H_2 \rightarrow C_3H_6O_3 + X$

問2. (A_4)筋肉、肺　(B_4)肝臓、心臓

問3. B_4とA_4、AB_3とA_3Bが同じ比となる。

問4. ア、ク、シ

問5. 合成されたポリペプチドから5種のアイソザイムをつくるときに使われるA鎖とB鎖の量が変わる。残りのポリペプチドは分解されるため組織間でA鎖とB鎖の含有量が違うと考えられる。

問6. 出産前は母親の胎内に存在するため酸素が少ない条件で働くA鎖の割合が高く、出産後には酸素が多い条件で働くB鎖の割合が高くなる。

問7. 成人型：$\alpha2\beta2$　胎児型：$\alpha2\gamma2$

Ⅲ 出題者が求めたポイント(Ⅰ・発生)

ショウジョウバエの発生における、胚の前後軸の形成についての問題。実験結果から推察できるように、内容を細胞質成分、タンパク質、遺伝子の順に進めている。

【A】

問1. 実験1から、前極の細胞質が頭部と胸部を形成させることがわかる。実験4から、前極の細胞質を注入した部分から頭部、胸部の順に形成されることがわかる。

問2. 実験2と3から、bcd^-/bcd^-の胚が正常発生するのは、雌親にbcd^+がある場合である。

【B】

問2. タンパク質Pの相対濃度によって頭部と胸部、胸部と腹部の境が形成されている。

【C】

問1. タンパク質Yは後方で減少するが、YのmRNAは前後で均一になっていることから、転写ではなく翻訳を阻害する。

【解答】

【A】問1. エ　問2. カ　問3. イ

【B】問1. オ、カ

問2.

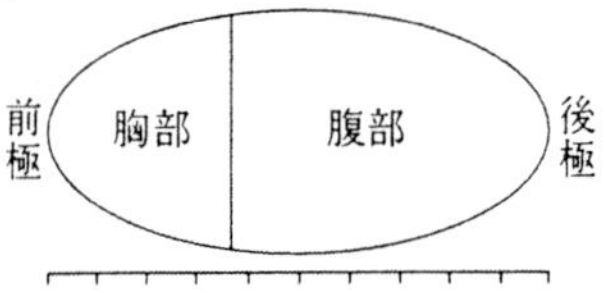

【C】 問1.イ　問2.ア、カ

問3.

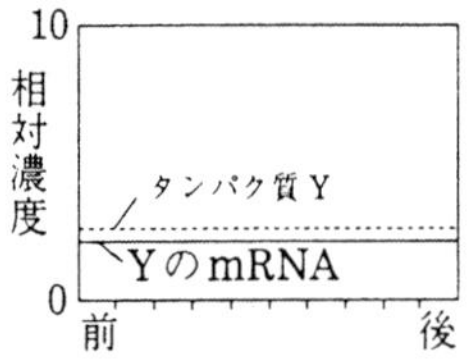

Ⅳ　出題者が求めたポイント(Ⅱ・遺伝子)

遺伝子組換えを題材に、遺伝子とその発現について多面的にとらえた問題。選別シグナルなど教科書の範囲を超える内容も含んでいる。

【A】

問1.ヒトの遺伝子を他の生物に発現させることができるのは、遺伝情報(塩基配列)から指定されるアミノ酸が同じだからである。

問2.ヒトなど真核生物は、DNAを転写した後、スプライシングによりイントロンが除去されてmRNAがつくられる。大腸菌は原核生物であり、スプライシングが起こらない。

問3. DNAは2重らせん構造であるが、遺伝情報はその一方の鎖にある。

問4.1 μgは1 pgの1000000(10^6)倍。

問5.タンパク質のサイズが小さくなるということは、1塩基の置換によって終止コドンが生じることが考えられる。図2に示される左から1番目と2番目の塩基から翻訳をはじめると途中で終止コドンになってしまう。3塩基から翻訳をはじめ，終止コドンになる1塩基置換を推測する。

【B】

問1.翻訳はポリペプチド鎖のN末端から行われ、シグナル配列はポリペプチド鎖のN末端側に存在する。

問3.文中に、選別シグナルは細胞質基質以外に局在するタンパク質に存在するとあることから判断する。

【解答】

【A】

問1.遺伝情報である塩基配列から指定されるアミノ酸が同じであること。

問2.ヒトではDNAの塩基配列を転写した後、スプライシングが行われるため。

問3.DNAは二本鎖であり、その片側に遺伝情報があるため。

問4.14回

問5.アデニン(A)

…TTTATCGCTAAGTATGGⒸTCGGGTTATTAAGAG

【B】

問1.a

問2.(1)リボソーム　(2)分子シャペロン

(3)ゴルジ体　(4)ゴルジ小胞

(5)細胞膜

問3.ア、ウ、エ

平成22年度

問　題　と　解　答

英 語

問題

24年度

I [1] ～ [10] の（　）に入る最も適当な語(句)を①～④より選び，その番号をマークしなさい。

[1] (　　) the children in this school speak two languages.
① Almost all　② Almost　③ Each　④ Most

[2] Their daughters, Cathy and Mary, were seven and five (　　).
① respectfully　② respectably　③ respectively　④ respectful

[3] Violent crime has increased (　　) 10 percent since last year.
① by　② for　③ of　④ in

[4] Sunlight is needed in order for the process of photosynthesis (　　) place in plants.
① that is taken　② to take　③ taking　④ taken

[5] Joe's brave action (　　) him his life.
① cost　② lost　③ caused　④ killed

[6] Electric vehicles built in 1920 were still in (　　) in the 1950s.
① using　② used　③ being used　④ use

[7] Franklin is often portrayed as a natural diplomat, a man born with a personality that (　　) to others.
① pleased　② was pleased　③ was pleasing　④ had been pleasing

[8] The only limitations we have are the ones (　　) us, first by others and then by ourselves.
① that puts　② having put　③ putting on　④ put on

[9] She may have missed the train, (　　) she won't arrive for another hour.
① whose case　② in case　③ in which case　④ what case

[10] (　　) all our efforts to save the school, the authorities decided to close it.
① Despite　② Although　③ While　④ Because

II 11 ～ 15 の英文において，下線部①～④に誤りがあれば，その番号をマークしなさい。
誤りがなければ⑤をマークしなさい。

11 The majestic <u>form</u>① of Mt. Fuji looks <u>beautifully</u>② <u>against</u>③ <u>the</u>④ winter sky.

12 No <u>test</u>① can give <u>teachers</u>② everything <u>what</u>③ they <u>need</u>④ to know.

13 I've always felt a need <u>preparing</u>① for <u>whatever</u>② situation <u>I've found</u>③ <u>myself in</u>④.

14 One of the things Schweitzer <u>struggled with</u>① for many years was <u>the formation of</u>② a philosophy that <u>captured</u>③ the essence and meaning <u>of life</u>④.

15 I'd like to <u>go on</u>① <u>an abroad trip</u>②, but I <u>can't afford</u>③ the time it <u>would take</u>④.

III 16( ) ～ 25( ) に入る最も適当な1語を，( )内の①～③より選び，その番号をマークしなさい。

Close but no cigar, the saying goes. But new research shows that when it 16(① comes ② goes ③ turns) to gambling, the human brain seems to take a very different approach. In our head, near misses, such as a lottery ticket just one number away from the jackpot, are interpreted as wins.

17(① Useful ② Using ③ Used) functional MRI, Luke Clark of the University of Cambridge and his colleagues looked at the brains of 15 volunteers who were playing a computerized slot machine. Unsurprisingly, wins activated the players' reward system, 18(① because ② therefore ③ whereas) complete misses did not. When the wheel stopped just one position from the pay line, however, the reward system of volunteers' brains got 19(① excite ② excited ③ exciting) the same way it did after a win—there was much activity in the striatum and the insula, areas involved in reinforcing behavior with positive feedback.

This type of reinforcement 20(① has ② makes ③ takes) sense in behaviors that involve actual skill, such as target shooting, because a sense of reward provides 21(① disappointment ② indifference ③ encouragement) to keep practicing, Clark says. "A near miss in a game of chance doesn't mean that you are getting better," he notes, 22(① already ② until ③ yet) it seems that the brain mistakenly activates the same type of reinforcement learning system in these situations.

The findings expose the underpinnings of gambling addiction, according to Clark. Even though all volunteers were nongamblers, those 23 (① which ② who ③ whose) brain showed a greater response in the scanner also reported feeling more 24 (① desire ② despair ③ reluctance) to continue trying after near misses. Excessive recruitment of these reward areas, therefore, may be a risk factor for 25 (① optional ② compulsive ③ prosperous) gambling, Clark says.

IV 次の英文を読んで，以下の設問に答えなさい。

Thoughts literally interfere with hearing. Emotions like anxiety, insecurity, depression, and anger also impair it. Even positive emotions like elation and exuberance interfere with hearing. As the pace of life increases, so does the speed of thought. And so does the intensity of our emotions. When that happens, the chances of patient, thoughtful listening decrease. These days, when I'm talking to kids about their lives, what I hear more often than anything else is that they feel unheard and [26].

We adults are living such fast-paced lives, we're so caught up in our own concerns and insecurities, that many times we don't even hear what our children are trying to tell us. Sure, we may hear the words, but too often we [27] the meaning. One teenager described it as "drive-by parenting."

I know how my own anxiety—dating back to the days when I had so much trouble in school—got in the way of listening to my children. When my daughter struggled in school one year, it pushed all my buttons, reminding [28] of old shame and insecurity. With what I thought was concern for her, I pushed her to study more; we got tutors; and *her* mother and I checked homework even more carefully than usual.

Sure, I was mobilized because of concern. But the anxiety was about my history and not my daughter's future.

I see so many parents push their children relentlessly to achieve, ultimately because the parents are afraid of the future. One adolescent girl said to me, "Why does my mother mistrust me? When I bring home a B on my report card and tell her I did the best I could, she never believes me." But [29] I could have managed my own anxiety so many years ago when my daughter was having trouble with her schoolwork? Maybe then I could have seen it as my daughter's struggle, and not mine. Maybe then I could have been more compassionate. Maybe then I could have had more faith that my kid would be okay.

[26] に入る最も適当な1語を①～⑥より選び，その番号をマークしなさい。

① misunderstand ② understand ③ misunderstood ④ understood
⑤ misunderstanding ⑥ understanding

[27] に入る最も適当な1語を①～⑤より選び，その番号をマークしなさい。

① ask ② miss ③ teach ④ trust ⑤ understand

[28] に入る最も適当な1語を①～⑥より選び，その番号をマークしなさい。

① that ② itself ③ him ④ her ⑤ me ⑥ them

[29] に入る最も適当な語句を①～④より選び，その番号をマークしなさい。

① what if ② is it because ③ is this how ④ how come

V 次の英文を読んで，以下の設問に答えなさい。

Two big questions present themselves as population reemerges from the shadows: Can any feasible downshift in population growth actually put the environment on a more sustainable path? And if so, are there measures that the public and policy makers would support that could actually bring about such a change?

Nature, of course, couldn't care less how many of us there are. What matters to the environment are the sums of human pulls and pushes, the extractions of resources and the injections of wastes. When these exceed key tipping points, nature and its systems can change quickly and dramatically. But the magnitudes of environmental impacts stem not just from our numbers but also from behaviors we learn from our parents and cultures. Broadly speaking, if population is the number of us, then [30] is the way each of us behaves. In this unequal world, the behavior of a dozen people in one place sometimes has more environmental impact [ ] [31] [32] [ ] [ ] hundred somewhere else.

Consider how these principles relate to global warming. The greenhouse gases already released into the atmosphere are likely to bring us quite close to the 3.6 degree F (two degree C) increase from the preindustrial global temperature average that many scientists see as the best-guess threshold of potential climate [33]. Already the earth is experiencing harsher droughts, fiercer storms and higher sea levels. If the scientists are right, these impacts will worsen for decades or centuries. Indeed, even if we ended all emissions tomorrow, additional warming is on the way thanks to the momentum built into the earth's intricate climate system. (The oceans, for example, have yet to come into equilibrium with the extra heat-trapping capacity of the atmosphere. As the oceans continue to warm, so will the land around them.)

Our species' demographic growth since its birth in Africa 200,000 years ago clearly contributed to this crisis. If world population had stayed stable at roughly 300 million people—a number that demographers believe characterized humanity from the birth of Christ to A.D. 1000 and [34]<u>that</u> equals the population of just the U.S. today—there would not be enough of us to have the [35] of relocating the coastlines even if we all drove Hummers. But instead we kept growing our numbers, which are projected to reach 9.1 billion by midcentury.

Humanity's consumption behaviors consequently [記述 A]<u>did and do matter</u>, and in this arena, all people have not been created equal. Greenhouse gas release has been linked overwhelmingly, at least up until recently, to the high-consumption habits of the industrial nations. As a result, in an ethical outrage as big as all outdoors, the coming shifts in climate and sea level will most harm the world's poor, who are least responsible for the atmosphere's [36], and will least harm the wealthy, who bear the biggest responsibility.

(註) demographic: relating to the structure of populations
Hummer: a brand of off-road vehicles

[30], [33], [35], [36] にはそれぞれ互いに異なる 1 語が入る。最も適当な 1 語を①～⑤より選び，その番号をマークしなさい。

① catastrophe ② composition ③ consumption ④ effect ⑤ growth

[ ] [31] [32] [ ] [ ] の意味が通るように下記の語(句)を並べ換えた時に [31], [32] に入るものの番号を，マークしなさい。

① of ② does ③ than ④ that ⑤ a few

[34] <u>that</u> と文法的に同じ用法の that を含む文を①～⑤より選び，その番号をマークしなさい。

① He said something that I thought was interesting.

② It is possible that he will have to return to the hospital.

③ The fact that he is your brother-in-law should not affect your decision.

④ The problem is that no one knows what will happen.

⑤ We were both traveling across Europe, and that's how we first met.

[記述 A] <u>did and do matter</u> を和訳し，その和訳を**記述式解答用紙**に書きなさい。

VI 次の英文を読んで，以下の設問に答えなさい。

When Zoë Hunn was 14, her three closest friends decided to enter a modeling contest in a London department store. The girls tried to convince Hunn to sign up, too. She thought it was a silly idea; looks didn't matter to her, and she had no idea whether she was pretty. She had never paid much attention to her face—it didn't seem to represent who she was.

Though she didn't know it, Hunn was severely [記述 B] <u>face blind</u>. Her father had the same problem. Both just assumed that they were bad with faces, in the same way some people are bad with names. They developed elaborate coping strategies, like focusing on voices and searching for clues in a conversation. Inevitably, they embarrassed themselves.

Since all her friends were entering the contest, Hunn decided to go along. To her surprise, she ended up winning the top prize: an offer from a modeling agency. In 2002, she was signed by Models 1 in London, the same agency that represents Stephanie Seymour and Linda Evangelista. She appeared in *Vogue* and *Elle* and in fashion ads across Europe, earning as much as $1,500 a day. But she could never spot herself in any of the photos. She might recognize the clothes and deduce her [37] in the picture, but she was never sure.

Hunn decided to see a doctor. She explained to him that she was a rapidly rising [38]—this should be the time of her life. [39] She was completely unable to appreciate her beauty, which had now become the centerpiece of her young life. When she should have been going out to parties and having fun, she chose to stay home. "Everyone looks the [記述 C]," she told the doctor, "so it's hard to connect emotionally with anyone." The doctor checked her eyes, made sure she didn't have a tumor, and then recommended counseling for [40].

In the summer of 2003, she traveled to Edinburgh, Scotland, for the annual theater festival. On the third night, she saw a performer who was unusually memorable. He was a tall mime with white hair and vivid black eyebrows. She stared at him. He was the first person she felt she'd ever really seen.

Later that night, the unimaginable happened: Hunn recognized him in a bar. It was like being thrown a lifeline. She mustered the courage to introduce herself and told him that his performance made her laugh. He smiled and thanked her. She learned his name was Mick, and that was all she needed. She was in love. It didn't matter that he was a 38-year-old mime trying to make ends meet. She could *see* him.

Mick, for his part, was captivated not by her beauty but by the way she watched him as if her whole world depended on the [41] of him. It was a performer's dream, and Mick melted in the intensity of it.

[37], [38], [40], [41] にはそれぞれ互いに異なる１語が入る。最も適当な１語を①～⑤より選び，その番号をマークしなさい。

① model　② sight　③ shyness　④ presence　⑤ blindness

[39] に入る最も適当な文を①～④より選び，その番号をマークしなさい。

① It wasn't.　② It was.　③ It did.　④ It didn't.

[記述 B] <u>face blind</u> が指す事柄を，１５字以内（句読点を含む）の日本語で，**記述式解答用紙**に書きなさい。

[記述 C] に入る最も適当な１語を本文中より抜き出し，**記述式解答用紙**に書きなさい。

VII 各組の２箇所の（　　）に共通する１語を，**記述式解答用紙**に書きなさい。

記述 D　a.　Can you (　　　　) three famous players in New York Yankees?

b.　He wrote a novel under the (　　　　) of Dan.

記述 E　a.　The bus (　　　　) around the corner is probably the most convenient.

b.　If you should see Mr. Jones, please ask him to (　　　　) by my office.

記述 F　a.　The station had roses growing at each (　　　　) of the platform.

b.　Now the government is trying another policy designed to achieve the same (　　　　).

VIII 英文が和文の意味を表わすように下記の語(句)を並べ換えた時に 42 ～ 50 に入るものの番号を，マークしなさい。

彼は，自分が日々手助けをしている子供達の微笑む表情を見つめた。

He looked at the [42] [　　] of [　　] [43] [　　] [44] every day.

① children　② he　③ the　④ faces　⑤ helped　⑥ smiling

事が自分の思うように行かないとき，人は怒り，大きな声を出すのである。

When things [　　] [　　] [45] [　　] [46] [　　] [47], you rage and you cry.

① the way　② you　③ don't　④ want　⑤ to　⑥ go　⑦ them

その羽毛は，彼女にはほんの微かにしか感じられない隙間風にも動いた。

The down moved in a draft [　　] [　　] [48] [　　] [49] [　　] [　　] [50].

① feel　② air　③ of　④ for　⑤ slight　⑥ to　⑦ too　⑧ her

数 学

問題 22 年度

I. 次の問いに答えよ。

1) $\left(x^2+\dfrac{2}{x}-1\right)^7$ の展開式における x^3 の係数を求めよ。ただし,「$(a+b+c)^n$ の展開式における $a^pb^qc^r$ の係数は $\dfrac{n!}{p!q!r!}$ (ただし, $p+q+r=n$)である」ことは, 証明なしに用いてよい。

2) 座標平面上の 4 点 O (0, 0), A (1, 0), B (1, 1), C (0, 1) を頂点とする四角形 OABC の面積を, 放物線 $y=ax^2$ が 2 等分するとき, a の値を求めよ。

II. △ABC において, AB=4, AC=5, $\overrightarrow{AC}\cdot\overrightarrow{BC}=29$ であるとき, 次の問いに答えよ。

1) $|\overrightarrow{AB}-\overrightarrow{AC}|$ を求めよ。

2) 平面上の点 P が, 不等式 $|\overrightarrow{PA}+\overrightarrow{PB}+\overrightarrow{PC}|\leqq a$ (a は正の定数) を満たしている。点 P の動きうる範囲を D とするとき, △ABC が D に含まれるような定数 a の値の範囲を定めよ。

III. 1 辺の長さが 1 の正方形を 9 つの正方形に等分し，中央の正方形を塗りつぶす。これを 1 回目の操作とする。2回目以降の操作では，残りの正方形をそれぞれ 9 つの正方形に等分し，それぞれの中央の正方形を塗りつぶす。このとき，次の問いに答えよ。

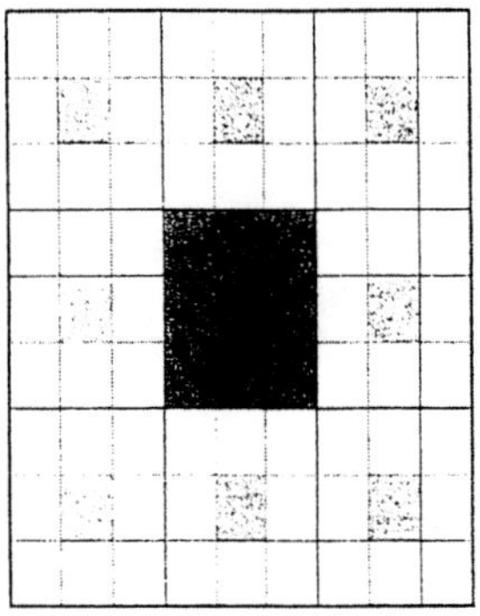

■ 1回目　　2回目

1)　n 回目の操作で塗りつぶす部分の面積を求めよ。

2)　n 回目までの操作で塗りつぶした部分の面積を求めよ。

3)　2) で求めた面積が 0.99 以上になるのは，何回目の操作を行った後か。ただし，$\log_{10}2 = 0.3010$, $\log_{10}3 = 0.4771$ とする。

IV. 箱に 2 個の赤玉と何個かの白玉が入っている。この箱から A, B 2 人が，交互に玉を 1 個ずつ取り出す。ただし，取り出した玉は箱に返さない。赤玉を 2 個取り出した者を勝ちとし，A, B が赤玉を 1 個ずつ取り出した場合は引き分けとする。このとき，次の問いに答えよ。

1)　白玉が 3 個のとき，引き分けとなる確率を求めよ。

2)　白玉の個数に関係なく，引き分けとなる確率は常に $\dfrac{1}{2}$ より大きいことを証明せよ。

物 理

問題 22年度

物理 問題 I

原点Oを中心として，半径がa以下の領域と半径が$2a$以上$3a$以下の領域はあらく，それ以外はなめらかな水平面に対して，図のようにx軸とy軸をとる。この水平面上で，いずれも質量がm，あらい面との動摩擦係数がμ'の物体A，B，Cの運動について考える。衝突の時間は非常に短く，衝突の間の重力の影響および衝突後の物体の回転は無視できる。重力加速度をgとして，次の問いに答えよ。

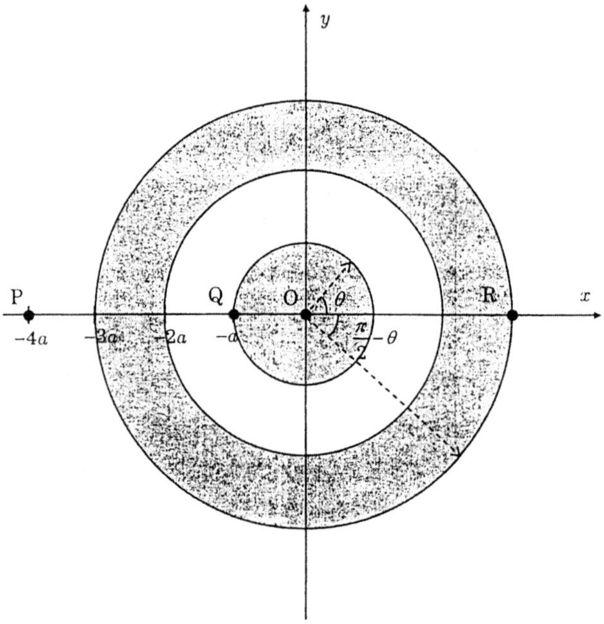

問1．点P（$-4a$，0）からx軸上に沿って物体Aをある初速度ですべらせたところ，原点Oで静止した。

（1）あらい水平面上で運動中の物体Aの加速度の大きさを求めよ。

（2）静止するまでに物体Aが失ったエネルギーを求めよ。

（3）物体Aの初速度の大きさを求めよ。

問2．物体Aをある初速度で点Pからx軸に沿ってすべらせ，点Q（$-a$，0）で静止している物体Bに衝突させた。衝突後，物体A，Bはx軸上を運動し，物体Aは原点Oで静止した。物体AとBのはねかえり係数（反発係数）をe（$0<e<1$）とする。

（1）衝突直後の物体A，Bの速さを求めよ。

（2）衝突後，物体Bが点R（$3a$，0）で静止するには，はねかえり係数がいくらであればよいか。

問3．物体Aをある初速度で$+x$方向に向けてx軸に平行にすべらせ，原点Oで静止している物体Cに衝突させた。衝突後，物体Aはx軸に対して$+y$方向にθ〔rad〕（$0<\theta<\frac{\pi}{2}$）の向きに運動し，物体Cはx軸に対して$-y$方向に（$\frac{\pi}{2}-\theta$）〔rad〕の向きに運動した。このときの衝突は弾性衝突であり，衝突直前の物体Aの速さをv_0とする。

（1）衝突直後の物体A，Cの速さをv_0，θを用いて表せ。

（2）衝突の際に物体Aが受けた力積の大きさをm，v_0，θを用いて表せ。

（3）衝突後，物体Aは原点Oからの距離がaの位置で静止し，物体Cは原点Oからの距離が$3a$の位置で静止した。この場合の角度θについて，$\tan\theta$の値を求めよ。

物理 問題 II

管の中の気柱の振動について考える。気温がt_0のときの音速をV_0とし，気温がt_0からΔtだけ変化したときの音速Vを$V=V_0+\alpha\Delta t$（$\alpha>0$）とする。次の問いに答えよ。

問1．長さ L の閉管 A の開口部に，振動数を変えられる発振器につないだスピーカーを図 1 のように設置する。

（1）気温が t_0 のとき，スピーカーの出す音の振動数を 0 から徐々に大きくしたところ，ある振動数 f_1 で最初の共鳴が起こった。f_1 を求めよ。

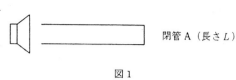

図 1

（2）1 回目の共鳴が起こった f_1 からさらに振動数を大きくしていくと，ひきつづき共鳴が起こる振動数が観測された。m 回目（$m=1,\ 2,\ 3,\ \cdots$）の共鳴が起こったときの管内の音波の波長を m，L，V_0 の中から必要なものを用いて表せ。

（3）気温が t_0 から Δt だけ上昇したときに，振動数 f_1 では共鳴しなくなった。そこで振動数を f_1 から徐々に大きくしたところ，再び共鳴が起こった。温度を上げてから最初に共鳴が起こった振動数 f_2 を α，L，Δt，V_0 の中から必要なものを用いて表せ。

（4）発振器とスピーカーを 2 組用意し，振動数 f_1 と f_2 を同時に発生させるとうなりを生じた。うなりの周期を α，L，Δt，V_0 の中から必要なものを用いて表せ。

次に閉管 A に加えて，長さ $\frac{6}{5}L$ の閉管 B と長さ $\frac{4}{3}L$ の開管 C を用意する。気温を t_0 にして，3 本の管と発振器につないだスピーカーを図 2 のように設置する。

問2．発振器の振動数を 0 から徐々に大きくしていくと，ある振動数で最初の共鳴が起こった。

（1）最初に共鳴が起こった管の記号を答えよ。

（2）最初に共鳴が起こった振動数を L，V_0 を用いて表せ。

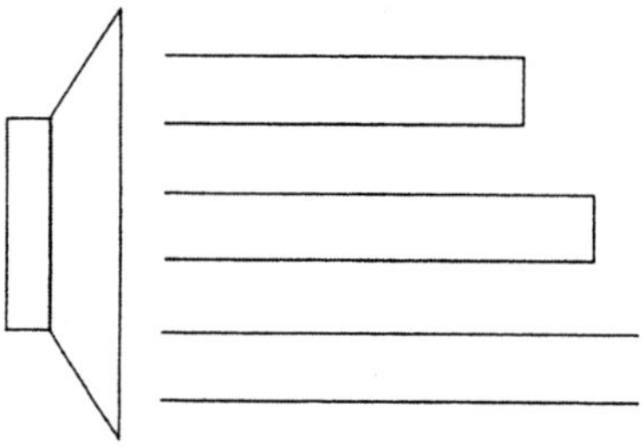

図 2

問3．発振器の振動数をさらに大きくしていくと，ある振動数で最初に 2 本の管の共鳴が同時に起こった。

（1）最初に同時に共鳴が起こった 2 本の管の記号を答えよ。

（2）最初に同時に共鳴が起こった振動数を L，V_0 を用いて表せ。

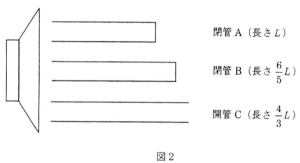

問4．振動数をさらに大きくしていくと，閉管 B の 4 回目の共鳴が起こった。この振動数で発振器の出力を固定し，気温を t_0 から徐々に下げていくと，ある温度で最初に別の管の共鳴が起こった。

（1）閉管 B の 4 回目の共鳴が起こった振動数を L，V_0 を用いて表せ。

（2）最初に共鳴が起こった管の記号を答えよ。

（3）最初に別の管の共鳴が起こった気温を α，L，t_0，V_0 の中から必要なものを用いて表せ。

物理　問題　Ⅲ

図のように，水平面から角度 θ だけ傾いた斜面があり，斜面に垂直上向きに磁束密度の大きさが B の一様な磁場（磁界）がかかっている。斜面上で水平方向右向きに x 軸，斜面の最大傾斜の方向上向きに y 軸をとる。斜面上には y 軸に平行に 2 本の導体棒があり，導体棒の間隔は l である。2 本の導体棒の間には，x 軸に平行に 2 本の金属棒が最初は固定して置かれており，上の金属棒を P，下の金属棒を Q とする。2 本の金属棒は，それぞれ導体棒と接触して水平を保ちながら移動できるようになっている。金属棒 P の質量を m，金属棒 P と Q の電気抵抗の大きさをいずれも R とし，重力加速度を g とする。導体棒は十分長いものとし，金属棒のすべての摩擦，導体棒の電気抵抗および電流により発生する磁場は無視できるものとする。

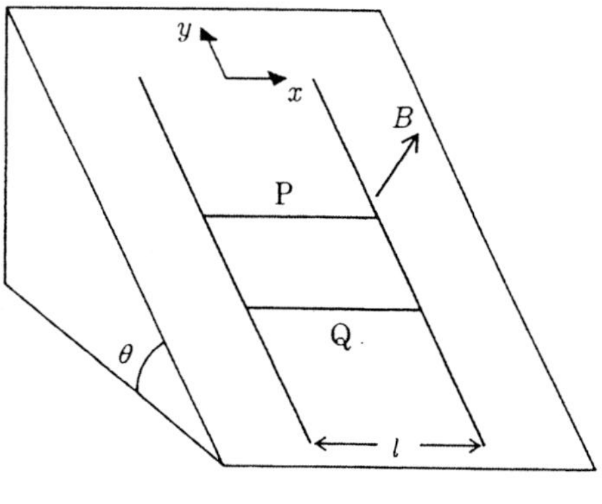

金属棒 P の固定をはずし，金属棒 P の中心部分に一定の外力を$+y$ 方向に加え続けたところ，時間が経過した後，金属棒 P は$+y$ 方向に一定の速さ v で動いた。この状態で，金属棒 Q の固定を静かにはずしたところ，金属棒 Q は静止したままであった。

問 1．金属棒 P，Q と平行な導体棒で囲まれる部分を横切る磁束は，時間がΔt 経過する間にどれだけ変化するか。磁束の変化の大きさを求めよ。

問 2．金属棒 P，Q と平行な導体棒でできる回路には電流が流れる。この回路を流れる電流の大きさを求めよ。

問 3．金属棒 P が磁場から受ける力の大きさを求めよ。

問 4．金属棒 P に加えている外力の大きさを求めよ。

問 5．金属棒 P に加えている外力のする仕事率を求めよ。

問 6．金属棒 P に働く重力のする仕事率を求めよ。

問 7．金属棒 Q の質量を求めよ。

次に，金属棒 P と Q が固定された最初の状態から，金属棒 Q の固定を静かにはずしたところ，金属棒 Q は動き始め，時間が経過した後，金属棒 Q の速さは一定になった。

問 8．金属棒 Q の速さを求めよ。

問 9．金属棒 Q で単位時間に発生するジュール熱を求めよ。

化 学

問題　　　22 年度

【注意】化学　問題　Ⅰ～Ⅳに解答するに当たって，必要があれば次の値を用いよ。
原子量：H = 1.0，C = 12.0，O = 16.0，N = 14.0，S = 32.1，Cu = 63.6
ファラデー定数：$F = 9.65 \times 10^4$ C/mol
1 mol の理想気体の体積：22.4 L（0℃，1.013×10^5 Pa）

化学　問題　Ⅰ

次の文章を読み，問 1 ～問 8 に答えよ。ただし，電気分解において回路に流れた電気量はすべて化学反応に使われたものとする。

電気分解装置では，直流電源の負極と接続した電極を（　①　）極，正極と接続した電極を（　②　）極という。（　①　）極では，外部電源から電子が流れ込み，（　③　）反応が起こる。一方，（　②　）極からは，（　④　）反応によって生じた電子が外部電源の正極へ流れ出す。

図のような装置を用いて，0.400 mol/L の硫酸銅(Ⅱ)水溶液 1.00 L を入れた電解槽Ⅰ，Ⅱを鉛蓄電池及び電流計と直列に接続し，1.00 A の一定の電流で電気分解を行った。電解槽Ⅰは白金電極を浸したもの，電解槽Ⅱは銅電極を浸したものである。電気分解の結果，電解槽Ⅰの電極Ⓐから気体が発生した。この気体の標準状態（0℃，1.013×10^5 Pa）での体積は 672 mL であった。

電源として用いた鉛蓄電池は，電解液である希硫酸に，鉛と酸化鉛(Ⅳ)を電極として浸したものである。両極を導線で接続したとき，電極上ではそれぞれ次のような反応が起こる。

（正極）〔　⑤　〕+ $4H^+$ +〔　⑥　〕+ $2e^-$ →〔　⑦　〕+ 2〔　⑧　〕
（負極）〔　⑨　〕+〔　⑥　〕→〔　⑦　〕+ $2e^-$

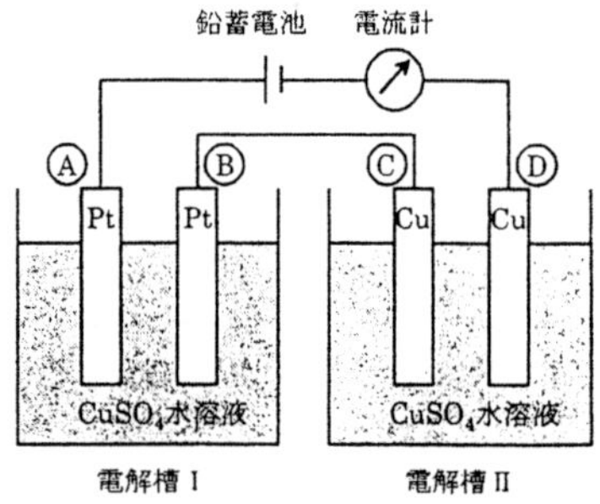

問 1．（　①　）～（　④　）に当てはまる適当な語句を記せ。

問 2．〔　⑤　〕～〔　⑨　〕に当てはまる適当な化学式を記せ。

問 3．電解槽Ⅰの電極Ⓐで起こる変化を電子 e^- を含むイオン反応式で表せ。

問 4．電解槽Ⅱの電極Ⓒで起こる変化を電子 e^- を含むイオン反応式で表せ。

問 5．回路に流れた電気量は何 C か。有効数字 3 桁で答えよ。ただし，発生する気体は水溶液に溶解せず，理想気体として取り扱えるものとする。

問 6．電解槽Ⅱの電極Ⓓに析出する物質の名称を記せ。また，その質量は何 g か。有効数字 3 桁で答えよ。

問 7．電気分解終了後の電解槽内の硫酸銅(Ⅱ)水溶液について，次の (1)，(2) は，電気分解開始前の濃度と比べてどのように変化するか。(ア) ～ (ウ) のうちから正しいものを選び，記号で答えよ。ただし，電解槽内の水溶液の体積は電気分解の前後で変化しないものとする。

(1) 電解槽Ⅰの水溶液中の水素イオン濃度 $[H^+]$ は〔 (ア) 高くなる。(イ) 低くなる。(ウ) 変化しない。〕

(2) 電解槽Ⅱの水溶液中の銅(Ⅱ)イオン濃度 $[Cu^{2+}]$ は〔 (ア) 高くなる。(イ) 低くなる。(ウ) 変化しない。〕

問 8．電気分解開始前の鉛蓄電池の中に，質量パーセント濃度 32.0% の希硫酸 0.490 kg が入っていた。電気分解終了後の鉛蓄電池について，次の (1)，(2) に答えよ。

(1) 電解液中の硫酸の物質量は電気分解開始前に比べて何 mol 変化するか。増加であれば＋を，減少であれば－を付けて，有効数字 3 桁で答えよ。

(2) 希硫酸の質量パーセント濃度は何%になるか。有効数字 3 桁で答えよ。ただし，電解液中の水の電気分解や水の蒸発は起こらないものとする。

化学 問題 II

次の文章を読み，問１～問７に答えよ。

Ⓐ，Ⓑ，Ⓒ，Ⓓおよびⓔの５種類の単体金属の板がある。Ⓐ～Ⓔのうち１つは遷移元素であり，他の４つは典型元素である。これらに対して化学的性質を調べたところ，次の表のような結果が得られた。なお，金属板の表面はよく磨いてから実験を行った。

金属	水との反応	濃硝酸との反応	希硫酸との反応	希塩酸との反応	水酸化ナトリウム水溶液との反応
Ⓐ	常温では反応しなかったが，熱水とは反応し，気体ⓐを発生した。溶液は白濁した。	気体を発生して溶解した。	気体を発生して溶解した。	気体を発生して溶解した。	常温では反応しなかったが，熱した水溶液とは反応し，気体を発生した。溶液は白濁した。
Ⓑ	溶解しなかった。	溶解しなかった。	気体を発生して溶解した。	気体を発生して溶解した。	気体ⓑを発生して溶解した。
Ⓒ	溶解しなかった。	気体ⓒを発生して溶解した。	溶解しなかった。	溶解しなかった。	溶解しなかった。
Ⓓ	溶解しなかった。	気体を発生して溶解した。	ほとんど溶解しなかった。	ほとんど溶解しなかった。	気体を発生して溶解した。
Ⓔ	溶解しなかった。	気体を発生して溶解した。	気体を発生して溶解した。	気体を発生して溶解した。	気体を発生して溶解した。

さらに実験を追加し，次のような結果を得た。

（ｉ）Ⓒを希硝酸と反応させたところ，気体を発生して溶解した。この溶液に水酸化ナトリウム水溶液を加えていったところ，褐色の沈殿が生成したので，ろ過して沈殿と上澄み液とに分けた。（ⅱ）沈殿にアンモニア水を加えたところ，沈殿は溶解し，無色の水溶液が得られた。

以上の結果から，Ⓐ～Ⓔの元素が何であるかを知ることができた。また，次の［１］～［３］が分かった。

［１］Ⓑが希塩酸，希硫酸に溶解したにもかかわらず，濃硝酸に溶解しなかったのはⒷが（ ① ）となったためである。

［２］Ⓔの同族元素である単体（ ② ）は常温・常圧で液体である。

［３］金属結晶の原子の配列構造は以下の図１，図２，図３が代表的なものである。Ⓐ～Ⓔの金属の結晶構造は，図１に示した構造のものはなく，Ⓑ，Ⓒ，Ⓓは図２に示した構造であり，Ⓐ，Ⓔは図３に示した構造である。

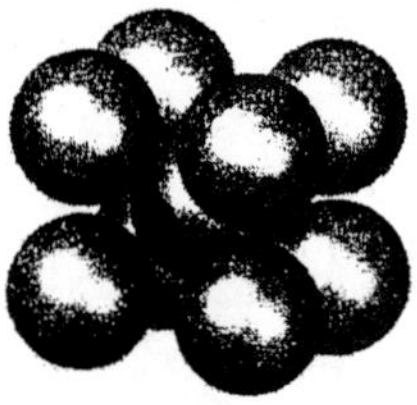
図１

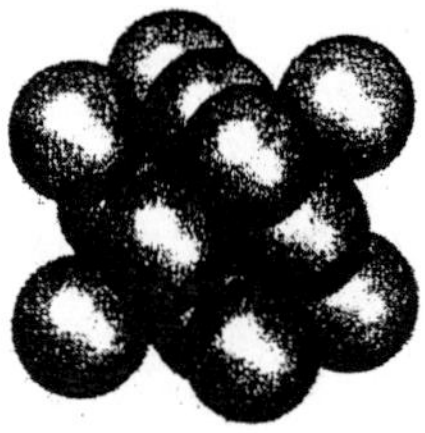
図２

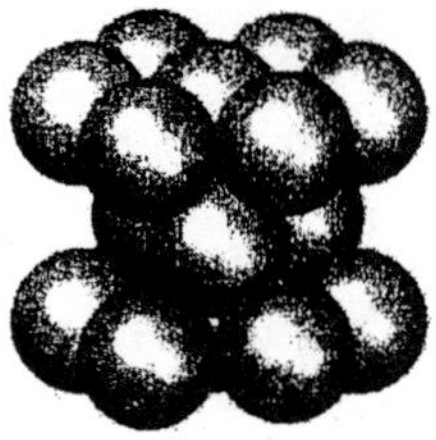
図３

問１．気体ⓐ～ⓒを化学式で記せ。

問２．Ⓐ～Ⓔを元素記号で記せ。なお，元素記号を重複して記入してはならない。

問３．（ ① ）に当てはまる適当な語句を記せ。

問４．下線部（ｉ）で起こっている反応を化学反応式で表せ。

問５．下線部（ⅱ）で起こっている反応をイオン反応式で表せ。

問６．（ ② ）に当てはまる適当な化学式を記せ。

問７．図１，図２，図３の金属結晶の構造の名称を記せ。なお，名称を重複して記入してはならない。

化学　問題　Ⅲ

炭素，水素および酸素からなる中性の化合物Ⓐに関する［1］～［3］の文章を読み，問1～問9に答えよ。

［1］化合物Ⓐを水酸化ナトリウム水溶液に加えて加熱を行い，十分に反応させた。その後，反応液を分液漏斗に移し，エーテルを加えてよく振り混ぜた。静置後，エーテル層と水層をぞれぞれ分けて取り出した。

［2］エーテル層からエーテルを除去すると，化合物Ⓑが得られた。Ⓑに関して次の（i）～（iv）が明らかになった。

（i）分子式は，$C_5H_{12}O$ であった。

（ii）金属ナトリウムと反応して，水素が発生した。

（iii）ヨウ素ヨウ化カリウム水溶液中で加熱後，水酸化ナトリウム水溶液を加えると，特有のにおいをもつ黄色結晶が生じた。

（iv）濃硫酸中で加熱すると，直鎖状のアルケンが生じた。

［3］水層に濃塩酸を加えて酸性にすると，白色結晶の化合物Ⓒが得られた。Ⓒに関して次の（v）～（ix）が明らかになった。

（v）構成元素の質量組成は，炭素 57.8%，水素 3.6%，酸素 38.6%であり，分子量は 166 であった。

（vi）温水に溶かすと，その水溶液は酸性を示した。

（vii）0.332 g のⒸを水に溶かし，0.100 mol/L の水酸化ナトリウム水溶液で中和したところ，40.0 mL を要した。

（viii）臭素水に加えても反応はみられず，その水溶液が脱色されることはなかった。

（ix）加熱すると，分子内脱水が起こり化合物Ⓓに変化した。

問1．分子式 $C_5H_{12}O$ で表される化合物には，いくつかの構造異性体が存在する。そのうち次の（1），（2）に当てはまるものはそれぞれ何種類考えられるか。数字で答えよ。

（1）金属ナトリウムと反応して，水素を発生するもの。

（2）ヨウ素ヨウ化カリウム水溶液中で加熱後，水酸化ナトリウム水溶液を加えると，特有のにおいをもつ黄色結晶を生じるもの。

問2．（iii）の下線部で示される，特有のにおいをもつ黄色結晶とは何か。その化合物の名称と化学式を記せ。

問3．Ⓑの名称および構造式を記入例にならって記せ。

問4．Ⓒの組成式を記せ。

問5．Ⓒの分子式を記せ。

問6．Ⓒの構造式を記入例にならって記せ。

問7．Ⓓの構造式を記入例にならって記せ。

問8．Ⓐの構造式を記入例にならって記せ。

問9．Ⓐの分子中に不斉炭素原子は何個存在するか。数字で答えよ。

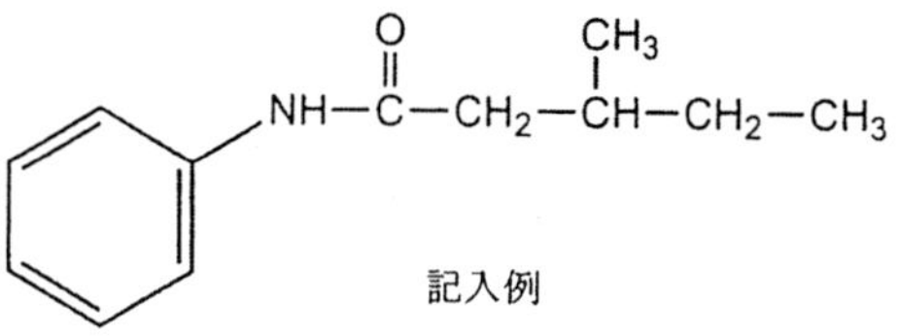

記入例

化学　問題　Ⅳ

次の文章を読み，問1～問7に答えよ。

1 個のアミノ酸のカルボキシ基と，別のアミノ酸のアミノ基とから（ ① ）してできた化合物をペプチドという。分子量が 307 の鎖状トリペプチド P を部分的に加水分解したところ，ジペプチド P1 とジペプチド P2 が生じた。さらに加水分解を続けると，最終的に等しい物質量のアミノ酸 X，Y および Z が生じた。ジペプチド P1，P2 それぞれの水溶液に水酸化ナトリウムを加えて加熱したのち，酢酸鉛(Ⅱ)水溶液を加えたところ，いずれも黒色沈殿を生じた。アミノ酸 X は分子内に不斉炭素原子をもたず，アミノ酸 Y および Z は分子内に不斉炭素原子を 1 個もっている。

アミノ酸 X は，水溶液中では陽イオン A^+，（ ② ）イオン B，あるいは陰イオン C^- で存在し，次のような電離平衡状態にある。

$$A^+ \rightleftarrows B + H^+ \text{ ----- } (1)$$

$$B \rightleftarrows C^- + H^+ \text{ ----- } (2)$$

(1) 式, (2) 式の電離定数をそれぞれ K_1, K_2 とするとき, それらの値は $K_1 = 10^{-2.4}$ (mol/L), $K_2 = 10^{-9.6}$ (mol/L) で与えられる。

A^+, B および C^- の電荷が全体として 0 になるときの pH を (③) といい, アミノ酸の種類により異なる値を示す。アミノ酸 Y の (③) は, 3.2 であった。アミノ酸 X, Y および Z について, pH 5.0 の緩衝溶液に浸したろ紙上で電気泳動を行ったところ, アミノ酸 Y のみ (④) 極側に移動した。

アミノ酸 Y 44.1 mg に無水酢酸を作用させたところ, アセチル化された化合物が 56.7 mg 生成した。

表 アミノ酸の名称, 略号および側鎖

名称	略号	側鎖 (−R)
アスパラギン酸	Asp	$-CH_2COOH$
アルギニン	Arg	$-(CH_2)_3NHC(=NH)NH_2$
グルタミン酸	Glu	$-(CH_2)_2COOH$
システイン	Cys	$-CH_2SH$
セリン	Ser	$-CH_2OH$
チロシン	Tyr	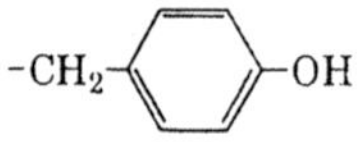
フェニルアラニン	Phe	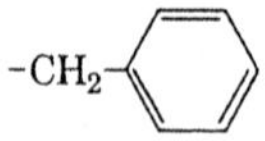
メチオニン	Met	$-(CH_2)_2SCH_3$
リシン	Lys	$-(CH_2)_4NH_2$
ロイシン	Leu	$-CH_2CH(CH_3)_2$

* アミノ酸は一般式 $H_2N-\underset{|}{\overset{R}{C}}H-COOH$ で表され, 側鎖 (−R) の違いによってそれぞれ固有の名称がつけられている。

問1. (①) ~ (④) に当てはまる適当な語句を記せ。

問2. アミノ酸 X の名称および分子式を記せ。

問3. アミノ酸 Y および Z は何か。表中から選び, 略号で記せ。

問4. アミノ酸 Z は, 容易に酸化されて 2 分子が結合した化合物になる。そのとき形成される結合の名称を記せ。

問5. トリペプチド P の分子式を記せ。

問6. アミノ酸 X の水溶液において, B の濃度が C^- の濃度の 100 倍であるときの pH を求め, 有効数字 2 桁で答えよ。

問7. トリペプチド P, ジペプチド P1 およびジペプチド P2 の中で, 次の (a) ~ (c) の反応を示すものには○を, 反応を示さないものには×を解答欄に記せ。

(a) 水酸化ナトリウム水溶液を加えて塩基性にしたのち, 少量の硫酸銅(Ⅱ)水溶液を加えると赤紫色を示す。

(b) 水酸化ナトリウムを加えて加熱すると気体が発生する。この気体に濃塩酸をつけたガラス棒を近づけると白煙を生じる。

(c) 濃硝酸を加えて加熱すると黄色になる。さらに, アンモニア水を加えて塩基性にすると橙黄色になる。

生 物

問題 22 年度

生物 問題 I

動物の体を構成している細胞の多くは生体外で培養することができる。培養した細胞は培養液中で生体内にある時と同じように増殖して組織を再構築することができる。ニワトリ胚から，ある上皮組織を取り出し，トリプシン処理により個々の細胞にばらばらにして，直径３cm の培養皿にまいて３７℃で初代培養を行ったところ，すべての細胞が活発に分裂して細胞数を増やし，やがて培養皿の底が細胞でおおわれ，すき間がなくなると細胞は分裂を停止した。この時の細胞の状態は生体内の上皮組織とよく似ており，培養皿当たりの細胞数は約 320 万個であった。これらの細胞をトリプシン処理により，再びばらばらにして，約 50,000 個の細胞を直径３cm の培養皿にまいて３７℃で継代培養を行ったところ，すべての細胞が活発に分裂して初代培養の時と同じように，培養皿の底が細胞で埋め尽くされ，すき間がなくなると細胞は分裂を停止した。右の図は継代培養における増殖曲線であり，縦軸は培養皿当たりの細胞数を，横軸は培養日数を示している。以下の各問に答えよ。

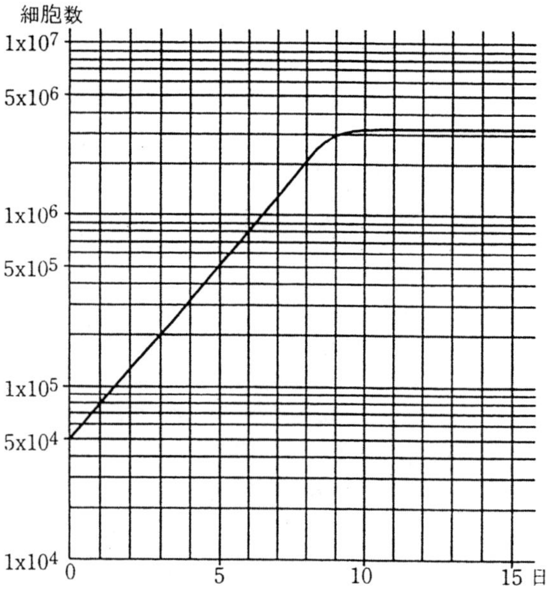

問１．動物の細胞を培養するには無機塩類以外にもいろいろな成分を培養液に加えなければならない。次の（ａ）～（ｌ）のうち，必ず加えなければならない成分を３つ選び，記号で答えよ。

（ａ）クエン酸　（ｂ）グルコース　（ｃ）乳酸　（ｄ）グリコーゲン　（ｅ）アミノ酸　（ｆ）ＡＤＰ
（ｇ）脂肪酸　（ｈ）ヌクレオチド　（ｉ）ＡＴＰ　（ｊ）活性酢酸　（ｋ）ビタミン　（ｌ）デンプン

問２．動物の上皮組織では細胞同士が互いに接着している。細胞を培養するときには組織をばらばらにすることが多く，この操作は解離と呼ばれている。組織の解離にはタンパク質を分解する消化酵素のトリプシンがよく使われるが，同じタンパク質分解酵素であるペプシンを使うことはない。組織の解離にペプシンを使わない理由を述べよ。

問３．この場合のように細胞を培養する時は大きな組織片のままではなく，組織を解離してから培養することが多い。細胞を培養する前に組織を解離するのはなぜか。主な理由を次の（ア）～（ク）より２つ選び記号で答えよ。

（ア）大きな組織片のまま培養すると，組織片が沈んでしまい浮遊状態で培養できないから
（イ）大きな組織片のまま培養すると，細胞が組織片の中を自由に動きまわれないから
（ウ）大きな組織片のまま培養すると，組織片から細胞が遊走することができないから
（エ）大きな組織片のまま培養すると，分裂する細胞と分裂しない細胞ができてしまうから
（オ）大きな組織片のまま培養すると，細胞が折り重なって重層化してしまうから
（カ）大きな組織片のまま培養すると，重さで下層の細胞が押しつぶされてしまうから
（キ）大きな組織片のまま培養すると，酸素や栄養素の不足する細胞ができるから
（ク）大きな組織片のまま培養すると，組織片が揺れて培養皿の底に接着できないから

問4．図から判断して，この細胞の細胞周期（増殖周期）は何時間か。次の（ア）～（オ）より１つ選び，記号で答えよ。

（ア）１２時間　（イ）２４時間　（ウ）３６時間　（エ）４８時間　（オ）６０時間

問5．図の培養で用いたのと同じ直径３cmの培養皿に，２倍の細胞数（約100,000個）をまいて継代培養を始めると，どのような増殖曲線になるか。予想される増殖曲線を解答欄のグラフ用紙に実線（ ———————— ）で描け。

問6．図の培養で用いたよりも小型の直径1.5 cmの培養皿に，この細胞を約25,000個まいて継代培養を始めると，どのような増殖曲線になるか。予想される増殖曲線を解答欄のグラフ用紙に点線（ - - - - - - - - ）で描け。

問7．図の培養１２日目における細胞の状態として正しいと思われるものはどれか。次の（ア）～（ケ）より２つ選び，記号で答えよ。

（ア）一度，分裂を停止した細胞はどのような処理を施しても二度と分裂することはない
（イ）死んで失われていく細胞と，分裂により新たに供給される細胞が均衡を保っている
（ウ）細胞は核を失っているので二度と分裂することはないが，上皮組織は維持される
（エ）一時的に分裂を停止しているが，トリプシンを用いて解離してやればまた分裂する
（オ）細胞はＤＮＡの複製を終えて，いつでも分裂に入れる状態で次の分裂に備えている
（カ）細胞数の増加に伴って栄養分が不足するため，細胞は生きているが分裂はしない
（キ）上皮組織の細胞は，細胞どうしは接着できるが，培養皿に接着することはできない
（ク）細胞と細胞を接着している細胞間結合はタンパク質性の分子により構成されている
（ケ）細胞と細胞が融合してシート状になっているために，トリプシンでは解離できない

問8．図の培養５日目に1,000個の細胞を調べたところ，前期の細胞が２４個，中期の細胞が７個，後期の細胞が５個，終期の細胞が２７個で，それ以外は間期の細胞であった。また，放射性同位元素^{3}H（トリチウム）で標識したチミジン（ＤＮＡの構成成分の１つ）を培養液に加えて短時間培養し，直ちに細胞を固定して標識された細胞の数を調べたところ，１７％の細胞に標識が見られた。次の（１）と（２）に答えよ。

（１）この細胞がＤＮＡの複製に要する時間は何時間か。答えは四捨五入により小数第一位まで求めよ。

（２）この細胞が細胞分裂に要する時間は何時間か。答えは四捨五入により小数第一位まで求めよ。

生物　問題　Ⅱ

同化と異化に関する次の【Ａ】と【Ｂ】に答えよ。

【Ａ】　緑色植物は光エネルギーを利用して光合成を行い，水と二酸化炭素から有機物を合成している。一方，動物と同じように呼吸を行い，有機物を分解して生命活動に必要なエネルギーを得ている。ある植物を密閉した透明な容器に入れ，光合成速度と温度の関係，呼吸速度と温度の関係を調べたところ，右の図に示すような結果が得られた。光合成速度は一定の光の強さのもとで二酸化炭素の吸収量から求めた。一方，呼吸速度は暗黒中で二酸化炭素の放出量から求めた。図の横軸は実験温度を，縦軸は光合成速度および呼吸速度を表している。ただし，この方法で求められる光合成速度は見かけの光合成速度であり，真の光合成速度ではない。以下の各問に答えよ。なお，原子量はＣ＝１２，Ｈ＝１，Ｏ＝１６とし，答えは小数点以下を四捨五入せよ。

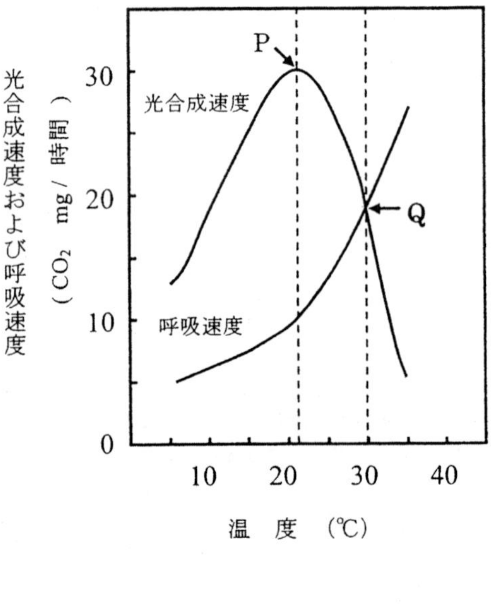

問1．（A）光合成による二酸化炭素の吸収に直接関わっている反応系と，その反応が進行する部位を，（a）～（l）より3つ選び記号で答えよ。また，（B）呼吸による二酸化炭素の放出に直接関わっている反応系と，その反応が進行する部位を，（a）～（l）より3つ選び記号で答えよ。

（a）クエン酸回路	（b）解糖系	（c）電子伝達系	（d）カルビン・ベンソン回路
（e）光化学反応	（f）葉緑体	（g）ミトコンドリア	（h）ストロマ
（i）チラコイド	（j）クリステ	（k）マトリックス	（l）細胞質基質

問2．この植物に一定の強さの光を照射して実験を行った。次の（ア）～（ク）から正しいと思うものをすべて選び出し，記号で答えよ。

（ア）真の光合成速度が最大になるのは図のP点の温度である
（イ）図のQ点の温度では，真の光合成速度と呼吸速度が等しい
（ウ）ある温度以上になると真の光合成速度は一定になる
（エ）図のQ点の温度では，この植物の重量はほとんど変化しない
（オ）この植物は温度が高いほど真の光合成速度が大きくなる
（カ）この植物は図のQ点よりもP点の温度の方がよく成長する
（キ）真の光合成速度は図のP点とQ点の間の温度で最大になる
（ク）図のQ点の温度以下では，この植物の重量は徐々に減少する

問3．見かけの光合成速度（X），真の光合成速度（Y），呼吸速度（Z）の関係をX，Y，Zを使って示せ。

問4．図のP点の温度でこの植物に光を照射すると，1時間あたり何 mg のグルコースが増加するか。

問5．この植物を図のP点の温度に保ち，12時間の明期と12時間の暗期のもとにおくと，この24時間に増加するグルコースの量は何 mg になるか。

【B】 3種類の培養液（培養液①～培養液③）に6種類の微生物（A～F）を別々に入れて，それぞれ異なる条件下で培養したところ，下の1～5の実験結果が得られた。ただし，培養液①と②には窒素源として無機塩類の硫酸アンモニウムが含まれている。

培養液①：　無機塩類とグルコースを含む培養液
培養液②：　グルコースを含まない無機塩類だけの培養液
培養液③：　窒素源を除く無機塩類とグルコースを含む培養液

実験結果

1． 培養液①にA～Fを別々に入れ，暗所に置いて，空気を遮（しゃ）断したところ，EとFだけが増殖した。Eの培養液は酸性を呈し，Fの培養液には気泡が発生していた。

2． 培養液②にA～Fを別々に入れ，明所に置いて，空気を供給したところ，AとBだけが増殖した。Aの培養液は緑色になり，Bの培養液は白色になっていた。

3． 培養液②にA～Fを別々に入れ，暗所に置いて，空気を供給したところ，Bのみが増殖した。

4． 培養液②に実験結果3のBを培養した使い古しの培養液②を加えてCを入れ，暗所に置いて，空気を供給したところCは増殖した。

5． 培養液③にA～Fを別々に入れて，明所に置いて，空気を供給したところ，Dのみが増殖した。

問1．微生物Ａ～Ｆの名称は何か。次の（ア）～（カ）より，それぞれ１つずつ選び，記号で答えよ。

（ア）乳酸菌　（イ）亜硝酸菌　（ウ）クロレラ　（エ）酵母菌　（オ）アゾトバクター　（カ）硝酸菌

問2．実験結果から判断して，微生物Ａ～Ｆはそれぞれどのような方法でエネルギーを獲得したと考えられるか。次の（ア）～（エ）より１つずつ選び，記号で答えよ。

（ア）無機物の酸化によりエネルギーを獲得した
（イ）好気性の呼吸によりエネルギーを獲得した
（ウ）クロロフィルまたはバクテリオクロロフィルにより光のエネルギーを獲得した
（エ）嫌気呼吸によりエネルギーを獲得した

問3．実験結果から判断して，炭酸同化を行っていると思われる微生物をＡ～Ｆよりすべて選び出し，記号で答えよ。

生物　問題　Ⅲ

遺伝形質の発現に関する次の【A】と【B】に答えよ。

【A】次の図１は電子顕微鏡写真をもとにした模式図で，大腸菌の遺伝情報が読み取られてタンパク質が合成されている様子を示している。ただし，合成された細いポリペプチド鎖は写真に現れていないため，模式図でも省略してある。次の問に答えよ。

問1．大腸菌のように核のない生物を総称して何生物とよぶか。

問2．図１の線ｃと線ｄはそれぞれ何を示しているか。また粒子ｅと粒子ｆはそれぞれ何を示しているか。c～fの名称を記せ。

問3．アミノ酸を１つ結合して粒子ｆまで運ぶ役割をもつ核酸を何とよぶか。またその核酸上にある連続した３つのヌクレオチドで線ｄと相補的に結合する塩基配列のことを何とよぶか。

問4．転写の進行する方向は，a→bまたはb→aのどちらか。

問5．合成された細いポリペプチド鎖の長さがもっとも長いのは，粒子f～hのうちどれか。

問6．ヒトの細胞の細胞質基質でタンパク質が合成されている様子を観察したところ，大腸菌とは異なり，図１のc～fのうちで観察できないものがあった。観察できないものとは何か，c～fの中からすべて選び記号で記せ。

図１

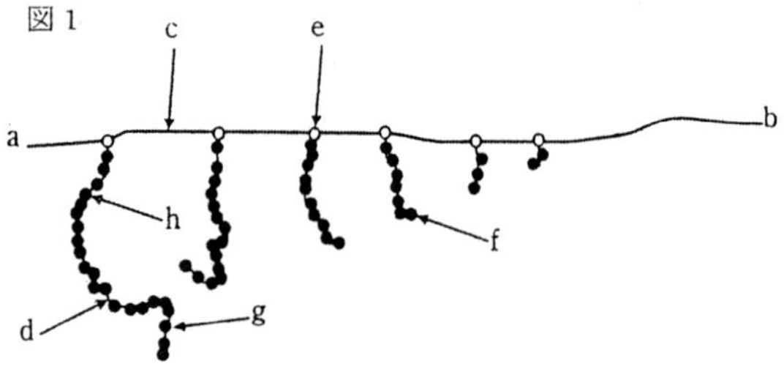

【B】大腸菌のトリプトファン要求株を多数集め，これらの株がトリプトファン合成経路（下に示す）に属する物質で生育するかどうかを調べたところ５つのタイプ（A株～E株）に分けられた（表１）。表は大腸菌の株と，最小培地に添加した物質を示し，生育は＋，生育不能は－で示した。なおCDRPとIGPは大腸菌の内部に浸透しないため実験に用いなかった。さらに表の右端の列は，大腸菌株をトリプトファンを含む液体培地で生育してから遠心分離して菌体を集め，その後，短時間最小培地に移したとき，菌内に蓄積された物質を示す。なお大腸菌内で，コリスミ酸とトリプトファンは，別の物質を合成する代謝経路にも利用されるので，大腸菌内に蓄積されることはない。次の問に答えよ。

　　　　酵素1　　　　　　酵素2　　酵素3　　酵素4　　　酵素5
　　　　 ↓　　　　　　　　 ↓　　　 ↓　　　 ↓　　　　　↓
コリスミ酸 → アントラニル酸 → CDRP → IGP → インドール → トリプトファン

表１

株＼添加物	添加物なし	アントラニル酸	インドール	トリプトファン	蓄積された物質
野生株	＋	＋	＋	＋	なし
A株	－	－	＋	＋	IGP
B株	－	－	－	＋	インドール
C株	－	－	＋	＋	CDRP
D株	－	－	＋	＋	アントラニル酸
E株	－	＋	＋	＋	なし

問1．A株～E株の大腸菌では，それぞれ酵素1～酵素5のうち，どの酵素の機能が失われているのか。数字で記せ。

問2．A株などの大腸菌を短時間最小培地に移すと，例えばIGPなどが菌内に蓄積する現象がみられるが，培地にトリプトファンを加えるとこの蓄積反応はすぐに停止する。このトリプトファンのように反応の結果である産物が，原因にさかのぼって作用するしくみを一般に何とよぶか。

問3．最小培地に微量のトリプトファンを加えた寒天培地の丸いシャーレに，B株，D株，E株の大腸菌を図2の楕円1～3に示すようにそれぞれぬって生育させた。菌の生育は貧弱だが，図の黒ぬりで示す部分ではよく生育した。図2の楕円1～3は，それぞれB株，D株，E株の大腸菌のうちどれをぬったものか，記号で記せ。

図2

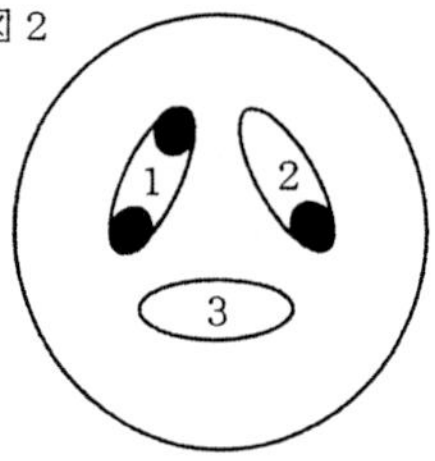

生物　問題　Ⅳ

血液中のグルコース濃度である血糖値は，正常範囲がヒトでは5～7.2mmol/*l*，マウスでは5～7mmol/*l* になるように調節されているが，これは糖質の摂取による消化管からのグルコース吸収と，グリコーゲンや脂肪の合成によるグルコース貯蔵の均衡によって維持されている。血糖値のホメオスタシスについて次の【A】と【B】に答えよ。

【A】グルコースの細胞内への取り込みは，数種類のGLUT (glucose transporter) と呼ばれる細胞膜を貫通する輸送タンパク質によっておこなわれている。マウスより赤血球，肝細胞，骨格筋細胞を単離し，これらの細胞を用いて，培養液中のグルコース濃度の違いに対して，細胞内へのグルコースの取り込み速度を測定した（図1）。培養液中に，すい臓のランゲルハンス島から分泌されるホルモンXを添加したときとしないときによって，赤血球と肝細胞ではグラフに変化はなかったが，骨格筋細胞では，ホルモンXの有無によって異なるグラフが得られた。また，GLUTタンパク質の細胞における局在を観察したところ，培養液中のホルモンXの有無によらず，赤血球と肝細胞では図2aのような分布であった（黒丸●はGLUTタンパク質を示す）。骨格筋細胞では，ホルモンXの添加によって図2aの分布を示し，ホルモンXが無いときは図2bの分布を示した。ただし，赤血球にはGLUT 1，肝細胞にはGLUT 2，骨格筋細胞にはGLUT 4が存在する。次の問に答えよ。

図1

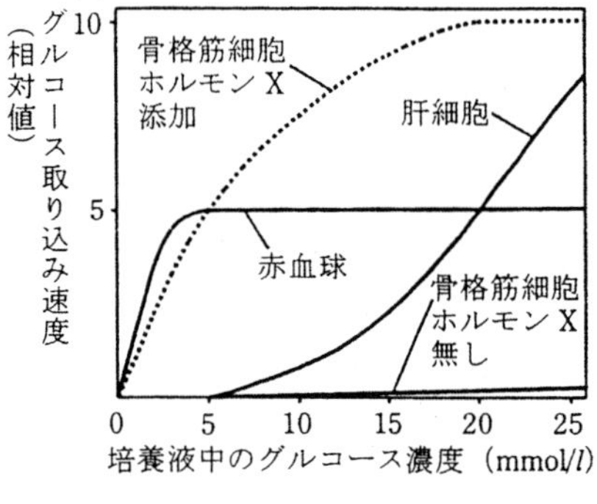

問1．マウスを一晩絶食させて血糖値を測定したところ5mmol/*l* であった。また，このマウスにグルコース溶液を投与したところ，血糖値が15mmol/*l* になった。このとき，絶食後とグルコース投与後のそれぞれの時点で，マウスの体内で活発にグルコースを取り込んでいる細胞はどれか。取り込み速度の速い順に，例えば，肝 ＞ 赤 ＝ 筋，などのように答えよ。

問2．ホルモンXとGLUTタンパク質の間には，どのような関係があると考えられるか。次の（ア）～（カ）の中から最も適切なものを2つ選び記号で記せ。

（ア）ホルモンXが無いと，GLUT 1はあらたに合成される
（イ）ホルモンXが無いと，GLUT 1のはたらきは促進される
（ウ）ホルモンXが無いと，GLUT 4のはたらきは抑制される
（エ）ホルモンXを添加すると，GLUT 4はあらたに合成される
（オ）ホルモンXを添加すると，GLUT 4は細胞内から細胞膜へ移動する
（カ）ホルモンXを添加すると，GLUT 2のはたらきは促進される

図2a

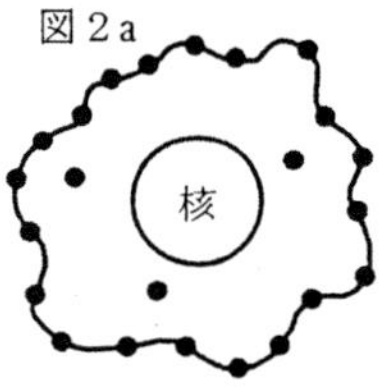

図2b

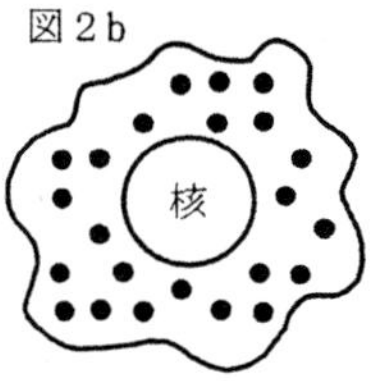

問3．すい臓のランゲルハンス島には，血糖値の変化を感知してホルモンXを分泌する細胞がある。この細胞は，あるGLUTタンパク質のはたらきでグルコースを取り込み，その代謝によって生じたATP濃度の上昇がきっかけとなって，ホルモンXを分泌する。この細胞について，どのようなことが考えられるか。次の（ア）～（キ）の中から最も適切なものを2つ選び記号で記せ。

(ア) 細胞はGLUT 1をもつ　(イ) 細胞はGLUT 2をもつ
(ウ) 細胞はGLUT 4をもつ　(エ) 細胞はGLUT 1とGLUT 4をもつ
(オ) 血糖値が正常範囲の場合，細胞はグルコースを活発に取り込む
(カ) 血糖値が正常範囲の場合，細胞はグルコースを血糖値に依存して取り込む
(キ) 血糖値が正常範囲の場合，細胞はグルコースをほとんど取り込まない

【B】3人のボランティア，Pさん，Qさん，Rさんに，空腹状態で一回，一定量のグルコース液を飲んでもらい（時間0とする），その後の時間経過にともなう血糖値の変化を測定したところ，3人のグラフはそれぞれ異なっていた（図3）。また，同時に，すい臓のランゲルハンス島から分泌される2種類のホルモンである，ホルモンYとホルモンZの血液中の濃度の変化をそれぞれ測定したところ，3人のホルモンのグラフはそれぞれ図4a〜図4cのいずれかになった。ただし，血糖値が200 mg/100mlを超えると，尿中にグルコースが排出される。以下の問に答えよ。

図3
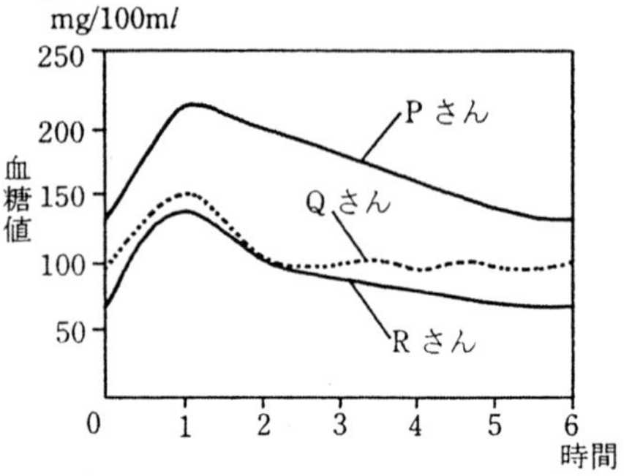

図4a
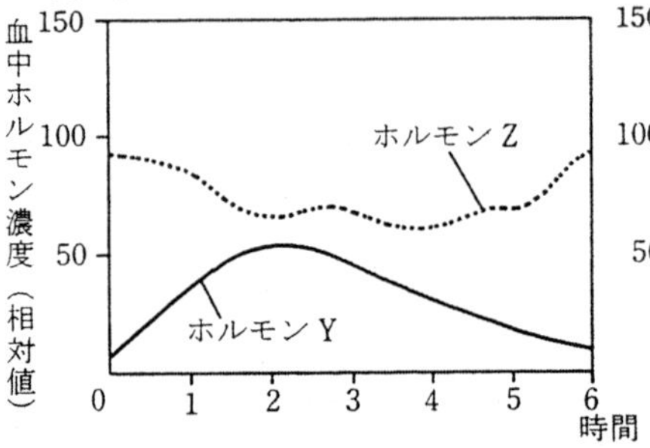

図4b
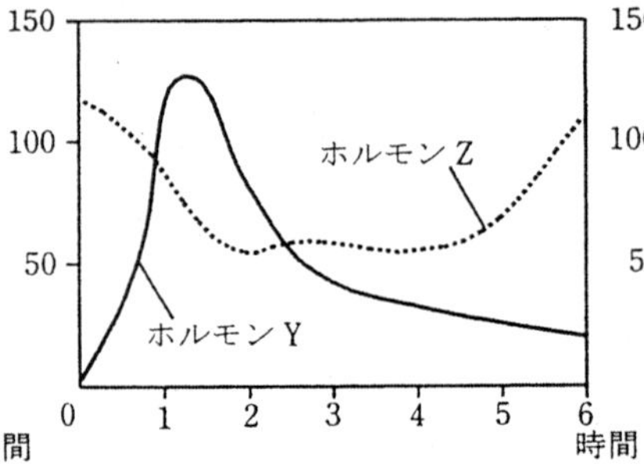

図4c
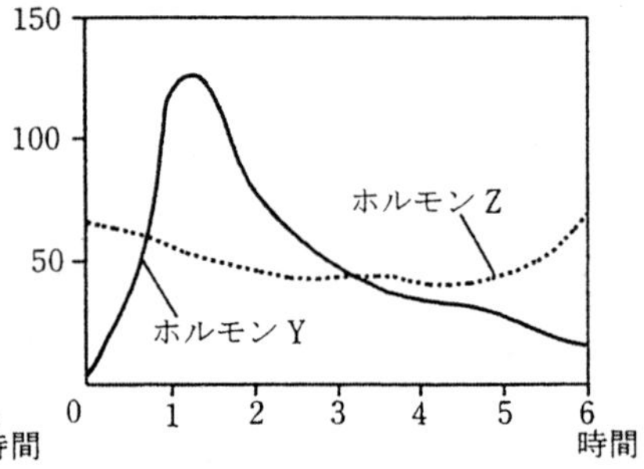

問1．すい臓のランゲルハンス島のB細胞の機能が低下していると考えられる人が1人いる。それはPさん，Qさん，Rさんのうち誰か，記号で記せ。また，この症状が進行した場合どのような病気になるか。病名を記せ。

問2．すい臓のランゲルハンス島から分泌されるホルモンYとホルモンZとは何か。それぞれの名称を記せ。

問3．PさんとRさんの，ホルモンYとホルモンZの血液中の濃度の変化のグラフは，それぞれ図4a〜図4cのどれにあてはまるか。a〜cの記号で記せ。また，その理由について，どのようなことが考えられるか。次の（ア）〜（ク）の中から最も適切なものを2つ選び記号で記せ。

(ア) 3人の中で，PさんのホルモンYの濃度は，全般的に最も高い
(イ) 3人の中で，PさんのホルモンYの濃度は，全般的に最も低い
(ウ) 3人の中で，PさんのホルモンZの濃度は，時間経過にともなう変化が最も大きい
(エ) 3人の中で，PさんのホルモンZの濃度は，全般的に最も低い
(オ) 3人の中で，RさんのホルモンYの濃度は，時間経過にともなう変化が最も小さい
(カ) 3人の中で，RさんのホルモンYの濃度は，全般的に最も低い
(キ) 3人の中で，RさんのホルモンZの濃度は，全般的に最も高い
(ク) 3人の中で，RさんのホルモンZの濃度は，全般的に最も低い

問4．正常な人の腎臓では，原尿中に含まれるグルコースのほとんどが細尿管で再吸収される。血糖値が120 mg/100mlの場合，細尿管では，何mg/分のグルコースを再吸収しているのか。ただし，腎小体（マルピーギ小体）でのろ過速度は左右の腎臓を合わせて125ml/分とする。

英　語

解答　　22年度

Ⅰ　出題者が求めたポイント

[正解を入れた英文の訳]

1. この学校のほとんどすべての子どもたちは、2つの言語を話す。
   almostだけでは名詞を修飾できない。each、mostの後はthe不要。
2. 彼らの娘、キャシーとメアリーはそれぞれ7歳と5歳だ。
   「それぞれ」はrespectively
3. 暴力的犯罪は昨年以降10パーセント増加した。
   具体的な数値には前置詞by
4. 光合成が植物の中で起こるためには日光が必要である。
   「～が…するために」はin order for ～ to do
5. ジョーは勇敢な行動で命を失った。
   cost A B の形で「AにBを失わせる」
6. 1920年に作られた電気自動車が、1950年代になってもなお使われていた。
   in use ：「使用中で」
7. フランクリンはしばしば、人に好かれる性格を持って生まれた、生まれながらの外交家として描かれる。
   pleading ：「(性格などが)好ましい、人好きのする」
8. 私たちの持つ唯一の制限は、まずは人によって、それから自分自身によって私たちに課せられる制限である。
   onesはlimitationsのこと
9. 彼女は電車を逃したかもしれない。その場合、あと1時間は来ないだろう。
   関係代名詞whichの継続用法
10. 私たちがその学校を救おうと努力したにもかかわらず、当局は学校を閉鎖することを決定した。
   後が文ではなく句なので前置詞が適切

[解答]

(1)①　(2)③　(3)①　(4)②　(5)①
(6)④　(7)③　(8)④　(9)③　(10)①

Ⅱ　出題者が求めたポイント

[全訳]

11. 富士山の壮大な形が冬の空に映えて美しく見える。
   beautifully → beautiful (不完全自動詞lookの補語は形容詞)
12. 教師に、知る必要のあるすべてのことを与えてくれるテストはない。
   what → that (everythingが先行詞)
13. 私は自分がどんな状況に陥ろうとも、それに備えることが必要だといつも感じてきた。
   preparing → to prepare (「～する必要性」はa need + to不定詞)
14. シュバイツァーが長年取り組んできたことのひとつは、人生の本質と意味を捉える哲学を構築することだった。
   struggled with → had been struggling with (過去完了進行形)
15. 私は外国旅行に行きたいが、それにかかる時間を捻出することができない。
   an abroad trip → a trip abroad (abroadは名詞の前に置く限定用法は不可)

[解答]

(11)②　(12)③　(13)①　(14)①　(15)②

Ⅲ　出題者が求めたポイント

[全訳]

あと一歩で惜しい、という言い方がある。しかし、新しい研究が示すところによると、ことギャンブル[16]<u>に関する限り</u>、人間の脳はこれとはかなり異なる捉え方をするようである。私たちの脳の中では、当たりくじと1つだけ数字が違っている宝くじのチケットなどのニアミスは、当たりという風に解釈される。

ケンブリッジ大学のルーク・クラークとそのグループは、機能的MRIを[17]<u>使って</u>、コンピューターのスロットマシーンをしている15人の被験者の脳を見た。当然のことながら、当たりはプレイヤーの報酬系を活性化させた[18]<u>が</u>、完全な負けでは活性化しなかった。ところが、回転が当たりのラインのひとつ隣の場所で止まると、被験者の脳の報酬系は、当たりを取った後と同じように[19]<u>興奮した</u>のである。脳の線条体と島にたくさんの活動が見られたが、これらの場所は、プラスのフィードバックで行動を強化するのに関係しているところである。

このタイプの強化は、標的射撃などの実際的な技術に関係する行為においては[20]<u>意味がある</u>、報酬が得られる感覚は行動を継続させようという[21]<u>励み</u>となるからであると、クラークは言っている。「チャンスゲームにおけるニアミスは、だんだん良くなっているという意味ではありません。[22]<u>なのに</u>、脳は間違えて、これらの状況で同じタイプの強化学習系を活性化させるようです。」

クラークによると、この発見はギャンブル依存症の構造を明らかにする。被験者はみんなギャンブラーの傾向ではなかったけれども、スキャナーで[23]<u>脳が</u>より強い反応を示した人たちは、ニアミスの後でプレイを続けたいという気持ちがもっと強くなったと報告してきた。よって、これらの報酬のエリアを過度に動員することが、[24]<u>強迫的</u>にギャンブルにはまってしまう危険因子であるのかもしれないと、クラークは言っている。

[解答]

(16)①　(17)②　(18)③　(19)②　(20)②
(21)③　(22)③　(23)③　(24)①

Ⅳ 出題者が求めたポイント

[全訳]

思考は文字通り聞くことを阻害する。心配や不安感や憂うつや怒りなどの感情もまた、阻害する。高揚感や幸福感のようなプラスの感情でさえ、聞くことを阻害する。生活のスピードが速くなるにつれて、思考のスピードも速くなる。そして私たちの感情の密度も濃くなる。このようなことが起こると、辛抱強く思慮深く耳を傾ける機会は減る。最近、私が子どもたちと彼らの生活について話している時に、他の何にもまして一番よく聞こえてくるのが、子どもたちは話を聞いてもらっていない、[26]誤解されていると感じているということである。

私たち大人はとても速いペースの生活を生きていて、自分の心配や不安に非常に囚われているので、多くの場合、子どもたちが私たちに話そうとしていることを聞くことさえしない。確かに言葉は聞いているのかもしれないが、あまりにしばしば意味を[27]取り損ねる。あるティーンエイジャーはこれを「走る車からの子育て」と表現した。

私は自分自身の心配—学校で悩み多かった時代にさかのぼっての心配—がどんなに子どもたちの声に耳を傾けるじゃまをしているかがわかる。ある年に娘が学校で悩むことがあって、それが私のすべてのスイッチボタンを押すことになり、[28]私は昔の恥辱やら不安感やらを思い出してしまった。娘のことを心配して—と私は思っていたのだが—私はもっと勉強するように娘をせき立て、家庭教師をつけ、そして娘の母親として私は、いつもよりもずっと念入りに宿題をチェックした。

そう、私は心配に突き動かされていた。しかし、その心配とは私の来し方についてであって、娘の将来についてではなかった。

私は多くの親たちが、良い成績を取るようにと子どもたちを容赦なく駆り立てるのを見るが、それは究極的には親たちが将来を心配しているからだ。ある思春期の女の子が私に言った。「母はどうして私を信頼してくれないんでしょう。私がBの成績表を持って帰って、やれるだけやったのよと言っても、母は決して信じないんです。」私の娘が学業で悩んでいた時、もし私が自分自身の心配を、何年も前になんとか解決できていた[29]としたらどうだろう。そしたらたぶん私は、娘の悩みを私の闘いではなく娘の闘いとしてみることができただろう。そしたらたぶん私は、もっと思いやりを持てただろう。そしたらたぶん私は、わが子は大丈夫だということにもっと信頼を置くことができただろう。

[解答]

(26) ③　(27) ②　(28) ⑤　(29) ①

Ⅴ 出題者が求めたポイント

[全訳]

人口問題が物陰から再び姿を現すにつれて、2つの大きな問題が現れる。人口増加を下げることができれば、現実問題として、環境をもっと持続可能な方向に向かわせることができるのだろうか。そしてもしそうなら、このような変化を実際にもたらすような、政府や政策担当者が支持する方策はあるのだろうか。

当然ながら自然は、人間がどれくらいいるかを気にするなどということはできないだろう。環境にとって大事なのは、人間による出し入れの総体、つまり、資源を引き出すこととごみを返してくることである。これらが重要な限界点を越えると、自然とその体系は急に劇的に変化するかもしれない。だが、環境変化の規模は、私たち人間の数だけでなく、私たちが親や文化から学ぶ行動の仕方によって変わってくる。広い意味で言うと、人口が私たちの数であるとすれば、[30]消費は私たちひとりひとりの行動の仕方である。この不平等な世界にあっては、ひとつの場所の十人くらいの人々の行動が、別の場所の[31][32]数百人の人々の行動よりも大きな影響を、環境に与えることがある。

このような原理が地球温暖化にどのように関係しているかを考えてみよう。大気中に放出された温暖化ガスは、工業化以前の地球の平均気温に比べて華氏3.6度(摂氏2度)に近い気温上昇をもたらすだろう。これを多くの科学者は、もっともうまく推測した場合の、気候的な[33]大災害をもたらしかねない限界値であると見なしている。すでに地球は、厳しくなっていく旱魃、猛烈になっていく台風、上昇している海面を経験している。科学者が正しければ、これらの影響は数十年間、数世紀間で悪化していく。実を言えば、たとえ私たちが明日すべての排出をやめたとしても、地球の複雑な気候体系に組み込まれた惰性のおかげで、さらなる温暖化が進行するのである。(たとえば海洋は、余分な熱を捕える大気の能力といまだに平衡状態には至っていない。海洋が温まり続けるので、その周りの陸地も温まり続けるだろう。)

20万年前にアフリカで誕生して以降の、私たちの種の人口統計学的増大は、明らかにこの危機に加担している。世界の人口がおよそ3億人—これはキリストの誕生から紀元1000年までの人類の特徴だと人口統計学者が信じているところの数、ちょうど今のアメリカ合衆国の人口に等しい数だが—のまま留まっていたとしたら、私たち全員がハマー車を運転したとしても、海岸線を移動させるような[35]影響を持つ事態にはなっていなかっただろう。でもそうはならずに、私たちは数を増やし続け、世紀半ばまでに91億人に達する見込みである。

従って、人間の消費行動は[記述A]今も昔も重要であり、そして、この土俵においては、すべての人たちが平等に生まれついているわけではない。温室効果ガス排出は、少なくとも最近まで、工業国の高消費習慣と圧倒的に結びついてきた。その結果、屋外全部ほども大きい道徳的な憤りによって、来るべき気候と海面の高さの変化は、大気の[36]成分には最も責任のない世界の貧しい人々を最も傷つけ、最も大きい責任を負う裕福な人々を最も少なく傷つけることになるだろう。

[解答]
(30)③ (31)② (32)④ (33)①
(34)① (35)④ (36)②
記述A 昔も重要であったし、今も重要である。

Ⅵ 出題者が求めたポイント

[全訳]
ゾーイ・フンが14歳の時、彼女の3人の仲の良い友だちが、ロンドンのあるデパートのモデルコンテストに応募することにした。女の子たちは説得してフンにも応募させようとした。フンはばかな考えだと思った。ルックスは彼女にとっては重要なことではなかったし、自分がかわいいのかどうかわからなかった。彼女は自分の顔に注目したことなんてなかった。顔は彼女がどんな人間かを表すようには思えなかったのだ。

フンには分かっていなかったけれども、彼女は重度の記述B face blind(相貌失認)であった。彼女の父親も同じ問題を抱えていた。双方とも、ちょうど名前を覚えるのが苦手な人がいるのと同じ具合に、自分は顔を覚えるのが苦手だと思っていた。彼らは、たとえば声に注目するとか会話の中に手がかりを探るとかいう、巧妙な対処法を編み出した。彼らが困った状況になるのは避け難かった。

友だちがみんなコンテストに応募することになったので、フンもそれに倣うことに決めた。彼女にも驚きだったが、結局彼女は最優秀賞を取ることとなった。これはモデル事務所からオファーをもらうということであった。彼女は2002年にロンドンのModels 1に契約雇用された。ここはステファニー・シーモアやリンダ・エヴァンゲリスタの代理をしているのと同じエージェントである。フンはVogueやElleやヨーロッパ中のファッション広告に出るようになり、1日に1500ドルも稼いだ。だが彼女はどの写真を見ても、自分がどれなのかを特定することが全くできなかった。彼女は服装を認識し、写真の中に自分の[37]存在を推定することはあっても、確信は全くなかった。

フンは医者に診てもらうことにした。彼女は医者に、自分は人気急上昇中の[38]モデルだと説明した。こういう今は、彼女のこの上なく楽しい時になるはずなのだと。だが、[39]そうではなかった。彼女は自分の美しさを全く認識できずにいて、このことが今や、彼女の若き人生の中心課題になっていた。パーティーに出かけて行って楽しむべきだった時に、彼女は家に留まることを選んだ。「みんなが記述C同じに見えるのです。」と彼女は医者に言った。「だから、だれとも感情的に関係を結ぶことが難しい。」医者は彼女の目を検査して腫瘍がないことを確かめ、そして、[40]恥ずかしがりの人のためのカウンセリングを受けるよう勧めた。

2003年の夏に彼女は、年1回開かれる劇場フェスティバルのために、スコットランドのエジンバラに旅行した。彼女は3日目の夜に、いつになく記憶に残るパフォーマーに出会った。彼は白髪でくっきりとした黒いまゆげをした背の高いパントマイマーであった。彼女は彼をじっと見つめた。彼は、彼女が実際に見たと感じた最初の人物であった。

その夜あとになって、想像もしなかったことが起こった。フンはバーで彼がわかったのである。それはまるで命綱が投げられたようなものだった。彼女は勇気を奮い起こして自己紹介をし、彼のパフォーマンスに笑わされたと言った。彼はにっこり笑ってありがとうと言った。彼女は彼の名前がミックだと知ったが、彼女に必要なのはそれだけだった。彼女は恋をした。彼がなんとか生計を立てている38歳のパントマイマーなどということは、どうでもよかった。彼女は彼を「見る」ことができたのだから。

ミックにしてみれば、彼女の美しさよりも、彼女が自分を見るときの、まるで彼女の世界全体が彼を[41]見ることにかかっているかのような視線に心を掴まれた。これはパフォーマーの夢であり、そしてミックはその強烈さに心打たれた。

[解答]
(37)④ (38)① (39)① (40)③ (41)②
記述B 人の顔を認識できないこと。
記述C same

Ⅶ 出題者が求めたポイント

[全訳]
記述D a. ニューヨークヤンキースの有名選手を3人挙げることができますか。
b. 彼はダンの名前で小説を書いた。
記述E a. 角を曲がったところのバス停が、たぶん一番便利でしょう。
b. ジョーンズさんに会うようなことがあったら、わたしのオフィスにちょっと寄ってくれるように言ってください。
記述F a. その駅ではプラットホームの両端にバラが育っていた。
b. 今政府は、同じ目的を達成するように作られた別の政策をやろうとしている。

[解答]
記述D name 記述E stop 記述F end

Ⅷ 出題者が求めたポイント

[完成した英文]
・He looked at the smiling faces of the children he helped every day.
・When things don't go the way you want them to, you rage and you cry.
・The down moved in a draft of air too slight for her to feel.

[解答]
(42)⑥ (43)① (44)⑤ (45)① (46)④
(47)⑤ (48)⑦ (49)④ (50)①

数 学

解答 22 年度

I 出題者が求めたポイント

(1)（数学A・2項定理）

x の次数に着目し，$(x^2)^p(x^{-1})^q(x^0)^r = x^3$ となる p，q，r を求める。複数でたら，

$\dfrac{7!}{p!q!r!}(1)^p(2)^q(-1)^r$ の和が係数である。

(2)（数学Ⅱ・積分法）

$1 < a$ と $a \leqq 1$ に分けて，$1 - ax^2$ を定積分する。

$1 < a$ のときは，0から $ax^2 = 1$ となる x まで，

$a \leqq 1$ のときは，0から1までで1の半分になる a を求める。

〔解答〕

(1) xの次数だけに着目すると，$(x^2)^p(x^{-1})^q(x^0)^r = x^3$

よって，$2p - q = 3$ （p, $q \geqq 0$, $p + q \leqq 7$）

$(p,\ q) = (2,\ 1), (3,\ 3)$

$p = 2$, $q = 1$ のとき，$r = 7 - 2 - 1 = 4$

$\dfrac{7!}{2!1!4!}(1)^2(2)^1(-1)^4 = 210$

$p = 3$, $q = 3$ のとき，$r = 7 - 3 - 3 = 1$

$\dfrac{7!}{3!3!1!}(1)^3(2)^3(-1)^1 = -1120$

従って，$210 - 1120 = -910$

(2) $1 < a$ のとき，

$ax^2 = 1$ となるのは，$0 < x < 1$ で，$x = \dfrac{1}{\sqrt{a}}$

$\displaystyle\int_0^{\frac{1}{\sqrt{a}}}(1-ax^2)dx = \left[x - \frac{1}{3}ax^3\right]_0^{\frac{1}{\sqrt{a}}} = \frac{2}{3\sqrt{a}}$

$\dfrac{2}{3\sqrt{a}} = \dfrac{1}{2}$ より $\sqrt{a} = \dfrac{4}{3}$ $\quad \therefore a = \dfrac{16}{9}$

この解は $a > 1$ を満たす。

$a \leqq 1$ のとき，

$\displaystyle\int_0^1(1-ax^2)dx = \left[x - \frac{a}{3}\right]_0^1 = 1 - \frac{1}{3}a$

$1 - \dfrac{1}{3}a = \dfrac{1}{2}$ より $a = \dfrac{3}{2}$ で不適

従って，$a = \dfrac{16}{9}$

II 出題者が求めたポイント（数学B・ベクトル）

(1) $\overrightarrow{AB} - \overrightarrow{AC} = \overrightarrow{CB}$ より CBの長さを求める。

$\overrightarrow{AC} \cdot \overrightarrow{BC} = |\overrightarrow{AC}||\overrightarrow{BC}|\cos C$

$AB^2 = AC^2 + BC^2 - 2 \cdot AC \cdot BC\cos C$

(2) △ABC内の点をPとし，$\overrightarrow{PQ} = \overrightarrow{PA} + \overrightarrow{PB}$ を考えると，四角形PABQは平行四辺形になる。最大の平行四辺形を考える。$\overrightarrow{PC}$ と等しくなるベクトルを考えて，$\overrightarrow{PA} + \overrightarrow{PB} + \overrightarrow{PC}$ の範囲から距離が一番長いものを計算する。

$\cos\angle B = \dfrac{BA^2+BC^2-AC^2}{2 \cdot BA \cdot BC}$

〔解答〕

(1) $\overrightarrow{AB} - \overrightarrow{AC} = \overrightarrow{CB}$ より $BC = x$ とする。

$4^2 = 5^2 + x^2 - 2 \cdot 5x\dfrac{29}{5x}$ より $x^2 = 49$

よって，$x = 7$

従って，$|\overrightarrow{AB} - \overrightarrow{AC}| = |\overrightarrow{CB}| = 7$

(2) △ABC内の点をPとし，$\overrightarrow{PA} + \overrightarrow{PB} = \overrightarrow{PQ}$ とする。

四角形PAQBは平行四辺形である。

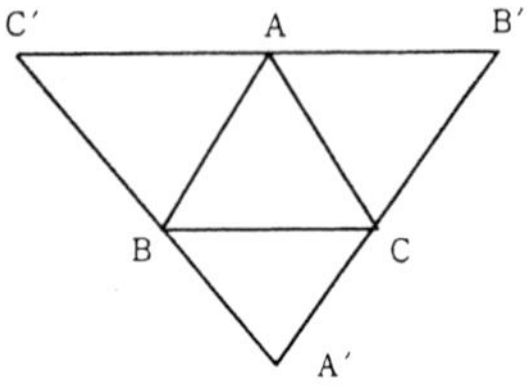

よって，直線ABに関して点Cと対称な点をC′とすると，Qは△ABC′内の点である。

四角形C′ACBは平行四辺形である。

また，$\overrightarrow{PC} = \overrightarrow{C'Q}$

Pが△ABC内の点なので，A′, B′を次のようにとる。

$\overrightarrow{C'A'} = 2\overrightarrow{C'B}$，$\overrightarrow{C'B'} = 2\overrightarrow{C'A}$

$\overrightarrow{PA} + \overrightarrow{PC} + \overrightarrow{PB} = \overrightarrow{PA} + \overrightarrow{PB} + \overrightarrow{C'Q}$ は△A′B′C′の中の点である。

平行四辺形A′BACで最も長いのは，AA′

平行四辺形B′CBAで最も長いのは，BB′

平行四辺形C′ACBで最も長いのは，CC′

$\cos C = \dfrac{29}{5 \cdot 7} = \dfrac{29}{35}$, BCの中点をMとすると，

$AM^2 = 5^2 + \left(\dfrac{7}{2}\right)^2 - 2 \cdot 5\dfrac{7}{2}\dfrac{29}{35} = \dfrac{33}{4}$

$AM = \dfrac{\sqrt{33}}{2}$ よって，$AA' = \sqrt{33}$

$\cos B = \dfrac{4^2+7^2-5^2}{2 \cdot 4 \cdot 7} = \dfrac{5}{7}$, ABの中点をNとすると，

$CN^2 = 2^2 + 7^2 - 2 \cdot 2 \cdot 7\dfrac{5}{7} = 33$

$CN = \sqrt{33}$ よって，$CC' = 2\sqrt{33}$

$\cos A = \dfrac{4^2+5^2-7^2}{2 \cdot 4 \cdot 5} = -\dfrac{1}{5}$, ACの中点をKとすると，

$BK^2 = 4^2 + \left(\dfrac{5}{2}\right)^2 - 2 \cdot 4 \cdot \dfrac{5}{2}\left(-\dfrac{1}{5}\right) = \dfrac{105}{4}$

$BK = \dfrac{\sqrt{105}}{2}$ よって，$BB' = \sqrt{105}$

従って，CC′が最も長いので，$a \geqq 2\sqrt{33}$

III 出題者が求めたポイント（数学B・数列，数学Ⅱ・対数関数）

(1) n回の操作で塗りつぶす面積をa_n，白く残る面積をb_nとすると，$b_{n+1} = \dfrac{8}{9}b_n$，$a_{n+1} = \dfrac{1}{9}b_n$

(2) $\displaystyle\sum_{k=1}^{n} ar^{k-1} = a\frac{1-r^n}{1-r}$

(3) $r^n \leqq k$ の形にして，両辺常用対数にとる。
各値を代入して不等式を解く。

〔解答〕

(1) n回の操作で塗りつぶす面積をa_n，白く残る面積をb_nとする。

$$b_n = \frac{8}{9}b_{n-1},\ a_n = \frac{1}{9}b_{n-1}$$

$$b_1 = \frac{8}{9}\ \text{より}\quad b_n = \frac{8}{9}\cdot\left(\frac{8}{9}\right)^{n-1} = \left(\frac{8}{9}\right)^n$$

$$a_n = \frac{1}{9}\left(\frac{8}{9}\right)^{n-1}\ \text{従って，}\ \frac{1}{9}\left(\frac{8}{9}\right)^{n-1}$$

(2)
$$\sum_{k=1}^{n}\frac{1}{9}\left(\frac{8}{9}\right)^{n-1} = \frac{1}{9}\frac{1-\left(\frac{8}{9}\right)^n}{1-\frac{8}{9}}$$

$$= 1-\left(\frac{8}{9}\right)^n$$

(3) $1-\left(\frac{8}{9}\right)^n \leqq 0.99$ より $\left(\frac{8}{9}\right)^n \leqq 0.01$

両辺を常用対数にとる。

$n(\log_{10}8-\log_{10}9) \leqq -2$

$(3\log_{10}2-2\log_{10}3)n \leqq -2$

$-0.0512n \leqq -2$ より $0.0512n \geqq 2$

$n \geqq 39.06$

従って，40回目の操作を行った後。

IV 出題者が求めたポイント（数学A・確率）

(1) 赤玉2個，白玉3個を1〜5に並べると考える。最初にとる人が1, 3, 5に並べたもので次の人が2, 4に並べたものとすると，奇数番目に赤玉1個，偶数番目に赤玉1個となる確率を求める。

(2) nが奇数のときと偶数の時に分ける。確率の求め方は (1) のときと同じようにする。

〔解答〕

(1) 赤玉2個，白玉3個をとり出した順番に並べる。最初とる人は1, 3, 5番目のうち赤玉が1個であり，次にとる人は2, 4番目のうち赤玉が1個であればよい。

全体の場合は，${}_5C_2 = 10$

奇数番目と偶数番目に赤玉1個ずつの場合は，

${}_3C_1\cdot{}_2C_1 = 6$

従って，確率は，$\dfrac{6}{10} = \dfrac{3}{5}$

(2) 白球が奇数個のときと偶数個の時に分ける。

白玉が奇数個のとき，$2n+1$個とする。

とり出した順に1から$2n+3$まで並べるとすると奇数番目は$n+2$個，偶数番目は$n+1$個

全体の場合は，

$${}_{2n+3}C_2 = \frac{(2n+3)(2n+2)}{2} = (n+1)(2n+3)$$

引き分ける場合は，

$${}_{n+2}C_1\cdot{}_{n+1}C_1 = (n+2)(n+1)$$

確率は，

$$\frac{(n+2)(n+1)}{(n+1)(2n+3)} = \frac{n+2}{2n+3} > \frac{n+2}{2n+4}\left(=\frac{1}{2}\right)$$

よって，$\dfrac{1}{2}$より大きい。

白玉が偶数個のとき，$2n$個とする。

とり出した順に1から$2n+2$まで並べるとすると奇数番目も偶数番目も$n+1$個

全体の場合は，

$${}_{2n+2}C_2 = \frac{(2n+2)(2n+1)}{2} = (n+1)(2n+1)$$

引き分ける場合は，

$${}_{n+1}C_1\cdot{}_{n+1}C_1 = (n+1)^2$$

確率は，

$$\frac{(n+1)^2}{(n+1)(2n+1)} = \frac{n+1}{2n+1} > \frac{n+1}{2n+2}\left(=\frac{1}{2}\right)$$

よって，$\dfrac{1}{2}$より大きい。

従って，引き分ける確率は常に$\dfrac{1}{2}$より大きい。

物理

解答

22 年度

I 出題者が求めたポイント…動摩擦力のする仕事，運動量保存則（直線上と平面），力積と運動量変化

問 1.(1) 求める加速度を α とすると，$m\alpha=-\mu' mg$ より，$\alpha=-\mu' g$ …(答)

(2) 失ったエネルギー＝動摩擦力がした仕事の大きさである。 $2\mu' mga$ …(答)

(3) 求める初速度を v_0 とする。 $\frac{1}{2}mv_0{}^2=2\mu' mga$

$\therefore v_0=2\sqrt{\mu' ag}$ …(答)

問 2.

(1) 衝突直後の物体 A，B の速さを $v_A{}'$，$v_B{}'$，衝突直前の物体 A の速度を V とする。衝突後，物体 A は摩擦のある面を距離 a すべって静止したので，$\frac{1}{2}mv_A{}'^2=\mu' mga$ が成り立つ。$\therefore v_A{}'=\sqrt{2\mu' ag}$……① …(答)

反発係数＝e より，$e=-\frac{v_A{}'-v_B{}'}{V}$……② …(答)

運動量保存則より，$mV=mv_A{}'+mv_B{}'$

$\therefore V=v_A{}'+v_B{}'$ ……③ …(答)

②，③式より V を消去し，①式を用いて，次式を得る。

$$v_B{}'=\frac{1+e}{1-e}v_A{}'=\frac{1+e}{1-e}\sqrt{2\mu' ag}$$

衝突直後の物体 A，B の速さは，

$\sqrt{2\mu' ag}$，$\frac{1+e}{1-e}\sqrt{2\mu' ag}$ …(答)

(2) 点 R までの間に摩擦のある面を長さ $3a$ すべるので，

$$\frac{1}{2}mv_B{}'^2=\mu' mg\times 3a$$

(1) の答えを代入して，$\left(\frac{1+e}{1-e}\right)^2=3$ となる。

$0<e<1$ だから，$e=\frac{\sqrt{3}-1}{\sqrt{3}+1}=2-\sqrt{3}$ …(答)

問 3.

(1) 衝突直後の物体 A，C の速さを $v_A{}''$，$v_C{}''$ とすると，運動量の x，y 成分はそれぞれ保存則されるから，

$$mv_0=mv_A{}''\cos\theta+mv_C{}''\cos\left(\frac{\pi}{2}-\theta\right)$$

$\therefore v_0=v_A{}''\cos\theta+v_C{}''\sin\theta$…④ …(答)

$$0=mv_A{}''\sin\theta-mv_C{}''\sin\left(\frac{\pi}{2}-\theta\right)$$

$\therefore 0=v_A{}''\sin\theta-v_C{}''\cos\theta$ …⑤

④，⑤式より，$v_A{}''=v_0\cos\theta$，$v_C{}''=v_0\sin\theta$ …(答)

(2) 作用反作用の法則より，

物体 A が受けた力積の大きさ $|I_A|$＝物体 C が受けた力積の大きさ $|I_C|$

また，$|I_C|$ は物体 C の運動量変化の大きさに等しい。

したがって，$|I_A|=|mv_C{}''-0|=mv_0\sin\theta$ …(答)

(3) 問 2 (1) (2) と同様に，

$\frac{1}{2}mv_A{}''^2=\mu' mg\times a$ $\therefore v_0{}^2\cos^2\theta=2\mu' ag$ …………⑥

$\frac{1}{2}mv_C{}''^2=\mu' mg\times 2a$ $\therefore v_0{}^2\sin^2\theta=4\mu' ag$ …………⑦

⑦÷⑥式より，$\frac{\sin^2\theta}{\cos^2\theta}=\tan^2\theta=2$ $\therefore \tan\theta=\sqrt{2}$…(答)

II 出題者が求めたポイント…閉管，開管の固有振動

開口端補正は無視できるものとする。

問 1.(1) 題意より，f_1 は閉管 A の基本振動数に等しい。

$\therefore f_1=\frac{V_0}{4L}$ …(答)

(2) 閉管の固有振動数は，基本振動数 f_1 の奇数倍になる。

$f_m=(2m-1)f_1=\frac{(2m-1)V_0}{4L}$ $\therefore \lambda_m=\frac{4L}{2m-1}$ …(答)

(3) f_2 は，上昇した温度における管の基本振動数に等しい。$f_2=\frac{V_0+\alpha\Delta t}{4L}$ …(答)

(4) 1 秒間あたりのうなりの回数＝$|f_1-f_2|=\frac{\alpha\Delta t}{4L}$

したがって，周期＝$\frac{1}{|f_1-f_2|}=\frac{4L}{\alpha\Delta t}$ …(答)

問 2.管 A，B，C の基本振動数はそれぞれ，

$$f_{A1}=\frac{V_0}{4L}=\frac{6V_0}{24L},\ f_{B1}=\frac{V_0}{4\times\frac{6}{5}L}=\frac{5V_0}{24L},$$

$$f_{C1}=\frac{V_0}{2\times\frac{4L}{3}}=\frac{9V_0}{24L}$$

(1) B (2) $\frac{5V_0}{24L}$ …(答)

問 3. 閉管 A の固有振動数は低い方から，

$\frac{6V_0}{24L}$，$\frac{18V_0}{24L}$，$\frac{30V_0}{24L}$，…

閉管 B の固有振動数は低い方から，

$\frac{5V_0}{24L}$，$\frac{15V_0}{24L}$，$\frac{25V_0}{24L}$，$\frac{35V_0}{24L}$，…

開管の固有振動数は基本振動数の自然数倍になるので，開管 C の固有振動数は低い方から，

$\frac{9V_0}{24L}$，$\frac{18V_0}{24L}$，$\frac{27V_0}{24L}$，$\frac{36V_0}{24L}$，…

(1) A と C (2) $\frac{18V_0}{24L}=\frac{3V_0}{4L}$ …(答)

問 4.(1) 問 3 より，$\frac{35V_0}{24L}$ …(答)

(2) 気温を下げて管の固有振動数が下がった結果，$\frac{35V_0}{24L}$ に等しくなったのだから，温度 V_0 の時に閉管 B の振動数より大きく，最も近い固有振動数を持っている管を選べばよい。

よって C …(答)

(3) $\dfrac{35V_0}{24L}=\dfrac{36(V_0+\alpha\Delta t)}{24L}$ を解いて，$\Delta t=-\dfrac{V_0}{36\alpha}$ …(答)

求める温度は，$t_0+\alpha\,\Delta t=t_0-\dfrac{V_0}{36}$ …(答)

Ⅲ 出題者が求めたポイント…斜面上を運動する導体棒と電磁誘導

問 1. $\Delta\Phi=B\,\Delta S=Blv\,\Delta t$ …(答)

問 2. 金属棒Pに生じる誘導起電力 $V_P=\dfrac{\Delta\Phi}{\Delta t}=Blv$

$\therefore$ 電流 $I=\dfrac{V_P}{R+R}=\dfrac{Blv}{2R}$ …(答)

問 3. レンツの法則より，電流は金属棒Pを$+x$方向に流れる。磁場から受ける力は斜面下向きに，

$IBl=\dfrac{(Bl)^2v}{2R}$ …(答)

問 4. 外力Fは力のつり合いより，

$F=mg\sin\theta+\dfrac{(Bl)^2v}{2R}$ …(答)

問 5. 外力がする仕事率$=Fv=mgv\sin\theta+\dfrac{(Bl)^2}{2R}v^2$…(答)

問 6. 重力がする仕事率$=mgv\sin\theta\times\cos180°$

$=-mgv\sin\theta$ …(答)

問 7. 金属棒Qの質量をMとする。金属棒Qが磁場から受ける力の向きは$+y$方向であるから，

$Mg\sin\theta=IBl=\dfrac{(Bl)^2v}{2R}\quad\therefore M=\dfrac{(Bl)^2v}{2Rg\sin\theta}$ …(答)

問 8. 求める金属棒Qの速さをVとする。レンツの法則より，Qに流れる電流I'の向きは$-x$方向で，$I'=\dfrac{BlV}{2R}$ である。

したがって，Qが磁場から受ける力の大きさは，

$I'Bl=\dfrac{(Bl)^2V}{2R}$，向きは$+y$方向である。

$Mg\sin\theta=\dfrac{(Bl)^2V}{2R}$ 問7の答えを用いて，

$Mg\sin\theta=\dfrac{(Bl)^2v}{2Rg\sin\theta}\times g\sin\theta=\dfrac{(Bl)^2V}{2R}\quad\therefore V=v$…(答)

問 9. $I'^2R=\dfrac{(Blv)^2}{4}R$ …(答)

化 学

解答 22 年度

I 出題者が求めたポイント……電気分解，鉛蓄電池

問2. 正極 $PbO_2 + 4H^+ + SO_4^{2-} + 2e^- \rightarrow PbSO_4 + 2H_2O$

負極 $Pb + SO_4^{2-} \rightarrow PbSO_4 + 2e^-$

問3,4. Ⓐ,Ⓒが陽極，Ⓑ,Ⓓが陰極。

問5. $\dfrac{672 \times 10^{-3}}{22.4} \times 4 \times 9.65 \times 10^4 \fallingdotseq 1.16 \times 10^4\,C$

問6. $Cu^{2+} + 2e^- \rightarrow Cu$

流れた電子は 0.120 mol

$0.120 \times (1/2) \times 63.6 \fallingdotseq 3.82\,g$

問7. (1) 陽極 $2H_2O \rightarrow O_2 + 4H^+ + 4e^-$

陰極 $Cu^{2+} + 2e^- \rightarrow Cu$

(2) 陽極 $Cu \rightarrow Cu^{2+} + 2e^-$

陰極 $Cu^{2+} + 2e^- \rightarrow Cu$

問8. (1) 鉛蓄電池の放電では 2mol の電子が流れ，以下の反応が生じる。

$Pb + PbO_2 + 2H_2SO_4 \rightarrow 2PbSO_4 + 2H_2O$

(2) 2mol の電子が流れると H_2SO_4 は 196.2 g 減少し，H_2O は 36 g 増加する。流れた電子は 0.120 mol なので H_2SO_4 は 11.77 g 減少し，H_2O は 2.16g 増加する。

H_2SO_4 は $0.490 \times 10^3 \times (32.0/100) - 11.77 \fallingdotseq 145.0\,g$

希硫酸全体では $0.490 \times 10^3 - 11.77 + 2.16 \fallingdotseq 480.3\,g$

$\dfrac{145.0}{480.3} \times 100 \fallingdotseq 30.2\%$

[解答]

問1. ①陰 ②陽 ③還元 ④酸化

問2. ⑤PbO_2 ⑥SO_4^{2-} ⑦$PbSO_4$ ⑧H_2O ⑨Pb

問3. $2H_2O \rightarrow O_2 + 4H^+ + 4e^-$

問4. $Cu \rightarrow Cu^{2+} + 2e^-$

問5. 1.16×10^4 C　問6. 銅，3.82g

問7.(1) ア (2) ウ

問8.(1) − 0.120mol (2) 30.2%

II 出題者が求めたポイント……金属の反応

Ⓐは常温では水と反応せず，熱水と反応することから Mg。Ⓑは両性金属で，不動態になることから Al。Ⓒは追加実験の結果から Ag。Ⓓは両性金属で，希硫酸と希塩酸にほとんど溶解しなかったことから Pb。Ⓔは両性金属で，Hg と同族元素であるので Zn。

問1. Ⓐ $Mg + 2H_2O \rightarrow Mg(OH)_2 + H_2$

Ⓑ $2Al + 2NaOH + 6H_2O \rightarrow 2Na[Al(OH)_4] + 3H_2$

Ⓒ $Ag + 2HNO_3 \rightarrow AgNO_3 + H_2O + NO_2$

[解答]

問1. ⓐH_2 ⓑH_2 ⓒNO_2

問2. ⒶMg ⒷAl ⒸAg ⒹPb ⒺZn

問3. 不動態

問4. $3Ag + 4HNO_3 \rightarrow 3AgNO_3 + 2H_2O + NO$

問5. $Ag_2O + 4NH_3 + H_2O \rightarrow 2[Ag(NH_3)_2]^+ + 2OH^-$

問6. Hg

問7. (図1) 体心立方格子 (図2) 面心立方格子 (図3) 六方最密構造

III 出題者が求めたポイント……有機物の推定

問1. (1) ペンタノールには 8 種類の構造異性体がある。

(2) 2-ペンタノール，3-メチル-2-ブタノールの 2 種類。

問4. $\dfrac{57.8}{12.0} : \dfrac{3.6}{1.0} : \dfrac{38.6}{16.0} = 4 : 3 : 2$　組成式は $C_4H_3O_2$

問5. $(C_4H_3O_2)_n = 166$ より $n = 2$

よって分子式は $C_8H_6O_4$

問6. $n \times \dfrac{0.332}{166} = 1 \times 0.100 \times \dfrac{40.0}{1000}$

$\therefore n = 2$　よってⒸは 2 価の酸である。

また [3] の文章からⒸはフタル酸であることが分かる。

問7. フタル酸は加熱すると無水フタル酸となる。

[解答]

問1. (1) 8 (2) 2

問2. ヨードホルム，CHI_3

問3. 2-ペンタノール，$CH_3-CH(OH)-CH_2-CH_2-CH_3$

問4. $C_4H_3O_2$　問5. $C_8H_6O_4$

問6.

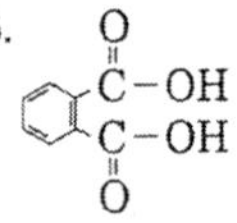

問7.

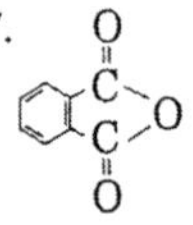

問8.

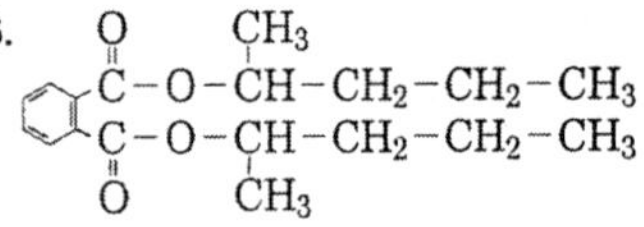

問9. 2

IV 出題者が求めたポイント……アミノ酸，ペプチド

問2. 不斉炭素を持たないのでグリシン。

問3. Y の等電点が 3.2，アセチル化により (56.7/44.1) 倍になることから Y はグルタミン酸。ジペプチド P1，P2 ともに PbS の沈殿が生じるので，Z は S を含むことになる。トリペプチドの分子量が 307 であることから Z はシステインである。

問5. $C_2H_5NO_2 + C_5H_9NO_4 + C_3H_7NO_2S - 2H_2O$ より $C_{10}H_{17}N_3O_6S$

問6. $K_2 = \dfrac{[C^-][H^+]}{[B]} = \dfrac{1[H^+]}{100} = 10^{-9.6}$ より

$[H^+] = 10^{-7.6}$　$\therefore pH = 7.6$

問7. (a) ビウレット反応はトリペプチド以上で陽性。

(b) N の検出反応。

(c) キサントプロテイン反応はベンゼン環を有するアミノ酸を含むと陽性になる。

[解答]

問1. ①縮合 ②双性 ③等電点 ④陽

問2. グリシン，$C_2H_5NO_2$

問3. (Y) Glu (Z) Cys

問4. ジスルフィド結合

問5. $C_{10}H_{17}N_3O_6S$　問6. 7.6

問7. (a) P.○ P1.× P2.×

(b) P.○ P1.○ P2.○

(c) P.× P1.× P2.×

生　物

解答　22 年度

Ⅰ　出題者が求めたポイント(Ⅰ、Ⅱ・細胞)

動物細胞の培養を題材に細胞周期まで扱った問題。細胞培養の手法まで取り上げ、教科書の範囲を超える。標準からやや難しい内容の問題である。

問 1. 哺乳類細胞の培養では、増殖因子やホルモンを補うために血清も加えられる。

問 5.6. 分裂終期は 36 時間で，培養皿の底が細胞で埋め尽くされると分裂を停止する。

問 8.(1)$36 \times 0.17 = 6.12$

(2)1000 個の細胞中，分裂期は 36 個。

$$\frac{63}{1000} \times 36 = 2.268$$

【解答】

問 1. (b) (e) (k)

問 2. ペプシンの最適 pH が強酸性なので，細胞の解離はできても培養には適さないから。

問 3. (エ) (キ)

問 4. (ウ)

問 5. 6.

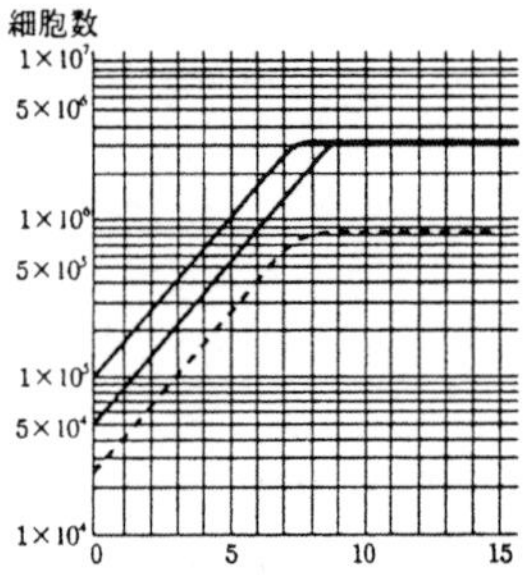

問 7. (エ) (ク)

問 8. (1) 6.1 時間　(2) 2.3 時間

Ⅱ　出題者が求めたポイント(Ⅱ・同化、異化)

【A】緑色植物の光合成に関する問題。計算を含むが内容は標準的。グラフの光合成速度は，見かけの光合成速度である。

問 2. 真の光合成速度は P 点で最大のように見えるが，P 点より温度が高くなるにつれて，見かけの光合成速度の減り方より，呼吸速度の増え方の方が大きいので，真の光合成速度は，P 点と Q 点の間で最大になる。

問 4. $(6 \times 44) : 180 = 30 : X$ から求められる。

問 5. 明期の 12 時間は見かけの光合成速度から、CO_2 を 30 mg/ 時間吸収。暗期の 12 時間は呼吸速度から、CO_2 を 10 mg/ 時間放出。明期と暗期が同じ時間であることから、$(6 \times 44) : 180 = 20 : X$ を求め、12 倍すればよい。

【B】実験結果をもとに、エネルギー獲得の方法から生物名を類推する問題。内容は標準的。

問 1. E は、嫌気条件でグルコースを含む培養液が酸性を呈することから乳酸菌。F は、グルコースを含む培養液で嫌気条件にして気泡を生じることから酵母菌。硫酸アンモニウムを含む明所においた好気条件で緑色になる A はクロレラ、暗所で増殖する。B は亜硝酸菌。C は暗所においた好気条件で B を培養した使い古しの培養液で増殖したことから硝酸菌。

問 2. (ア)化学合成細菌は、硝酸菌と亜硝酸菌。(イ)好気呼吸を行う従属栄養生物はアゾトバクター。(ウ)光合成をするのはクロレラ。(エ)嫌気呼吸をするのは乳酸菌と酵母菌。酵母菌は培養条件によって好気呼吸も行う。

問 3. 炭酸同化は光合成と化学合成によって行われた。

【解答】

【A】

問 1. (A)　(d) (f) (h)　(B)　(a) (g) (k)

問 2. (カ) (キ)

問 3. $Y = X + Z$　　問 4. 20 mg　　問 5. 164 mg

【B】

問 1. A. (ウ)　B. (イ)　C. (カ)　D. (オ)
E. (ア)　F. (エ)

問 2. A. (ウ)　B. (ア)　C. (ア)　D. (イ)
E. (エ)　F. (エ)

問 3. A、B、C

Ⅲ　出題者が求めたポイント(Ⅱ・形質発現)

【A】原核生物のタンパク質合成に関する基本的な問題。

【B】大腸菌のトリプトファン要求株に関する基本的な内容の問題。

問 3. B 株は最小培地からインドールまで合成できるので、途中の合成物質を D 株や E 株が利用することができる。D 株は最小培地からアントラニル酸まで合成できるので、途中の合成物質を E 株が利用することができる。

【解答】

【A】

問 1. 原核生物

問 2. c. DNA　d. mRNA (伝令 RNA)
e. RNA ポリメラーゼ　f. リボソーム

問 3. tRNA(運搬 RNA)、アンチコドン

問 4. b → a　　問 5. h　　問 6. c、e

【B】

問 1. A 株．4　　B 株．5　　C 株．3　　D 株．2
E 株．1

問 2. フィードバック作用

問 3. 1. E　　2. D　　3. B

Ⅳ　出題者が求めたポイント(Ⅰ・恒常性)

血液中のグルコース濃度に関する、標準的な内容の問題。文章が長めで、実験結果から考察させることで難易度を高めている。

【A】

問1. 図1で培養液中のグルコース濃度5 mmol/l と15 mmol/lのところで、取り込み速度を比較する。

問2. ホルモンXの影響を受けるのは骨格筋細胞。骨格筋細胞にはGLUT4が存在する。図2より、GLUT4はホルモンXの添加で細胞膜へ移動することがわかる。ホルモンXはインスリンと考えられる。

問3. この細胞にあるGLUTは、血糖値が正常範囲で、血糖値の変化に依存してグルコースを取り込むはずである。すると、図1より肝細胞に存在するGLUT2と同じであることがわかる。

【B】

問1. すい臓のランゲルハンス島B細胞からはインスリンが分泌される。血糖値の上昇後に増加しているホルモンYがインスリンと考えられる。ホルモンYの血中濃度が増加しないのは、B細胞の機能が低下していることが考えられる。

問2. 血糖値の減少とともに血中濃度が上昇するホルモンZは、グルカゴンと考えられる。

問4. 血糖値が正常範囲なので、すべてが再吸収される。
$120 \times 125 \div 100 = 150$

【解答】

【A】

問1. (絶食後) 赤＞肝＝筋　(投与後) 筋＞赤＞肝

問2. (ウ) (オ)

問3. (イ) (カ)

【B】

問1. P、糖尿病

問2. Y. インスリン　Z. グルカゴン

問3. P. a　R. c　理由. (イ) (ク)

問4. 150 mg/分

平成21年度

問　題　と　解　答

英　語

問題　　21 年度

I　次の英文を読んで，以下の設問に答えなさい。

Watching television is the favorite leisure activity or rather nonactivity for millions of people around the world. The average American, by the time he is sixty years old, will have spent fifteen years staring at the TV screen. In many other countries the figures are similar.

Many people find watching TV "relaxing." Observe yourself closely and you will find that the longer the screen remains the focus of your attention, the more your (a) becomes suspended, and for long periods you are watching the talk show, game show, sitcom, or even commercials with almost no thought being generated by your mind. Not only do you not remember your problems anymore, but you become temporarily free (A) yourself—and what could be more relaxing than that?

So does TV watching create (b)? Does it cause you to be present? Unfortunately, it does not. Although for long periods your mind may not be generating any thoughts, it has linked into the thought activity of the television show. It has linked up with the TV version of the (c), and is thinking its thoughts. Your mind is inactive only in the sense that it is not producing thoughts. It is, however, continuously absorbing thoughts and images that come through the TV screen. This induces a trancelike passive state of heightened susceptibility, not unlike hypnosis. That is why it lends itself to manipulation of "public opinion," as politicians and special-interest groups as well as advertisers know and will pay millions of dollars to catch you in that state of (d). They want their thoughts to become your thoughts, and usually they succeed.

So when watching television, the tendency is for you to fall below thought, not rise above it. Television has this in common with alcohol and certain other drugs. While it provides some relief from your mind, you again pay a high price: loss of consciousness. Like those drugs, it too has a strong addictive quality. You reach for the remote control to switch off and instead find yourself going through all the channels. Half an hour or an hour later, you are still watching, still going through the channels. The off button is the only one your finger seems (B) to press. You are still watching, usually not because anything of interest has caught your attention, but precisely because there is nothing of interest to watch. Once you are hooked, the more trivial, the more meaningless, it is, the more addictive it becomes. (1)<u>If it were interesting, thought provoking</u>, it would stimulate your mind into thinking for itself again, which is more conscious and therefore preferable to a TV-induced trance. Your attention would, therefore, no longer be totally held captive by the images on the screen.

問 1．(a)～(d) に入る最も適当な語句を 1 ～ 4 より選び，その番号を書きなさい。

1. receptive unawareness　　2. collective mind
3. inner space　　4. thought activity

問 2．(A) に入る最も適当な 1 語を 1 ～ 5 より選び，その番号を書きなさい。

1. at　　2. in　　3. of　　4. on　　5. to

問 3．(B) に入る適当な 1 語を 1 ～ 4 より選び，その番号を書きなさい。

1. able　　2. unable　　3. difficult　　4. easy

問 4．下線部 (1) を和訳しなさい。

II　次の英文を読んで，以下の設問に答えなさい。

I'm sixteen. The other night, while I was busy thinking about important social issues, like what to do over the weekend and who to do it with, I overheard my parents talking about my future. My dad was upset—not the usual stuff that he and Mom and, I guess, a lot of parents worry about, like which college I'm going to, how far away it is from home, and how much it's going to cost. Instead, he was upset about the world his generation is turning over to mine, a world he fears has a dark and difficult future—if it has a future at all.

He sounded like this: "There will be a pandemic that kills millions, a devastating energy crisis, a horrible worldwide depression, and a nuclear explosion set off in anger."

As I lay on the living room couch, eavesdropping on their conversation, starting to worry about the future my father was describing, I found myself looking at some old family photos. There was a picture of my grandfather in his Citadel uniform. He was a member of the class of 1942, the war class. Next to his picture were photos of my great-grandparents, Ellis Island immigrants. Seeing those pictures made me feel a lot better. I believe tomorrow will be better than today—that (1)my generation / the world / grows / going / into / is to get better, not worse. Those pictures helped me understand why.

I considered some of the awful things my grandparents and great-grandparents had seen in their lifetimes: two world wars, killer flu, segregation, a nuclear bomb. But they saw other things, too, better things: the end of two world wars, the polio vaccine, passage of the civil rights laws. They even saw the Red Sox win the World Series—twice.

I believe that my generation will see better things, too—that we will witness the time when AIDS is cured and cancer is defeated; (2)when the Middle East will find peace and Africa grain, and the Cubs win the World Series—probably, only once. I will see things as inconceivable to me today as a moon shot was to my grandfather when he was sixteen, or the Internet to my father when he was sixteen.

Ever since I was a little kid, whenever I've had a lousy day, my dad would put his arm around me and promise me that "tomorrow will be a better day." I challenged my father once: "How do you know that?" He said, "(3)I just do." I believed him. My great-grandparents believed that, and my grandparents, and so do I.

As I listened to my dad talking that night, so worried about what the future holds for me and my generation, I wanted to put my arm around him and tell him what he always told me, "Don't worry, Dad. Tomorrow will be a better day." This, I believe.

(註)　Ellis Island: エリス島．ニューヨーク湾内の，もと移民検疫所があった小島．

問１．下線部（１）の語(句)を意味が通るように，並べ換えなさい。

問２．下線部（２）を和訳しなさい。

問３．下線部（３）が指す事柄を表わす記述を１～４より選び，その番号を書きなさい。

1. I just believe that.
2. I just promise that.
3. I just challenge that.
4. I just know that.

問４．本文の表題を表わす語句を１～４より選び，その番号を書きなさい。

1. I'm Sixteen
2. Ellis Island Immigrants
3. Dark and Difficult Future
4. Tomorrow Will Be a Better Day

III　次の英文を読んで，以下の設問に答えなさい。

For most of us, life has become so crazy that it might be called a balancing act. Many of us are speeded-up, frenetic, nervous, anxious about time, and accomplishing tasks and doing things at an alarming rate. Even technology doesn't seem to help. Many of us have modern conveniences and time-saving gadgets, but few of us have enough time. This being the case, we must conclude that at least a portion of our inner turmoil must be coming from within ourselves and the way we are choosing to live.

It's important to ask ourselves whether we really want to go through the rest of our life out of control, flying by the seat of our pants, and treating life as if it were an emergency. Wouldn't it be (a) if we could calm down a little bit and regain our sense of perspective? One of the keys to regaining a feeling of peace and composure is creating at least some degree of balance in your life.

When we are out of balance, we often discover our health to be compromised, our family scrambling, and our relationships in turmoil. We end up always in a rush, forgetful, and extremely frustrated. Creating a sense of balance, however, seems to mitigate these sensations and replace them with feelings of peace and a sense that it's good to be alive.

A nice way to think of balance is to see your life as (1)a pendulum that swings back and forth. Its ideal location is dead center—perfectly balanced. As it swings too (b) to the left, you must make a few (A), enabling the pendulum to swing back to the right, and to find center again. The best monitor of how you are doing is the way you feel. Generally speaking, when you feel peaceful and contented, you're probably relatively close to center, on track, and making good choices. On the other hand, when you feel scattered or overwhelmed, you're probably off center, needing to make those (A).

Perhaps it's best to use a commonsense approach to strive for more balance. If at all possible, try to avoid extremes. Eighteen hours of work is obviously too (c). Three hours of sleep isn't (d). You may not need excessive exercise every single day but, clearly, you do need some exercise on a regular basis. Again, think in terms of a balanced life. Make balanced decisions that support a healthy, happy lifestyle.

If you go on vacation and play hard for a week, you obviously may have to work longer hours to catch up when you return. That's okay; just don't overdo it. Conversely, if you are on a deadline that requires overtime, plan ahead. At the completion of the project, try to (B) by spending some extra time with your partner and family while spending a little less time working.

問1．(a)～(d) に入る最も適当な1語を1～5より選び，その番号を書きなさい。

1. enough　　2. much　　3. nicer　　4. far　　5. less

問2．下線部（1）を指す記述を1～4より選び，その番号を書きなさい。

1. a force that appears to cause an object traveling around a center to fly outwards and away from its circular path
2. a piece of equipment for children to play on consisting of a long flat piece of wood that is supported in the middle
3. an instrument for weighing things, with a bar that is supported in the middle and has dishes hanging from each end
4. a long stick or string with a weight at the bottom that moves regularly from side to side

問3．2箇所の (A) に入る最も適当な1語となるように，破線部を補充しなさい。（破線の数は文字数を表わす）

ad _ _ _ _ ments

問4．(B) に入る最も適当な語句を1～4より選び，その番号を書きなさい。

1. give it up　　2. break it up　　3. keep it up　　4. make it up

IV　A(　　)～J(　　)に入る最も適当な1語を，(　　)内の1～3より選び，その番号を書きなさい。

In court, many people assume that adult witnesses are more reliable than children. This bias may be unfair, according to a growing A(1. children　2. information　3. number) of studies. Although adults remember a greater amount of accurate information, they tend to focus on the meaning of an event, which leads to more "false memory" mistakes—they recall something that makes sense in B(1. contact　2. context　3. contract) but is actually a detail fabricated by their brain. Children, the new research shows, do not make such errors as often.

Although studies have shown this trait in kids before, C(1. adults　2. critics　3. examinees) sometimes blame the study methods, which rely on word lists. When adults read the words "dream," "pajamas" and "bed," they often mistakenly D(1. remind　2. remove　3. remember) seeing the word "sleep." Children do not make these meaning-based inferences as often, but skeptics suggest that this result can be E(1. attributed　2. contributed　3. distributed) to the fact that kids simply may not be familiar with some of the words they are asked to recall or recognize, such as "surgeon" or "physician."

Researchers at the University of Tennessee at Chattanooga and other institutions F(1. counted　2. countered　3. encountered) these criticisms by using word lists generated by second-grade children. They then found that other second graders did not make many false-memory errors, fifth graders sometimes G(1. resisted　2. resolved　3. resembled) adults and sometimes the younger children—depending on the task—and by eighth grade the kids were thinking like grown-ups.

Younger kids "don't seem to view the world in quite the H(1. connected　2. instinctive　3. irrelevant) way that adults do," says psychologist Richard Metzger, lead author of the study. The findings answered what was "going to be a nagging question" about whether the results in children were real, says Charles Brainerd, a psychologist at Cornell University who I(1. evaluated　2. excluded　3. participated) Metzger's research as part of a review of more than 30 studies of false memory in children. Many psychologists hope this type of research will bolster the J(1. credibility　2. flexibility　3. sensibility) of children's testimony in court.

V　次の1．，2．の設問に答えなさい。

1．(1)～(13)の(　　)に入る最も適当な語(句)を1～4より選び，その番号を書きなさい。

(1)　What if one of the workmen falls off your roof and (　　)?

1. hurts
2. hurts himself
3. has hurt
4. hurts by himself

(2)　They were considering (　　　) an office on the West Side.

1. open　　2. opening　　3. to open　　4. opened

(3)　I tried to support him in whatever he was doing and encourage (　　　) further.

1. him going　　2. him to go
3. that he was going　　4. wherever he went

(4)　He was made (　　　) everything.

1. tell　　2. telling　　3. told　　4. to tell

(5)　This was yet another case (　　　) the human eye outperformed radar.

1. what　　2. where　　3. which　　4. how

(6)　(　　　) the population of Dubai?

1. How many are　　2. How much is
3. What is　　4. What number is

(7)　It was his doctor who suggested (　　　) his job.

1. that he change　　2. him to change
3. on his changing　　4. him that he changed

(8)　She looked at him in (　　　) distress that he had to look away.

1. very　　2. so　　3. such　　4. much

(9)　This battery lasts (　　　) made by other battery makers.

1. as twice long batteries as　　2. as twice long as batteries
3. twice as long batteries as　　4. twice as long as batteries

(10)　Who (　　　) won the US open?

1. was it that　　2. was that it　　3. that was it　　4. it was that

(11)　He felt (　　　) but he tried to put on a brave face.

1. disappoints　　2. disappointing　　3. to disappoint　　4. disappointed

(12)　(　　　) any further problems, please do not hesitate to telephone.

1. You should have　　2. You would have
3. Should you have　　4. Would you have

(13)　She gave the police a full (　　　) of the incident.

1. account　　2. accident　　3. attempt　　4. attendant

2．(14)～(20)の英文において，下線部1～4に誤りがあれば，その番号を書きなさい。誤りがなければ5と書きなさい。

(14) New proposals and budgets are submitted[1] to[2] an overview group and ratified by an assembly[3] of all the staffs[4].

(15) Older drivers are more likely[1] to be seriously injured because[2] the fragility[3] of their bones[4].

(16) Come to think of it[1], I saw lots[2] of Japanese comic books during[3] I was traveling in[4] the US.

(17) A government spokesman[1] said the bill[2] must be signed[3], sealed and delivered until[4] tomorrow.

（１８）I had <u>no sooner</u>$_{1}$ closed <u>the</u>$_{2}$ door <u>as</u>$_{3}$ somebody started <u>knocking on</u>$_{4}$ it.

（１９）The movie <u>is based on</u>$_{1}$ a <u>long-running American comic</u>$_{2}$ book <u>of the same title</u>$_{3}$, <u>which first published</u>$_{4}$ in 1964.

（２０）The mayor <u>presented</u>$_{1}$ him <u>with</u>$_{2}$ a gold medal <u>at</u>$_{3}$ an official city <u>reception</u>$_{4}$.

VI　次の１．，２．の設問に答えなさい。

１．(1)～（３）の２箇所の（　　）に共通する１語を，書きなさい。

（１）a.　Please (　　　　　) my mail to this new address.

b.　He took two steps (　　　　　).

（２）a.　Will you drop me a (　　　　　) when you arrive there?

b.　Please stand in (　　　　　).

（３）a.　This watch will (　　　　　) you the date.

b.　I cannot (　　　　　) him from his brother.

２．英文が和文の意味を表わすように，（　）内の語(句)を並べ換えなさい。

（１）私と口をきこうとしないなんて，彼女は何て子供っぽいのでしょう。

How (refuse / childish / speak / of / to / to / her) to me!

（２）生活に困っている人の手助けをしましょう。

Let's help (it / find / those / difficult / make / who / to) a living.

（３）私は上階に住む人に，彼の空調設備をみてもらうように頼んだ。

I asked the neighbor who (air conditioner / lives / checked / above / have / to / me / his).

数　学

問題　　21 年度

I　$212^x = 32$，$53^y = 8$ であるとき，$\dfrac{5}{x} - \dfrac{3}{y}$ の値を求めよ。

II　1 辺の長さが 1 の正四面体 OABC において，辺 OB の中点を M，辺 OC 上を動く点を T とする。このとき，$\overrightarrow{OA} = \vec{a}$，$\overrightarrow{OB} = \vec{b}$，$\overrightarrow{OC} = \vec{c}$ として，次の問いに答えよ。

1)　点 T から線分 AM に下ろした垂線を TH とし，$\overrightarrow{OT} = t\vec{c}$ とするとき，$\overrightarrow{OH}$ を t，$\vec{a}$，$\vec{b}$ を用いて表せ。

2)　△AMT の面積が最小となるような T は，辺 OC をどのように分ける点であるか調べよ。

III　曲線 $y = x^3 + x^2 - 5x + 5$ 上の 2 点 A(x_1, y_1)，B(x_2, y_2)　$(y_1 > y_2 > 0)$ における接線が点 P$(-5, 2)$ で交わるとき，$\angle PAB = \theta$ として，$\cos\theta$ の値を求めよ。

IV　曲線 $y=\sin x$ と 2 直線 $y=-\frac{2}{\pi}x$, $x=\pi$ とで囲まれた部分を, x 軸の周りに 1 回転させてできる立体の体積 V を求めよ。

V　色以外では区別がつかない白玉 2 個と赤玉 2 個が入った箱がある。この箱の中から, 中身を見ずに玉を 1 個取り出し, それが白玉ならば箱の中に戻し赤玉ならば箱に戻さない。この操作を繰り返し, 箱の中に赤玉がなくなったときにこの操作を終了する。n 回目の操作によって箱の中の赤玉が k 個残っている確率を $P_n(k)$ とするとき, 次の問いに答えよ。

1)　$P_1(2)$, $P_1(1)$, $P_2(2)$, $P_2(1)$, $P_2(0)$ をそれぞれ求めよ。解答は下記の所定の場所に記せ。

$P_1(2)=$	$P_1(1)=$	$P_2(2)=$
$P_2(1)=$	$P_2(0)=$	

2)　$P_n(1)$ と $P_{n-1}(1)$ の関係式を求めよ。ただし, $n \geqq 2$ とする。

3)　$\sum_{n=1}^{\infty} P_n(0)=1$ であることを証明せよ。

物　理

問題　　21 年度

物理　問題　I

図のように，水平面に対して 30° 傾いた十分広いなめらかな斜面があり，この斜面上の水平方向の右向きに x 軸，斜面の最大傾斜方向の上向きに y 軸をとる。質量 $3m$ の物体 A が，ある初速度で点 P から斜面上を動き始め，原点 O(0, 0) に達したときの速度は x 軸の正の向きに v であった。点 P の x 座標を $-L$，重力加速度を g とし，重力による位置エネルギーの基準面は x 軸を含む水平面とする。

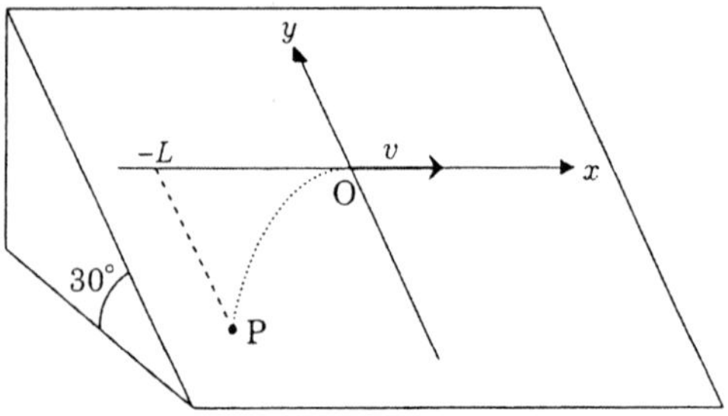

問 1．斜面上を運動する物体 A の加速度の x 成分と y 成分を求めよ。
問 2．物体 A が動き始めたときの速度の x 成分と y 成分を求めよ。
問 3．点 P の y 座標を求めよ。

原点 O に達した物体 A は，質量 $2m$ の物体 B と質量 m の物体 C に分裂し，それぞれ斜面上を運動した。物体 C から見た物体 B の分裂直後の相対速度の x 成分は $-3v$，y 成分は $3u$ $(u > 0)$ であった。分裂の際にはたらく力は斜面に平行で，はたらく時間は短いものとする。

問 4．分裂した直後の物体 B の速度の x 成分と y 成分を求めよ。
問 5．分裂した直後の物体 C の速度の x 成分と y 成分を求めよ。
問 6．分裂したときに，物体 B が受けた力積の x 成分と y 成分を求めよ。
問 7．物体 B が達した最高点を Q とする。点 Q の x 座標と y 座標を求めよ。
問 8．物体 B が点 Q に達したときの，2 つの物体 B と C の重心の x 座標と y 座標を求めよ。
問 9．分裂してから時間が t だけ経過した後の，2 つの物体 B と C の重力による位置エネルギーの和を求めよ。
問 10．分裂してから時間が t だけ経過した後の，2 つの物体 B と C の力学的エネルギーの和を求めよ。

物理　問題　II

図 1 のように，x 軸と y 軸をとり，原点を O(0, 0) とする。この平面に垂直に平面鏡 AO と OB があり，点 S には単色光の光源がある。点 S の座標を $(0, s)$ とする。また，平面に垂直で y 軸に平行なスクリーンがあり，このスクリーンの x 座標を L とする。以下では，光源から出た光線の平面鏡 AO と OB によるこの平面内での反射について考える。なお，座標を表す s，L，a，l，d，p はいずれも正とする。

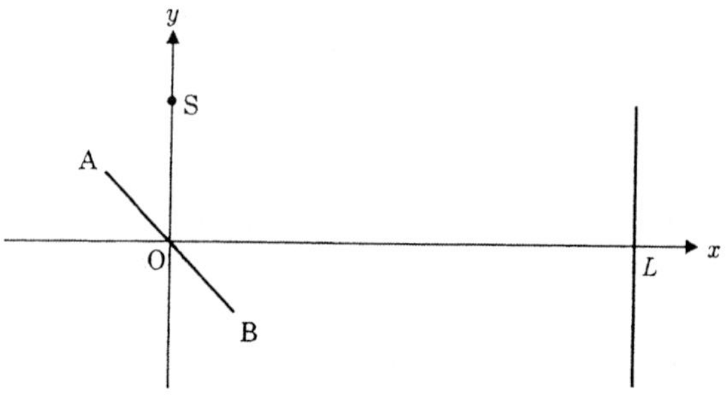

図 1

はじめに，鏡 AO と OB の A と B の位置はそれぞれ $(-a, a)$，$(a, -a)$ であった。このとき鏡 AO と OB は 1 枚の平面鏡 AOB と考えられる。

問1．平面鏡AOBによる光源の像S′の座標を求めよ。

問2．光源がx軸に平行に速さvで$+x$方向に移動するとき，平面鏡の点Oで反射した光がスクリーンを照らす点のy軸方向に移動する速さを求めよ。

図2のように，鏡AOと鏡OBをはじめの位置から点Oを中心として，鏡AOは時計回りに，鏡OBは反時計回りにそれぞれ少し回転させたところ，鏡AOと鏡OBによる反射光でスクリーン上に明暗のしま模様ができた。点Sにある光源の鏡AOによる像S_1の座標を$(-l, d)$，鏡OBによる像S_2の座標を$(-l, -d)$とする。

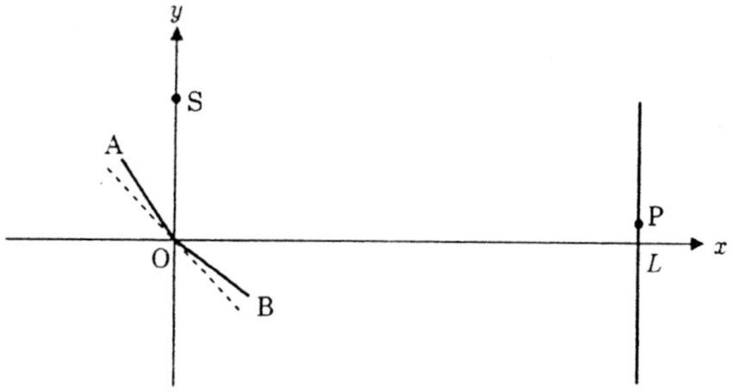

図2

問3．点Sのy座標sをlとdを用いて表せ。

問4．鏡AOと鏡OBが回転した角度〔rad〕の大きさをlとdを用いて表せ。ただし，それぞれの鏡が回転した角度は小さく，小さな角度θ〔rad〕に対する近似式$\tan\theta \fallingdotseq \theta$を用いよ。

問5．点Sにある光源から出て，鏡AOによって反射した後，スクリーン上の点$P(L, p)$を照らす光線の経路の長さを求めよ。

問6．点Sにある光源から出て，鏡AOまたは鏡OBによって反射した後，スクリーン上の点$P(L, p)$を照らす2つの光線の経路の差を求めよ。ただし，Lおよびlは，dおよびpより十分大きいものとし，$|\varepsilon| \ll 1$のときに成立する近似式$(1+\varepsilon)^n \fallingdotseq 1+n\varepsilon$を用いよ。

問7．光源の波長をλとする。スクリーン上の隣り合う明線の間隔を求めよ。

物理　問題　Ⅲ

次の問いに答えよ。ただし，クーロンの法則の比例定数をk_0，電位0の基準点を無限遠にとり，重力の影響は無視できるものとする。向きを問う問題については，右の解答群の番号①～⑧（$+x$方向を①，$+y$方向を③，隣り合う矢印の間の角度はすべて45°とする）の中から選び，答えること。答えが①～⑧以外の向きになった場合は⑨と答えよ。

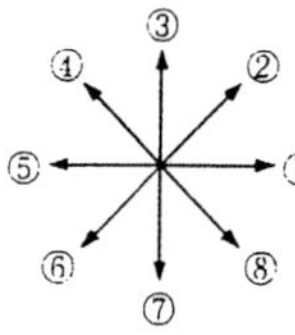

向きの解答群

問1．図1のように，x軸上の点P（$x=-a$）に質量m，電荷q（$q>0$）を持つ小物体Aが固定されている。この状態で，質量m，電荷$2q$を持つ小物体Bを無限遠（$x=+\infty$）から点R（$x=a$）までゆっくりと移動させた。

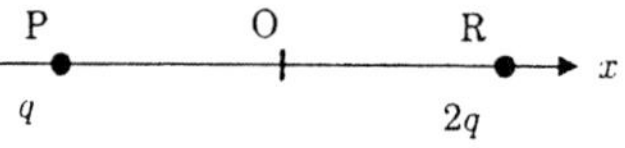

図1

（1）点Rにおいて，小物体Bにはたらく電気力の大きさを求め，向きを解答群から選び，番号で答えよ。

（2）原点O（$x=0$）における電場（電界）の大きさを求め，向きを解答群から選び，番号で答えよ。

（3）小物体Aの影響だけを考えたとき，点Rの電位を求めよ。

（4）小物体Bを無限遠から点Rまで移動させるのに必要な仕事を求めよ。

（5）小物体A，Bがそれぞれ点P，Rで静止した状態から，x軸方向に同時に自由に動けるようにしたところ，2つの小物体は動き始めた。小物体間の距離が$3a$になったときの，小物体Bの位置と速さを求めよ。

問2．次に図2のようなx-y平面を考え，原点$O(0, 0)$に電荷qの小物体Cを，点$S(a, 0)$に負の電荷$-\sqrt{2}q$の小物体Dを置き固定する。

（1）点$T(0, a)$と点$U(a, a)$における電位をそれぞれ求めよ。

点Tに質量 M，負の電荷 $-Q$ を持つ小物体Eを置き，Eにはたらく合力が0となるように x-y 平面上に一様な電場を加えた。

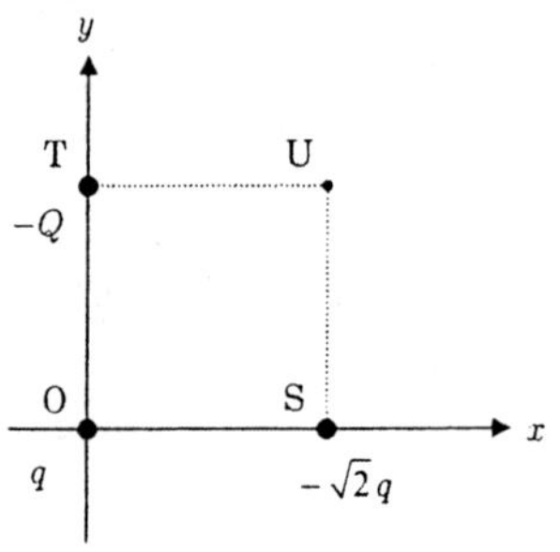

図2

（2）加えた一様な電場の大きさを求め，向きを解答群から選び，番号で答えよ。

（3）一様な電場の影響だけを考えたとき，点Tと点Uの間に生じる電位差の大きさを求めよ。

（4）小物体Eに外から力を加えて，点Tから点Uまで線分TU上をゆっくり移動させた。一様な電場と小物体C，Dによる電場の影響を考えたとき，加えた力のする仕事を求めよ。

化　学

問題　21 年度

【注意】化学　問題　Ⅰ～Ⅳに解答するにあたって，必要があれば次の値を用いよ。
原子量：H = 1.0，C = 12，N = 14，O = 16，Na = 23，Ca = 40
アボガドロ定数：6.02×10^{23} /mol
気体定数：$R = 8.31 \times 10^{3}$〔Pa·L/(mol·K)〕

化学　問題　Ⅰ

次の文章を読み，問１～問９に答えよ。

水酸化ナトリウムは無色の固体で潮解性があり，空気中の二酸化炭素と反応して炭酸ナトリウム Na_2CO_3 に変化しやすい。したがって，水酸化ナトリウムは通常ある量の水と炭酸ナトリウムを不純物として含んでいる。実験室に長い間保管していた水酸化ナトリウム（これを試料Ｘとする）の純度を調べるために，以下に示す操作１～操作５の実験を行った。

操作１：試料Ｘ 4.00 g をはかり取り，手早くビーカーに入れた。そこへ二酸化炭素を含まない水を加え，溶解した。これを 250 mL 用の（　①　）に移し，標線まで水を加え，栓をしてよく振り混ぜた（これを試料溶液Ｓとする）。

操作２：試料溶液Ｓ 10.0 mL を（　②　）を用いてはかり取り，コニカルビーカーに入れた。指示薬としてフェノールフタレイン（変色域 pH 8.0～9.8）溶液を少量加えた後，(A)（　③　）に入れた 0.100 mol/L 塩酸を徐々に滴下したところ，33.80 mL 加えたところで，溶液の色が（　④　）色から（　⑤　）色に変わった。

操作３：操作２の滴定で得られた溶液に，指示薬としてメチルオレンジ（変色域 pH 3.1～4.4）溶液を少量加え，(B) さらに，塩酸の滴下を続けて，溶液の色が（　⑥　）色から（　⑦　）色に変わったところで滴定を終えた。このとき，操作２における滴定開始からの総滴下量は 36.60 mL であった。

操作４：別のコニカルビーカーに，操作１で調製した試料溶液Ｓ 10.0 mL をはかり取り，(C) 塩化バリウム水溶液を加えると沈殿が生じた。沈殿がそれ以上生じなくなるまで，塩化バリウム水溶液を加えた。

操作５：操作４で生じた沈殿をろ過することなく，その溶液にフェノールフタレイン溶液を少量加えた後，明瞭な変色が起こるまで（　③　）に入れた 0.100 mol/L 塩酸を徐々に滴下して終点を求めた。

なお，操作１～操作５の実験に際して，空気中に含まれる物質の影響は全くないものとする。

問１．（　①　）～（　③　）に当てはまる最も適当な器具の名称を記せ。

問２．（　④　）～（　⑦　）に当てはまる溶液の色として適当なものを，次の（ア）～（カ）のうちから選び，記号で答えよ。
（ア）赤　（イ）黄　（ウ）緑　（エ）青　（オ）紫　（カ）無

問３．実験を行う前に，ビーカー，コニカルビーカーおよび器具①～器具③をきれいに洗浄した。これらの器具のうち，洗浄後，水でぬれたまま使用してもよいものには○を，水でぬれたまま使用してはいけないものには×を解答欄に記せ。

問４．下線部（A）で起こった反応を化学反応式ですべて表せ。

問５．下線部（B）で起こった反応は下式で表される。（　ⓐ　），（　ⓑ　）に適当な化学式を入れて化学反応式を完成せよ。

（　ⓐ　）＋ HCl → （　ⓑ　）＋ NaCl ＋ H_2O

問６．下線部（C）で沈殿した化合物は何か。その化学式と沈殿の色を記せ。

問７．操作１～操作３の実験結果から，操作５の滴定の終点までに要する 0.100 mol/L 塩酸の滴下量は何 mL か。有効数字３桁で答えよ。

問８．操作１～操作３の実験結果から，試料Ｘ 4.00 g に含まれる水酸化ナトリウムと炭酸ナトリウムの物質量はそれぞれ何 mol か。有効数字３桁で答えよ。

問９．操作１～操作３の実験結果から，試料Ｘの水酸化ナトリウムの純度を質量百分率で求め，有効数字２桁で答えよ。

化学　問題　II

次の文章を読み，問１～問７に答えよ。

４つのビーカーには水溶液（Ａ）～（Ｄ）がそれぞれ入っており，（Ａ）～（Ｄ）には各々２種類ずつ金属イオンが含まれている。これらの８種類の金属イオンは Ag^{+}, Ca^{2+}, Cu^{2+}, Zn^{2+}, Ba^{2+}, Pb^{2+}, Al^{3+}, Fe^{3+} である。水溶液（Ａ）～（Ｄ）に対して，次の［実験］（１）～（４）を行った。その際，ビーカー内のそれぞれの水溶液を４本ずつの試験管に取り分け，分取した４つの試料をそれぞれ［実験］（１）～（４）に用いた。

［実験］

（１）希塩酸を加えると，（Ａ），（Ｃ）に沈殿が生じた。

（２）クロム酸カリウム水溶液を加えると，（Ａ），（Ｃ），（Ｄ）に沈殿が生じた。（Ａ）の沈殿は黄色，（Ｃ）の沈殿は暗赤色，（Ｄ）の沈殿は黄色であった。

（３）希硫酸を加えると，（Ａ），（Ｃ），（Ｄ）に沈殿が生じた。

（４）アンモニア水を加えると，（Ａ）～（Ｄ）すべてに沈殿が生じ，（Ｃ）の沈殿は褐色，（Ｄ）の沈殿は赤褐色であった。さらに過剰のアンモニア水を加えると（Ｂ），（Ｃ）の沈殿が溶解し，（Ｂ）は濃青色の溶液，（Ｃ）は無色の溶液となった。

［考察］

以上の［実験］（１）～（４）の結果から，８種類の金属イオンがそれぞれ（Ａ）～（Ｄ）のどの水溶液に含まれるか，以下のように決めることができる。

［実験］（１）の操作で，（　①　），（　②　）は塩化物の沈殿を生じ，［実験］（２）の操作で，（　①　），（　②　），（　③　）はクロム酸塩の沈殿を生じた。したがって，（Ｄ）は（　③　）を含んでいる。［実験］（２）の操作で生じた沈殿の色から，（Ａ）は（　②　）を，（Ｃ）は（　①　）を含んでいる。

［実験］（３）の操作で，（　②　），（　③　），（　④　）は硫酸塩の沈殿を生じるから，（Ｃ）は（　④　）を含んでいる。したがって，（Ｃ）は（　①　），（　④　）の２種類の金属イオンを含んでいることが分かる。

［実験］（４）の操作で，（Ｃ）にアンモニア水を加えたとき ⓐ 褐色の沈殿を生じた金属イオンは（　①　）であり，［実験］（１）～（３）により得られた結果と一致する。また，（Ｄ）にアンモニア水を加えたとき ⓑ 赤褐色の沈殿を生じた金属イオンは（　⑤　）であり，（Ｄ）は（　③　），（　⑤　）の２種類の金属イオンを含んでいることが分かる。また，過剰のアンモニア水で沈殿が溶解する金属イオンは（　①　），（　⑥　），（　⑦　）であり，このうち（Ｂ）でみられた ⓒ 濃青色の錯イオンを生じる金属イオンは（　⑥　）である。

これまでの考察で，どの水溶液に含まれているか分かっていない金属イオンは（　⑦　）と（　⑧　）であるが，［実験］（４）の結果から，（　⑧　）は（Ｂ）に含まれていないので，（　⑧　）は（Ａ）に含まれていることが分かる。したがって，（Ａ）は（　②　），（　⑧　）の２種類の金属イオンを含んでおり，（Ｂ）は（　⑥　），（　⑦　）を含んでいることが分かる。

以上のように，８種類の金属イオンがそれぞれ（Ａ）～（Ｄ）のどの水溶液に含まれているか決めることができた。

問１．（　①　）～（　⑧　）に適当な金属イオンを化学式で記せ。

問２．下線部 ⓐ，ⓑ の沈殿はそれぞれ何か，化学式で記せ。

問３．下線部 ⓒ の錯イオンの化学式と名称を記せ。

問４．上記８種類の金属イオンを単独で含む水溶液にそれぞれチオシアン酸カリウム KSCN 水溶液を加えたとき，血赤色を呈する金属イオンはどれか，化学式で記せ。

問５．上記８種類の金属イオンを単独で含む水溶液にそれぞれ炎色反応を行ったとき，橙赤色を呈する金属イオンはどれか，化学式で記せ。

問６．上記８種類の金属イオンを単独で含む水溶液にそれぞれ硫化水素を通じたとき，（ア）酸性，中性，塩基性のいずれの場合も硫化物の沈殿を生じる金属イオン，（イ）中性，塩基性で硫化物の沈殿を生じる金属イオン，（ウ）酸性，中性，塩基性のいずれの場合も硫化物の沈殿を生じない金属イオンに分類できる。（ア）および（イ）に分類される金属イオンをそれぞれ化学式で記せ。

問７．上記８種類の金属イオンを単独で含む水溶液にそれぞれ水酸化ナトリウム水溶液を加えると，６種類の金属イオンが沈殿を生じる。さらに，過剰の水酸化ナトリウム水溶液を加えると，その６種類のうち３種類の金属イオンの沈殿が溶解する。沈殿が溶解する３種類の金属イオンの化学式を記せ。

化学　問題　III

次の文章を読み，問１～問６に答えよ。

石灰岩や大理石の主成分である（　①　）を強熱すると，分解して二酸化炭素を生じ，（　②　）になる。（　②　）にコークスを混ぜて，電気炉で強熱すると炭化カルシウム（カーバイド）が生成する。炭化カルシウムに水を注いで反応させると，アセチレンが発生する。触媒として硫酸水銀(II)を溶かした希硫酸中へアセチレンを通じると，水が付加して（　③　）が生成するが，この化合物は不安定で，ただちに異性化して構造異性体の（　④　）になる。この方法は，かつて（　④　）の主要な工業的製法であったが，水銀公害の問題が生じ，現在では塩化パラジウム(II)と塩化銅(II)を触媒に用いて，（　⑤　）の酸化によって作られている。（　④　）を酸化すると，刺激臭のある無色の液体である（　⑥　）が生成する。リン酸を触媒として（　⑤　）に水を付加させると（　⑦　）が生成する。（　⑦　）と同じ官能基をもつ（　⑧　）は，工業的には酸化亜鉛を主体とする触媒を用いて，一酸化炭素と水素から合成されている。1 価アルコールである（　⑨　）の酸化や酢酸カルシウムの熱分解によって，無色で水によく溶ける揮発性の（　⑩　）が得られる。（　⑩　）は，工業的にはクメン法でフェノールと同時に合成される。

問 1．（　①　）～（　⑩　）に適当な化合物の名称を記せ。

問 2．（　⑩　）と同じ分子式をもつ化合物として考えられる異性体（立体異性体を含む）は何種類あるか。ただし，（　⑩　）とアルコールは除くものとする。

問 3．炭化カルシウム 0.96 g を水と完全に反応させると，アセチレンが 27℃，1.01×10^5 Pa で 270 mL 発生した。この炭化カルシウムの純度を質量百分率で求め，有効数字 2 桁で答えよ。

問 4．（　⑥　）と（　⑦　），（　⑥　）と（　⑧　），（　⑥　）と（　⑨　）をそれぞれ混合し，濃硫酸を少量加えて熱すると，（ A ），（ B ），（ C ）がそれぞれ生成した。（ A ），（ B ），（ C ）をそれぞれ 0.10 mol ずつ混合した液体を完全燃焼させるのに必要な酸素の体積は，標準状態（0℃，1.01×10^5 Pa）で何 L か。有効数字 2 桁で答えよ。

問 5．（　⑤　）と塩素を反応させると（ D ）が生成する。塩素の同位体の存在比は ^{35}Cl が 76%，^{37}Cl が 24% である。（ D ）が 1.0 mol 生成するとき，^{37}Cl を含む（ D ）の分子数は何個か。有効数字 2 桁で答えよ。

問 6．次の（ア）～（キ）の記述のうち，正しいものをすべて選び記号で答えよ。

（ア）（　④　）をアンモニア性硝酸銀溶液に加えて穏やかに加熱すると，金属銀が析出する。

（イ）（　⑤　）は適当な条件下で縮合重合して高分子化合物になる。

（ウ）（　⑥　）は炭酸水素ナトリウムと反応して二酸化炭素を遊離させる。

（エ）（　⑦　）を二クロム酸カリウムの希硫酸溶液に入れて温めるとエーテルが生成する。

（オ）（　⑧　）にヨウ素と水酸化ナトリウム水溶液を加えて温めると黄色沈殿が生じる。

（カ）（　⑨　）には異性体が存在し，それらは沸点の違いで区別できる。

（キ）（　⑩　）をフェーリング液とともに加熱すると，酸化銅(I)の赤色沈殿が生成する。

化学　問題　IV

ある人工甘味料 X は，スクロースの約 200 倍もの甘みがあり，清涼飲料水や冷菓などに広く使用されている。この人工甘味料 X に関する（i）～（iii）の文章を読み，問 1 ～問 7 に答えよ。

（i）人工甘味料 X に関して分かっていることは，次の（1）～（4）である。

（1）分子量は 294 である。

（2）炭素，水素，窒素，酸素のみで構成されている。

（3）酸触媒の存在下で加水分解を行うと，α−アミノ酸 A，α−アミノ酸 B，メタノールが物質量比で 1：1：1 の割合で得られる。α−アミノ酸 A，α−アミノ酸 B は，いずれも天然のタンパク質を構成するアミノ酸である。

（4）酵素を用いてペプチド結合のみを加水分解すると，α−アミノ酸 A のメチルエステルとα−アミノ酸 B が物質量比で 1：1 の割合で得られる。

（ii）人工甘味料 X の加水分解によって得られるα−アミノ酸 A に関して分かっていることは，次の（5）～（8）である。

（5）構成元素の質量組成は，炭素 65.4%，水素 6.7%，窒素 8.5%，酸素 19.4% である。

（6）濃硝酸を加えて加熱すると黄色になり，さらにアンモニア水を加え塩基性にすると橙黄色になる。

（7）分子内にメチル基は存在しない。

（8）等電点は 5.5 である。

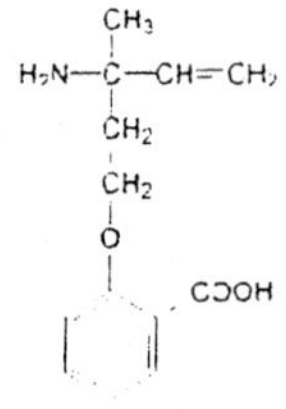

構造式の記入例

（iii）人工甘味料 X の加水分解によって得られるα－アミノ酸 B に関して分かっていることは，次の（9）～（11）である。

（9）不斉炭素原子と直接結合しているカルボキシ基（カルボキシル基）は，ペプチド結合に関与している。

（10）α－アミノ酸 B とエタノールを触媒の存在下で反応させると，分子量 189 のエステルが得られる。

（11）等電点は 2.8 である。

問 1．α－アミノ酸 A の分子式を記せ。

問 2．α－アミノ酸 A の分子量を整数で記せ。

問 3．α－アミノ酸 A の構造式を例にならって書け。

問 4．α－アミノ酸 B の分子量を整数で記せ。

問 5．α－アミノ酸 B の分子内に存在するカルボキシ基の個数を数字で記せ。

問 6．α－アミノ酸 B の構造式を例にならって書け。

問 7．（あ）～（え）に当てはまる部分構造を記入して，人工甘味料 X の構造式を完成せよ。

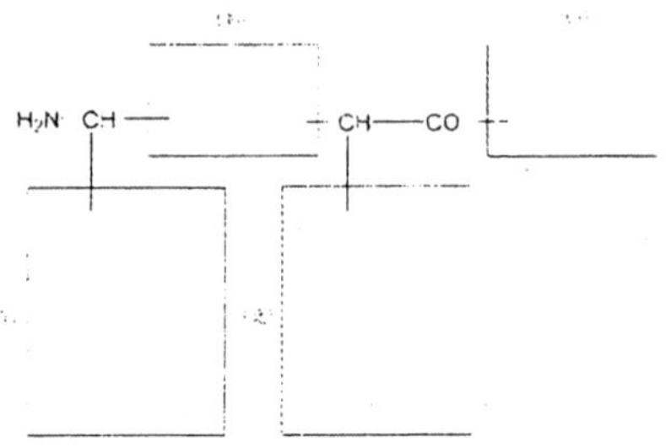

人工甘味料 X の構造式

生　物

問題　　21 年度

生物　問題　I

細胞の主要なエネルギー源はグルコースであり，細胞はグルコースを分解する過程で得られるエネルギーをＡＴＰに蓄え，これをさまざまな生命活動に利用している。下の図はグルコースの代謝経路を示したもので，図中のａ，ｂ，ｃ，ｄ，ｅはそれぞれ異なる反応過程を表している。ヒトは摂取したデンプンを反応過程ａによりグルコースに分解して吸収し，これをエネルギー源として利用している。呼吸の基質であるグルコースは反応過程ｂ，ｃ，ｄを経てCO_2に分解される。また，反応過程ｂ，ｃ，ｄにおいて生成されるＸ・２[Ｈ]の２[Ｈ]は反応過程ｅのいろいろな中間体（Ｙ，Ｚ，Ｗ）を経て最終的にH_2Oになる。なお，図中のC_2，C_3，C_4，C_5，C_6はそれぞれ炭素原子を２個，３個，４個，５個，６個含む化合物を表している。下の図に基づいて以下の各問に答えよ。

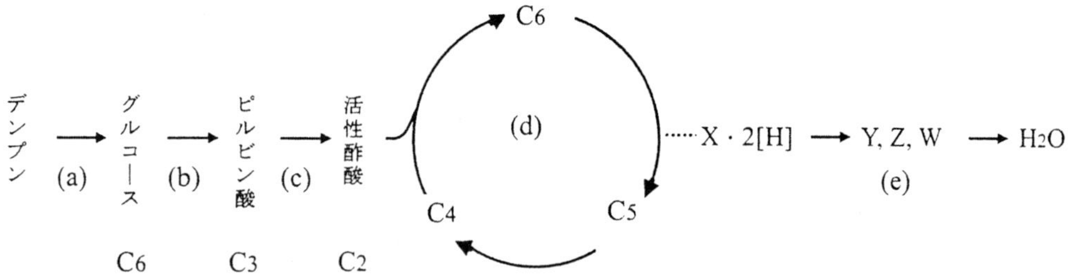

問１．生体内にはいろいろな化学反応がみられるが，ａ～ｅの反応過程全体を１つの用語で表わすと，次の（ア）～（オ）のうちどれになるか。該当するものを１つだけ選び，記号で答えよ。

（ア）同化　　（イ）異化　　（ウ）酸化　　（エ）還元　　（オ）呼吸

問２．次の（１）～（５）の記述は図中のａ～ｅのうち，どの反応過程に当てはまるか。当てはまる反応過程をすべて選び出し，ａ～ｅの記号で答えよ。

（１）反応にともないH_2Oが取り込まれる
（２）脱炭酸酵素がはたらいて基質からCO_2が奪われる
（３）反応は細胞内のミトコンドリアの中で進行する
（４）反応は細胞内のミトコンドリアの外で進行する
（５）反応は細胞の外で進行する

問３．ａ，ｂ，ｄ，ｅの反応過程はそれぞれ何と呼ばれているか，各反応過程の名称を記せ。

問４．好気呼吸には酸素とミトコンドリアが欠かせないため，そのどちらか一方が欠けても，細胞は好気呼吸ができず嫌気呼吸によりＡＴＰを生成する。（Ａ）酸素があってもミトコンドリアがない場合，（Ｂ）ミトコンドリアがあっても酸素がない場合のそれぞれについて，ヒトの体内で嫌気呼吸によりＡＴＰを生成する細胞名を１つずつ記せ。

問５．ｂ～ｅの反応過程を１つの化学反応式にまとめると下のＡ式になり，Ａ式は好気呼吸全体を表す化学反応式とされている。Ａ式をさらに簡略化するとＢ式になるが，好気呼吸を示すのにＢ式ではなくＡ式が用いられるのはなぜか，その理由を述べよ。

Ａ式：　$C_6H_{12}O_6 + 6H_2O + 6O_2 \rightarrow 6CO_2 + 12H_2O$ ＋ エネルギー
Ｂ式：　$C_6H_{12}O_6 + 6O_2 \rightarrow 6CO_2 + 6H_2O$ ＋ エネルギー

問６．好気呼吸によりグルコース１分子から３８分子のＡＴＰが生成される。このときｂ，ｃ，ｄ，ｅの反応過程で生成されるＡＴＰはそれぞれ何分子になるか。

問７．グルコースは主にデンプンから供給されているが，血糖量が低下した場合には，あるホルモンのはたらきにより肝臓内の貯蔵物質が分解されてグルコースが供給される。肝臓内の貯蔵物質とは何か。また，この場合にはたらくホルモンの名称は何か。

問８．脂肪は脂肪酸とグリセリンに分解された後に，それぞれがグルコースの分解経路に合流するかたちで分解されて，エネルギー源となる。脂肪酸とグリセリンは図中のC_2～C_6のうち，どの化合物となってグルコースの分解経路に入るか。それぞれC_2～C_6の記号で答えよ。

生物　問題　Ⅱ

動物の呼吸器とガス交換に関する以下の【Ａ】と【Ｂ】に答えよ。

【Ａ】　動物は体の大きさや生活環境によりさまざまな方法を用いてガス交換を行っている。小型の無脊椎動物のなかには特別な呼吸器を持たずに体表でガス交換を行っているものもあるが，多くの動物には鰓（えら），気管，肺などの呼吸器が備わっていてガス交換の効率を高めている。以下の各問に答えよ。

問１．次の（ア）～（オ）の動物のうち，特別な呼吸器を持たずに体表でガス交換を行っているものはどれか。１つ選び，記号で答えよ。

（ア）ザリガニ　（イ）ウニ　（ウ）ショウジョウバエ　（エ）プラナリア　（オ）アサリ

問２．動物により呼吸器や心臓の構造には違いがある。下の３つの経路はそれぞれフナ，カエル，ヒトの体内における血液の循環経路の一部を示したもので，血液は → の方向に循環している。（1）～（10）に該当する心臓の部位の名称を下の（ア）～（カ）より選び，フナ，カエル，ヒトの血液の循環経路を完成せよ。同じ部位名をくり返し使ってもよいが，答えは（ア）～（カ）の記号で記せ。

魚類（フナ）

大静脈 →（ 1 ）→（ 2 ）→ 鰓動脈 → 鰓（えら）→ 鰓静脈 → 大動脈 → 全身

両生類（カエル）

大静脈 →（ 3 ）→（ 4 ）→ 肺動脈 → 肺 → 肺静脈 →（ 5 ）→（ 6 ）→ 大動脈 → 全身

哺乳類（ヒト）

大静脈 →（ 7 ）→（ 8 ）→ 肺動脈 → 肺 → 肺静脈 →（ 9 ）→（ 10 ）→ 大動脈 → 全身

【心臓の部位】　（ア）心室　（イ）心房　（ウ）左心室　（エ）右心室　（オ）左心房　（カ）右心房

問３．カエルの肺はゴム風船のような形状であり，肺の内表面に隔壁がある程度で，ヒトの肺に見られるような肺胞は発達していない。カエルはなぜこのような単純な構造の肺で生きていられるのか，その理由を述べよ。

【B】　右のグラフは成人の血液の酸素分圧と酸素ヘモグロビンの割合（酸素飽和度）を示した酸素解離曲線である。２本の曲線のうち一方は肺胞を流れる血液のもとで測定された酸素解離曲線であり，他方は組織を流れる血液のもとで測定された酸素解離曲線である。グラフの横軸は酸素分圧を，縦軸は酸素ヘモグロビンの割合（%）を示している。酸素ヘモグロビンの割合は酸素分圧以外に，血液のｐＨや二酸化炭素分圧によっても変化することが分かっている。以下の各問に答えよ。

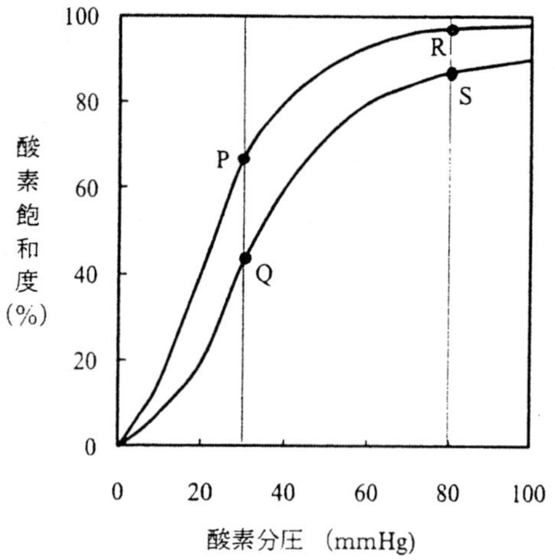

問１．血液のｐＨと酸素ヘモグロビンの割合にはどのような関係があるか。下の（ア）～（ク）より正しいものを２つ選び，記号で答えよ。

（ア）肺では二酸化炭素分圧が高いため，血液のｐＨが下がり，酸素ヘモグロビンの割合は高くなる
（イ）肺では二酸化炭素分圧が低いため，血液のｐＨが下がり，酸素ヘモグロビンの割合は高くなる
（ウ）肺では二酸化炭素分圧が高いため，血液のｐＨが上がり，酸素ヘモグロビンの割合は高くなる
（エ）肺では二酸化炭素分圧が低いため，血液のｐＨが上がり，酸素ヘモグロビンの割合は高くなる
（オ）組織では二酸化炭素分圧が高いため，血液のｐＨが下がり，酸素ヘモグロビンの割合は低くなる
（カ）組織では二酸化炭素分圧が低いため，血液のｐＨが下がり，酸素ヘモグロビンの割合は低くなる
（キ）組織では二酸化炭素分圧が高いため，血液のｐＨが上がり，酸素ヘモグロビンの割合は低くなる
（ク）組織では二酸化炭素分圧が低いため，血液のｐＨが上がり，酸素ヘモグロビンの割合は低くなる

問２．高い山に登った時，肺胞内の酸素分圧は80mmＨｇであり，組織内の酸素分圧は30mmＨｇであった。この状況下でヘモグロビンによって肺から組織へ供給される酸素は，肺でヘモグロビンに結合した酸素のうち何%になるか求めたい。図中のＰ，Ｑ，Ｒ，Ｓの４点の酸素飽和度（%）をそれぞれｐ，ｑ，ｒ，ｓとする。ｐ～ｓの記号のうちいくつかを使って，ヘモグロビンにより組織へ供給される酸素の割合（%）を求める計算式を作れ。

問３．胎児の赤血球には胎児型ヘモグロビンが含まれていて酸素の運搬に役立っており，胎児の筋肉にはミオグロビンが含まれていて酸素の貯蔵に役立っている。また，胎盤では母体の成体型ヘモグロビンから胎児の胎児型ヘモグロビンへと酸素が受け渡されている。胎児型ヘモグロビン，成体型ヘモグロビン，ミオグロビンの３つを酸素との親和性の高いものから低いものへ順に並べると，下の（ア）～（カ）のうちどれになるか，１つ選び記号で答えよ。

（ア）成体型ヘモグロビン，胎児型ヘモグロビン，ミオグロビン
（イ）成体型ヘモグロビン，ミオグロビン，胎児型ヘモグロビン
（ウ）胎児型ヘモグロビン，成体型ヘモグロビン，ミオグロビン
（エ）胎児型ヘモグロビン，ミオグロビン，成体型ヘモグロビン
（オ）ミオグロビン，胎児型ヘモグロビン，成体型ヘモグロビン
（カ）ミオグロビン，成体型ヘモグロビン，胎児型ヘモグロビン

生物　問題　Ⅲ

キイロショウジョウバエ（2n＝8）は３対の常染色体と１対の性染色体を持ち，雄（♂）の性染色体はXY，雌（♀）ではXXである。いま互いに連鎖した３つの野生型の遺伝子，灰色の体色（y^+），赤色の眼（v^+），長い翅（m^+）（翅とははねのこと）と，それらの突然変異型である黄体色（y），朱色眼（v），小形翅（m），に関して実験１～３の交配を行い，その結果を下の表にまと

めた。各実験の第１列は交配にもちいた純系の親（P）の表現型，第２列はその結果得られた子（F_1）の表現型，また第３列は子（F_1）同士を交配して得られた孫（F_2）の表現型とその個体数を示している（ただし表現型は，体色・眼色・翅の長さの順に記してある）。次の問に答えよ。

	親（P）	子（F_1）	孫（F_2）
実験１	♀　灰・赤・長	♀　灰・赤・長	♀　灰・赤・長 89
	♂　黄・朱・長	♂　灰・赤・長	♂　灰・赤・長 32　灰・朱・長 13 黄・赤・長 17　黄・朱・長 38
実験２	♀　黄・赤・長	♀　灰・赤・長	♀　灰・赤・長 148　黄・赤・長 129
	♂　灰・赤・小形	♂　黄・赤・長	♂　灰・赤・長 30　黄・赤・長 54 灰・赤・小形 42　黄・赤・小形 24
実験３	♀　黄・朱・長		
	♂　黄・赤・小形		

問１．３つの突然変異型の遺伝子，黄体色（y），朱色眼（v），小形翅（m）は，どの染色体上にあるのか。常染色体，X染色体，Y染色体の中から１つ選び記せ。また，それぞれの突然変異型は，野生型に対して優性か劣性か記せ。

問２．実験１の孫（F_2）の雌は１つの表現型しか示さないが，複数の遺伝子型が含まれている。何種類の遺伝子型があるか記せ。

問３．実験３の子（F_1）の表現型を雌と雄について，それぞれ表にならって体色・眼色・翅の長さの順に記せ。

問４．実験１～３の交配結果のうち，孫（F_2）の雄の表現型の頻度をもとに，３つの突然変異型の遺伝子，（y），（v），（m）の間の組換え価を計算し，次の染色体地図を完成させよ。［ア］～［ウ］には突然変異型の遺伝子記号を，［エ］～［カ］には組換え価を記せ。ただし，実験３の孫（F_2）の結果より，（v）と（m）の間の組換え価は4%であった。また，組換え価（%）とは，（組換えによって生じた個体数）÷（交配によって生じた全個体数）×100で与えられるものとする。

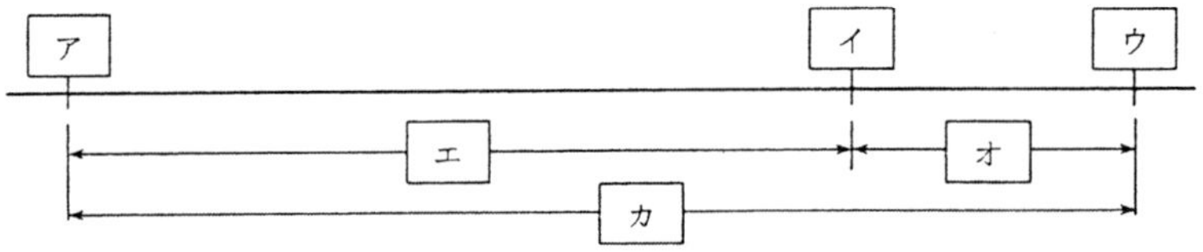

問５．実験１～３では子（F_1）同士を交配させて孫（F_2）を得た。この場合，孫（F_2）の雌と雄では表現型の比が異なり，また雌の結果は遺伝解析に使いにくい。そこで，孫（F_2）の雌の表現型の比が，孫（F_2）の雄の表現型の比とほぼ等しくなるような結果を得たい。このためには，子（F_1）の雌にどのような表現型の雄を交配すればよいのか。雄の表現型を表にならって体色・眼色・翅の長さの順に１つ記せ。

問６．キイロショウジョウバエの減数分裂の結果生じる配偶子では，染色体の組み合わせは何通りあるか記せ。ただし，染色体の乗換え（遺伝子の組換え）は起こらないものと仮定する。

問７．問４のような交配をくり返し行い，染色体にある遺伝子間の相対的位置を示す染色体地図（連鎖地図）を作る方法を何と呼ぶか。またそれを考案した米国の研究者の名前を記せ。さらに，キイロショウジョウバエの幼虫には，遺伝子の位置を観察するのに適した巨大な染色体が含まれるが，この染色体の名称は何か。

生物　問題　Ⅳ

哺乳類では雌の細胞はX染色体を２本もち，雄の細胞は１本しかもたないが，雌の細胞では２本のX染色体のうち，１本が不活性化され転写されず，活性のあるものは１本だけである。不活性化されたX染色体は凝縮して核内に濃く染まるスポット（バール体）として顕微鏡で観察できる。X染色体の不活性化に関する最初の解析はライアンによってなされたが，それはマウスの毛色のパターンに関するものであった。マウスの毛色を調節する色素遺伝子が常染色体上にあるならば，その遺伝子についてヘテロ接合体のマウスの毛色は両親のどちらかに似るか，両者の中間色である。いずれにせよ，ヘテロ接合体のマウスの毛色は単色になるはずである。ところが，マウスの毛色を調節する色素遺伝子がX染色体上にあるために，この色素遺伝子についてヘテロ接合体の雌マウスの毛色は一方の親の毛色の部分と他方の親の毛色の部分がパッチ状に分布する“ぶち”になる。この結果を説明するためにライアンは次のような仮説を提出した。（１）雌の動物の初期発生においては，両方のX染色体が活性である。（２）発生が進むにつれて，各細胞で２本のうち１本のＸ染色体が不活性化される。（３）この不活性化の過程はでたらめに起こり，ある細胞では父親由来のＸ染色体が不活性化され，他の細胞では母親由来のＸ染色体が不活性化される。（４）この過程は不可逆的であり，ひとたびＸ染色体が不活性化されると，その細胞の子孫全体において同じＸ染色体が不活性となる。このように哺乳類では雌のすべての組織が２つの細胞タイプのモザイクである。この仮説に対する最も印象的な証拠は，ヒト細胞のクローンについての生化学的研究から得られている。ヒトにはレッシュ・ナイハン症候群という遺伝病があり，これはＸ染色体上にある遺伝子の産物，ヒポキサンチン・グアニンホスホリボシルトランスフェラーゼ（ＨＰＲＴ）が欠損している。この変異をもつ男性はこの病気が発症して死ぬことがある。この疾患の男子を持つ母親はキャリアー（保因者）と呼ばれる。ライアンの仮説が正しいとすると，その女性由来の細胞はどちらのＸ染色体がはたらいているかにより，活性あるいは不活性なＨＰＲＴを作ることになる。ＨＰＲＴについてヘテロ接合体の女性の皮膚細胞を取りだし，別々に培養することによりこの予想をテストした。個々の細胞は分裂して細胞クローンを形成し，これらのクローンについて活性型ＨＰＲＴの存在を調べるための染色をした。すると約半分のクローンが活性型の酵素をもち，半分にはなかった。また，Ｘ染色体にはグルコース-６-リン酸脱水素酵素（Ｇ６ＰＤ）をコードする遺伝子も存在する。この酵素は二量体（２本のポリペプチドからなるタンパク質，各々はサブユニットと呼ばれる）で，１対の対立遺伝子によりＡまたはＢのサブユニットが作られる。従って，雄はＧ６ＰＤのサブユニット構成がＡＡかＢＢであるのに対して，雌ではＡＡ，ＢＢまたはＡＢである。ヘテロ接合体の女性から採取した皮膚組織全体ではＧ６ＰＤの両方のタイプ（ＡＡとＢＢ）がある。しかし，ヘテロ接合体から採取した皮膚組織の個々の体細胞クローンを調べると，各クローンはＡＡかＢＢのどちらかであり，両方とも発現しているクローンやＡＢを発現しているクローンはなかった。

問１．Ｘ染色体の不活性化が無作為に起こるとするライアンの仮説の（３）が成り立たない場合を考える。仮に，父親由来のＸ染色体はすべて不活性化され，母親由来のＸ染色体だけが選択的に活性化されるとするならば，毛色の異なる両親から生まれたヘテロ接合体の雌マウスの毛色はどのようになるはずか。次の（ア）～（オ）より１つ選び，記号で答えよ。

（ア）父親と同じ毛色になる
（イ）母親と同じ毛色になる
（ウ）父親か母親のどちらか一方と同じ毛色になる
（エ）父親の毛色と母親の毛色のぶちになる
（オ）父親の毛色と母親の毛色の中間色になる

問２．Ｘ染色体の不活性化は不可逆的であるとするライアンの仮説の（４）だけが成り立たない場合を考える。細胞によっては不活性化されていたＸ染色体が活性化され，逆に活性化されていたＸ染色体が不活性化されることが起こるとするならば，毛色の異なる両親から生まれたヘテロ接合体の雌マウスの毛色はどのようになるはずか。次の（ア）～（オ）より１つ選び，記号で答えよ。

（ア）ぶちにはならず単色で，父親と同じ毛色になる
（イ）ぶちにはならず単色で，母親と同じ毛色になる
（ウ）父親の毛色に母親の毛色の大きなぶちが入る
（エ）母親の毛色に父親の毛色の大きなぶちが入る
（オ）父親の毛色と母親の毛色が細かく入り混じる

問３．下線部の２つの細胞タイプとはどのような細胞タイプか説明せよ。

問４．レッシュ・ナイハン症候群は次の（ア）～（オ）のうちどれに分類される遺伝病か，１つ選び記号で答えよ。

（ア）常染色体上に遺伝子がある優性遺伝病
（イ）常染色体上に遺伝子がある劣性遺伝病
（ウ）Ｘ染色体上に遺伝子がある優性遺伝病
（エ）Ｘ染色体上に遺伝子がある劣性遺伝病
（オ）Ｙ染色体上に遺伝子がある限性遺伝病

問５．ヘテロ接合体の女性の体細胞のＧ６ＰＤを調べてみると，例外的にＡＡ，ＢＢ，ＡＢの３型が発現している細胞があるが，その細胞名は何か。次の（ア）～（オ）より１つ選び，記号で答えよ。

（ア）心筋細胞　（イ）横紋筋細胞　（ウ）平滑筋細胞　（エ）肝細胞　（オ）乳腺細胞

問6．ヒト女性の体内にはX染色体が２本とも活性がある細胞があり，ヘテロ接合体の女性のその細胞ではＧ６ＰＤにＡＡ，ＢＢ，ＡＢの３型が現れる。X染色体が２本とも活性がある細胞の名称を１つ記せ。

問7．細胞当たりに活性のあるX染色体は１本しかないとすれば，次の（ａ）～（ｃ）に示す染色体異常のヒトの体細胞の核には不活性化されたX染色体（バール体）がそれぞれ何個あるか。

（ａ）４４＋XOの女性　　（ｂ）４４＋XXXの女性　　（ｃ）４４＋XXYの男性

問8．盛んに分裂している細胞で，染色体が活性で転写が可能なのは細胞の分裂周期のうちどの時期か。次の（ア）～（オ）より１つ選び，記号で答えよ。

（ア）前期　（イ）中期　（ウ）後期　（エ）終期　（オ）間期

問9．哺乳類の雌の個体で２本のX染色体のうち１本が不活性化されるのは何のためと考えられるか。

問10．色覚障害は伴性遺伝をすることが知られている。日本人における色覚障害者の割合は男性では約２０人に１人，女性では約４００人に１人と言われている。色覚障害の遺伝子をヘテロにもつ保因者の色覚は正常であることが多いが，一部に軽い色覚障害の症状が現れたり，片方の眼だけに色覚障害が現れる症例などが知られている。（A）色覚障害の保因者は何人の女性に１人の割合で存在しているか，下の（ア）～（オ）より１つ選び，記号で答えよ。また，（B）保因者の女性の網膜の状態は下の（カ）～（コ）のうちどれに近いと考えられるか，１つ選んで記号で答えよ。

（ア）約10人に１人　（イ）約20人に１人　（ウ）約40人に１人　（エ）約100人に１人　（オ）約200人に１人

（カ）保因者の女性の網膜では，優性の正常遺伝子の存在するX染色体が選択的に活性化されている
（キ）保因者の女性の網膜では，色覚障害の遺伝子の存在するX染色体が選択的に不活性化されている
（ク）保因者の女性の網膜では，正常な部分と色覚障害の部分がモザイク状に分布している
（ケ）保因者の女性の網膜では，X染色体の不活性化が起こらないような仕組みになっている
（コ）色覚障害の遺伝子はY染色体上に存在するので，女性の網膜では色覚障害が起こりにくい

英　語

解答　　21年度

Ⅰ　出題者が求めたポイント

[全訳]

テレビを見ることは、世界中の数百万の人々の好きな余暇活動、いやむしろ非活動である。平均的アメリカ人は、60歳までにテレビ画面を見つめて15年間を過ごすことになる。他の多くの国においても、数字は似たようなものだ。

多くの人々が、テレビを見るのは「気晴らしになる」と思っている。あなたが自分自身をよく振り返ってみると、テレビ画面があなたの注目の的になる時間が長ければ長いほど、あなたの思考活動は宙ぶらりんになり、そしてあなたは長いこと、頭にほとんど何の考えも生み出さないまま、トークショーを見、クイズショーを見、シットコム(状況喜劇)を見、コマーシャルまでも見る。あなたはもう心配事を思い出さないだけでなく、一時的に自分自身から自由になる。そう、これより気晴らしになることが他にあろうか。

それで、テレビを見ることは内なる空間を作り出すだろうか。あなたに現実感をもたらすだろうか。あいにくとそうではない。長い間あなたの頭はどんな思考も生み出ないかもしれないが、それはテレビショーの思考活動に結び付けられる。テレビ版の集団思考に結びつけられ、テレビの思想を思考する。あなたの頭は思考を産み出さないという意味においてのみ不活発である。それは、しかし、テレビを通じてやってくる思考とイメージをたえず吸収している。これが、トランス状態のような高揚した感情の受身の状態、催眠状態と言えなくもない状態を刺激する。これがためにテレビは「世論」操作に自らを貸し与える。広告主だけでなく政治家や特定利益集団にもわかっていて、あなたをその受動的無意識状態に取り込もうとする。彼らは彼らの考えをあなたの考えにしたいと望み、たいていはこれに成功する。

だから、テレビを見るとき、あなたは思考以下に落ちることはあってもそれより上に上ることはなさそうである。テレビの持つこの性質は、アルコールや他のある種のドラッグに共通している。これはあなたに解放感をくれるが、あなたはふたたび高い代償を払うことになる。意識をなくすことである。ドラッグのように、テレビも強い嗜癖性がある。あなたは消そうとしてリモコンに手を伸ばすが、代わりにすべてのチャンネルを切り替えてみている自分を発見する。半時間後あるいは1時間後、あなたはまだ見ていて、まだチャンネルを切り替えている。オフのボタンだけがあなたが押すことのできない唯一のボタンである。あなたがまだ見ている理由は、たいていは、何かおもしろいものがあなたの注意を引いたからではなく、見るべきおもしろいものが何もないからといったほうが正しい。あなたがいったんつかまると、つまらないもの、意味のないものであればあるほど中毒になる。(1)<u>もしテレビがおもしろくて思考を刺激するものだとしたら</u>、それはあなたの頭を刺激して再び自力で考えられるようにするだろうが、これはテレビ誘導のトランス状態より意識的であり、よって、望ましいことだろう。こうなるとあなたの注意は、画面上のイメージに完全に捕われてしまうことは、もはやなくなるだろう。

[解答]

問1. (a) 4　(b) 3　(c) 2　(d) 1

問2. 3

問3. 2

問4. 全訳の下線部 (1) を参照。

Ⅱ　出題者が求めたポイント

[全訳]

私は16歳です。先日の夜、週末何をしようかとか、誰とそれをしようかとかいう大事な社会的問題をひたすら考えているときに、両親が私の未来について話しているのをふと耳にしました。父は心配していました。でもそれは、私がどこの大学に行くのだろうかとか、それは家からどれくらい遠いのかとか、学費はいくらかかるのかとかいう、普通私の父や母やおそらくは大勢の親たちが心配するようなことではありませんでした。そうではなく、父は彼の世代が私の世代に手渡そうとしている世界のことを心配していたのです。暗く困難な未来を持つ世界、ただし未来があればの話ですが。

父はこんな風に言っていました。「数百万が死ぬパンデミック、壊滅的なエネルギー危機、世界を巻き込む恐ろしい不況、怒りにまかせて起こされる核爆発などがあるだろうな。」

私はリビングのカウチに寝転んで、両親の会話を耳に入れつつ、父が描いている未来について心配になってきたりする内に、自分が家族の古い写真を見ていることに気づきました。軍服姿の祖父の写真がありました。彼は1942年クラス、戦争のクラスのことですが、そこの一員でした。その写真の隣りには、エリス島の移民だった曽祖父母の写真がありました。これらの写真を見ていると、私はとても気分が良くなってきました。私は未来は今より良くなるだろうと信じます。(1)<u>私の世代が向かう世界は</u>良くなりこそすれ、悪くはならないだろうと信じます。その理由を理解するのを、これらの写真が助けてくれました。

私は祖父母や曾祖父母が人生の中で見てきた恐ろしいことのいくつかを考えました。ふたつの世界大戦、人殺しインフルエンザ、人種差別、原子爆弾。しかし彼らは他のもの、他のもっと良いものも見ました。ふたつの大戦の終結、ポリオワクチン、公民権法の成立。彼らはレッドソックスがワールドシリーズを制覇するのさえ見ました。2回も。

私の世代ももっと良いものを見るだろうと私は信じ

ています。私たちは目撃することになるでしょう。AIDSが治され、癌が打ち負かされる時代を。(2)中東が平和を、アフリカが穀物を発見する時代を。そして、カブスがワールドシリーズを、おそらくはたった1回だけ制する時代を。私は、今の私には想像もできないような物を見るでしょう。16歳の祖父には月ロケットが、16歳の父にはインターネットがそうであったように。

小さい子どもの頃から、いやなことがあるといつも、父は私を抱いて、「明日はもっといい日になるよ。」と約束してくれたものです。私は一度父に、「なんでわかるの?」と問い返したことがあります。父は言いました、「わかるからさ。」 私は父を信じました。曾祖父母もその言葉を信じ、祖父母もそれを信じ、そして私も信じます。

あの夜、未来が私や私の世代にとってどういうものになるかを心配しながら父が話しているのを聞いていて、私は父に腕を回していつも父が言っていた言葉を言いたいと思いました。「心配しないで、パパ。明日はもっといい日になるわ。」 それを、私は信じているのです。

[解答]

1. that the world my generation grows into is going to get better, not worse.
2. 全訳の下線部 (2) を参照。
3. 4
4. 4

Ⅲ　出題者が求めたポイント

[全訳]

私たちのほとんどの者にとって、生活はとても苛酷になってきていて、それはバランス技と呼んでもいいかも知れない。私たちの多くは急がされ、逆上し、いらいらし、時間のことを心配し、おそろしい速さで仕事をしたり行動したりしている。テクノロジーも助けてくれそうにない。私たちの多くは近代的な便利で時間節約の道具を持っているのだが、時間が十分にある人はほとんどいない。もしそうなら、私たちの内部の混乱の少なくとも一部は、私たち自身の内側から、そして私たちの選んだ生き方から来ているに違いないと結論づけなければならない。これからの人生を本当に制御しきれないままにやっていきたいのか、勘を頼りに飛行し、人生をまるで緊急事態のように扱いたいのかと、自分自身に問うことが大事である。少しばかり落ち着いて、バランスの取れた視点を回復できれば、もっと素晴らしいのではないだろうか。平和と静謐の感覚を取り戻すためのカギのひとつとなるのが、生活に多少なりともバランスを作りだすことである。

バランスを崩している時、私たちは、健康が損なわれていたり、家族がバラバラになっていたり、人間関係がめちゃくちゃになっているのをしばしば発見する。私たちは結局のところいつも忙しく、物忘れをし、極端に欲求不満である。だが、バランス感覚を作ることは、これらの感情を和らげ、平和な気持ちや生きていることはいいことだという感覚を、それと取り替えることのようである。

バランスを考えるためのすばらしい方法は、あなたの生活を前や後ろに振れる振り子のように見ることだ。その理想の位置は完璧な真ん中であって、そこではバランスは完全に保たれている。それが左に大きく振れすぎると、あなたは、振り子が右に振れてまた中心に戻って来れるように、少し調整しなければならない。あなたの行動の仕方を測る最良のモニターは、あなたがどう感じるかである。一般的に言って、あなたが平和で満ち足りた気持ちでいる時は、あなたはおそらく割と中心近くにいて、順調で、良い選択をしている。一方、頭がぼんやりしていたり、押しつぶされそうな気持ちでいる時は、おそらく中心から離れているわけで、あの調整が必要になる。

バランスを良くしようとすれば、常識的方法を使うのがおそらくベストである。可能ならば、極端を避けるように気をつけなければならない。18時間の労働は明らかに多すぎる。3時間睡眠は十分とは言えない。毎日毎日過度の運動をする必要はないが、明らかに日常的には運動は必要である。くり返して言うが、バランスのとれた生活という観点で考えなければならない。健康的で幸せなライフスタイルを支えるバランスのとれた決断をするべきなのだ。

休暇に出かけて1週間存分に遊んだとすると、戻ってからは明らかに、追いつくためにより長い時間働かなければならない。それはいい。ただ、やりすぎてはいけない。逆に、残業を必要とするような締め切りがあったとすると、前もって計画を立てる。そのプロジェクトが終わったときには、今度は仕事の時間を少し減らして、パートナーや家族と過ごす時間を余計にとって埋め合わせをした方がいい。

[選択肢の訳]

問2.

1. 中心を回る物体を、外方向へその周回軌道から離れて飛んで行くように見せかける力。
2. 子どもたちが乗って遊ぶ道具で、真ん中に支点がある長い平らな木材でできている。
3. 物の重さを測る道具。真ん中で支えられている棒があり、両方の端から下がっている皿がある。
4. 長い棒または紐で、一番下におもりがあって、端から端へと規則正しく動く。

[解答]

問1. (a) 3　(b) 4　(c) 2　(d) 1

問2. 4

問3. adjustment

問4. 4

Ⅳ　出題者が求めたポイント

[全訳]

法廷では、多くの人が、大人の証人は子どもの証人より信用できると思っている。この先入観は、最近増えてきた研究を見ると、不当なのかもしれない。大人はより多くの適確な情報を覚えているけれども、出来事の意味に焦点を当てる傾向にあって、そのため「偽記憶」という誤りへ行き易い。彼らは文脈の中で意味のあるものを覚えているが、実際には、細かいところは彼らの脳で構築されるのである。最近の研究が明らかにしているのは、子どもたちはそのような間違いを大人ほど頻繁にはやらないというものだ。

いくつかの研究がすでに、子どもに見られるこの傾向について言及してきたが、批判的な人たちは、単語のリストに頼るという研究方法を非難することがある。大人は、「夢」「パジャマ」「ベッド」という単語を見ると、しばしば間違って、「眠る」という語を見たと記憶する。子どもたちは大人ほどには、このような意味を基本にした推論をしないが、懐疑派が指摘するのは、この結果は、子どもたちが覚えたり理解したりするように言われた単語の中に、「外科医」とか「内科医」とか、子どもたちに単になじみのなかった単語があったという事実から生じたのではないかということである。

チャタヌーガのテネシー大学などの機関の研究者たちは、2年生の子どもたちによって作られた単語リストを使うことで、先のような批判に反論した。そして彼らは、これとは別の2年生の子どもたちに偽記憶の誤りは多くないこと、5年生の誤りは、(課題によって異なるが)時には大人に、時には年少の子たちに似ていたこと、そして8年生までに子どもたちは成人のように考えるようになることを発見した。

小さい子どもたちは、「世界を、大人がするように関連づけて観ているのではないようです。」と、この研究の筆頭執筆者である心理学者のリチャード・メッツガーは言っている。研究結果は、子供たちにおける結果が本当かどうかについての、「小うるさい質問になりそうだった」ことに答えたのですと、コーネル大学の心理学者チャールズ・ブレナードは言う。彼はメッツガーの調査を、子どもたちの30以上の偽記憶を調べた研究総覧の一部として評価している。多くの心理学者たちは、この種の研究が、子どもたちの法廷での証言の信憑性を支えてくれることを期待している。

[解答]

(A) 3　(B) 2　(C) 2　(D) 3　(E) 1　(F) 2　(G) 3
(H) 1　(I) 1　(J) 1

Ⅴ　出題者が求めたポイント

[全訳]

(1) 作業員のひとりがあなたの家の屋根から落ちてけがをしたらどうしますか。
(2) 会社はウェストサイドに支店を開くことを考えている。
(3) 彼が何をしようと、私は彼を支えてさらに先に進むように彼を励まそうとした。
(4) 彼はすべてをしゃべらされた。
(5) これは、人間の目はレーダーより優れているという、さらにもうひとつのケースだった。
(6) ドバイの人口はどれくらいですか。
(7) 彼に職を変えることを勧めたのは、彼のかかっている医者だった。
(8) 彼女がとても困って彼を見たので、彼は目を逸らせなければならなかった。
(9) このバッテリーは他のバッテリーメーカーのより2倍長くもつ。
(10) USオープンで優勝したのは誰ですか。
(11) 彼はがっかりしたが、勇敢な顔つきを装った。
(12) 万が一問題がさらにあるようなら、どうぞご遠慮なくお電話ください。
(13) 彼女は警察にその出来事の全貌を話した。
(14) 新しい提案と予算案がある調査グループに提出され、全職員の会議で批准された。
　staffs → staff
(15) 高齢ドライバーは骨がもろいので、重傷を負いやすい。
　because → because of
(16) 考えてみると、私は合衆国を旅行している間に、日本の漫画の本をたくさん見た。
　during → while
(17) 政府の広報官は、その法案は明日までに署名捺印され、交付されなければならないと言った。
　until → by
(18) 私がドアを閉めるとすぐに、だれかがノックし始めた。
　as → than
(19) その映画は、同じ題名の長期連載のアメリカ漫画に基づいているが、この漫画は1964年に最初に出版された。
　which first published → which was first published
(20) 市長は、公式の市の歓迎会で、彼に金メダルを贈った。

[解答]

(1) 2　(2) 2　(3) 2　(4) 4　(5) 2　(6) 3　(7) 1　(8) 3
(9) 4　(10) 1　(11) 4　(12) 3　(13) 1　(14) 4　(15) 2
(16) 3　(17) 4　(18) 3　(19) 4　(20) 5

Ⅵ　出題者が求めたポイント

[解答]

1. (1) forward　(2) line　(3) tell
2.
(1) How (childish of her to refuse to speak) to me!
(2) Let's help (those who find it difficult to make) a living.
(3) I asked the neighbor who (lives above me to have his air conditioner checked).

数　学

解答　21 年度

I　出題者が求めたポイント（数学Ⅱ・対数関数）

関係式を底が2の対数にとる。

$\log_a MN = \log_a M + \log_a N$, $\log_a M^r = r\log_a M$

2式より$\log_2 53$を消去する。

〔解答〕

$x\log_2(4\times 53) = 5$　より　$2+\log_2 53 = \dfrac{5}{x}$

$y\log_2 53 = 3$　より　$\log_2 53 = \dfrac{3}{y}$

$2+\dfrac{3}{y} = \dfrac{5}{x}$　従って，$\dfrac{5}{x} - \dfrac{3}{y} = 2$

II　出題者が求めたポイント（数学B・ベクトル）

(1) $\overrightarrow{OH} = \overrightarrow{OA} + s\overrightarrow{AM}$ とし，$\overrightarrow{AM}\cdot\overrightarrow{HT} = 0$ より

sをtで表わす。

(2) 底辺をAMとすると，高さがHT。よって，$|\overrightarrow{HT}|^2$を展開し，tについて平方完成する。

〔解答〕

(1) $|\vec{a}| = |\vec{b}| = |\vec{c}| = 1$

$\vec{a}\cdot\vec{b} = \vec{b}\cdot\vec{c} = \vec{a}\cdot\vec{c} = \cos 60^\circ = \dfrac{1}{2}$

$\overrightarrow{AM} = \dfrac{1}{2}\vec{b}-\vec{a}$, $|\overrightarrow{AM}|^2 = \dfrac{1}{4}|\vec{b}|^2-\vec{a}\cdot\vec{b}+|\vec{a}|^2 = \dfrac{3}{4}$

$\overrightarrow{OH} = \vec{a} + s\overrightarrow{AM}$ とする。$\overrightarrow{HT} = t\vec{c} - \vec{a} - s\overrightarrow{AM}$

$\overrightarrow{AM}\cdot\overrightarrow{HT} = (t\vec{c}-\vec{a})\cdot\left(\dfrac{1}{2}\vec{b}-\vec{a}\right) - s|\overrightarrow{AM}|^2$

$(t\vec{c}-\vec{a})\cdot\left(\dfrac{1}{2}\vec{b}-\vec{a}\right) = |\vec{a}|^2-\dfrac{1}{2}\vec{a}\cdot\vec{b}-t\vec{a}\cdot\vec{c}+\dfrac{t}{2}\vec{b}\cdot\vec{c}$

$= 1-\dfrac{1}{4}-\dfrac{1}{2}t+\dfrac{1}{4}t = \dfrac{3}{4}-\dfrac{1}{4}t$

よって，$\dfrac{3}{4}-\dfrac{1}{4}t-\dfrac{3}{4}s = 0$, $s = -\dfrac{1}{3}t+1$

$\overrightarrow{OH} = \vec{a} + \left(-\dfrac{1}{3}t+1\right)\left(\dfrac{1}{2}\vec{b}-\vec{a}\right)$

従って，$\overrightarrow{OH} = \dfrac{1}{3}t\vec{a} + \left(\dfrac{1}{2}-\dfrac{1}{6}t\right)\vec{b}$

(2) $\overrightarrow{HT} = t\vec{c} - \dfrac{1}{3}t\vec{a} + \left(\dfrac{1}{6}t-\dfrac{1}{2}\right)\vec{b}$

$|\overrightarrow{HT}|^2 = t^2|\vec{c}|^2+\dfrac{1}{9}t^2|\vec{a}|^2+\left(\dfrac{1}{6}t-\dfrac{1}{2}\right)^2|\vec{b}|^2$

$\quad -\dfrac{2}{3}t^2\vec{a}\cdot\vec{c} + 2t\left(\dfrac{1}{6}t-\dfrac{1}{2}\right)\vec{b}\cdot\vec{c}$

$\quad -\dfrac{2}{3}t\left(\dfrac{1}{6}t-\dfrac{1}{2}\right)\vec{a}\cdot\vec{b}$

$= \dfrac{11}{12}t^2 - \dfrac{1}{2}t + \dfrac{1}{4} = \dfrac{11}{12}\left(t-\dfrac{3}{11}\right)^2 + \dfrac{2}{11}$

△AMTは底辺をAMとすると，高さはHT。よって，HTが最小なら△AMTの面積も最小となる。

よって，$t = \dfrac{3}{11}$, OT : TC $= \dfrac{3}{11} : 1-\dfrac{3}{11} = 3 : 8$

Tは辺OCを3 : 8に内分する点。

III　出題者が求めたポイント（数学Ⅱ・微分法）

$y=f(x)$の上の$x=a$における接線は，

$y = f'(a)(x-a) + f(a)$

これが，P$(-5,\ 2)$を通ることよりaの値を求める。

$f(a)$を求め，A，Bの座標を確定する。

直線ABの傾きをm_1，直線PAの傾きをm_2とすると

$\tan(180^\circ-\theta) = \dfrac{m_2-m_1}{1+m_1m_2}$, $\tan(180^\circ-\theta) = -\tan\theta$

$1+\tan^2\theta = \dfrac{1}{\cos^2\theta}$

〔解答〕

$y' = 3x^2+2x-5$, 接点のx座標をaとする。

$y = (3a^2+2a-5)(x-a) + a^3 + a^2 - 5a + 5$

P$(-5,\ 2)$を通るので，

$(3a^2+2a-5)(-5-a) + a^3 + a^2 - 5a + 5 = 2$

$2a^3 + 16a^2 + 10a - 28 = 0$

$2(a-1)(a+2)(a+7) = 0$

$a = 1$のとき，$y = 2$, 接点は，$(1,\ 2)$

$a = -2$のとき，$y = 3x+17$

$y = 3(-2)+17 = 11$, 接点は，$(-2, 11)$

$a = -7$のとき，$y = 128x + 642$

$y = 128(-7) + 642 = -254$, 接点は，$(-7, -254)$

よって，A$(-2,\ 11)$，B$(1,\ 2)$

直線ABの傾きは，$\dfrac{2-11}{1+2} = -3$

直線PAの傾きは，$\dfrac{11-2}{-2+5} = 3$

$\tan(180^\circ-\theta) = \dfrac{3-(-3)}{1+(-3)\cdot 3} = -\dfrac{6}{8} = -\dfrac{3}{4}$

よって，$\tan\theta = \dfrac{3}{4}$

$\dfrac{1}{\cos^2\theta} = 1+\tan^2\theta = 1+\left(\dfrac{3}{4}\right)^2 = \dfrac{25}{16}$, $\cos^2\theta = \dfrac{16}{25}$

$\cos\theta > 0$　より　$\cos\theta = \dfrac{4}{5}$

IV　出題者が求めたポイント（数学Ⅲ・積分法）

$y = \sin x$と$y = \dfrac{2}{\pi}x$のyの値の大小を考える。

グラフを書くとよい。

大きいyの値で，$\int_0^\pi \pi y^2 dx$を求める。

〔解答〕

$\sin x = \dfrac{2}{\pi}x$とすると，

$x = 0,\ \dfrac{\pi}{2}$

よって，

$0 \leqq x \leqq \dfrac{\pi}{2}$では，

$\sin x \geqq \left|-\dfrac{2}{\pi}x\right|$

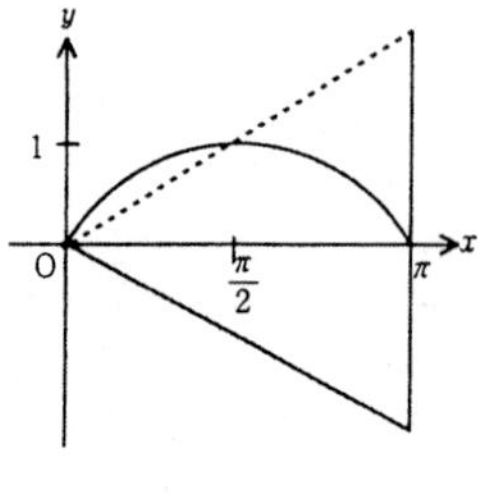

$\frac{\pi}{2} \leqq x \leqq \pi$ では，$\sin x \leqq \left|-\frac{2}{\pi}x\right|$

$$V = \int_0^{\frac{\pi}{2}} \pi \sin^2 x dx + \int_{\frac{\pi}{2}}^{\pi} \pi\left(-\frac{2}{\pi}x\right)^2 dx$$

$$= \frac{1}{2}\pi \int_0^{\frac{\pi}{2}} (1-\cos 2x)dx + \frac{4}{\pi}\int_{\frac{\pi}{2}}^{\pi} x^2 dx$$

$$= \frac{1}{2}\pi\left[x-\frac{1}{2}\sin 2x\right]_0^{\frac{\pi}{2}} + \frac{4}{\pi}\left[\frac{1}{3}x^3\right]_{\frac{\pi}{2}}^{\pi}$$

$$= \frac{1}{2}\pi\left(\frac{1}{2}\pi\right) + \frac{4}{\pi}\left(\frac{1}{3}\pi^3-\frac{1}{24}\pi^3\right)$$

$$= \frac{6+32-4}{24}\pi^2 = \frac{17}{12}\pi^2$$

V　出題者が求めたポイント（数学A・確率）

(1) それぞれの場合について，箱の中の白玉，赤玉の数とり出すのが白玉か赤玉か考えながら確率を計算する。

(2) $P_n(1)$のときは，$P_{n-1}(2)$のときn回目に赤玉をとるときと，$P_{n-1}(1)$のときn回目に白玉をとり出すときとがある。

（数学Ⅲ・無限級数）

(3) $\sum_{k=1}^{n} P_k(0) = 1 - P_n(2) - P_n(1)$

$P_n(1)$は，(2)から求める。$a_n = 2^n P_n(1)$として，

a_nの漸化式に直す。

$a_n = pa_{n-1} + q$のとき，$\alpha = p\alpha + q$となるαを求めて，

$a_n - \alpha = p(a_{n-1}-\alpha)$となるので，

$a_n - \alpha = (a_1-\alpha)p^{n-1}$

$|r| < 1$のとき，$\lim_{n\to\infty} r^n = 0$

〔解答〕

(1) 1回目白玉をとる。$P_1(2) = \frac{2}{4} = \frac{1}{2}$

1回目赤玉をとる。$P_1(1) = \frac{2}{4} = \frac{1}{2}$

1回目白玉，2回目白玉をとる。

$P_2(2) = \frac{2}{4} \times \frac{2}{4} = \frac{1}{4}$

1回目白玉，2回目赤玉の場合と1回目赤玉，2回目白玉をとる場合がある。

$P_2(1) = \frac{2}{4} \times \frac{2}{4} + \frac{2}{4} \times \frac{2}{3} = \frac{7}{12}$

1回目赤玉，2回目赤玉をとる。

$P_2(0) = \frac{2}{4} \times \frac{1}{3} = \frac{1}{6}$

(2) 1から$n-1$回目まで白玉でn回目赤玉をとる。

$\left(\frac{2}{4}\right)^{n-1}\frac{2}{4} = \left(\frac{1}{2}\right)^n$

1から$n-1$回まで赤玉をとったのが1回で，n回目に白玉をとる。

$\frac{2}{3}P_{n-1}(1)$

従って，$P_n(1) = \frac{2}{3}P_{n-1}(1) + \left(\frac{1}{2}\right)^n$

(3) $P_n(2) = \left(\frac{1}{2}\right)^n$

(2) は，$2^n P_n(1) = \frac{4}{3}2^{n-1}P_{n-1}(1) + 1$と表わされる。

よって，$a_n = 2^n P_n(1)$とおく。

$a_n = \frac{4}{3}a_{n-1} + 1$，$\alpha = \frac{4}{3}\alpha + 1$のとき，$\alpha = -3$

よって，$a_n + 3 = \frac{4}{3}(a_n+3)$と変形できる。

$a_1 + 3 = 2P_1(1) + 3 = 4$

$a_n + 3 = 4\left(\frac{4}{3}\right)^{n-1}$　より　$a_n = 3\left(\frac{4}{3}\right)^n - 3$

$2^n P_n(1) = 3\left(\frac{4}{3}\right)^n - 3$

よって，$P_n(1) = 3\left(\frac{2}{3}\right)^n - 3\left(\frac{1}{2}\right)^n$

$$\sum_{k=1}^{n} P_k(0) = 1 - \left(\frac{1}{2}\right)^n - 3\left(\frac{2}{3}\right)^n + 3\left(\frac{1}{2}\right)^n$$

$$= 1 - 3\left(\frac{2}{3}\right)^n + 2\left(\frac{1}{2}\right)^n$$

従って，

$$\sum_{n=1}^{\infty} P_n(0) = \lim_{n\to\infty}\left\{1-3\left(\frac{2}{3}\right)^n+2\left(\frac{1}{2}\right)^n\right\} = 1$$

物　理

解答　　21 年度

Ⅰ　出題者が求めたポイント……斜面上の斜方投射、分裂、重心、力学的エネルギー

問 1. 物体 A に働く力の x 成分は 0、y 成分は
$-3mg\sin30^\circ = 3ma_y$ である。

x 成分：0、y 成分：$-\dfrac{g}{2}$　　…(答)

問 2. x 方向は等速運動、y 方向は $-\dfrac{g}{2}$ の等加速度運動である。
動き始めたときの速度の x 成分、y 成分を v_{0x}、v_{0y} と表すと、$v_{0x} = v$ である。
物体 A が動き始めてから t_0 秒後に原点 O に達したとすると、

$vt_0 = L$、また、$v_{0y} + \left(-\dfrac{g}{2}\right)t_0 = 0$ である。

2 式から、t_0 を消去して v_{0y} を得る。

x 成分：$v_{0x} = v$、y 成分：$v_{0y} = \dfrac{gL}{2v}$　　…(答)

問 3.　$y = 0 = v_{0y}t_0 + \dfrac{1}{2}\left(-\dfrac{g}{2}\right){t_0}^2 + y_p$ より、

$y_p = \dfrac{g}{4}{t_0}^2 - v_{0y}t_0 = -\dfrac{gL^2}{4v^2}$　　…(答)

問 4、5. 分裂した直後の物体 B の速度の x 成分、y 成分をそれぞれ、v_{Bx}、v_{By}、物体 C についても同様に表すことにすると、運動量保存則より、

$3mv = 2mv_{Bx} + mv_{Cx}$、$0 = 2mv_{By} + mv_{Cy}$

また、相対速度から、

$-3v = v_{Bx} - v_{Cx}$、$3u = v_{By} - v_{Cy}$ が成り立つ。

以上 4 式を解いて、

B の速度の x 成分：$v_{Bx} = 0$、y 成分：$v_{By} = u$　　…(問 4 の答)

C の速度の x 成分：$v_{Cx} = 3v$、y 成分：$v_{Cy} = -2u$　　…(問 5 の答)

問 6. 物体 B が受けた力積＝物体 B の運動量変化である。
力積の x 成分 $= 0 - 2mv = -2mv$、
力積の y 成分 $= 2mu - 0 = 2mu$　　…(答)

問 7. 物体 B が最高点に達したとき、

$v_{By} = u - \dfrac{1}{2}gt = 0$　である。　$\therefore\ t = \dfrac{2u}{g}$

最高点の y 座標

$= ut + \dfrac{1}{2}\left(-\dfrac{g}{2}\right)t^2 = u\left(\dfrac{2u}{g}\right) - \dfrac{1}{2}\times\dfrac{1}{2}g\left(\dfrac{2u}{g}\right)^2$

$= \dfrac{u^2}{g}$

x 座標 x_B：0、y 座標 y_B：$\dfrac{u^2}{g}$　　…(答)

問 8. 物体 C の x 座標 $x_C = 3v\times\left(\dfrac{2u}{g}\right) = \dfrac{6uv}{g}$

物体 C の y 座標　$y_C = -2ut + \dfrac{1}{2}\left(-\dfrac{g}{2}\right)t^2$

$= -2u\left(\dfrac{2u}{g}\right) - \dfrac{g}{4}\left(\dfrac{2u}{g}\right)^2 = -\dfrac{5u^2}{g}$

重心の座標 $(x_G、y_G)$ は、

$x_G = \dfrac{2m\times x_B + m\times x_C}{2m+m} = \dfrac{2m\times 0 + m\times\left(\dfrac{6uv}{g}\right)}{2m+m}$

$= \dfrac{2uv}{g}$

$y_G = \dfrac{2m\times y_B + m\times y_C}{2m+m} = \dfrac{2m\left(\dfrac{u^2}{g}\right) + m\left(-\dfrac{5u^2}{g}\right)}{3m}$

$= \dfrac{u^2}{g}$　　…(答)

問 9. $y_B = ut + \dfrac{1}{2}\left(\dfrac{-g}{2}\right)t^2$、$y_C = -2ut + \dfrac{1}{2}\left(\dfrac{-g}{2}\right)t^2$
である。位置エネルギーの和 U は、

$U = 2mgy_B\sin30^\circ + mgy_C\sin30^\circ = -\dfrac{3}{8}mg^2t^2$　　…(答)

問 10. 力学的エネルギーは、

$\dfrac{1}{2}\times 2m{v_B}^2 + \dfrac{1}{2}m{v_C}^2 + U = m\times\left(u - \dfrac{gt}{2}\right)^2$

$+ \dfrac{m}{2}\left\{(3v)^2 + \left(-2u - \dfrac{gt}{2}\right)^2\right\} - \dfrac{3mg^2t^2}{8}$

$= m\left(3u^2 + \dfrac{9v^2}{2}\right)$　　…(答)

(注) 分裂直後の物体 B と C の力学的エネルギーの和に等しい。

Ⅱ　出題者が求めたポイント……鏡による反射を用いた光の干渉

問 1. 平面鏡 AOB に関する対称点である。

$(-s、0)$…(答)

問 2. 光源の時刻 t における座標は $(vt、s)$ であり、このときの平面鏡 AOB による光源の像の位置は $(-s、-vt)$ である。この位置から出た光が点 O を通って、スクリーン上に達したと考えればよい。

スクリーン上の点の y 座標は　$\dfrac{Lvt}{s}$ となるから、

求める移動の速さは　$\dfrac{Lv}{s}$　である。　$\dfrac{Lv}{s}$…(答)

問 3. 鏡 OA が通る直線の方程式を、$y = -\dfrac{1}{m}x$、鏡 OB が通る方程式を　$y = -mx$　とする。

光源 S と S_1 の中点 $\left(-\dfrac{l}{2}、\dfrac{s+d}{2}\right)$ は $y = -\dfrac{1}{m}x$ 上にあり、光源 S と S_2 の中点 $\left(-\dfrac{l}{2}、\dfrac{s-d}{2}\right)$ は、

$y = -mx$ 上にある。したがって、

l

$s+d=\frac{}{m}$ と $s-d=ml$ が成り立つ。2式より、m を消去し、次式を得る。

$s^2-d^2=l^2 \quad \therefore s=\sqrt{l^2+d^2}$　…(答)

問4.　$m=tan\left(\frac{\pi}{4}-\theta\right)=\dfrac{tan\frac{\pi}{4}-tan\theta}{1+tan\frac{\pi}{4}tan\theta}\cong\frac{1-\theta}{1+\theta}$

$\cong(1-\theta)^2\cong 1-2\theta$

$s-d=ml$ に代入して、$s-d=(1-2\theta)l$

$\therefore \theta=\frac{l-s+d}{2l} \quad \therefore \theta=\frac{l+d-\sqrt{l^2+d^2}}{2l}$　…(答)

問5. 求める経路の長さは S_1P 間の距離に等しい。

$\sqrt{(L+l)^2+(p-d)^2}$　…(答)

問6. $\sqrt{(L+l)^2+(p+d)^2}-\sqrt{(L+l)^2+(p-d)^2}$

$=(L+l)\sqrt{1+\left(\frac{p+d}{L+l}\right)^2}-(L+l)\sqrt{1+\left(\frac{p-d}{L+l}\right)^2}$

$\cong(L+l)\left\{1+\frac{1}{2}\left(\frac{p+d}{L+l}\right)^2-1-\frac{1}{2}\left(\frac{p-d}{L+l}\right)^2\right\}=\frac{2pd}{L+l}$

…(答)

問7. 強めあう条件は、経路差 $=m\lambda$ である。

$\frac{2pd}{L+l}=m\lambda,\ \frac{2(p+\Delta p)d}{L+l}=(m+1)\lambda$　より、

$\therefore \Delta p=\frac{(L+l)\lambda}{2d}$　…(答)

Ⅲ　出題者が求めたポイント……合成電場、電位、仕事

問1.(1) $k_0\frac{q\times 2q}{(2a)^2}=k_0\frac{q^2}{2a^2}$、向きは①　…(答)

(2)$E=k_0\frac{q}{a^2}-k_0\frac{2q}{a^2}=-k_0\frac{q}{a^2}$

電場の大きさ：$k_0\frac{q}{a^2}$、向きは⑤　…(答)

(3)$V_R=k_0\frac{q}{2a}$　…(答)

(4)仕事 $W=2q\times V_R=k_0\frac{q^2}{a}$　…(答)

(5)力学的エネルギー保存則と運動量保存則より、

$k_0\frac{q^2}{a}=k_0\frac{2q^2}{3a}+\frac{1}{2}mv_A{}^2+\frac{1}{2}mv_B{}^2$　、

$0=mv_A+mv_B$ が成り立つ。2式より、v_A を消去して、

$k_0\frac{q^2}{3a}=mv_B{}^2 \quad \therefore v_B=\sqrt{\frac{k_0q^2}{3ma}}$　…(答)

また、$v_B=-v_A$ だから、小物体 B の座標は

$\frac{3a}{2}$　…(答)

問2. (1)　$V_T=k_0\frac{q}{a}+k_0\frac{-\sqrt{2}q}{\sqrt{2}a}=0$、

$V_U=k_0\frac{q}{\sqrt{2}a}+k_0\frac{-\sqrt{2}q}{a}=-k_0\frac{\sqrt{2}q}{2a}$　…(答)

(2)小物体 C が点 T でつくる電場 $E_C=k_0\frac{q}{a^2}$、

向きは③、

小物体 D が点 T でつくる電場　$E_D=k_0\frac{-\sqrt{2}q}{(\sqrt{2}a)^2}$

$=\frac{-k_0q}{\sqrt{2}a^2}$、向きは⑧

したがって、求める電場は、向きが⑦で大きさが $\frac{k_0q}{a^2}$ と、向きが④で大きさが $\frac{k_0q}{\sqrt{2}a^2}$ の合成電場に等しい。

大きさ：$k_0\frac{\sqrt{2}q}{2a^2}$、向き⑥　…(答)

(3) 一様な電場の影響だけを考えたときの点 T の電位は四角形 $TOSU$ の対角線の交点 M の電位に等しく、点 M と点 U との距離は $\frac{\sqrt{2}a}{2}$ である。

$E\times\frac{\sqrt{2}a}{2}=k_0\frac{q}{2a}$　…(答)

(4)問2(1)と(3)の答より、点 T を基準に考えたとき、点 U における C と D による電位は、$k_0\frac{\sqrt{2}q}{2a}$ だけ、一様な電場による電位は $k_0\frac{q}{2a}$ だけ低い。

したがって、点 U は点 T よりも

$k_0\frac{q}{2a}+k_0\frac{\sqrt{2}q}{2a}=k_0\frac{(\sqrt{2}+1)q}{2a}$ だけ電位が低い。

したがって、求める仕事＝

$(-Q)\times\left\{-k_0\frac{(\sqrt{2}+1)q}{2a}\right\}=k_0\frac{(\sqrt{2}+1)qQ}{2a}$

…(答)

化　学

解答　　21 年度

Ⅰ　出題者が求めたポイント……混合物の中和

ワルダー法とウィンクラー法である。

問 4. 水酸化ナトリウムと塩酸の中和反応と炭酸ナトリウムと塩酸の一段階目の中和反応。

問 5. 炭酸水素ナトリウムと塩酸の中和反応。

問 6. $Na_2CO_3 + BaCl_2 \rightarrow 2NaCl + BaCO_3$

問 7. NaOH x mol/L，Na_2CO_3 y mol/L とする。

$(x+y) \times (10.0/1000) = 0.100 \times (33.80/1000)$ ……①

$y \times (10.0/1000) = 0.100 \times \{(36.60 - 33.80)/1000\}$ ……②

①，②より $x = 0.310$ mol/L，$y = 0.0280$ mol/L

操作 5 の終点までの滴下量を z とすると

$0.310 \times (10.0/1000) = 0.100 \times (z/1000)$　$\therefore z = 31.0$mL

問 8. $0.310 \times (250/1000) = 7.75 \times 10^{-2}$ mol

$0.0280 \times (250/1000) = 7.00 \times 10^{-3}$ mol

問 9. $\{(7.75 \times 10^{-2} \times 40)/4.00\} \times 100 \fallingdotseq 78\%$

[解答]

問 1. ①メスフラスコ　②ホールピペット　③ビュレット

問 2. ④(ア)　⑤(カ)　⑥(イ)　⑦(ア)

問 3. ビーカー ○，コニカルビーカー ○，器具① ○，器具② ×，器具③ ×

問 4. $NaOH + HCl \rightarrow NaCl + H_2O$

$Na_2CO_3 + HCl \rightarrow NaHCO_3 + NaCl$

問 5. ⓐ$NaHCO_3$　ⓑCO_2

問 6. $BaCO_3$，白色　問 7. 31.0 mL

問 8. 水酸化ナトリウム 7.75×10^{-2} mol

炭酸ナトリウム 7.00×10^{-3} mol

問 9. 78%

Ⅱ　出題者が求めたポイント……金属イオン

問 2. ⓐ $2Ag^+ + 2OH^- \rightarrow Ag_2O + H_2O$

ⓑ $Fe^{3+} + 3OH^- \rightarrow Fe(OH)_3$

問 3. $Cu(OH)_2 + 4NH_3 \rightarrow [Cu(NH_3)_4]^{2+} + 2OH^-$

問 4. Fe^{3+} は KSCN 水溶液を加えると血赤色となる。

問 5. Ca^{2+} の炎色反応は橙赤色。

問 6. Ag^+，Cu^{2+}，Pb^{2+} は酸性，中性，塩基性のいずれの場合も硫化物の沈殿が生じる。Zn^{2+}，Fe^{3+} は中性，塩基性で硫化物の沈殿を生じる。

問 7. Zn^{2+}，Pb^{2+}，Al^{3+} は過剰の水酸化ナトリウム水溶液で，沈殿が溶解する。

[解答]

問 1. ①Ag^+　②Pb^{2+}　③Ba^{2+}　④Ca^{2+}　⑤Fe^{3+}　⑥Cu^{2+}　⑦Zn^{2+}　⑧Al^{3+}

問 2. ⓐAg_2O　ⓑ$Fe(OH)_3$

問 3. $[Cu(NH_3)_4]^{2+}$，テトラアンミン銅(Ⅱ)イオン

問 4. Fe^{3+}　問 5. Ca^{2+}

問 6. (ア) Ag^+，Cu^{2+}，Pb^{2+}　(イ) Zn^{2+}，Fe^{3+}

問 7. Zn^{2+}，Pb^{2+}，Al^{3+}

Ⅲ　出題者が求めたポイント……有機小問

問 2. 光学異性体も含め 5 種類。

$CH_3CH_2CH(=O)$，$CH_3-O-CH=CH_2$，$CH_2-C^*H-CH_3$（CH_2 と C^*H が O で環状に結合），

CH_2-CH_2 / CH_2-O（四員環）

問 3. $CaC_2 + 2H_2O \rightarrow C_2H_2 + Ca(OH)_2$

$CaC_2 : C_2H_2 = 1 : 1$ なので

$$w = \frac{PVM}{RT} = \frac{1.01 \times 10^5 \times 0.270 \times 64}{8.31 \times 10^3 \times 300} \fallingdotseq 0.701$$

$(0.701/0.96) \times 100 \fallingdotseq 73\%$

問 4. それぞれ 0.1 mol だと O_2 は 1.5 mol 必要。

$$V = \frac{nRT}{P} = \frac{1.5 \times 8.31 \times 10^3 \times 273}{1.01 \times 10^5} \fallingdotseq 34L$$

問 5. ^{35}Cl のみ含む分子は $0.76 \times 0.76 \times 100 \fallingdotseq 57.8\%$

よって ^{37}Cl を含む分子は 42.2%。

$6.02 \times 10^{23} \times 0.422 \fallingdotseq 2.5 \times 10^{23}$ 個

問 6. (イ)付加重合　(エ)アルデヒドを経てカルボン酸になる　(オ)メタノールではヨードホルムは生じない　(キ)アセトンは還元性をもたない

[解答]

問 1. ①炭酸カルシウム　②酸化カルシウム　③ビニルアルコール　④アセトアルデヒド　⑤エチレン　⑥酢酸　⑦エタノール　⑧メタノール　⑨2－プロパノール　⑩アセトン

問 2. 5 種類　問 3. 73%　問 4. 34L

問 5. 2.5×10^{23} 個　問 6. (ア)，(ウ)，(カ)

Ⅳ　出題者が求めたポイント……アミノ酸

この人工甘味料がアスパルテームであることを予想できると解答しやすい。

問 1. $C : H : O : N = \frac{65.4}{12} : \frac{6.7}{1.0} : \frac{8.5}{14} : \frac{19.4}{16}$

$\fallingdotseq 9 : 11 : 1 : 2$

キサントプロテイン反応を示すことからフェニルアラニンである。

問 4. 酸性アミノ酸のアスパラギン酸である。アスパラギン酸のカルボキシ基は 2 個。

[解答]

問 1. $C_9H_{11}NO_2$　問 2. 165　問 3. 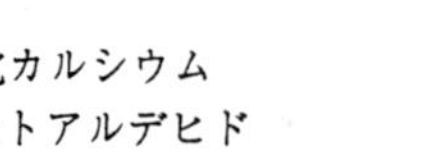

問 4. 133　問 5. 2

問 6. $HOOC-CH_2-CH(NH_2)-COOH$

問 7. (あ) $-CO-NH-$　(い) $-O-CH_3$

(う) $-CH_2-COOH$　(え) 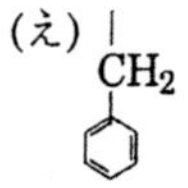

生　物

解答　　21年度

I　出題者が求めたポイント(II・呼吸)

呼吸を中心に、グルコースと脂肪の代謝に関する問題。標準的な内容から詳細な内容まで含んでいる。

問4. 赤血球は核もミトコンドリアも持っていない。必要なエネルギーは解糖系で得ている。骨格筋は酸素が不足すると解糖でエネルギーを得ることを行う。

問8. 脂肪酸は活性酢酸となって、グリセリンはピルビン酸となって呼吸の経路に取り込まれる。

[解答]

問1. (イ)

問2. (1) a, d　(2) c, d　(3) c, d, e　(4) b　(5) a

問3. (a) 消化　(b) 解糖系　(d) クエン酸回路
　(e) 電子伝達系

問4. (A) 赤血球　　(B) 骨格筋細胞(筋繊維)

問5. 反応全体の中で、H_2O は生成されるだけでなく、クエン酸回路の反応において消費されるから。

問6. (b) 2分子　(c) 0分子　(d) 2分子　(e) 34分子

問7. 貯蔵物質：グリコーゲン
　ホルモン：グルカゴン(アドレナリン)

問8. 脂肪酸：C_2　　グリセリン：C_3

II　出題者が求めたポイント(I・呼吸器、血液循環、酸素解離度)

【A】はガス交換の方法と血液の循環経路に関する問題。【B】は赤血球による酸素運搬の問題である。一部に詳細な内容を含んでいる。

【A】

問1. ザリガニ、ウニ、アサリはえらを持つ。ショウジョウバエは気管や気のうを持つ。

問2. 魚類は1心房1心室で、えらを通った血液がそのまま全身を循環する。両生類は2心房1心室で、心室で動脈血と静脈血が混じる。

問3. カエルは皮膚を通してガス交換することができる。

【B】

問1. 二酸化炭素は血しょう中に溶け、pHを下げる。酸素ヘモグロビンの割合は、肺から組織に酸素を運搬することでわかる。

問2. 酸素飽和度の高い曲線が肺胞、低い曲線が組織の酸素解離曲線である。肺から組織に供給される酸素は、r(肺胞での酸素飽和度) − q(組織での酸素飽和度)となる。

問3. 酸素は、母体→胎児→胎児の筋肉と運搬されることから考えることができる。

[解答]

【A】

問1. (エ)

問2. (1) イ　(2) ア　(3) カ　(4) ア　(5) オ　(6) ア　(7) カ
　(8) エ　(9) オ　(10) ウ

問3. カエルは肺呼吸のほか、皮膚呼吸でもガス交換ができるから。

【B】

問1. (エ) (オ)　　問2. $\frac{r-q}{r} \times 100$　　問3. (オ)

III　出題者が求めたポイント(I・遺伝)

キイロショウジョウバエの互いに連鎖した3つの遺伝子に関する問題。実験結果からの推測や組換えなども含めており、標準からやや難しい問題である。

問1. 孫(F_2)において雌雄の表現型に違いがあるので常染色体ではない。雌に多くの表現型が現れるのでY染色体上ではない。子(F_1)の雌が、灰・赤・長になることから野生型の遺伝子がすべて優性とわかる。

問2. 実験1の子(F_1)の雄は、遺伝子型が$y^+v^+m^+$である。雌は、$y^+yv^+vm^+m^+$であり、配偶子は、$y^+v^+m^+$、yvm^+と組み換えで生じる、y^+vm^+、yv^+m^+の4種類となる。

問4. 実験1からは、y − v 間の組換え価がわかる。
$(13+17)/(32+13+17+38) \times 100 = 30\%$
実験2からは、y − m 間の組換え価がわかる。
$(30+24)/(30+54+42+24) \times 100 = 36\%$

問5. 孫(F_2)の雄の表現型の比は、子(F_1)の雌の配偶子の比である。配偶子の遺伝子型の比を知るには、検定交雑を行う。

問6. 4対の相同染色体を持つので、$2^4 = 16$通り。

[解答]

問1. X染色体。 黄体色：劣性、朱色眼：劣性、
　小形翅：劣性

問2. 4種類

問3. 子(F_1) ♀黄・赤・長　　♂黄・朱・長
　孫(F_2) ♀黄・朱・長　　黄・赤・長
　　♂黄・朱・長　　黄・赤・小形
　　黄・赤・長　　黄・朱・小形

問4. (ア) y　(イ) v　(ウ) m　(エ) 30(%)　(オ) 4(%)　(カ) 36(%)

問5. 黄・朱・小形

問6. 16通り

問7. 方法：三点交雑　　研究者：モーガン
　染色体：唾腺染色体

IV　出題者が求めたポイント(I・X染色体)

X染色体の不活性化に関する問題。教科書の範囲を超えた内容である。資料集などでは三毛ネコの毛色が参考となることもあるが、ここではヒトの遺伝病も取り上げている。さらに、問題の文章が長く難易度を高めている。

問1. ヘテロ接合体の雌は、父親由来と母親由来のX染色体を1本ずつもつ。

問2. 細胞によってどちらか1つのX染色体が活性化された個体となる。

問4. 保因者のことが述べられているので劣性遺伝病である。

問5. 横紋筋は複数の細胞が融合した、多核の細胞である。

問 6. 発生の途中で不活性化されたＸ染色体は、始原生殖細胞から一次卵母細胞になる間に再び活性化される。

問 10. 色覚障害は、Ｘ染色体上にある劣性遺伝子によって現れる。男性の色覚障害が約 20 人に 1 人から、色覚障害の遺伝子(a とする)の頻度は 0.05 である。すると、色覚障害にならない遺伝子(A とする)の頻度は 0.95 となる。保因者女性の頻度は 2Aa である。

$2 \times 0.95 \times 0.05 = 0.095$ なので、約 10 人に 1 人となる。

[解答]

問 1. (イ)　　問 2. (オ)

問 3. 母親由来のＸ染色体が活性化された細胞と、父親由来のＸ染色体が活性化された細胞の 2 タイプ。

問 4. (エ)　　問 5. (イ)

問 6. 一次卵母細胞

問 7. (a) 0 個　(b) 2 個　(c) 1 個

問 8. (オ)

問 9. 雌雄間の遺伝子量を揃えることで、遺伝子産物の量を揃えるため。

問 10. A. (ア)　B. (ク)

愛知医科大学　医学部入試問題と解答

平成 30 年 5 月 22 日　初　版第 1 刷発行
平成 30 年 10 月 9 日　第二版第 1 刷発行
平成 30 年 12 月 3 日　第三版第 1 刷発行

編　集　みすず学苑中央教育研究所
発行所　株式会社ミスズ
〒167－0053
東京都杉並区西荻南２丁目１７番８号
ミスズビル１階
電　話　０３（５９４１）２９２４(代)
印刷所　タカセ株式会社

定価　本体 4,700 円＋税

●本シリーズ掲載の入試問題について、万一、掲載許可手続きに遺漏や不備があると思われるものがありましたら、当社までお知らせ下さい。

●乱丁・落丁等につきましてはお取り替えいたします。

●本書の内容についてのお問合せは、具体的な質問内容を明記のうえ、ハガキ・封書を当社宛にお送りいただくか、もしくは下記のメールアドレスまでお問合せ願います。

〈 お問合せ用メールアドレス：info-mgckk@misuzu-gakuen.jp 〉